初心如磐
奋楫笃行

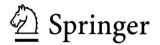

Spine Pain Care：
A Comprehensive Clinical Guide

脊柱疼痛治疗

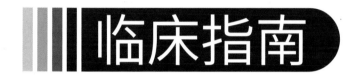
临床指南

主编　[美] 茅建人（Jianren Mao）
主译　武百山　张达颖　李水清

科学技术文献出版社
SCIENTIFIC AND TECHNICAL DOCUMENTATION PRESS
·北京·

图书在版编目（CIP）数据

脊柱疼痛治疗临床指南 /（美）茅建人主编；武百山，张达颖，李水清主译. —北京：科学技术文献出版社，2024.8
书名原文：Spine Pain Care：A Comprehensive Clinical Guide
ISBN 978-7-5189-9260-7

Ⅰ . ①脊…　Ⅱ . ①茅…　②武…　③张…　④李…　Ⅲ . ①脊柱病—治疗—指南
Ⅳ . ① R681.505-62

中国版本图书馆 CIP 数据核字（2022）第 101682 号

著作权合同登记号　图字：01-2022-2901
中文简体字版权专有权归科学技术文献出版社所有
First published in English under the title
Spine Pain Care: A Comprehensive Clinical Guide
edited by Jianren Mao MD, PhD
Copyright © Springer Nature Switzerland AG, 2020
This edition has been translated and published under licence from
Springer Nature Switzerland AG.

脊柱疼痛治疗临床指南

策划编辑：张　蓉　责任编辑：张　蓉　危文慧　责任校对：张永霞　责任出版：张志平

出　版　者	科学技术文献出版社
地　　　址	北京市复兴路15号　邮编　100038
编　务　部	（010）58882938，58882087（传真）
发　行　部	（010）58882868，58882870（传真）
邮　购　部	（010）58882873
官 方 网 址	www.stdp.com.cn
发　行　者	科学技术文献出版社发行　全国各地新华书店经销
印　刷　者	北京地大彩印有限公司
版　　　次	2024年8月第1版　2024年8月第1次印刷
开　　　本	889×1194　1/16
字　　　数	660千
印　　　张	24.5
书　　　号	ISBN 978-7-5189-9260-7
定　　　价	288.00元

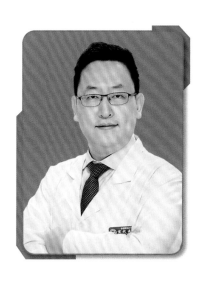

武百山

首都医科大学宣武医院疼痛科，
主任医师，副教授，医学博士，
硕士研究生导师。

社会任职：

国家卫生健康委能力建设和继续教育疼痛医学专家委员会副主任委员兼秘书长、中国未来研究会医学创新研究分会副会长兼疼痛医学专家委员会主任委员、中华超声医学培训工程肌骨超声专家委员会副主任委员。

专业特长：

各类脊柱源性疼痛、头面部疼痛、神经病理性疼痛、关节和软组织疼痛等的超声可视化精准靶向微创介入治疗。

学术成果：

主编、主译专著多部，作为主要执笔人参编中国专家共识多篇；发表学术论文 60 余篇；主持各类科研项目多项；获北京市科技进步奖三等奖；超声可视化脊柱神经精准诊断介入治疗工作的早期开拓者、践行者，并作出巨大的开创性工作和培训推广工作。

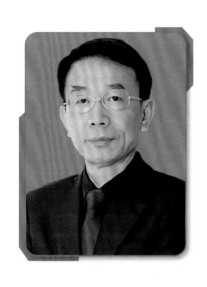

张达颖

南昌大学第一附属医院疼痛科主任，主任医师，教授，博士，博士/硕士研究生导师。

社会任职：

国家卫生健康委能力建设和继续教育疼痛医学专家委员会常务副主任委员、中华医学会疼痛学分会主任委员、中国医师协会疼痛科医师分会副会长、中国医师协会疼痛科医师分会脊柱疼痛微创工作组组长、中国医师协会神经调控专业委员会常务委员。

专业特长：

各类神经、肌肉、血管、骨、关节等疼痛性疾病的诊断和治疗，颈、腰椎间盘及三叉神经痛的微创介入治疗。

学术成果：

主编《疼痛诊疗学试题库》《江西省疼痛科建设基本标准》等多部专著；作为通讯作者或第一作者发表 SCI 收录论文 20 余篇、中文核心论文 100 余篇；主持国家自然科学基金、卫生部课题多项。

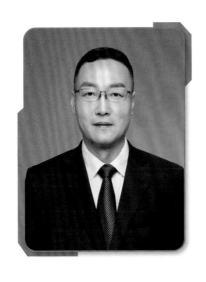

李水清

北京大学第三医院疼痛科主任，
主任医师。

社会任职：

国家卫生健康委能力建设和继续教育疼痛医学专家委员会副主任委员、中华医学会疼痛学分会常务委员兼秘书长、中国医师协会疼痛科医师分会常务委员兼总干事、中国医药教育协会疼痛医学专业委员会主任委员、中华中医药学会脊柱微创专家委员会副主任委员。

专业特长：

脊髓损伤后疼痛、带状疱疹后遗神经痛、肿瘤疼痛、腰腿疼痛、脊柱术后疼痛、坐骨神经痛等的临床诊疗。

学术成果：

主译《少见疼痛综合征》《神经阻滞与疼痛介入治疗技术》等多部专著；发表疼痛医学相关中英文学术论文 40 余篇；获批专利 10 余项；主持多项科研课题，参与国家重点研发项目"脊髓电刺激设备的研发及应用"。

译者名单

主　　译：武百山、张达颖、李水清

副 主 译：刘　岗、柳垂亮、周　伶、孙凤龙

编写秘书：刘　娟

译　　者：（按姓氏笔画排序）

于峥嵘　北京大学第一医院

于德军　首都医科大学附属北京康复医院

王正明　吉林大学中日联谊医院

王立奎　安徽医科大学第一附属医院

王美容　佛山复星禅诚医院

戈晓东　首都医科大学附属北京朝阳医院

田　宇　吉林大学中日联谊医院

田　园　北京协和医院

白纯碧　北京大学第一医院

冯　霞　中山大学附属第一医院

仰嘉轩　苏州大学附属第二医院

刘　岗　苏州工业园区某医院

刘　娟　成都京东方医院

刘文辉　首都医科大学附属北京康复医院

刘秀芬　北京大学第一医院

孙凤龙　首都医科大学附属北京康复医院

李水清　北京大学第三医院

杨晋才　首都医科大学附属北京朝阳医院

邱佳敏　新余市人民医院

张　力　武汉市第四医院

张　兰　四川省骨科医院

张达颖　南昌大学第一附属医院

陈双云　佛山复星禅诚医院

陈嘉莹　佛山复星禅诚医院

武百山　首都医科大学宣武医院

林增茂　北京大学第一医院

周　伶　武汉市第四医院

赵达强　四川泰康医院

赵晓静　首都医科大学宣武医院

胡三保　首都医科大学附属北京安贞医院

柯鹏辉　安徽医科大学第一附属医院

柳　扬　首都医科大学附属北京安贞医院

柳垂亮　佛山复星禅诚医院

昝　志　空军军医大学西京医院第 986 医院

祝　斌　首都医科大学附属北京友谊医院

顾　柯　北京大学航天中心医院

顾　楠　空军军医大学西京医院

徐明民　浙江省荣军医院

郭　燕　安徽医科大学第一附属医院

郭玉娜　首都医科大学宣武医院

唐元章　广州医科大学附属第一医院

陶　涛　南方医科大学珠江医院

黄文新　黄山市人民医院

崔旭蕾　北京协和医院

梁　惠　北京大学第三医院

董　静　四川省骨科医院

董华钧　首都医科大学附属北京友谊医院

韩超凡　首都医科大学附属北京朝阳医院

舒建川　北京大学第一医院

窦　智　首都医科大学宣武医院

薛博琼　首都医科大学附属北京安贞医院

原书前言

　　脊柱疼痛既可由疾病、创伤、退行性病变、肿瘤等因素导致的脊柱病变引发，也可由椎旁结构（如骶髂关节和许多肌肉骨骼附着点）的病变引起。脊柱疼痛是导致患者劳动力下降和医疗费用升高的重要原因。脊柱疼痛的治疗涉及多个医学专业，是当代疼痛管理的一大重点，其存在的问题也可能与当前全国范围内阿片类药物的使用和滥用直接相关。

　　虽然已有关于"脊柱疼痛治疗"方面的出版物，但此类出版物大多集中于脊柱疼痛治疗的某个特定方面，如手术、介入手术（如影像学方面的书籍）、药物治疗、心理治疗等。虽然此类出版物可能针对某个群体，但相关材料缺乏不同专业间的整合。本书旨在通过打破不同专业间的壁垒，呈现关于"脊柱疼痛治疗"的多方面观点，从而能在一本书上为读者提供脊柱疼痛治疗的全面指导。

　　本书由脊柱疼痛治疗领域的专家撰写，包括疼痛专家、脊柱外科医师、神经科医师、物理治疗师、放射科医师、心理学家、精神病学家及其他研究人员。本书共分为6个部分：流行病学和经济学影响，解剖学、病理生理学及病原学，临床评价，脊柱疼痛状况，脊柱疼痛的治疗，挑战与未来方向。

　　衷心地感谢同事们对本书的宝贵贡献，还要感谢Springer，包括Diane Lamsback女士所做的不懈努力和支持。我希望本书能为医疗工作人员（医师、护士、医师助理、物理治疗师、放射学技术人员等）提供急需的、关于脊柱疼痛治疗的全面资料。

Jianren Mao，MD，PhD

Boston，MA，USA

2019年4月

（刘岗　译，张力、刘文辉　校对）

随着时代车轮滚滚向前，人类生活方式不断变迁，脊柱疾病的发病率也在逐年增高，其引起的疼痛，不仅侵蚀着患者的身心健康，更对社会经济造成了不可估量的损失。脊柱疼痛的诊疗，已是我国当代医学的重点和难点，亟须与国际接轨，学习先进的理念与技术。因此，引进一本囊括万象、佐证尤新的脊柱疼痛诊疗巨著，无疑将成为国内疼痛领域医护人员的一盏明灯，照亮他们探索国际前沿知识的征途。我深感荣幸，能为这样一部卓越的译著撰序，并诚挚推荐给每位读者。

在医学的浩瀚星海中，本书的主编Jianren Mao教授以其卓越的才华和深邃的洞察力，引领着疼痛医学研究的方向。作为美国麻省总医院转化疼痛研究中心的掌舵人、研究副主席，Jianren Mao教授长期致力于探索疼痛的奥秘，将疼痛机制和疼痛治疗的转化研究推向了一个新的高度。Jianren Mao教授对疼痛治疗的见解，不仅独树一帜，更是引领潮流，他以渊博的专业知识与为医学无私奉献的精神，带领专著团队携手并进，共同完成了*Spine Pain Care：A Comprehensive Clinical Guide*这部巨著的撰写，为脊柱疼痛的临床诊疗指导做出了巨大贡献。

翻开这部专著的目录，犹如揭开一幅精心绘制的地图，作者构思之广博、条理之清晰，跃然纸上。专著伊始，即以脊柱疼痛的流行病学为引，深入探讨慢性疼痛对美国经济的巨大冲击，这无疑是医疗保健领域亟待破解的难题，突显了脊柱疼痛研究的迫切性。随后，作者从基础知识着手，循序渐进地向读者介绍脊柱疼痛的发生发展机制，犹如拨云见日，帮助读者对此疾病有更深入的理解与洞察。在此基础上，作者又如数家珍般地向读者展示脊柱疼痛的诊断方法，为临床医师提供了一盏明灯。进一步地，专著全面而细致地介绍了脊柱疼痛的不同类型及其相应的治疗手段，为脊柱疼痛的临床治疗提供全面的指导。专著结尾，作者更是高瞻远瞩，提出关于脊柱疼痛诊疗的挑战与未来研究的方向，为疼痛领域医护人员的临床优化方案指明了前进的道路。此专著的每一章节都如同一扇窗，透过它，我们得以窥见疼痛诊疗的广阔天地。

在疼痛诊疗的临床战场上，我已奋战三十余载，深知脊柱疼痛病因错综复杂、临床症状千变万化，对临床医师而言，其诊断和治疗无疑是个巨大的挑战。要做到脊柱疼痛的循证探因、精准施治，不仅需要扎实的基础知识作为磐石，还需要丰富的临床经验成为灯塔，更需精细的操作技能化为羽翼。*Spine Pain Care：A Comprehensive Clinical Guide*一书，如同一座知识的宝库，将脊柱疼痛诊疗的相关知识阐述得淋漓尽致，全面深入，实为一部值得珍藏的宝典。武百山教授，以其远见卓识，组织国内众多从事临床疼痛工作的专家学者，勠力同心、和衷共济，第一时间将其翻译成中文版，将这份宝贵的知识财富呈现给我国疼痛诊疗领域的医师读者们。我衷心希望，每位读者都能像译者们一样，满怀热情去阅读和使用本译著，相信在仔细研读的过程中，每位读者都能从中汲取智慧、获得启迪，祝开卷有益。

国家卫生健康委能力建设和继续教育疼痛医学专家委员会主任委员
中国医师协会疼痛科医师分会会长
中日友好医院疼痛诊疗研究中心主任

中文版前言

　　脊柱疼痛，宛如一株盘根错节的藤蔓，其症状会蔓延至头面、颈肩、胸背、腰臀及四肢，形成一组临床症候群。其病因之复杂、表现形式之多样，犹如迷雾重重，使诊断之路充满曲折与挑战，极易误诊和漏诊，常给患者带来沉重的病痛与经济的双重负担。在这片充满挑战的领域，国内系统性的脊柱疼痛专业书籍却寥若晨星，难以寻觅，因此，引进一本脊柱疼痛专业书籍，显得尤为迫切与必要，此类书籍，将如同一盏明灯，照亮广大相关医务工作者的脊柱疼痛临床诊疗之路。

　　本译著系统阐述了脊柱疼痛的诊断、治疗及综合管理的相关专业知识，将疾病的病理生理与临床实战技巧融会贯通，是一部疼痛专业领域的瑰宝。全书分六大部分，每一部分都是对脊柱疼痛知识的一次深入挖掘。第一、第二部分，是筑基之石，为读者奠定了脊柱疼痛的基础知识。第三部分，就像一位经验丰富的向导，总结了脊柱疼痛必要的评估内容，包括病史、体格检查、影像学检查、神经查体、心理评估等，为疼痛领域的临床医师指明了诊断的方向。第四部分，如同一幅丰富多彩的画卷，全面介绍了各种脊柱疼痛疾病，从椎管狭窄症到椎间盘突出症，从退行性小关节疾病到退行性椎间盘疾病，再到颈源性头痛、感染及自身免疫疾病引起的脊柱疼痛、肿瘤引起的脊柱疼痛，以及儿童脊柱疼痛，每一类疾病都如抽丝剥茧般详细分析，串联起脊柱疼痛的全貌。第五部分，宛如一位技艺高超的工匠，详细阐述了脊柱疼痛的各种治疗手段，包括药物治疗、物理治疗、介入治疗、心理评估与干预、疼痛护理等，为脊柱疼痛的临床治疗提供了丰富的武器。最后一部分，可称之为一位远见卓识的预言家，明确指出了脊柱疼痛在基础研究和临床诊疗中的机遇和挑战，为其未来的探索指明了方向。全书共39章，每章都是基础与临床紧密结合的典范，紧扣前沿，注重循证医学，对脊柱疼痛的知识普及和临床实践具有重要指导意义。

　　本译著，经广大译者的不懈努力，具有语言叙述简洁、逻辑清晰，讲解深入浅出、重点突出，图文并茂，临床应用指导性强等优点，堪称脊柱疼痛诊疗领域医学书籍的瑰宝。特色之处，在于其紧密联系疾病基础与临床实战，如同天工开物，将知识的碎片合成一幅完整的图景，内容全面系统，不但适合参与脊柱疼痛诊疗的各科医师作为案头宝典，也可是疼痛专科医师的良师益友。也如同一位智者，以其丰富的知识和深邃的见解，引导着医务工作者在疼痛诊疗的道路上不断前行，探索未知，攻克难题。

衷心感谢*Spine Pain Care：A Comprehensive Clinical Guide*的各位编者以匠心独运的笔触，撰写出这样一部对脊柱疼痛诊疗极具参考价值的专业著作。本译著的翻译工作，是一项浩大的工程，涉及译者的精心翻译、专家的严格审校、主译的细致再审校等多个流程，其顺利出版离不开每位参与者的辛勤付出和各方的鼎力支持。在此，我要向每一位参与本译著翻译、审校与编辑工作的同仁们致以最崇高的敬意，感谢你们的呕心沥血和无私奉献，你们的努力，如春蚕吐丝，默默织就了这部译著的华美篇章。同时，我也要向科学技术文献出版社表达最诚挚的谢意，感谢你们引进此专著，以及对我们翻译工作的大力支持和帮助，你们如同春风化雨，滋润了这部译著的诞生与成长。此外，我衷心希望广大读者们对本译著的不足之处提出宝贵的意见和建议，你们的反馈，如高悬之明镜，将帮助我们不断改进和提高，使这部译著更加完善，更好地服务于脊柱疼痛领域的医师和患者。在此，我再次向所有关心和支持本译著的人士表示深深的感谢，愿这部译著能成为连接知识与实践、基础与临床的桥梁，为脊柱疼痛诊疗领域的发展贡献一份力量。

书中如有谬误，将在下方二维码中更新修正！

扫码查看

目　录

第一部分

流行病学和经济学影响

第一章　脊柱疼痛治疗：临床挑战和加强研究的需求

要点

※ 脊椎疼痛治疗需要多学科和跨学科协作。

※ 与脊柱疼痛治疗相关的临床问题仍未解决，如优化临床治疗方法（流程）。

※ 通过更好地了解脊柱疼痛的潜在机制和患者的情况，以改善脊柱疼痛治疗的研究需求。

※ 需要对脊柱疼痛的研究进行模式转换，以加速研发新的药物和治疗方式。

概述

脊柱疼痛是指由疾病、创伤、退行性病变、肿瘤等病理因素导致脊柱病变而引起的疼痛。骶髂关节、肌肉骨骼等病变引起的脊柱周围结构的改变也会导致脊柱疼痛。脊柱疼痛是导致患者劳动力下降和医疗费用升高的重要原因。脊柱疼痛治疗涉及多个医学专业，是当代疼痛治疗的一大焦点。脊柱疼痛治疗不当引起的问题可能与目前全国范围内阿片类药物的使用和滥用直接相关。由于脊柱疼痛的病因众多（如椎管狭窄、椎间盘突出、关节炎、肌筋膜病变、牵涉痛）且复杂，目前以症状和体征为导向、影像学检查（如X线、MRI）为辅助的初级脊柱疼痛治疗常常无效。无效治疗延长了脊柱疼痛患者的病程，导致慢性脊柱疼痛和并发症，并对医疗成本和患者的劳动力产生重大影响。

虽然急性疼痛的治疗已经相当成功，但慢性疼痛仍难以控制[1]。慢性疼痛给人类健康和经济带来巨大影响，超过2500万成年人每天忍受慢性疼痛[2-3]。目前，慢性疼痛的患病率估计为30.7%[4]。据报道，全球每年有2.66亿人患退行性脊柱疾病和慢性腰痛[5]。慢性腰痛是脊柱疼痛的主要亚类，其终身患病率为49%～70%[6]，神经根性腰背痛（坐骨神经痛）的患病率可高达40%[7]。

在普通人群中，椎间盘相关性脊柱疼痛的年患病率为2.2%[6]，炎症刺激脊神经根和（或）背根神经节是产生根性疼痛的主要原因。美国每年用于治疗脊柱疼痛和下肢神经根痛患者的费用超过10亿美元，仅髓核摘除术的费用就超过3亿美元。通过对650多万例患者的分析发现，腰背痛（74.7%）和下肢放射性疼痛（50%）是最常见的主诉[3]。

实际上，慢性疼痛不仅是一个重大的健康和经济负担，且仍然难以治疗。脊柱疼痛是慢性疼痛的一大类，例如，无论是患者对下肢放射性疼痛症状的描述还是影像学检查的结果，往往模糊且没有特异性，使医师难以鉴别到底是炎症刺激和（或）背根神经节受压导致的神经根性疼痛，还是非此类病因引起的假性神经根性疼痛。再如，除物理治疗等非手术治疗方法外，硬膜外类固醇注射（epidural steroid injection，ESI）是治疗下肢放射性疼痛最常用的介入治疗方法，每年仅医疗保险费用就高达7.43亿美元[8]。虽然硬膜外类固醇注射通常对神经根性疼痛的患者治疗有效（至少暂时有效），但对假性神经根性疼痛患者的疗效差或无效[9-15]。硬膜外类固醇注射也可能出现严重的并发症[16-17]。对于假性神经根性疼痛患者，腰椎小关节或骶髂关节注射等干预措施可能更有效。目前，临床医师往往很难预测这些治疗方法的效果，尤其是介入治疗[18]。

待解决的临床问题

脊柱疼痛治疗的一个常见困难是疼痛会放射到四肢。对于35岁以上的患者，男性患椎间盘突出症（膨出、突出）的概率为4.8%、女性为2.5%[19]，且椎间盘突出症的发病率随着年龄的增长而逐渐增加[20]。大部分患者在非手术治疗1年后仍然有疼痛症状[6]，如在首次成功进行了腰椎间盘髓核摘除术后仍有高达22%的患者在术后

12~24个月有持续的疼痛和功能障碍[21]。相当数量（16%）的腰椎键盘髓核摘除术后的患者在2年内需再次手术[22]。最近的研究还表明，在不复杂的腰椎手术后的患者中，出现慢性疼痛等不良反应的在术后18~24个月约为50%[23]、术后6年高达60%[19]。

此外，脊柱疼痛患者多是老年人，其脊柱疼痛的原因通常是退行性疾病，如椎管狭窄和退行性关节（小关节、骶髂关节）炎。在这群患者中，脊柱疼痛持续存在，且随时间进展。也就是说，这群患者虽然进行了积极的治疗，但仍有很大一部分患者会有慢性疼痛。例如，除物理治疗、药物治疗、身心干预、针灸和整脊手法外，慢性背痛和下肢放射性疼痛的患者通常还接受了介入治疗[24]。虽然患者接受了这些治疗，但仍有高达40%的背痛患者会有慢性疼痛[7, 25-26]。

脊柱疼痛治疗领域的一个短板是缺乏合理有效的治疗路径，这在医师决定采用哪种介入或手术方案治疗时尤为重要：①脊柱疼痛患者常有多种病因；②不同病因的患者常有类似的临床症状和体征；③由于多种病因的复杂性及相互作用，介入治疗的有效性尚不明确；④介入治疗费用昂贵，且有一定的并发症[16-17]。

例如，由于脊神经根和（或）背根神经节的炎症刺激引起的根性腰背痛，与腰椎面关节或骶髂关节炎引起的牵涉性疼痛的发病机制不同，但是这两种疼痛都可能出现下肢"放射痛"，椎间盘突出症或椎管狭窄引起的炎性放射性疼痛（根性疼痛）经硬膜外类固醇注射治疗后，患者的反应良好（至少在短期内）；而退行性关节炎引起的放射性疼痛（假性神经根疼痛）不太可能从硬膜外类固醇注射中获益[10-15]。由于治疗方法选择不当而导致脊柱疼痛患者延迟治疗，继而出现疼痛慢性化、抑郁、焦虑和过量使用药物（如阿片类药物）等并发症。如前所述，脊柱疼痛的延迟治疗也会导致患者劳动力下降、收入损失和残疾。实际上，脊柱疼痛患者的不良表型会导致不良的临床结果。因此，无论出于治疗还是研究目的，开发出有意义的脊柱疼痛治疗流程都是极为重要的。鉴于脊柱疼痛的高患病率，以及脊柱疼痛尚未得到解决而带来的经济和社会负担，因此有待人们进行深入研究。

加强研究的需求

如前所述，阿片类和非阿片类止痛药、物理治疗、整脊手法、针灸、心理治疗、身心干预、介入治疗和外科手术是当前慢性脊柱疼痛多学科综合治疗的组成部分。非阿片类止痛药包括非甾体抗炎药（NSAID）、对乙酰氨基酚、α_2肾上腺素能受体激动剂、抗抑郁药、抗癫痫药（如加巴喷丁和氯胺酮）及其他外用药物[27-28]。

虽然非甾体抗炎药和对乙酰氨基酚等镇痛药可缓解急性脊柱疼痛，但对慢性脊柱疼痛的疗效却受到胃肠道、肾脏和肝脏不良反应的限制。外用药物对神经根性疼痛等许多慢性疼痛无效。抗癫痫药、α_2肾上腺素能受体激动剂和抗抑郁药的长期疗效尚不清楚[28]。氯胺酮有不良反应和成瘾性。虽然人们在过去的50年里进行了大量的研究，除少数药物外，治疗慢性脊柱疼痛的新药研究一直没有取得成果[1]。实际上，虽然已知阿片类药物有不良反应和成瘾性，但临床医师常选择阿片类药物来治疗[29-30]，这就导致了阿片类药物的广泛使用，包括在慢性疼痛治疗中的过量使用和滥用。因此，以科学的、成熟的治疗路径（流程）为指导，对脊柱疼痛患者进行早期的、有针对性的、高效的治疗，对于降低医疗费用和阿片类药物的使用、遏制慢性疼痛、最大限度地减少患者劳动力的损失、提高脊柱疼痛患者的生活质量具有重要意义。

虽然脊柱疼痛具有主观性，但疼痛传统上被视为一种感觉表现。50多年来，基础科学研究热点主要集中在了解伤害性信号的转导、传递及调制，并提出了许多新型镇痛药研发的分子靶点，但在临床上很少成功应用这些新靶点[1]。面对这一现实，该领域的一些学者质疑使用动物"疼痛"模型进行疼痛研究的可行性。实际上，疼痛研究的模式转变似乎是必要的，应该将疼痛作为包括心理、社会在内的整体反应来研究。

因此，转化疼痛研究的模式可能在发展创新性实验方法中发挥独特作用，旨在从系统层面理解伤害感受、疼痛感知和痛觉反应的多方面相互作用，至少有以下7个研究领域可能对推进转化疼痛研究的模式具有特殊意义。

（1）开发多种伤害感受和"疼痛"的新型动

物模型。

（2）将当前以伤害感受为导向的疼痛研究概念转变为系统集成的疼痛研究概念。

（3）为临床前期和临床期疼痛研究开发有意义的评估工具，为脊柱疼痛患者制定"客观"的临床疼痛评估。

（4）确定伤害感受和痛觉的生物标志物及基因型，特别是那些与脊柱疼痛的发生和进展有关的生物标志物及基因型。

（5）加强可直接改善脊柱疼痛治疗的临床疼痛研究，包括并发临床流程。

（6）选择新药研发靶点，改进介入和手术治疗的器械，以便更好地治疗脊柱疼痛。

（7）研究多学科、跨学科治疗模式对改善脊柱疼痛的有效性。

上述观点均将在本书进一步阐述。我们可以预期，在不久的将来，临床前期和临床研究的突破会进一步改善脊柱疼痛治疗。

Jianren Mao

黄文新、张达颖　译，赵晓静、武百山、刘岗、张力　校对

● 参考文献 ●

扫码查看

第二章 脊柱疼痛的流行病学和经济影响

要点

※ 慢性疼痛是美国医疗保健系统的一个重大经济负担，而脊柱疼痛是大多数慢性疼痛患者的主要症状。

※ 虽然科学技术和医学在进步，脊柱疼痛的患病率在过去的18年里并没有改变。

※ 脊柱疼痛在老年人、女性、美洲印第安人和阿拉斯加州原住民中更为普遍。

※ 社会经济地位差和受教育水平低与脊柱疼痛患病率升高相关。

※ 由于目前治疗成本不断增加，且缺乏可持续性，迫切需要改进疼痛治疗方法。

※ 脊柱疼痛的直接成本与医疗支出有关。

※ 脊柱疼痛的间接成本与生产力损失有关，通常分为真缺勤和假出勤。

※ 假出勤的间接成本造成生产力的损失最大。

※ 脊柱疼痛患者生活质量的显著下降是衡量潜在损失重要的但无法量化的指标。

※ 需要推进教育和促进文化转型，以改善患者的健康状况，提高国家的医疗水平。

美国的经济机制错综复杂，如同一台独特的、不断变化的机器，在局部和全球范围内影响着人们的生活，在这个机制中有一个重要的组成部分，即医疗保健。美国的医疗支出高于其他国家[1]。2015年，美国医疗支出达到3.2万亿美元，占美国经济的17.8%，人均9990美元[2]。虽然值得关注，但这一超常数据似乎并未下降。实际上，从2014年到2015年，美国医疗支出增加了5.8%；从2015年到2016年，美国医疗支出又增加了4.8%（支出了3.4万亿美元）。根据美国医疗保险和医疗补助服务中心（Centers for Medicare and Medicaid Services，CMS）的数据，预计到2025年，这一比率将以每年5.6%的平均增长率持续增长[3]。鉴于医疗保健在美国人民身体健康和经济福祉中的作用，必须对医疗保健本身所具备的影响进行了解，并思考医师作为该服务的提供者所带来的改变。由于脊柱疼痛的高发病率，其在美国医疗保健系统的成本中起着特别重要的作用。本章的目的是回顾脊柱疼痛的流行病学及其对美国经济的影响。

要真正解决医疗保健领域的问题，必须审视其过去、当前趋势和未来方向。总体而言，约1亿美国成年人有慢性疼痛[4]，该数值可能被低估，因为其不包括急性或儿科疼痛。然而，根据这个被低估的数值，慢性疼痛的患者数也比成年人糖尿病、冠状动脉粥样硬化性心脏病（简称冠心病）和癌症这三类患者数高[4-8]。由于慢性疼痛的范围广泛，许多研究试图将重点缩小到这一类中最突出的疾病。美国国立卫生研究院（National Institutes of Health，NIH）进行了一项研究，采访了18岁以上的成年人，询问了他们在接受采访以前3个月内的一系列疼痛问题。受访者主要被问到4种不同类型的疼痛，除要求报告轻微疼痛外，还要求报告任何持续≥24小时的疼痛。腰痛是每个年龄组中最常见的疼痛类型，涉及27%的受访者[9]；其次是严重头痛或偏头痛（15%）、颈部疼痛（15%）和面部疼痛（4%）。同样，美国国立卫生研究院报告称，在美国成年人中，腰痛比例为28.1%，是最常见的疼痛类型；其次是偏头痛（16.1%）和颈部疼痛（15.1%）[4]。相应地，2002年美国国民健康访谈调查（National Health Interview Survey，NHIS）公布的数据显示，26.4%的成年人有腰痛，13.8%有颈部疼痛[10]。这些调查数据互相证实，脊柱疼痛在慢性疼痛和美国医疗保健系统中扮演着主要角色。

在评估这些疾病的发病率和患病率的同时也评估了脊柱疼痛的社会影响。科学地讲，发病率是指在一个特定的时间段内新发的疼痛人数除以风险人数。根据美国国家电子伤害监测系统（National Electronic Injury Surveillance System，NEISS）提取的数据，美国每年腰背痛的发病率为139/100 000人[11]。虽然这是一个相当大的数字，但脊柱疼痛最令人震惊的特征之一是其患病率。患病率是指在一个特定时间点或一段时间内疼痛的人数除以当时的总人口数。美国疾病控制和预防中心（Centers for Disease Control and Prevention，CDC）和美国卫生统计中心（National Center for Health Statistics，NCHS）发布的一份报告显示，在2015年，29.1%的成年人在过去3个月内有腰痛，15.4%的人有颈部疼痛。该患病率与1997年的腰痛和颈部疼痛患病率（分别为28.2%和14.7%）及2010年（分别为28.4%和15.4%）相似[12]。在类似的时期，虽然在治疗效果方面缺乏进展，但疼痛相关治疗的利用率和费用都增加了。从2000年到2008年，医疗保险人群的介入治疗增加了229%，相关医疗支出增加了240%。从2003年到2006年，仅对关节突关节注射的索赔数量就增加了78%。这一数据表明，虽然治疗利用率和费用在增加，但脊柱疼痛的患病率在18年的时间里几乎没有变化[13-14]。为了正确看待这一观点，可以联想到1997年无线互联网的发明，之后，2001年发明了第一个可在小巧设备上传输和存储数据的USB设备。6年后，一款可以手持互联网连接、通信和数据存储、为人类带来巨大影响力的智能手机问世了。到2014年，人们创造了一个集成以前的科技进步、可戴在手腕上的38 mm的设备。与此同时，在医学界，人们完成了人类基因组测序，开发了预防癌症的疫苗，并开始使用干细胞人工培育器官。人们打破了技术和医疗领域的壁垒。然而，虽然在这18年里，技术和医学不断进步，脊柱疼痛的患病率仍然没有降低1%。这也表明脊柱疼痛的治疗方法没有改善，并且没有成功解决脊柱疼痛这一问题。

必须强调脊柱疼痛患者的人口特征，如年龄、性别、种族及社会经济地位。关于年龄，美国疾病控制和预防中心发现，55～64岁的人群脊柱疼痛的发生率最高[12]。2007年，Devon Rubin分析了大量人口统计学数据的文献后得出结论：脊柱疼痛发病率最高的是20～59岁的人群[15]。同样，一项单独的系统综述表明，20～35岁的人群腰痛的患病率最低，60～65岁的人群腰痛的患病率大幅上升，65岁以上的人群腰痛的患病率有所下降[16-17]。这一趋势理论上被认为是随着年龄的增长，人们在习惯（如饮食、活动、职业）的改变及并发症上产生了巨大变化。

当提到性别与脊柱疼痛之间的关系时，文献研究认为，女性有更高的患病率。根据Bressler等的研究，老年女性脊柱疼痛的发病率高于老年男性[18]，可能与老年女性骨质疏松症的发生风险较高有关，这些数据与美国疾病控制和预防中心的数据一致。美国疾病控制和预防中心数据显示，从1997到2015年，女性腰痛和颈部疼痛发病率高于男性[12]。此外，几项研究还注意到，女性更可能利用医疗保健来缓解疼痛、错过更多的工作、每次疼痛的预后更差，并且更有可能出现超过3个月的持久性慢性疼痛[15, 19-21]。有3种理论假设来解释女性的高患病率：①社会更容易接受女性报告疼痛[4]；②女性面临更多的疼痛危险因素[4]；③女性更容易出现肌肉骨骼疼痛[22]。无论什么原因，女性脊柱疼痛的发病率明显高于男性。

种族和族裔是另外2个在疼痛流行病学领域得到深入研究的人口统计学因素。在过去的几十年里，越来越多的研究发现了不同种族之间的健康差异，并强调了不同种族疼痛相关疾病的患病率、治疗、疾病进展和预后的不一致性。然而，重要的是要考虑到这些数据的不足，因为文化可能会强烈影响疼痛的报告及在疼痛程度和治疗上的差异。根据美国疾病控制和预防中心的报告，以文化归属类别分类，美洲印第安人或阿拉斯加州原住民的腰痛和颈部疼痛的发生率最高，白种人位居第二[12]。根据2009年美国国民健康访谈调查的数据，亚洲成年人比白种人、黑种人、美洲印第安人或阿拉斯加州原住民这些群体的成年人出现腰痛的可能性更小[23]。目前，人们正在进行关于种族间疼痛差异病因的研究，同时也提出了如治疗、社会文化及遗传变异性等因素的差异。

最后，脊柱疼痛的患病率也显示出社会经济地位和教育水平的分布不平衡。根据美国疾病控制和预防中心的报告，那些没有高中文凭或GED证书（美国或加拿大设立的证明某人有高中级别学术技能的证书）的患者每年的疼痛发病率始终较高[12]，这些结果也适用于最贫困的人群，并记录到美国国民健康访谈调查的报告中，该调查表明，与未高中毕业的人群相比，拥有学士或更高学位的人群脊柱疼痛的患病率更小。此外，与那些经济标准不算贫困的家庭相比，贫困和接近贫困家庭的成员更容易遭受脊柱疼痛的困扰[23]。同样，在Dionne等进行的系统综述中，脊柱疼痛发病率的增加和教育程度的低下有一致性[24]。虽然社会经济地位是一个难以精确量化的指标，但与重大的健康预后关系密切。同样，健康也会对社会经济有显著的影响。

2011年，美国医学研究所（the Institute of Medicine，IOM）发布了一份有影响力的报告，题为《缓解美国的疼痛》。该报告由美国国会授权，在美国卫生和人类服务部（Health and Human Services，HHS）的指导下编写，旨在"提高人们对疼痛作为美国一个重大公共卫生问题的认识"[4]。美国卫生和人类服务部认识到慢性疼痛的严重性，并寻求美国医学研究所关于疼痛研究、治疗和教育的建议。美国医学研究所汇编的资料强调，由于目前治疗成本的不断上升，而且缺乏可持续性，因此需要改进疼痛治疗的方法。根据这些报告，美国慢性疼痛的经济成本在5600亿~6300亿美元/年[4]，可以分为直接成本和间接成本。直接成本是指由于医疗保健的总增量费用而产生的成本，为2610亿~3000亿美元。间接成本是指慢性疼痛患者因疼痛导致缺勤、工作不足和残疾造成的生产力损失，为2970亿~3360亿美元[4]。这一数据表明，腰痛对直接成本和间接成本都有显著的经济影响。

2016年，Dieleman等发表了一份从1996年到2013年美国公民和公共卫生支出的预算。研究结果表明，在这17年里，美国在个人医疗上花费了约30.1万亿美元。研究者通过划定造成最大总支出的155个疾病对这些费用进行分类。排在前三位的疾病是糖尿病、缺血性心脏病、腰痛和颈部疼痛[25]。与这一时期的其他疾病相比，腰痛、颈部疼痛和糖尿病的支出增加最多，腰痛和颈部疼痛的支出估计增加了572亿美元。这些估计虽然在数据上令人望而生畏，但没有考虑到间接成本的额外负担。

通常，脊柱疼痛的间接成本是指美国劳动人口因残疾而丧失生产力，其有2种形式。一种是真缺勤，完全错过了一部分或一段时间的工作；而另一种是假出勤，虽出勤，但未充分发挥自己的能力。根据美国医学研究所报告的经济分析显示，严重疼痛患者平均每年比没有疼痛的患者少工作5~5.9天[4]，这相当于损失了952亿~965亿美元的工时和1906亿~2263亿美元的工资[4]。根据Ricci等的研究显示，72.3%的脊柱疼痛的美国工人有明显的功能障碍[26]。研究者估计，16.8%的40~65岁的美国工人有临床意义的腰背痛，并被报告有生产力的下降，而这种生产力下降的主要原因是假出勤（79.6%）[26]。若要改善美国脊柱疼痛的经济负担，需要意识到脊柱疼痛的致残特征，并寻求替代方法来防止真缺勤和假出勤。

残疾和活动受限不应仅以美元量化，还应衡量其对患者生活质量的影响。2006年，美国疼痛基金会（American Pain Foundation，APF）进行了一项调查，评估了慢性疼痛对300多名患者的影响。研究人员发现，近2/3（59%）的患者主诉生活的总体幸福感受到影响，这些患者中77%有抑郁、70%注意力不集中、75%精力下降、86%睡眠质量降低[8]。疼痛的影响包括一系列的心理和社会后果，如恐惧、抑郁、焦虑，以及无法充分参与作为家庭成员、朋友或雇员的社会角色[4]。所有这些因素都是造成患者劳动力丧失和生活质量下降的不可量化成本。例如，当人们不能充分参与他们的社会角色时，常出现人际关系上的显著负担。患者慢性疼痛发作时，家庭成员常发现与他们之间的关系和社会交往正发生变化。家庭成员可能需要承担如照顾者这样的新角色，并在家庭中承担更多责任。这些紧张的关系可能进一步影响患者的康复。有证据表明，那些无家庭支持的患者，更有可能患工伤、依赖药物、有更多的疼痛部位、更多的疼痛行为和情绪压力[27]。与此相反，那些有家庭支持的患者，疼痛强度明显降低、药物治疗减少及活动强度增加[27]。虽然很难精确地衡量这些影响因素产生的心理和社会意义，但医师在为患者制订治疗计划时，需要考虑这些因素。

鉴于脊柱疼痛的流行病学特点和对整体经济的影响，利用这些信息来推动脊柱疼痛的教育和明确未来的发展方向很重要。即使没有对技术进步或对物理治疗新方法的贡献，作为个人也可以通过加强教育和必要的文化转变来减少疼痛带来的社会影响。正如美国医学研究所强调的，在这一领域的教育面临多重障碍。通常医疗机构及研究部门会按专业划分，但疼痛不属于任何一个特定的领域，而是属于每个领域。这会导致沟通障碍，并割裂了研究资金、成果和想法，而如果联合使用，可能会使更多的疼痛患者受益。提高疼痛教育的方法有很大缺陷，不在本章讨论范围之内。然而，有必要认识到这些不足，并努力克服这些障碍。

此外，需要促进文化转型，以改变社会对慢性疼痛患者的污名。20世纪90年代，澳大利亚利用大众媒体开展了一项为期3年的运动，宣传"积极的态度可以改善残疾，腰背痛患者应继续参加日常活动，并可以做很多事情来帮助自己"的理念。这些想法既针对医疗保健服务人员，也针对一般公众。该运动显著改善了临床医师对腰背痛的理念，运动期间相关工人的赔偿要求和医疗费用有所下降[22]，已成为促进慢性疼痛患者心理健康的动力，并给了大家努力改变这一现状的决心。

通过美国医学研究所提出的一系列建议来识别系统性缺陷，只是朝着改善疼痛治疗目标迈出的第一步。继这份报告之后，美国卫生和人类服务部（Department of Health and Human Services，DHHS）建立了多机构疼痛研究协调委员会（Interagency Pain Research Coordinating Committee，IPRCC），该委员会于2012年与美国国立卫生研究院合作制定了《国家疼痛战略》，为改变人们对疼痛的认知、评估和治疗，该报告制订了一个长期计划。这个计划概述了人口研究、预防和治疗、经济差距、医疗服务供给和支付、专业教育和培训、公共教育和沟通这6个主要领域的相关内容。对于每个领域，提出了短期、中期和长期的改进战略。这份报告提供了一个明确的行动纲要，希望能够有相应的措施，为其进展和成功做出贡献。

总之，脊柱疼痛对人类的身体健康和经济状况都有巨大的影响。虽然有令人难以置信的财政投资，但目前的治疗方法未能降低脊柱疼痛的患病率，且不可持续。作为医疗服务的提供者，我们有责任认识到教育的不足，应努力增强沟通，并促进文化转型，以提高患者和国民的健康水平。即使仅能减少1%的脊柱疼痛的患病率，也将取得比过去18年里更大的成就，这也应该成为积极改善的动力。

Meghan Saxen and Richard W. Rosenquist

于峥嵘、白纯碧　译，郭玉娜、张兰、刘岗、张力　校对

● 参考文献 ●

扫码查看

第三章　当前和新兴的脊柱疼痛治疗支付模式：证据导向，预后导向，还是二者兼有

要点

※ 脊柱疼痛治疗的支付模式正转向"基于价值的医疗"模式。

※ "价值"是指用最优的成本获得最佳的结果。

※ 本章探讨了决策者定义最佳预后的几种模型。

※ 患者报告的预后测量信息系统（patient-reported outcomes measurement information system, PROMIS）是评估正在进行的基于人群对治疗反应的最新且最具影响力的工具之一。该系统的局限性包括缺乏对特定患者的个性化治疗的评估。

※ "循证医学"作为包括支付费用在内的医疗卫生政策的基础，以基于文献的研究结果来指导个案治疗面临挑战。

※ 美国联邦保险系统最近引入了择优激励支付系统（merit-based payment system, MIPS），在这个系统中，为证明支付奖金或产生罚款的合理性，要求医师记录具体的治疗效果和质量指标。

概述

与众多研讨会和手册中描述的用于优化治疗费用的方法相比，所有有关疼痛的学术著作、课程[1]和专著[2]都支持将基础科研"转化"至临床应用。这些学者很少考虑到一个干预措施若想要沿用下来，就必须获得稳定的经济支持，包括支付使用这些措施的医师所付出的时间和精力的费用[3]。为帮助医师了解影响脊柱情况，并将临床前研究和临床试验结果转化为日常实践时的提供指导，本书的其他章节全面介绍了与疼痛相关的神经科学。但是，如果不能确保新技术在适当应用时持续支付报酬，这些先进的干预措施就不会作为治疗方式持续存在。随着医疗支付方式从按服务付费转变为共同承担财务风险，如果不能保持盈利能力，众多将先进科学技术转化为临床实践的医院和三级疼痛诊疗机构将难以维持生计[4]。

本章回顾了为脊柱疼痛的治疗提供经济支持的当前支付模式和新兴支付模式。考虑到无论是按服务付费还是共同承担财务风险，这两种支付模式在当前医疗培训和实践中普遍存在，读者应该对预后评估和医学证据这2个概念有一定的了解，而非一无所知[5]。本章根据患者在治疗过程中获得的临床效果对支付模式进行了阐述，效果评估可借助通用及专用的工具（如患者报告的预后指标信息系统，PROMIS）进行[6]。除此之外，还描述了基于循证方法的其他付费模式，这些方法加强了此前发表的对相同治疗方式的队列或人群研究的结果[7]。笔者团队认为，为控制不断增加的治疗成本而持续实施的政策，可能导致不同的医疗保险支付模式（如MACRA，见下文）构建的两种不同支付方法趋同。最后，为向基于价值的医疗模式提供信息，将简要介绍新兴技术快速且大规模、"大"数据地收集信息的方法，包括在既要保持个人记录的安全性和私密性又要为患者的预后评估提供信息的同时，如何应用区块链技术来汇总患者的个人数据。

预后导向的医疗和支付

有史以来，人们为了治愈疾病和克服创伤影响而努力奋斗，这是社会文明的一部分[8]。在那些对疾病、健康及康复方法有历史记录的文明中，明确记载着某些医师及其治疗方法比其他医师及其治疗方法效果更好的现象[9]。受人尊敬的医师被赋予了更高的地位，且在多数情况下，薪酬比其他人更高。例如，《汉谟拉比法典》（*The*

Code of Ham-murabi，公元前1695年）记载，根据外科手术的复杂性、患者的社会和经济地位、操作者的技能及是否使用了特殊设备而定手术费用[10]。该法典还记载了对术后患者死亡的外科医师处予双手截肢的惩罚。柏拉图的对话中涉及许多古希腊医学实践的内容，包括基本治疗和更好治疗这两级医疗体系。公民可有较长时间的个体化评估和治疗，但奴隶只能在拥挤的诊所中接受经验性的、匆忙的治疗[9]。治疗公民的医师是国家任命的，具有年度任期和较高的社会经济地位。他们的连任取决于公民对其前一年治疗的满意程度，为此，每年举行一次社区聚会并进行表决。对于以患者的预后来判断医师是否有资格连任，苏格拉底曾问道，"如果你我都是医师，互相评价双方是否都是合格的医师，不是应该我问问你，你问问我，'作为医师，苏格拉底他怎么样；他自己健康吗；是否听说过其他人，无论是奴隶还是自由人，被他治好过吗？'"[9]。

虽然健康、疾病及其治疗对人类的生存状态至关重要。千百年来，疾病或健康的话题在医学书籍[10]和宗教中[11]均有提及，但直到最近才有评估具体干预措施优点和价值的系统方法。术语"预后导向的运动"已在许多方面得到了应用。广义上讲，其是指使用预先规定的措施来评估医疗服务的有效性，通常着重于患者的观点和偏好，而非单个器官系统的功能[12]。20世纪末之前，医疗干预的结果一般以专门的、直观的方式进行报告。此方法适用于报告防治某些致死性疾病（如酮症酸中毒、坏血病）的单个或小规模系列病例[13]，通过一些容易测量的次要功能或生理预后，以及措辞模糊的结果描述（如恢复到以前的健康状态）（如《旧约》中记载的临床研究：与简单饮食相比，丰富的饮食让人有"更健康的面容"），很容易证实这项治疗的现实收益[14]。

医学研究和医疗保健中的预期预后指标受到多种因素的影响[5]，主要为：越来越需要根据一个或多个共同标准来比较不同的治疗方法；需要确定一种治疗是否具有部分效果，虽最终不足以挽救生命，但仍具有临床意义，如重返工作岗位、治疗费用的减少、患者权利的提升[15]。在医疗保健中，患者权利的提升体现在以患者为中心，部分体现在对患者非常重要的预后指标，如

患者的生活质量、功能恢复情况，以及医疗行为对其日常生活的影响、情绪、治疗满意度、患者及其家属的自付费用或再入院等[5, 16-18]。

近年来，根据目前的情况，通过智能手机或活动监测仪等方式采集相关数据愈加容易[19]，以致预后评价工具的数量激增。这些预后评价工具的用途包括进行基于个人或人群的健康服务研究、对单个临床实践或医疗保健系统中接受治疗的一组投保患者按"疗效"支付、监测患者的治疗效果。对于无任何单独的重要健康问题的人群，采集与健康相关的生活质量问题，既要有通用的预后指标，同时还要有与检测特定的病变状态或系列病变表现（如慢性疼痛或脊柱疾病）相关的辅助或专用工具[20-22]。通用指标（尤其是为了减轻数据采集的负担，尽可能压缩问题时）对辨别具有特定病变的患者队列预后变化可能缺乏敏感度，通常必须补充与特定病理状态相关的问题[18-20, 23-26]。或者，若患者的初始反应显示出明显的疾病状态，为更深入地探讨与健康相关的生活质量和功能，可在患者初筛时利用PROMIS（见下文）来补充相关问题。为确定脊柱相关疾病临床研究的核心预后指标，ACTION/IMPACT工作组会议共识[27]（表3.1）和一个单独的工作组召集的会议共识[28]（表3.2），都给出了慢性疼痛相关预后的范围。

当谈及是什么主要推动了预后指标作为医疗支付的因素，就不得不提及《平价医疗法案》（*Affordable Care Act*）下的"基于价值的医疗"，其中"价值"定义为"具有成本效益"的临床预后改善（意味着预后类似但费用降低或者费用一样但改善了临床预后）。目前广泛用于与疼痛相关疾病的预后测量，依靠之前提到的计算机化的自动测试，根据患者症状的严重程度及先前的提问反映的损伤程度选择后续问题，从而最大限度地降低向调查对象的提问数量。

PROMIS于2004年至2009年由NIH进行资助开发[6, 29]。成年人的自我预后报告主要为整体、躯体、精神和社交满意度等指标。除整体健康状况外，儿童的其他指标均由其监护人提供。需要评估的疼痛特有领域主要为疼痛强度、影响力、疼痛行为和特征。另外，还要评估与疼痛相关的其他领域（如疲乏或睡眠障碍）。最初，将

PROMIS问题的效度和其他心理测量特性在6种分布广、影响大、费用高的临床疾病（包括充血性心力衰竭、慢性阻塞性肺疾病、类风湿性关节炎、癌症、腰背痛和重度抑郁）的纵向研究中进行了分类，并描述了这6种疾病的治疗过程，以及PROMIS指标对健康相关的生活质量和功能变化的反应性[6, 29]。

表 3.1　慢性疼痛治疗预期和实际有效性临床研究的核心领域

疼痛

躯体功能

情感功能

受试者的总体改善评级

症状和不良事件

受试者的倾向（如治疗方案依从性和提前退出研究的原因）

注：列出的前 5 个领域也与临床医疗质量评价预后相关。
Adapted from [27].

表 3.2　美国国立卫生研究院慢性腰痛工作组制定的推荐研究标准

对慢性腰痛的定义

根据疼痛强度、对正常活动的干扰和功能状态进行分层

报告至少一个最小数据集：病史和人口特征（如就业状况、体格检查、影像学检查以及使用 PROMIS 获取的自我评价维度）

从最小数据集（及其他来源）中获取的测量结果

为完善研究标准而进行的研究

通过美国国立卫生研究院疼痛协会和疼痛研究团体来发布研究标准

注：列出的前 5 个标准对于临床医疗质量和价值的相关数据采集也意义重大。
Adapted from [28].

例如，通过PROMIS评估"椎管注射"对伴或不伴下肢痛患者腰背痛的影响。同样，抑郁症的研究评估了标准治疗（药物治疗、心理治疗或两者的结合）对临床抑郁症患者的影响，并使用PROMIS的情绪障碍（抑郁、焦虑和愤怒）量表来评估患者的治疗反应。虽然PROMIS措施的效度和预后研究为标准化、精准性、连续地测量和改善预后提供了初始框架。但是，为医师、政策制定者和第三方支付者提供各种慢性病最佳预后的治疗方法尚需进一步的有效性比较研究。这是因为PROMIS数据库缺少有效性比较研究的精

度，如未记录针对特定的治疗或医疗决策过程所采用的相关标准。因此，虽然在收集预后数据方面取得了长足的进步，但仍未解决基于价值的医疗最重要的问题，即哪种治疗方法或治疗组合能够以最优成本为患者提供最佳的预后。

总而言之，使用基于预后的支付模式能够实时收集和监测生活和医疗过程中不断产生的统一、规范的数据。另外，如果使用对特定人群和所治疗疾病并不敏感的预后测量工具，可能会得出假阴性结果，误认为该治疗并无明显获益。如果为提高监测结果的敏感度而咨询调查对象更多的问题，则会增加调查对象和临床医师的负担。常规预后评估的相关问题主要是以直观公平的方式来考量医疗付费（如《汉谟拉比法典》所记载的）[30-31]，以及寻找有助于改善疾病而收集"大数据"的前景。基于预后的支付模式的风险和威胁主要来自错误或不完整地利用基本资料来确定首选的预后指标，如曲解美国疾病控制和预防中心关于阿片类药物治疗慢性非癌性疼痛的指南[32]，误认为长期使用阿片类药物必然会导致不良预后。此外，任何测量与健康相关的生活质量的标准化工具都可能有无法评估个人能力的不足，如为心爱的人准备一顿饭、坐着参加宗教仪式或与宠物玩耍等，这些能力对患者来说都可能具有重大意义。

基于证据 vs. 基于预后的医疗服务和支付方式："鸡还是蛋？"

David Sackett在1996年首次提出了循证医学的定义："循证医学是一种明确运用当前最佳证据为患者提供医疗决策或健康服务的医学方法"[33]。其他人也给出了类似定义，也明确提到减少偏倚是循证医学（evidence-based medicine，EBM）的基本目标之一。为了减少疗效评估时的偏倚，循证医学的支持者们非常依赖第二次世界大战后引入的随机对照临床研究。Sackett提出的定义还包括："当前最佳证据是从相关的、有效的研究中获取最新信息，这些信息包括各种形式的医疗保健效果、暴露于特定药物的潜在危害、诊断检查的准确性及预后因素的预测能力。"

如上所述，对患者预后的前瞻性评估至少可以追溯到旧约时期[14]，并可能早于历史记录。然

而，在研发出用以捕获疾病显著特征的有效预后指标之前，医学预测治疗的可能结果、评估治疗的不良反应、判断治疗费用是否合理及比较不同治疗有效性的能力相当有限。可以说，预后导向型医疗和基于证据的医疗之间的关系就像是"鸡与蛋"的关系。收集有效、相关的预后指标是临床研究的基础，其综合结果构成了"当前的最佳证据"。意识到当前最佳证据的重要性，临床医师开始编写基于证据的指南，并坚信其有助于改善临床预后。临床实践中系统性收集预后资料为持续的质量改进提供了依据[34]。近年来，预后评价和临床证据的改进确实在同时发生。

对于来自多个患者和来源的数据汇总，将临床研究证据转化为临床护理经验的一个基本障碍是：医师应该是个体患者、个人目标和主观偏好的倡导者，现在却是某类患者或社会层面的倡导者[13]。早在几十年前，Louis Lasagna就意识到，为获得市场准入而进行的临床对照研究结果可能无法在治疗过程中得到印证[13]。因临床对照研究通常是在严格挑选并随访无明显并发症的同质人群中进行，很少甚至没有合并用药，被称为"温室医学"。因此，Lasagna提倡在临床实践中评估新药，并称之为"自然主义"形式，类似于现在所谓的"有效性比较研究"。在随后的几十年中，对于将循证医学应用于医疗决策的批评声持续不断[15, 35-36]。

除对随机临床试验研究的可推广性、对系统综述或Meta分析结果的质疑外，还有其他保险公司对特定治疗进行理赔依据的质疑[37]。第二次世界大战后，为帮助政府估算能够支撑其刚颁布的全民免费医疗政策所需的资金，英国开发了基于临床文献结合临床试验的统计学方法[38]。为给英国国家卫生局的政策制定提供支撑，公共卫生医师Archie Cochrane在早期汇总临床研究证据方面发挥了重要作用，牛津大学发起的循证医学全球合作组织就是以其名字命名的。Cochrane及其同事引进了基于人群统计学方法，并通过设计降低了因个体异常而影响结果的权重。另外，那些对初级医疗服务反应不佳而转诊到疼痛专科接受评估和治疗的患者，对初级医疗服务者而言，他们就是事实上的异常患者。因此，基于对文献的系统评价或Meta分析可预估"哪些治疗方法能批准

支付，哪些治疗方法不能获得支付"，其表明由于没有足够的数量，在公布研究结果时便无法产生干预组和对照组间的组间差异，会限制那些在研究时未显示出总体效益优于对照组，但却可能对亚组或个别患者有效的治疗方法。几十年来，除随机临床研究外，临床和医疗服务研究人员已经认识到，有多种证据都有助于评估医疗效果、患者偏好及包括新技术[13]在内的治疗费用[39]。这些非随机临床研究来源的证据包括病例系列分析、个案研究、流行病学监测、队列研究、决策分析、数学模型、群体判断法及管理数据，具体请参阅表3.3和表3.4。

表3.3　评价拟定治疗手段的安全性、有效性、风险、成本及偏好

随机临床研究
受试者工作特征曲线（真阳性率与假阳性率相关）
连续病例系列分析
操作、流程、制度或决策的个案研究
注册登记研究和数据库
抽样调查
行政数据
流行病学方法：队列研究、病例对照研究、横断面研究
监测
定量综合方法（包括 Meta 分析）
群体判断方法（Delphi 法、会议共识等），有时结合文献综述
成本效益和成本效益分析
数学建模
决策分析
社会和医疗问题调查

注：虽然是在技术评估的背景下提出的，但上述方法和表3.4中的方法也同样对临床医疗质量和价值评估意义重大。Adapted from [13].

各个随机临床研究在设计上存在差异，这些差异包括作为衡量的干预或预后的指标，以及两者衡量的时机，且影响其在Meta分析中的证据强度。除少数疼痛疾病，因遵循循证医学方法，制定与疼痛相关的共识所耗费的时间过多[40-47]。

在常规临床实践中应用预后指标

为缩小患者报告的预后与临床推荐之间的差距，已采取了一些措施。急性疼痛领域适合在收集预后指标数据时提供详细记录的特定围手术

期治疗报告[48]。这在欧洲疼痛联合会（European Pain Federation，EFIC）召开的消除疼痛（PAIN OUT）的倡议[49-50]中得到了证实。其他倡议应用了专门为全膝关节置换术（total knee arthroplasty，TKA）或髋关节手术后基准管理开发的工具[51-52]。为开发适合急性疼痛预后研究的改良工具（Kent M，2018，个人交流），目前正努力调整PROMIS指标。在慢性疼痛领域，根据支持纵向预后评估的框架，并在与2010年人口普查的美国人口代表性样本进行比较后，美国退伍军人管理局（the Veteran Administration）[53]开发了可使用常规数据来指导临床的疼痛评估筛查工具和预后登记表（pain assessment screening tool and outcomes registry，PASTOR）。PASTOR以PROMIS指标为基础，可通过增加筛查提问对PASTOR进行扩展，来确定阿片类药物的滥用或误用、创伤后应激障碍、医疗资源利用率—按医疗服务提供者类型（初级医疗机构或疼痛专家）显示的患者报告、自我报告的治疗史和有效性评估。将利用自我报告治疗、有效性评估的医疗资源使用纳入PASTOR，有助于提供信息，缩小实际治疗效果与观察到的预后变化间的差距。

表3.4 对政策或实践有影响的研究类型

随机对照研究
Meta分析、系统评价、决策分析
前瞻性队列研究
回顾性队列研究
病例对照研究
横向研究
生态研究
实用性研究和大型观察性研究
基于程序的证据
个案报告和病例系列研究
注册登记研究

Adapted from [39].

政策制定者目前如何看待"慢性疼痛（脊柱疼痛治疗）的医师支付模式"这一问题

随着全球医疗保健成本的不断上升，全球监管机构和保险公司正在保持医疗质量和有效性

的同时努力降低医疗保健成本，或者在改善与健康相关预后的同时控制成本。美国国会在这方面的努力说明了这个问题的严重性。2016年10月，美国医疗保险和医疗救助中心（the Centers for Medicare and Medicaid Services，CMS）发布了2015年《医疗保险准入和儿童健康保险计划再授权法案》（Medicare Access and Children Health Insurance Plan Reauthorization Act，MACRA）。该法案扩展了2010年《平价医疗法案》的内容，在为促进与健康相关的预后而重新调整激励措施的同时，侧重于将医师薪酬改革作为成本管理手段。《平价医疗法案》通过保险补贴和医疗补助计划扩大了医疗保健的覆盖面，并通过支付改革解决医疗保健的成本问题。相比支付改革的影响，非专业媒体更关注《平价医疗法案》新增的内容，但支付改革对为脊柱疾病提供医疗服务的临床医师至关重要[54]。根据质量和价值，《医疗保险准入和儿童健康保险计划再授权法案》为医师和其他医疗保健提供者建立了两条新的医疗保险支付途径，取代了先前传统的按服务付费模式（即向医师提供的服务支付费用）。受婴儿潮一代人口老龄化的推动，政策制定者希望改变按服务付费模式：医疗成本超过可持续增长率，这是早期美国国会为控制医保患者的医疗费用而使用的办法。为以结构化方式来报告预后数据，《医疗保险准入和儿童健康保险计划再授权法案》指出了"改变游戏规则"的规定。这种标准化数据被纳入新的支付模型，该模型在达到目标结果时给予补贴，若未达到目标，则支付金额有可能低于按服务付费模式。新的支付模式被称为"质量支付计划"，根据诊疗机构的规模和位置，该法案定义了两大类医师，即责任医疗组织内执业的医师将根据高级替代模式（advanced alternative payment model，APM）付费，而在个人或不同规模的医疗团体（城市、郊区或农村）中独立执业的医师将根据择优激励支付系统（merit-based incentive payment system，MIPS）付费[4, 55-56]。

择优激励支付系统

• **符合MIPS资格的临床医师**

CMS根据以下4个方面的表现来计算具有MIPS资质的医师费用：①医疗质量；②医疗成

本；③改进活动；④推进医疗信息（电子健康记录的使用和信息共享）。另外，对"符合资格的医师如何上报每个类别中的信息"，"在何时达到目标"等也做出了规定。该系统旨在为CMS提供2年的时间来评估符合资格的医师上报的数据，如初始报告期始于2017年，将影响2019年的支付，2018年的结果将用于2020年的支付。基于上述4个方面的完成情况，该系统的调整范围从2019年的±4%到2022年及未来所有年份的±9%[56]。CMS保留根据新收集的信息进一步修改以上调整范围的权利。

• 医疗质量

在上述4个方面中，医疗质量对患者的预后影响最为直接，关键条款如下。

数据提交要求：不管是个体执业还是团体执业，使用电子健康记录时，数据必须提交给有资质的临床数据登记中心（qualified clinical data registry，QCDR）和有资质的登记中心（qualified registry，QR）。团体执业可通过（适用于≥25名医师的团体）CMS的网页和CMS认可的"医师和患者团体对医疗服务提供者和系统的评估（Clinician and Group Consumer Assessment of Healthcare Providers and Systems，CAHPS）"调查供应商，向MIPS提交数据。

数据提交最低标准：符合资格的医师必须上报至少6项指标，其中至少1项"跨学科"指标和1项"预后"指标。这些指标将从CMS提供的所有MIPS和特定专业指标列表中选择。专科医师可以从特定专业指标列表中直接选择预后指标，而无须上报跨学科指标。

患者体验指标：CAHPS评估作为一项患者体验指标，也满足上报高优先级指标的要求。与脊柱疼痛治疗的支付问题更为相关的是，2017年CMS宣布，在2018年1月之后，所有机构对与院内疼痛控制相关的3个CAHPS问题的回应都将与基于质量的支付调整脱钩。这个改变是基于CMS的一种假设（无证据支持），即要求住院患者评估其疼痛强度可能最终导致阿片类镇痛药用量的增加，从而引起药物滥用和药物过量等后果。不管这种支付变化的最终影响，其说明了近期药物（特别是阿片类药物）的滥用是如何影响疼痛治疗和支付的。

总体和基于人群分类的指标：CMS要求拥有≥16名医师的医疗团体上报30天内所有的全因再入院（all-cause readmissions，ACR）情况。遵守这一措施对于那些多学科共同执业的脊柱外科医师、物理治疗师和其他专业医师尤其重要，但不同专科医师之间的交流可能并不总是理想的。术后患者因疼痛控制不佳或感染而再次入院，将对所有执业人员的评分产生不利影响。另外多专科医疗机构如果能够证明将患者以最快捷的方式从初级保健医师转诊到物理治疗师或疼痛科医师，再到外科医师，然后再转回给初级保健医师，将在人群健康管理和医疗协作方面获得高分。至少要上报200个案例才能满足这两项指标的要求。

• 医疗成本

CMS将仅根据与医师执业（同一个医师或医疗团体的临床操作至少有20名患者）相关的成本指标对医师进行评估。上报的成本指标中包含2个基于价值的修正指标：人均总成本和每位受益人的医疗保险支出。此外，CMS囊括了10种临床疾病，可针对这些疾病进行成本预算，具体如下（按照CMS公布的顺序）。

- 乳房切除术。
- 主动脉或二尖瓣手术。
- 冠状动脉旁路移植术。
- 住院患者的髋/股骨骨折或脱位治疗。
- 胆囊切除术和胆总管探查。
- 结肠镜检查和活检。
- 经尿道前列腺电切术治疗良性前列腺增生。
- 晶状体和白内障手术。
- 髋关节置换或翻修手术。
- 膝关节置换术。

疾病治疗期间的支付内容主要为治疗或手术所支付的医疗保险A部分（支付给医院、其他医疗机构或家庭治疗）和B部分（支付给预防性或医学上必要的服务）。由执行治疗或操作的医师开具账单。对于紧急医疗，医疗保险至少覆盖30%的住院收费，但个体或团体执业都需要至少20个病例才能满足此项预算的上报要求。

• 改进活动

CMS将改进活动定义为符合资格的临床医师或团体实施的能最终提高患者预后的临床实践或医疗活动的改善。这些活动将使用与报告质量指标相同的方式进行上报。为确保患者能够获得医疗服务并在初级医疗和专科医疗之间无缝对接，最大限度地减少由于不必要或不协调的医疗造成的浪费，此类改进活动旨在加强医疗协作的组织活动。这些活动还包括通过引入或设计改善患者预后的增强型临床路径来改变临床实践。

保险公司（第三方付款人）目前如何看待慢性脊柱疼痛治疗的医疗支付模式？

CMS开创的付款先例最终将被第三方效仿。与符合MIPS资格的临床医师不同，在大型医疗机构中执业医师符合高级替代支付模式（advanced alternative payment model，advanced APM）的标准，因此可以选择该模式支付。根据MACRA法规，CMS要求参与者"承担APM支付模式下超过名义金额货币损失的财务风险"（译者注：名义金额是指一种非货币性资产的价值标注方式，在衍生品市场，一般用名义金额标注交易大小或市场规模。例如，当一片经济林中郁闭时，发现其中一部分是天然形成的，由于这部分林木未发生任何成本，所以是采用与其相似的其他林木的成本价格作为名义金额来确定其成本的）[56]。CMS进一步将财务风险分为财务风险标准和名义风险标准。根据财务风险标准，CMS可以：①拒付APM实体内符合资质的医师的服务费用；②降低对APM实体和（或）APM实体内符合资质医师的付款比例；③要求APM实体向CMS支付款项。至于名义风险标准，为确定损失风险是否属于"超过名义金额"，CMS为APM提供了3部分测试，包括：①边际风险的具体水平至少超支损失的30%；②最低损失率（minimum loss rate，MLR）不得超过预期支出的4%；③总潜在风险至少为预期支出的4%。截至撰写本章时（2018年年中），《医疗保险准入和儿童健康保险计划再授权法案》处于第二个执行年度，此处概述的APM将在第三年（2019年）应用。

虽然没有脊柱专科的支付模型，但通过参考近期的类似手术，如关节置换的综合治疗（comprehensive care for joint replacement，CJR），可以深入了解APM过程。在严格遵循CJR的模式下，CMS让参加APM的医院作为责任医疗组织（accountable care organizations，ACO）对CJR期

间髋关节和膝关节择期手术的质量和费用承担财务责任。计费周期从入院时开始，一直持续到出院后90天，包含所有医疗保险费用受益人的A、B两部分的医疗和服务费用。自2019年至2024年，为制定质量调整后的支出目标，每年将评估医院绩效，支出低于目标的医院可获得奖励，支出超出质量调整目标的医院则需支付罚款。因此，为了满足CMS进而时个人支付者不断变化的预期，ACO必须开发和实施基于价值的医疗模式，在该模式下，为确保患者在正确的时间找到正确的医师，以最优成本获得最好的疗效，整个医院系统需要为精心设计安排的临床手术做好协作医疗。

满足以证据导向和预后驱动的基于价值的医疗模式的要求

大多数ACO中，肌肉骨骼医疗服务的增长表明，协作医疗可能满足高级APM和医疗改善捆绑支付（Medicare Bundled Payments for Care Improvements，BPCI）的要求。这些肌肉骨骼医疗服务项目较为复杂，具有协同性、跨学科/跨专业性，可用于门诊或住院部，其基于价值，并涵盖了整个医疗过程的连续医疗的服务模式，包括为了解决急性腰痛或慢性腰痛急性发作（持续时间<12周）前期的物理治疗，以及康复医学专家使用的物理治疗和用药管理服务。对于疼痛超过12周的患者，会转诊至介入疼痛医学专家进行进一步治疗。为增强应对策略和适应能力，某些患者还需要接受行为医学专家的治疗。如有必要，根据分诊协议，接下来的流程主要为专科影像学检查、转诊给脊柱外科医师进行评估和可能的手术。

当需要进行手术，如加速康复外科（enhanced recovery after surgery，ERAS）和新型急性疼痛服务门诊计划（acute pain service-outpatient programs，APS-OP）、过渡期疼痛计划（围手术期外科之家）和围手术期疼痛计划在内的程序化医疗将通过连续医疗促进患者恢复。对于这些新型的医疗模式，其价值是通过缩短住院时间、降低住院并发症的发生率、降低急性再入院率和减少急症后医疗并发症等方面来衡量的。

截至撰写本章时（2018年年中），大多数ACO正在实施这些基于价值的新型医疗支付模

式。有大量文献证实了这些方案要点（如多模式镇痛）的疗效和实际有效性。但因基于数据的支付调整将始于2019年，在CMS的MIPS框架内运用治疗支付模式时，其预后和成本效益的具体数据尚未产生。CMS要求那些符合MIPS资格的单独执业医师群体，或符合MIPS资格但不能参与服务项目模型（如肌肉骨骼服务项目）的医疗机构提供可满足类似绩效要求的评价指标。CMS建议此类评价指标应包括但不限于：①基于预后的指标；②针对医疗协作的指标；③针对效力、成本和资源利用的指标；④确定诊断和治疗的合理性指标；⑤患者安全指标；⑥基于索赔数据提交之外的提交方法指标。这些指标理论上应能使符合MIPS资格的临床医师开发出与基于ACO的临床医师相当的医疗模式。

对这些模型的价值的评估和最终的未来支付将取决于如何收集和分析数据。患者预后的改善和医疗成本的降低必须很容易得到来自所采用的医疗服务模式的改进。困难在于CMS为符合MIPS资格的临床医师和基于ACS的临床医师提供了多种可供选择的数据提交方法、多种多样的数据库如索赔数据库、QCDR、电子健康记录、（适用于25名医师或以上的团体的）CMS网页界面、CMS批准的MIPS的CAHPS供应商。这些数据库没有通用的架构（兼容性或交互性），因此，决定人群范围内的标准化数值或对单个临床医师的结果进行分层所需的数据汇总持续而复杂。然而，这些挑战也为医学和外科脊柱专家提供了找到解决方案的机会，即收集哪些预后数据，以及何时与如何最好地收集、汇总和报告此类数据。

MIPS 数据采集的协作：区块链技术？

符合MIPS资格的临床医师可能使用各种不同的系统提交数据。CMS获得这些数据并对其进行分析，提供有关支付状态的反馈，即医师是否符合付款期间的奖金支付标准。当前满足CMS要求的注册和报告数据库系统在格式和兼容性（即互操作性）上并不统一，因此为了给临床实践提供最佳信息，需要额外的工作来获取基于人群的预后数据。

为克服庞大的数据收集、汇总与为改善预后而分析数据间的差距，而所行的众多创新性解决

方案中，区块链技术已被作为解决办法并加以发展。区块链技术定义为"利用流程组成的软件单元的分布式点对点分类账系统，该流程为保持信息的完整性，既做到了数据信息内容的有序和连接，也做到了安全和加密[57]。"该技术于2008年由Satoshi Nakamoto提出[58]。比特币，即点对点电子现金系统，是目前区块链技术最流行的应用。生物医学应用可能包括在对个体患者获取的综合数据进行详细分析的同时，保持患者及治疗的保密性（除那些被授权访问此类信息的符合MIPS资格的临床医师外）。

使用未充分利用的计算机，并通过点对点连接系统将其连接起来，是区块链技术转化能力的基础。区块链有2种结构：①分布式，其中组件计算机彼此连接而无中央元件；②集中式，所有组件计算机都连接到一个中央元件[57]。区块链的混合系统是将多个分布式计算机系统与同一个中央节点相连。另一种混合系统变体是集中式系统，其中所有外围计算机都连接到一个中央节点，在该集中式系统内有一个高度互连的计算机网络。区块链的价值是在没有中介（无须CMS的供货商）的情况下用分布式的点对点系统实现并维护数据完整性和匿名性。具体示例包括支付（管理数字法定货币的创建和所有权）、加密货币（管理独立于任何政府或中央银行的数字支付工具的创建和所有权）及记录管理（创建和存储符合MACRA报告要求的医疗记录）。

应用适当软件的区块链技术可能无须昂贵的注册费用或经过中间商，使用所有符合MIP要求和符合APM要求的计算机就可以向CMS传输、存储、分析和报告预后指标，或接收来自CMS的报告[59]。

总结和展望

本章开头提出问题"循证医学或预后研究是否应该推动脊柱疼痛治疗的支付？"答案是肯定的，即这两个标准应该一起推动支付！循证医学和预后研究是同一枚硬币的两面。循证医学是在精心挑选的、通常是同质化的队列中通过严谨设计的临床研究中发展起来的。预后研究是由循证临床路径的实施推动的，为了在患者中实现与健康相关的预期改善的研究。虽然为改善卫生保

健，这两种研究方法都在稳步改进，但从创新开始到被接受为临床实践新标准的准备时间明显长于其他行业（如航空航天工业）。此外，脊柱医疗中每个诊断最佳预后指标的确定和更新标准尚未完全形成，也未得到其他相关的亚专业专家和付款团体的同意。例如，2例椎板切除术后疼痛的患者（1例是70岁患有冠状动脉疾病和糖尿病的男性，另1例是55岁患有中–重度骨关节炎和骨质疏松症的女性），均于第二次脊柱手术后6个月就诊，但这两例患者的预后指标可能有很大不同。让参与脊柱医疗的亚专业人员与CMS持续签约，将有助于形成未来的质量和预后指标。将已明确定义的医疗预后指标进行数据分析，有助于缩小理论与实践之间的差距，并确定未来的研究

领域。通过对实施MACRA所产生的实践进行重组，我们认清了：为确保能提供并量化基于价值的医疗，协调医疗服务中的资源并报告预后的时机已到。实际上，ACOs可能更容易通过内部结构变化（如开发肌肉骨骼服务项目）来解决协作问题，而对于符合MIPS资格的医师或医疗团体而言，则协作更加困难。

本章简要介绍了与医疗保健相关的基本概念，重点是与脊柱疼痛治疗相关的概念。医疗保健行业正在迅速发展，支付方式也发生了重大变化。生存（更不必说成功）的关键在于作为一个专业，利用临床操作中数据驱动的提升来改善治疗支付模式和患者的预后即利用信息技术的进步构建基于价值的治疗服务模式。

Kayode Williams and Daniel B. Carr

于峥嵘、舒建川　译，窦智、林增茂、刘岗、刘娟　校对

● 参考文献 ●

扫码查看

第二部分

解剖学、病理生理学及病原学

第四章　人体脊柱解剖学

要点

※ 颅神经将感觉信号传送到脑干，而脊神经除将感觉信号传送到脊髓，还可能为与脊髓或脑干形成突触的神经元提供轴突。

※ 定位疼痛刺激的能力取决于神经系统的局部结构。

※ 内脏痛和躯体痛的临床表现差异显著。

※ 中枢神经系统（central nervous system，CNS）既是有害刺激感知的处理中心，也是疼痛行为的适应性调节机制的主要控制中心。

※ 脊髓背角水平伤害性传入神经元的突触传递主要由兴奋性神经递质谷氨酸介导。

※ 中枢性疼痛（central pain，CP）是脊髓损伤的常见后遗症，由中枢神经系统中从脊髓丘脑束到顶叶感觉区的伤害性信号传递通路的干扰性病变引起。

※ 交感神经节前神经元位于$T_1 \sim L_2$脊髓节段，副交感神经节前神经元位于脑干和$S_2 \sim S_4$脊髓节段。

概述

本章将描述脊柱及其相关的解剖结构，这些结构将物理刺激转换为感觉反应、传导感觉信号到中枢神经系统，以及调节脊髓和大脑中的这些感觉信号。此外，本章还将讨论那些对临床疼痛有意义的某些重要的解剖结构紊乱。

中枢和周围神经系统的组织结构

要了解人体脊柱的功能，就必须了解中枢和周围神经系统的组织结构。在痛觉的产生过程中有几个主要的解剖单元参与。首先，初级感觉神经元的外周末梢对物理刺激做出反应，感觉末梢的动作电位沿长轴突传导至神经脊髓[2]。随之，伤害性突触在脊髓背角换元，并行感觉信号的大量整合和调制[3-5]。上行纤维束将这些信号传送到脑干，然后再传送到不同的大脑区域。下行纤维束从脑干和大脑投射到脊髓背角，并调节传入感觉信号的处理[6]。

颅神经与脊神经都可将感觉信号从内脏器官、骨骼、肌肉、关节或皮肤传送到中枢神经系统的周围神经。颅神经将信号传送到脑干[7]，而脊神经将信号传送到脊髓，并可能为与脊髓或脑干形成突触的神经元提供轴突[8-9]。脊神经是由一般躯体传入纤维、一般内脏传入纤维、一般躯体传出纤维和一般内脏传出纤维组成的混合神经。躯体传入纤维主要传导来自皮肤、肌肉、肌腱和关节的信号，而内脏传入纤维则传导其他组织的信号。由脊神经携带的躯体和内脏传入纤维的细胞体位于脊髓的背根神经节中，而由颅神经携带的细胞体位于脑干颅神经核中[12]。

定位疼痛刺激的能力取决于神经系统的组织结构。躯体传入系统和内脏传入系统的组织结构截然不同，躯体神经系统检测和编码精确定位的刺激，而内脏传入系统定位到的信号相对分散[1]。临床实践中，疼痛能被精确定位，通常认为其来源于躯体传入系统而非内脏传入系统。例如，与吸气相关的、"刀割样"的局部疼痛可能说明疼痛由支配壁层胸膜的体细胞纤维感知[10]。在腹部，急性阑尾炎晚期发生的局限性右下腹痛可能是阑尾周围炎症的扩散，刺激了支配阑尾上方腹壁的躯体神经[11]。

在躯体系统中，脊髓属于节段性器官，因此每个脊髓节段接收相关特定皮肤带或皮节的传入信号（图4.1）[12]。胚胎发育时，即当胚胎神经管和相邻的中胚层组织分裂成一系列的喙尾部相邻体节时，就形成了脊髓[13]。每条脊神经支配从单

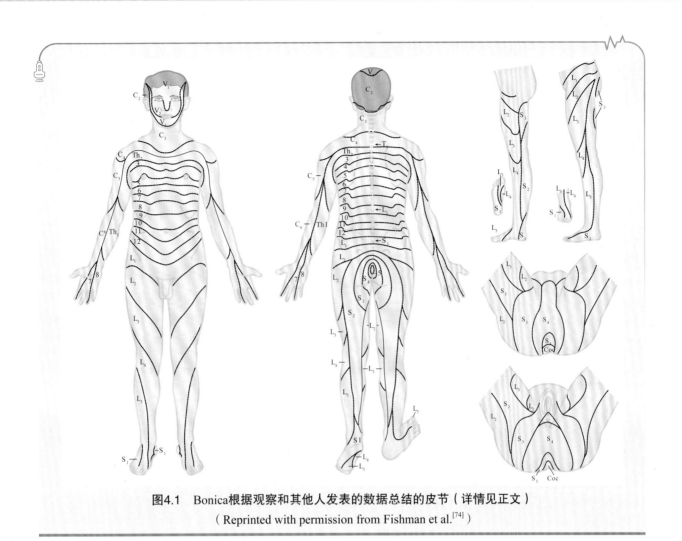

图4.1　Bonica根据观察和其他人发表的数据总结的皮节（详情见正文）

（Reprinted with permission from Fishman et al.[74]）

个体节发育来的组织[14]。来自多个不同脊髓节段的脊神经，如来自位于几个不同背根神经节细胞体的神经元的轴突，连接形成跨越多个皮节的外周支配神经（图4.2）[15]。

　　虽然躯体和自主神经传入纤维在解剖学上有众多相似之处，但内脏痛和躯体痛的临床表现存在显著差异。内脏痛被认为是深的，通常空间上无法精准定位。内脏传入纤维传导的疼痛，往往其症状不能定位到器官本身，如心肌梗死会引起手臂疼痛[16]。牵涉痛可能是由于来自躯体和内脏的外周伤害性感受器汇聚在背角的单个投射神经元上。因此，较高级别的中枢神经系统无法区分信号的来源，并且将牵涉痛默认为躯体来源，这是因为躯体感觉表征在中枢神经系统中占主导地位。其汇聚发生于Ⅰ、Ⅳ和Ⅴ层的背角神经元及Ⅹ层的中间灰质（图4.3）[17-19]，以及中枢神经系统的其他区域，如脑干、基底前脑、丘脑和

大脑皮层[20]。功能性神经影像学研究表明，被伤害性刺激激活的皮层区域也可以被内脏刺激激活[21]。胸部的胸骨下胸痛可能来自$T_1 \sim T_6$脊髓节段的任一内脏（如心脏和大血管、食道、肺）或胸壁感觉传入。腹部不同部位的内脏痛往往对应不同内胚层胚胎发育而来的结构：由前肠结构（胃、十二指肠近端、肝脏、胆道系统和胰腺）引起的疼痛可在上腹部被感知到，由中肠结构（十二指肠远端、小肠、盲肠、阑尾、升结肠和近端横结肠）引起的疼痛可在脐周区域被感觉到，由后肠结构（远端横结肠、降结肠、乙状结肠、直肠和膀胱）引起的疼痛可在下腹部被感觉到[11]。

　　内脏纤维的中央突起在其进入的脊髓节段的上方和下方形成广泛的突触连接，从而在多个节段激活脊髓丘脑细胞，这一过程称为树枝化。临床上，来自内脏的伤害性刺激会引起自主神经脊

髓反射反应，交感神经激活导致出汗过多和引起血压升高的循坏系统明显变化等症状。这种内脏的自主神经反射反应往往比来自皮肤的有害刺激引起的反应更明显。有害的内脏刺激还可通过反射性地抑制交感神经系统或激活副交感神经系统而导致低血压和心动过缓[22]。这些反应可能由导水管周围灰质（periaqueductal gray matter，PAG）和孤束核介导，内脏反射还能引起某些旨在减轻疼痛的保护性反射，如抑制内脏运动。这种反射的失调及肠道系统中迷走神经传入的异常反应被认为是肠易激综合征的病理生理学病因[23]。位于中枢神经系统更高级别的协调中心（如PAG）也介导恶心、呕吐及内脏痛时复杂的躯体反应。

中枢神经系统的功能解剖学

中枢神经系统既是感知有害刺激的处理中心，也是产生疼痛行为适应性调节机制的主要调节器。疼痛可以根据症状的持续时间（急性与慢性）、疼痛的起源（内脏与躯体）及疼痛的性质（伤害性、炎症性、神经性）进行分类。了解中枢神经系统伤害性通路、中心的解剖结构和功能对于理解疼痛及治疗至关重要。

背角

脊髓的背角是中枢神经系统背根的终点，背角的功能和解剖结构存在对应关系。背角被分成10个板层，来自外围的不同感觉模式终止于不同的板层（图4.3）[24]。传导伤害性信号的纤维（Aδ纤维和C纤维）终止于表浅的 I 层（也称为边缘层）和 II 层（也称为胶状质）。来自 I 层的诸多神经元只对有害刺激做出反应，并投射到更高水平的中枢神经系统。某些被称为广动力范围的神经元以逐步响应的方式对外周刺激做出反应。板层 II 的神经元主要是中间神经元，在背角水平调节伤害性反应。Aδ纤维还终止于 V 层，该层包含投射到中枢神经系统的更高水平（如丘脑）的广动力范围神经元[25]。板层 V 内的躯体和内脏痛觉传入有一定程度的汇聚，这可以解释内脏结构的牵涉痛[26]。所有受体的单个轴突在进入脊髓后发出升支和降支。除在进入的水平上形成突触外，这些分支还发出多个侧支，这些侧支在轴突进入脊髓的上方和下方的1～2个水平处终止于背角灰

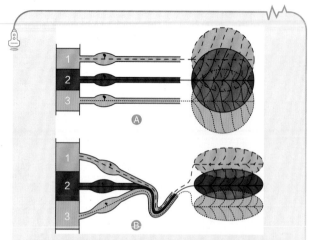

A. 从外围延伸到脊髓的 3 个肋间（节段）神经；
B. 周围神经中有些类似但范围较小的重叠。

图4.2　节段神经和周围神经皮区重叠的简单图解
（Reprinted with permission from Fishman et al.[74]）

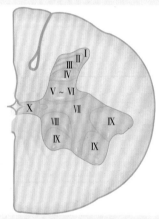

图4.3　突出显示板层的颈脊髓横切面示意
（Reprinted with permission from Fishman et al.[74]）

质[27]。通过树突和中间神经元的密集网络，来自外周和更高水平的中枢神经系统信号在背角水平发生整合。

背角内初级伤害性传入神经元的突触传递主要由兴奋性神经递质——谷氨酸介导。离子型和代谢型谷氨酸受体在明胶质中呈高分布[28]。背角神经元中还有许多理论上可以调节突触活动的神经肽，如P物质、血管活性肠肽、胆囊收缩素和降钙素基因相关肽（calcitonin gene related peptide，CGRP）。这些神经肽的大多数受体集中在胶状质中，表明这些神经肽与疼痛传递相关。其中，P物质及其受体神经激肽-1很可能参与了背角疼痛信号的处理和调节。P物质可以通过增强和延长谷氨酸的作用提高来自传入感觉纤维的兴奋性。这

一点已被实验证实：已发现P物质和CGRP会增加谷氨酸的释放；P物质增强了N-甲基-D-天冬氨酸（NMDA）受体对谷氨酸的敏感性。这启动了通常未发挥作用的中间神经元并使二级脊髓神经元敏感[29]。阻断神经激肽-1受体可以防止许多这种效应的发生。P物质作用于脊髓内的范围很大，使远离初始伤害性信号的背角神经元致敏，这会导致感受野扩大和非伤害性传入冲动激活广动力范围神经元[30]。

对背角神经元的持续伤害性刺激或高强度伤害性信号可能导致神经元反应性增加，有时称为中枢敏化[31]。导致这些过度兴奋状态的因素似乎包括神经化学和电生理系统功能的改变及背角解剖结构的变化[32]。

"总和"是指临床观察到的重复性伤害性刺激导致疼痛加剧的现象，并认为这是中枢致敏状态[33]。在啮齿动物的实验性疼痛模型中，与临床"总和"相关的因素被称为"上扬"[73]。当伤害性C纤维突触在背角伤害性神经元上激活NMDA受体时，疼痛信号在脊髓中放大[34]。一氧化氮合酶的激活会引发一系列事件[35]。最终导致突触前神经元释放感觉神经肽（包括P物质）增加，从而促进痛觉致敏和中枢敏化的维持[36]。如果相同的伤害性刺激频率≥3次/秒，则可以引发"上扬"[37]。

脊髓丘脑束

在脊髓背角形成突触之前，C纤维和Aδ纤维可以上升或下降1～2个脊髓水平，形成背角的背侧束，称为利骚厄氏束（图4.4）。利骚厄氏束还包含能行走几个脊髓节段的中间神经元的轴突。在C纤维和Aδ纤维传入神经的中央投射形成突触后，许多二级神经元的轴突穿过中线，形成脊髓丘脑外侧束，从背角通过脑干不间断地上升到丘脑。这种躯体局部组织传导束携带来自神经元的关于伤害性刺激位置、强度和持续时间的信息。该传导束还负责传递温度感，并较小程度地传递触觉和压力觉。脊髓丘脑外侧束的纤维大部分神经元起源于Ⅰ层，还有一个位于背侧的脊髓丘脑束也起源于Ⅰ层同侧的神经元，然而，这种二阶伤害性神经元的投射并未得到很好的描述。

主要由Aδ纤维组成的脊髓丘脑束，也有较多神经元来源于板层Ⅴ。传递关于伤害感受位置信

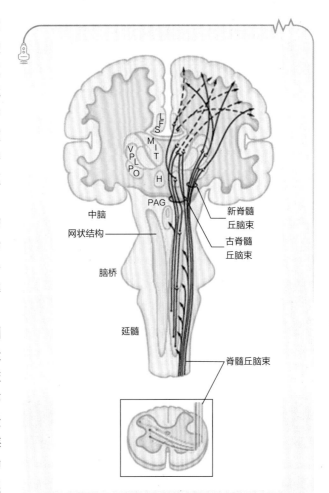

大多数纤维交叉到对侧并上升到脑干和大脑，虽然有些在同侧上升。该束的新脊髓丘脑部分的细胞体主要位于背角的Ⅰ层和Ⅴ层，而旧脊髓丘脑束的细胞体位于更深的层中。新脊髓丘脑纤维在束的较浅部分上升，并无中断地伸向丘脑腹后外侧核（VPLc）的尾部、口部（VPLo）和后丘脑的内侧部（POm）。在这些结构中，它们（突触）与第3个中继神经元相连，这些神经元投射到躯体感觉皮层（SⅠ、SⅡ和岛后皮层，实线）。旧脊髓丘脑束的一些纤维直接进入丘脑内侧或椎板内核，而其他纤维则投射到核和脑干的网状结构，然后到达中央导水管周围灰质（PAG）、下丘脑（H）、丘脑中央下核和丘脑内侧核或板内核。到达那里后，这些轴突与神经元形成突触，这些神经元通过复杂的电路与边缘前脑结构（LFS）连接，并将弥漫性投影发送到大脑的各个部位。PAG：中央导水管周围灰质；PO：丘脑腹下核；VPL：丘脑腹后外侧核；MIT：丘脑内侧核或板内核；LFS：边缘系统的前脑结构；H：下丘脑。

图4.4　脊髓丘脑束走行和终止的简单图解
（Reprinted with permission from Fishman et al.[74]）

息的前脊髓丘脑束，主要由板层Ⅶ和板层Ⅷ的纤维组成。虽然许多C纤维终止于板层Ⅱ，但板层Ⅱ向脊髓丘脑束发出的纤维却很少。来自第Ⅱ板层的纤维通过在利骚厄氏束中穿行的脊髓中间神经元，在伤害性输入水平及上下方的脊髓节段调节Ⅰ、Ⅴ、Ⅶ、Ⅷ板层中的脊髓丘脑细胞。中间神经元的这种复杂网格在确定来自伤害感受器的信号是否会向上传送到神经系统的更高层或被抑制发挥着重要作用。脊髓中间神经元既调节刺激强度，也为在脊髓水平形成躯体和自主反射弧与其他脊髓神经元建立连接。虽然脊髓丘脑束的离断会导致身体对侧的痛温觉立即丧失，但脊髓丘脑束的损伤可发展为中枢性疼痛综合征。

来自内脏器官和躯体结构的伤害性传入神经也终止于脊髓中相同部位的脊髓丘脑细胞群，进而在丘脑中形成突触。脊髓中伤害性信号的汇聚是分段性的，这也许可以解释内脏器官的牵涉痛，本章将详细讨论该主题。另外，还有其他几个上升束向中枢神经系统的更高水平传导伤害性信号。脊髓网状束在脊髓的同侧传递伤害性信号，现认为脊髓网状束的损伤导致了前柱切断术后的持续疼痛，因此临床上很重要。

脊髓损伤后中枢痛

中枢性疼痛（central pain，CP）是包括感觉迟钝、异常，甚至瘙痒在内的一个术语，由中枢神经系统内从脊髓丘脑束到顶叶躯体感觉区的伤害性信号通路干扰性病变引起[39]。中枢性疼痛仍是一种中枢神经系统损伤后易漏诊的疾病。研究表明，高达10%的脑血管意外患者[40]和高达2/3的脊髓损伤（spinal cord injury，SCI）患者[41]，以及18%的多发性硬化患者和数量不详的其他神经系统疾病患者均有中枢性疼痛[42]。

中枢性疼痛是一种复杂的临床现象，有几种亚型，强度为中至重度。患者可能主诉持续的疼痛，通常被描述为单独的酸痛、灼痛、刺痛、感觉迟钝、感觉异常或瘙痒，或兼而有之。大多数患者还主诉刺激诱发的疼痛。患者可能会描述在其症状上叠加的发作性疼痛，最常见的是刺痛[38]。这些疼痛和其他不愉快的感觉很难治疗，往往耐受性差，从而导致患者的生活质量下降。

慢性疼痛是脊髓损伤的主要并发症，约2/3的

脊髓损伤患者正在经历某种类型的慢性疼痛，高达1/3的患者主诉严重疼痛[43]。脊髓损伤后疼痛的患病率通常随着受伤后时间的延长而增加[43]。在美国，预计每百万人口中有40例脊髓损伤，或每年约有11 000例脊髓损伤后疼痛[44]。研究表明，脊髓损伤患者的慢性疼痛会严重干扰其康复和日常生活，从而降低生活质量。试图控制这些疼痛症状的成本很高，且通常成功率有限[45]。

除中枢性疼痛外，脊髓损伤后还会出现多种类型的疼痛，主要为肌肉骨骼、内脏和外周神经性疼痛。脊髓损伤后疼痛的病因是多方面的，不同类型的脊髓损伤后疼痛在临床表现、病理生理学和治疗方面存在差异。脊髓损伤后中枢性疼痛的相关机制尚未完全阐明，但有相关研究已经确定了产生疼痛的可能机制。据报道，所有节段的脊髓损伤都可能会发生中枢性疼痛[46]。

中枢性疼痛是脊髓损伤的常见后遗症，通常以持续性烧灼痛、电击样疼痛、酸痛和刺痛为特征。疼痛通常呈双侧分布，可累及多个相邻的皮节，也可能是区域性的。此外，许多脊髓损伤患者报告"感觉病灶下方身体有幻影"现象，并描述为异常的肢体姿势。虽然大多数患者没有意识到脊髓病变下方的感觉输入[47]，但仍会发生这种情况。脊髓损伤后的中枢性疼痛已根据患者主诉的位置分为损伤水平或损伤水平以下。虽然在临床上可能难以区分是损伤水平还是损伤水平以下（同一患者中两者可能并存），但在损伤水平发生的中枢性疼痛是由节段性脊髓损伤所致，而并非由神经根损伤所致。损伤水平发生的中枢性疼痛可累及损伤水平上下的2个皮节水平内[48]。与脊髓损伤相关的中枢性疼痛也可能由脊髓空洞症导致[47]。

脊髓损伤后背角伤害感受神经元发生生理变化，主要为背角神经元异常自发和诱发放电增加[49-50]。伤害性刺激导致初级传入C纤维在背角释放兴奋性氨基酸这类神经递质。长时间的高强度伤害性刺激会激活NMDA受体，从而诱导可能导致中枢致敏的级联反应[51]。该级联反应包括神经激肽受体的上调和细胞内环氧化酶-2、一氧化氮合酶和蛋白激酶C酶的激活[52]。其他影响脊髓损伤的中枢性疼痛的神经解剖学和神经化学变化主要为神经递质谷氨酸活性的改变[53]、下行抑制

通路的中断[54]和抑制性GABA能中间神经元的功能障碍[55]，所有这些均发生在损伤水平的脊髓背角。在分子水平上，双侧背角（Ⅰ~Ⅵ板层）内钠通道的异常表达认为是过度兴奋的主要因素。

在人类和动物模型中，脊髓损伤后丘脑神经元似乎都发生了变化。在这种疼痛的动物模型中，VPL（腹后-外侧）神经元兴奋性增强已被直接[56]和间接证明；脊髓损伤后在大鼠VPL中发现了增强的局部血流，表明神经元活性增加[57]。磁共振波谱研究表明，人类丘脑中神经元代谢的变化与脊髓损伤后疼痛相关[58]。与背角中的神经元非常相似，脊髓损伤后的丘脑神经元在伤害性和非伤害性刺激下表现出活性增加。脊髓损伤后，VPL神经元会自发地过度兴奋，而不会接收来自脊髓神经元的输入，这表明丘脑可能在脊髓损伤的中枢性疼痛中作为疼痛信号的发生器[47]。

最新证据表明，皮层重组可能在肢体丧失后的幻肢症状的发展中发挥作用，但很少有证据表明皮层机制在脊髓损伤后幻影现象的发展中起作用[59]。导致脊髓损伤后中枢性疼痛的解剖学、生物化学和生理学的全面变化机制仍待阐明。

自主神经系统的脊髓成分

自主神经系统（autonomic nervous system，ANS）由外周和整合到脊柱神经解剖结构中的中枢成分组成。本章着重阐述自主神经系统的中枢成分。19世纪末20世纪初，剑桥生理学家John Newport Langley提出了术语"自主神经系统"，并用来描述调节内脏无意识功能的神经系统部分[60]。此后不久，其又提出了自主神经系统有2个不同组成的概念，即相互拮抗以维持体内平衡的交感神经和副交感神经系统。除调节内脏器官、血管和腺体的活动外，自主神经系统还在许多疼痛状态中发挥重要作用。

中枢神经系统的自主中枢

与周围神经系统不同，中枢神经系统中躯体与自主神经的结构和通路通常很难区分。脊髓是整合躯体和自主神经功能的中心区域。通过脊髓反射，躯体的伤害性感受可以对自主神经系统产生重大影响。对皮肤的伤害性刺激会诱发一系列交感神经反应，包括汗液分泌增加和皮肤血管舒

缩反应[72]。

中枢神经系统中交感和副交感神经系统的节前神经元的位置不同。交感神经系统的节前神经元位于T_1~L_2脊髓节段。副交感神经系统的节前神经元位于脑干和S_2~S_4脊髓节段（图4.5，图4.6）。表4.1列出了节前交感神经和副交感神经元胞体的位置，其介导了身体各部位的功能。这些节前神经元形成的神经节间存在本质差异。交感神经节既有广泛分布于全身的，也有靠近中枢神经系统，以肾上腺素为主要神经递质的（译者注：交感神经节前纤维组成的神经节，其主要神经递质应该是乙酰胆碱）。相反，副交感神经节非常接近其主要支配的内脏器官，使用乙酰胆碱作为神经递质。图4.5描绘了连接脊髓中间外侧角的节前神经元与下丘脑和其他脑干结构的自主神经通路。

骶部副交感神经系统

骶部副交感神经系统由节前神经元组成，其细胞体位于S_2~S_4脊髓节段灰质的中间外侧柱中（图4.5，图4.6）。从相应脊神经的腹侧根发出节前纤维经较短距离（形成神经节），然后（发出节后神经）形成盆腔内脏神经。这些神经形成盆腔神经丛，靠近靶器官（直肠、膀胱、男性的前列腺、女性的子宫颈）。许多神经节前纤维在神经丛中形成突触，而其他纤维则不间断地穿过神经丛并终止于其靶器官（如膀胱、降结肠、乙状结肠、直肠及生殖器官）的壁内神经节。所有盆腔器官都由节后副交感神经纤维支配，这些纤维在排便、排尿方面发挥着重要作用[61]。

胸腰段交感神经系统

外周交感神经系统由传出和传入纤维组成。自主神经系统的交感神经分支的传出部分由节前神经元、椎旁两侧（外侧）交感神经链、椎前和终末神经节、节后神经元组成（图4.5，图4.6）[62-63]。

交感神经节前神经元

传出节前神经元的胞体位于T_1~L_2脊髓节段中外侧柱。这些交感节前神经元的传出纤维从脊髓穿过腹侧根进入外周，与躯体感觉纤维伴行。从这一点来看，节前神经元发出的纤维为多个位置的神经节提供输入信号。每个节前纤维对多个

节后细胞形成突触，从而放大来自中枢神经系统交感神经的传出信号[64]。某些交感神经纤维在腹根和背根融合后立即离开脊神经，形成白交通支，白交通支与神经轴外交感神经中的节后神经元形成突触（图4.6）。白交通支通常只出现在胸椎和上2或3个腰椎节段脊髓中外侧柱的对应位置（图4.6）。白交通支呈白色，这是因为交感神经纤维有髓鞘。

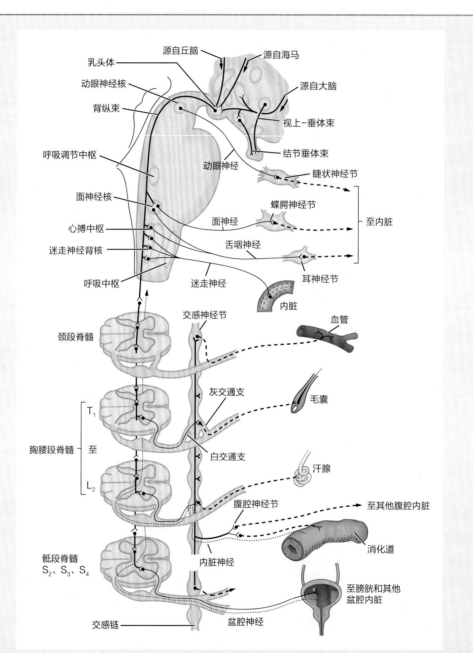

请注意各种下丘脑核团之间，以及这些结构与脑干、脊髓中的核团、自主神经中枢之间的联系。背纵束（DLF）从下丘脑尾端穿过中脑的中央和被盖部分、脑桥的被盖部分，终止于网状结构、脑干中的自主神经中枢和颅神经核团，以及脊髓中央外侧柱的神经元。DLF 由交叉纤维和非交叉纤维组成，包括一些长纤维和广泛的短纤维系统，并频繁地中继排列在灰质中。请注意：节前交感神经元的细胞体仅位于 $T_1 \sim L_2$ 脊髓节段，而副交感神经元位于脑神经、S_2、S_3 和 S_4 中。实线代表节前纤维，虚线代表节后纤维，虚线代表传入（感觉）纤维。面部、舌咽和迷走神经中包含的感觉纤维未显示，它们传递头部的伤害性和其他躯体感觉信号。

图4.5　神经轴中自主神经通路和传出外周通路示意
（Reprinted with permission from Fishman et al.[74]）

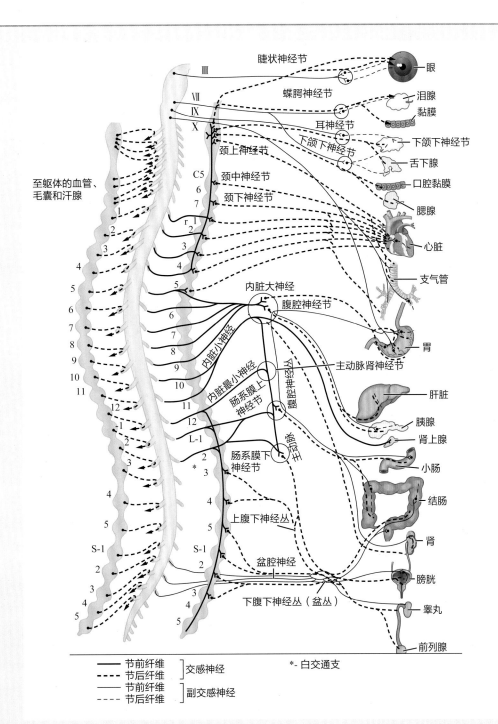

图右（从上往下）显示了包含节前副交感神经纤维的 4 个脑神经、节前交感神经纤维的轴突（从前根传递到椎旁交感神经链），以及 S₂、S₃、S₄ 中的副交感神经节前轴突。请注意：所有节前交感神经元的轴突通过白交通支进入椎旁链，其中一些轴突与节后神经元形成突触，而另一些则通过椎前交感神经节，与节后纤维形成突触。图左描绘了包含节后交感神经纤维的灰交通支，椎旁链发出交感神经纤维，随后交感神经纤维又分别加入到相对应的支配身体各个部位的血管、毛囊及汗腺的每支脊神经。

图4.6　周围自主神经系统在身体各部位中的分布

（Reprinted with permission from Fishman et al.[74]）

表 4.1　交感神经和疼痛神经对重要结构作用的总结

		交感神经供应			伤害性感觉通路
区域，结构	细胞体在脊髓中的位置及节前神经元的走行路线	节前与节后神经元突触部位	神经节后轴突的走行路线	初级传入通路的位置	进入中枢神经系统
头部和颈部					
脑膜和脑动脉	T_1，T_2（T_3）[a] 进入并穿行在颈交感神经链	所有颈部的交感神经节	颈内动脉和椎动脉周围神经丛	颅神经（CN）V、IX、X、$C_1 \sim C_3$	三叉神经尾侧亚核 $C_1 \sim C_3$ 脊髓节段
眼[b]	T_1，T_2，T_3（T_4）进入并穿行在颈交感神经链	颈上神经节和颈内神经丛神经节	颈内、海绵丛→睫状神经节或睫状神经→睫状神经或沿眼动脉	三叉神经眼支	三叉神经尾侧亚核 $C_1 \sim C_3$ 脊髓节段
泪腺[b]	T_1，T_2 进入并穿行在颈交感神经节	颈上交感神经节	颈内动脉丛→翼管神经→蝶腭神经节→上颌神经→颧/泪腺神经	泪腺神经→三叉神经眼支	如上所述
腮腺[b]	如上所述	所有颈交感神经节	颈外动脉→内上颌和中间脑膜丛→耳颞神经丛和腮腺动脉丛	腮腺神经→三叉神经下颌支的耳颞神经	如上所述
下颌下腺和舌下腺[b]	如上所述	如上所述	颈外动脉丛→面神经丛→下颌下神经节→直接腺状舌丝或经舌神经或直接沿着血管到达腺体	以上舌神经 As 的下颌支→三叉神经下颌支	如上所述
甲状腺	如上所述	颈中和颈下交感神经节	伴随甲状腺上、下动脉的血管周围交感神经丛	伴随交感神经通路的传入神经	T_1 和 T_2 脊髓节段
皮肤和躯体结构的血管、汗腺和毛囊	$T_1 \sim T_2$ 进入并穿行在通过颈交感神经链	所有颈交感神经节	与颈外动脉和颈内动脉的各分支伴行的血管周围神经丛	与交感神经伴行的传入神经，颅神经 V、IX、X，$C_2 \sim C_4$	$T_1 \sim T_4$ 脊髓节段、三叉神经尾侧亚核下、$C_2 \sim T_4$ 脊髓节段
胸部内脏					
心	$T_1 \sim T_4$（T_5）进入并穿行在胸上和颈交感神经链	所有颈和上 4（5）胸神经节	颈上、中、下心神经和 4（5）胸心神经→心神经丛	颈心中下段的传入神经和胸心神经	$T_1 \sim T_4$（T_5）
喉	T_1，T_4 通过颈交感神经链	颈上神经节	颈上神经节喉支→喉上神经	喉上神经	三叉神经尾侧亚核
气管、支气管和肺	$T_2 \sim T_6$（T_7）至胸上交感神经链	$T_2 \sim T_6$（T_7）交感神经节	交感神经干的肺分支→肺丛	交感神经传入迷走神经传入	$T_2 \sim T_6$（T_7）孤束核（延髓）
颈段食管	$T_2 \sim T_4$ 进入并穿行在胸上交感神经链	所有的颈部交感神经节和咽神经丛	从颈神经节到喉返神经	迷走神经传入纤维和交感神经传入纤维	孤束核 $T_2 \sim T_4$（？）
胸	$T_3 \sim T_6$ 进入并穿行在胸上交感神经链	星状和胸上神经节	直接的食管分支和通过心脏的交感神经	交感神经传入纤维迷走神经传入纤维	孤束核、$T_3 \sim T_6$（？）

续表

	交感神经供应			伤害性感觉通路
腹部	$T_5 \sim T_8$ 至胸交感神经 – 胸上 内脏神经	腹腔神经节	通过胃左动脉和膈下 动脉周围的神经丛	交感神经传入纤维 迷走神经传入纤维 $T_5 \sim T_8$
胸主动脉	$T_1 \sim T_5$（T_6） 至胸交感神经链	与上 5（6）胸交 感神经节形成突触	来自心脏交感神经的 分支和胸交感神经链 的直接纤维	交感神经通路的 传入神经 $T_1 \sim T_5$（T_6）
腹部脏器				
腹主动脉	$T_5 \sim L_2$ 有些通过内脏神经和 其直接分支	腹腔神经节和椎 旁交感神经链	构成主动脉神经丛的 纤维	与交感神经有关的 $T_5 \sim L_2$ 传入神经
胃和十二指肠	（T_5）$T_6 \sim T_9$（T_{10}） （T_{11}） 胸上（大）内脏神经和 腹腔丛	腹腔神经节	左、右胃和胃网膜神 经丛	与交感神经传入（T_5）$T_6 \sim T_9$（T_{10}） 纤维（T_{11}）
胆囊和胆管	（T_5）$T_6 \sim T_9$（T_{10}） 胸上（大）内脏神经和 腹腔丛	腹腔神经节	肝和胃十二指肠神经丛	传入神经与（T_5）$T_6 \sim T_9$（T_{10}）交感 神经相关
肝	（T_5）$T_6 \sim T_9$（T_{10}） 胸上（大）内脏神经和 腹腔丛	腹腔神经节	肝神经丛	传入神经与（T_5）$T_6 \sim T_9$（T_{10}）交感 神经相关
胰腺	（T_5）$T_6 \sim T_{10}$（T_{11}） 胸上（大）内脏神经和 腹腔丛	腹腔神经节	直接分支来自腹腔神 经丛，分支来自脾、 胃十二指肠、胰十二 指肠神经丛	与交感神经传入 $T_5 \sim T_{10}$（T_{11}）相关
小肠	$T_8 \sim T_{12}$ 右侧 $T_8 \sim T_{11}$ 左侧 上面经胸（大）和中 间经胸（小）神经至 腹腔丛	腹腔和肠系膜上 神经节	肠系膜上神经丛→空肠 和回肠动脉旁的神经	通过腹腔和肠系（T_8）T_9、T_{10}、T_{11} 膜下丛的交感神 经通路
盲肠和阑尾[b]	$T_{10} \sim T_{12}$ 上面经胸（大）和中间 经胸（小）神经→腹腔 和肠系膜上丛	腹腔和肠系膜上 神经节	回结肠动脉旁的神经	与交感神经通路 伴行 $T_{10} \sim T_{12}$
结肠至脾曲[b]	$T_{10} \sim L_1$ 中间经胸小神经、下方 经胸最小神经和第一 腰内脏神经	肠系膜上、下神 经节	肠系膜神经丛→右、中、 左上结肠动脉旁的神经	与交感神经相关， 通过上级和肠系 $T_{10} \sim L_1$ 膜下丛和内脏神 经到达脊髓
脾曲至直肠[b]	L_1、L_2（左侧） $S_2 \sim S_4$ 腰和骶内脏神经→肠 系膜下和下腹下盆腔 神经丛	肠系膜下神经节 和上、下腹下神 经丛中的神经节	左下结肠和直肠动脉 旁的神经	副交感神经和阴 部神经的混合传 $S_2 \sim S_4$ 入神经

	交感神经供应			伤害性感觉通路	
肾上腺腺体（肾上腺）[b]	（T_7）$T_8 \sim L_1$（L_2）上（大），中（小），下（最小）胸内脏神经和第一（二）腰内脏神经	肾上腺髓质嗜铬细胞	腺内		
肾脏[b]	$T_{10} \sim T_{12}$，L_1（L_2）中（小），下（最小）胸内脏神经和第一（二）腰内脏神经→腹腔丛和肾丛	腹腔和主动脉－肾上腺神经节	沿肾丛	与交感神经通路伴行	$T_{10} \sim T_{12}$（L_1，L_2）
输尿管[b] 上 2/3	T_{10}，T_{11}，T_{12}，L_1，L_2 中和下胸内脏神经和上两根腰内脏神经	腹腔和主动脉肾神经节	肠系膜丛和肾丛→输尿管上神经和中神经	伴随与交感神经相连	$T_{10} \sim T_{12}$（L_1，L_{12}）
输尿管下 1/3	$T_{11} \sim L_1$，$S_2 \sim S_4$	主动脉肾神经节和骶交感神经节	主动脉、上腹下、下腹上、（盆腔）神经丛和骶骨内脏神经	与交感神经和副交感神经伴行	$T_{10} \sim T_{12}$
盆腔脏器					
膀胱	（T_{11}）、T_{12}、L_1、L_2 胸中、下内脏神经	肠系膜下神经节和骶椎椎旁神经节	腹下上、下神经丛和骶内脏神经到膀胱丛	主要是副交感神经的传入，也有其他一些交感神经的传入	$S_2 \sim S_4$
子宫	（$T_6 \sim T_9$）$T_{10} \sim T_{12}$，L_1（L_2）内脏神经至主动脉和卵巢丛，以及上、下腹丛	腹腔神经节和多个椎旁神经节	腰和骶内脏神经，上、中、下下腹丛→子宫丛	与交感神经通路伴行	$T_{11} \sim L_2$
睾丸、输精管、附睾、精囊、前列腺	$T_{10} \sim L_1$ 包含内脏神经→主动脉和上、下腹下丛	椎前神经节和肠系膜下神经丛神经节	沿着骶内脏神经的各个血管丛走行	睾丸（卵巢）前列腺副交感神经传入纤维	T_{10}，$S_2 \sim S_4$
躯干和四肢（血管、汗腺和毛囊的神经支配）					
躯干	$T_1 \sim T_{12}$	$T_1 \sim T_{12}$ 椎旁交感神经节	灰交通支→胸脊神经	脊神经的初级传入神经纤维	$T_2 \sim L_1$
上肢	$T_2 \sim T_8$（T_9）进入并穿行在胸上和颈下交感神经链	中间和星状神经节，T_2 和 T_3 神经节	灰交通支至臂丛根→臂丛及其主要神经相连；某些直接连接到锁骨下动脉，腋窝动脉和臂上动脉周围的神经丛	臂丛及其分支	$C_5 \sim T_1$
下肢	$T_{10} \sim T_{12}$，L_1，L_2 进入并穿行在腰和骶上交感神经链	$L_1 \sim L_5$，$S_1 \sim S_3$ 椎旁神经节	灰交通支→腰骶神经丛及其主要神经，直接分支远达股动脉上段的血管周围丛	腰骶丛	$L_1 \sim S_3$

注：[a] 括号中的段是不恒定的；[b] 单方面的神经支配。

Reprinted with permission from Fishman et al.[74]

交感神经系统的外周神经节位于中枢神经系统附近。这些椎旁神经节节段性地排列成2个交感神经干，每个交感神经干都沿着脊柱前缘垂直排成一排。每个交感神经干由一个纵向神经节网络组成，这些神经节通过延伸于整个脊柱的上行和下行神经纤维相互连接。当脊柱节段在胚胎阶段的发育形成时，每个节段两侧各形成一个交感神经节，其中一些神经节彼此融合，因此，神经节的最终数量通常少于脊髓节段的数量[65]。这一现象在颈部最为突出，7节颈椎仅有颈上、颈中、颈中间及颈下神经节。颈中神经节常不存在，颈下神经节常与胸上神经节融合形成星状神经节。椎旁神经节向头端延续，并超出颈椎，沿颈动脉行进，最终在头部分布交感神经纤维。两条交感神经干的尾端汇聚并终止于尾骨前方，形成奇神经节[62]。

椎旁交感神经节由节间纤维连接，形成从颅骨延伸至尾骨的外侧交感神经链。一旦进入交感神经链，某些节前轴突就在其相应神经轴节段水平的神经节内形成突触。其他节前纤维在交感神经干内不间断地向头侧或尾侧穿行，直到节前纤维在交感神经干的所有层面上都形成突触。

某些节前交感神经纤维不间断地通过交感神经链，形成内脏神经，这些内脏神经在腹腔动脉、肠系膜动脉与腹主动脉交界处的某一椎前神经节内形成突触。从椎前神经节发出的节后纤维往往随腹动脉到达靶器官。内脏大神经和内脏小神经由 $T_6 \sim T_{10}$ 脊髓节段的节前纤维通过交感神经链形成，并未形成突触，终止于支配上腹部和中腹部的内脏神经节。内脏神经也发出节前纤维至肾上腺髓质。这些纤维在嗜铬细胞内形成突触，嗜铬细胞与内脏节后神经元同源，但交感神经刺激将向血液释放肾上腺素[66, 71]。

交感神经节后神经元

节后神经元的轴突通过多种途径进入外周。某些节后神经元的细胞体位于椎旁链，通过灰交通支重新进入脊神经，与白交通支不同，由于大多数这些节后纤维中没有髓鞘，因此呈灰色。来自灰交通支的节后交感神经元在所有脊神经中行进。这些节后交感神经纤维沿着脊神经进入躯体区域，支配各种体腔壁、催汗和毛发运动结构，

如汗腺和皮肤毛囊中的平滑肌纤维。其他位于椎旁链的节后神经元胞体的轴突多数沿着动脉分布到胸腔和盆腔内脏。这与节前神经元通过内脏大神经和内脏小神经不间断地传递到椎前神经节，并分布到上腹部和中腹部的内脏不同。于椎前神经节中形成突触的腰内脏神经发出交感神经支配下腹部的内脏器官。腹腔神经节是最大的椎前神经节，在其与主动脉的交界处环绕腹腔动脉。颈、胸的神经节发出心脏的交感神经，并经心脏神经到达心脏。表4.2总结了身体各结构的自主神经和伤害感受通路。

表 4.2　脊髓自主神经中枢（AC）

结构	AC 在脊髓中的位置
头部和颈部	$T_1 \sim T_4$
上肢	$T_2 \sim T_8/T_9$
上躯干	$T_2 \sim T_8$
下躯干	$T_9 \sim L_2$
下肢	$T_{10} \sim L_2$
内脏	
胸部（交感神经）	$T_1 \sim T_5$（T_8）
腹部（交感神经）	$T_5 \sim L_2$
盆腔（副交感神经）	$S_2 \sim S_4$

Reprinted with permission from Fishman et al.[74]。

除灰交通支外，交感神经干还发出节后支，供应头部、胸部和腹部的内脏。这些节后支包括颈动脉神经，上、中、下心神经，上、中、下胸内脏神经，以及腰、骶内脏神经。

某些节前纤维于灰交通支、腹神经根或交感神经链外的脊神经的中间神经节中形成突触[62-63]。这些异常的交感神经通路最常见于颈胸交界处和胸腰交界处的交感神经干[67-69]。这些通路解释了手术中切断交感神经链为何不会完全阻断交感神经的传出。相反，局部麻醉药溶液阻滞交感神经时常阻滞这些解剖变异，因为局部麻醉药的扩散会影响相应通路[67]。因此，交感神经阻滞并不能很好地预测手术交感神经切除术的疗效。在交感神经切除不完全的病例中，术后交感神经阻滞完全阻断交感神经传出，缓解交感神经依赖性疼痛综合征患者的疼痛，可能提示存在异常交感神经节[67-68]。

交感神经节后神经元可能参与疼痛、痛觉过敏和炎症的产生。根据周围神经病变的程度，可

在自主神经系统的多个水平发生可塑性改变。局部和全身的交感传出神经释放介质（如肾上腺素、去甲肾上腺素）、伤害性传入神经中肾上腺素能受体的上调，会增加伤害性感受器的兴奋性、局部血管舒缩及促汗腺活动的变化[70]。外周神经元的这种重组可能导致交感神经和传入神经元间的化学耦联。这可能是由于交感神经元敏化和（或）激活初级传入神经元[71]。

总结

了解脊髓伤害感受系统的解剖学和生理学对于优化疼痛治疗至关重要。将疼痛明确分为内脏痛和躯体痛，并进一步将疼痛定性为中枢性疼痛、外周性疼痛或混合性疼痛，这在疼痛的评估和治疗中起着关键作用。因此，对疼痛做出最佳评估依赖于对伤害感受系统解剖结构的全面理解，以及对启动和维持疼痛的解剖学定位。

Daniel Gray Trujillo，Krishnan Chakravarthy and Gary Jay Brenner

孙凤龙、张达颖　译，崔旭蕾、徐明民、刘岗、张力　校对

参考文献

扫码查看

第五章　脊柱源性疼痛的病理生理学

要点

※ 脊柱源性疼痛对美国及其他国家和地区来说都是一个治疗费用高且普遍存在的问题。

※ 腰背痛的危险因素主要为年龄、肥胖、吸烟、工作压力大和对生活不满。

※ 椎间盘突出可以发生在脊椎的任一节段，但主要发生在下段腰椎和颈椎，并且导致相应脊椎节段的神经根性症状。

※ 椎间盘源性疼痛源于椎间盘的损伤，并且具有复杂的分子基础，包括血管再生和神经支配的变化。

※ 椎管狭窄最常见于腰椎区域，继发于退行性变，导致肢体感觉异常、无力和神经源性跛行。

※ 小关节病变是脊柱源性疼痛的常见来源，通常是长期压力的累积，从而继发炎症。

※ 骶髂关节的关节囊和关节外韧带都有丰富的神经支配，骶髂关节疼痛可能与双下肢长度的差异、轻度创伤和妊娠有关。

※ 癌症和炎症是导致脊柱源性疼痛的特殊病理生理状态。

脊柱源性疼痛的流行病学

脊柱疾病是一种常见的慢性疼痛，据报道，脊柱疼痛的终身患病率为54%～80%[1]。在脊柱源性疼痛疾病中，颈部疼痛的年患病率为30%～50%，慢性腰部疼痛的年患病率为15%～45%，胸椎疼痛的年患病率为3%～23%[1]。无论在发达国家还是发展中国家，脊椎源性疼痛尤其是腰背部疼痛所带来的社会经济负担是巨大的。在美国，脊柱源性疼痛是45岁以下人群活动受限的主要原因，也是患者去医院就诊的第五大常见原因，仅2005年估计花费860亿美元[2-5]。1997—2006年，美国用于脊柱源性疼痛的支出以平均每年7%的速度稳步增长[2]。此外，腰痛的患病率可能正在增加。一项研究发现，腰痛的患病率从1992年的3.9%上升到2006年的10.2%[6]。按1998年国内生产总值的1%估算，腰背痛的医疗支出令人震惊[7]。

已有报道表明，在腰背痛的危险因素中，年龄是最常见的。背部疼痛在20～29岁发生率最高，发病率随着年龄的增长而增加，直到65岁开始逐渐下降[8]。其他危险因素主要为肥胖、吸烟、缺乏锻炼、工作环境（如对工作不满）、工作乏味、缺少社会支持和工作压力大[9-11]。

脊柱的解剖概述

脊柱是个复杂的结构，由7块颈椎、12块胸椎、5块腰椎、5块骶椎融合而成的1块骶骨、4块尾椎融合而成的1块尾骨组成。这些椎骨呈线性柱状排列，由韧带、椎间盘、软骨和肌肉连接。脊柱的基本解剖单位由成对的小关节和椎间盘组成，称为三关节复合体。每个部分都有助于维持脊柱的强度和功能，但在受到损伤或者病理状态下也是潜在的疼痛来源。不同的区域（如颈椎、腰椎等）受到不同的损害后呈现不同的病理状态。背痛的常见原因主要为椎间盘突出或椎管狭窄所致的神经根性疼痛、椎间盘源性疼痛、小关节疼痛、肌筋膜疼痛和骶髂关节疼痛。表5.1总结了这些临床综合征的特点。

椎间盘突出症

椎间盘结构复杂，由中央髓核、包裹髓核的纤维环、上下椎体的软骨终板组成（图5.1）。中央髓核是一种胶状结构，由包含Ⅱ型胶原的疏松网络中的蛋白聚糖组成，并且主要负责椎间盘的轴向负重。纤维环是一个厚密的外环，通常分为内环和外环。外环由高度组织化的同心片层组成，这些片层由成纤维细胞组成，并产生Ⅰ型胶原，使其具有很高的张力。内环是纤维环和中央髓核之间的过渡区，由不同的蛋白多糖及Ⅰ型和Ⅱ型胶原组成。软骨终板由厚度为0.6 mm的透明软骨层组成，可以延伸到纤维环外部的毛细血管网，为无血液供应的椎间盘提供营养[12-13]。

椎间盘的功能是稳定脊柱，减缓冲击，使僵硬的脊柱具有活动能力和灵活性。椎间盘必须能承受人体运动频谱的生物力学要求，包括轴向力和旋转力、屈曲、伸展和侧弯运动。这些需求，以及椎间盘仅有少量血液供应和有限的重塑能力，直接导致了椎间盘的自然退变过程，使其发生病理改变，如椎间盘突出症[12]。

表 5.1　腰痛的临床评估 [77, 97, 106, 133-144]

疼痛来源	危险因素	病程	临床症状	体格检查
神经根性				
椎间盘突出	高龄、遗传史、肥胖、糖尿病、吸烟史、高强度劳动	急性发作	腰背痛；下肢放射性疼痛，下肢无力，按皮节区或肌节区分布的感觉异常；前屈、坐位、咳嗽、用力拉伸时加剧；平卧、行走时缓解	直腿抬高试验：诊断腰椎和骶骨病变时敏感度为92%，特异度为10% ~ 100%；交叉直腿抬高试验：敏感度为28%，特异度为90%；股神经牵拉试验：敏感度为50%，特异度为100%，提示 $L_2 \sim L_4$ 脊髓节段病变（中至上腰神经根性病变）
椎管狭窄	高龄、先天性椎管狭窄、创伤（如骨折或术后）	隐匿性发作	腰背痛；下肢感觉缺失，下肢无力；神经性跛行；行走、站立时加剧；前屈缓解	神经系统检查通常是正常的，除非病情严重或病程较长；宽基底步态、闭目难立征阳性提示腰背部疼痛，特异度为90%
轴性				
小关节	机动车事故、创伤（如运动、坠落）、高龄、肥胖、女性	隐匿性或急性（较少见）发作	腰背局部疼痛；牵涉痛通常不会超过膝盖	椎旁压痛；各种活动均可加重疼痛，包括侧屈、前屈和后伸；无神经功能障碍
骶髂关节	下肢不等长、脊柱侧凸、步态异常、持续性低强度损伤、妊娠	与其他轴突源性疼痛相比，更容易由刺激因素诱发	临床表现多样化；最典型的牵涉痛为臀部疼痛延伸至大腿后外侧；疼痛放射至腹股沟区	有很多检查方法，但每个检查的有效性仍待商榷；> 3个阳性激发试验，在确定诊断性关节注射阳性反应上的敏感度为77% ~ 94%、特异度为57% ~ 100%
椎间盘	吸烟、高龄、创伤	隐匿性发作	局限性背痛；椎旁肌痉挛	中线压痛，运动范围降低；向心化现象（译者注：如腰椎间盘突出症患者，右小腿麻木或疼痛，经过治疗或自发缓解，麻木或疼痛的位置慢慢变成右大腿后侧、右臀部、右腰部，最终消失，这个过程就是向心化）的敏感度为64%，特异度为70%；骨振动测试实用价值存在争议
肌筋膜痛	姿势习惯、睡眠障碍、运动不足或过度使用性损伤、创伤	慢性的、局限性症状	由于症状的异质性，可与其他疾病的临床表现相似；肌肉紧张和失衡，可能与压力、焦虑有关	失衡，步态异常；触诊：受累肌肉有紧绷感且存在压痛点；影像学检查：CDFI 和 MRI 检查

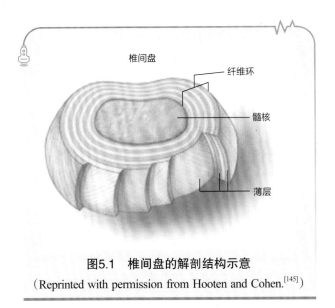

图5.1 椎间盘的解剖结构示意

（Reprinted with permission from Hooten and Cohen.[145]）

根据北美脊柱协会（North American Spine Society，NASS）、美国脊柱放射学会（American Society of Spine Radiology，ASSR）和美国神经放射学会（American Society of Neuroradiology，ASN）的建议，将椎间盘突出症的定义统一为"椎间盘内结构超出椎间盘间隙的局部性或局灶性移位"[14]。根据损伤的结构将椎间盘突出症分为3种类型。①膨出型：突出物基底部宽大，但外层纤维环完整；②突出型：突出物基底部窄小，且外层纤维环破裂；③游离型：突出物与母体椎间盘完全脱离[12]。图5.2显示了椎间盘突出物对神经根的走行根和出孔根的潜在后果。

虽然椎间盘突出可以发生在脊椎的任何节段，但大多数发生在腰椎（$L_4 \sim L_5$或$L_5 \sim S_1$），其次是颈椎（$C_5 \sim C_6$或$C_6 \sim C_7$）[15-16]。腰椎间盘突出症好发于男性，在30~50岁人群中的患病率最高。目前确定的几个主要危险因素为肥胖、糖尿病、高脂血症和吸烟[12]。虽然这些因素导致椎间盘突出症风险增加的机制目前尚不清楚，但是可能与其改变微循环和细胞因子表达促进纤维环变性有关[17-18]。其他危险因素为繁重的劳动，特别是需要轴向负荷与屈曲或扭转相结合的劳动[19-20]。最后，家族史（遗传）可能增加了腰椎间盘突出症发生的风险[21]。

椎间盘突出症可由急性创伤或进行性退行性变引起。退行性变在生命早期即已开始，主要为纤维环中出现小裂隙、中央髓核的细胞密度减低和纤维环毛细血管供应减少[22-23]。纤维环改变在椎间盘突出的发展过程中起着至关重要的作用。随着年龄的增长，纤维环裂隙的数目和严重程度增加，纤维环和中央髓核之间的边界逐渐消失，并且纤维环外层的完整性受到损伤[24]。由于纤维环的后侧面相对较薄，而且没有后纵韧带或前纵韧带的强化。因此，腰椎间盘突出症最常发生于此处[12]。与之相反，颈椎间盘突出症通常发生在外侧。

椎间盘突出的疼痛通常以尖锐刺痛为特征，并常有神经根性疼痛。神经根性疼痛通常由走行根或椎管受到机械压迫或化学刺激引起[25]。机械压迫不仅会使神经根变形，还会影响微循环，导致缺血和神经根性症状[12]。此外，有研究表明，虽然椎间盘突出会激活炎症级联反应，从而刺激

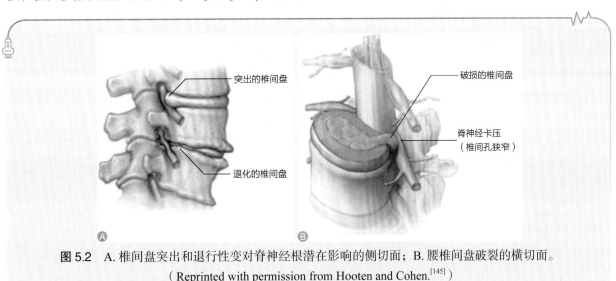

图 5.2 A. 椎间盘突出和退行性变对脊神经根潜在影响的侧切面；B. 腰椎间盘破裂的横切面。

（Reprinted with permission from Hooten and Cohen.[145]）

椎间盘的吸收，但是，即使在神经根没有受压的情况下，同样的炎症级联反应也会导致神经根的化学刺激和神经根症状[26-29]。超过10%的因顽固性疼痛而接受椎间盘切除术的患者在手术后数月或数年内效果不佳，且腰椎减压结果与持续性突出的影像学证据之间没有明显相关性[30-31]，表明潜在的疼痛机制并不仅仅与机械压迫有关，还可能是因炎症介质如TNF-α的上调而持续存在[30-31]。

椎间盘源性疼痛

约39%的腰部机械性疼痛患者具有原发性椎间盘病变[32]，椎间盘检查阳性的个体比例由于纳入标准的不同而存在较大的差异（标准越宽松，阳性率就越低）。椎间盘源性疼痛诊断困难，椎间盘退变的病理生理改变主要为分子基础、解剖学和生理学三方面。如前所述，椎间盘由一个坚韧的环状纤维环围绕着胶状髓核组成[33]。纤维环由同心圆环（板层）组成，根据椎间盘在脊柱内的位置，纤维环呈15～25层不等[34]。纤维环包裹着胶状髓核[24, 33]，这两个结构的上下两侧都有软骨终板。椎间盘的神经支配复杂，但主要由发自背根[33, 35]的窦椎神经和腹侧的交感神经组成。正常情况下，纤维环只有少量的神经分布[36]。

椎间盘源性疼痛的病理生理学可以从与疼痛症状相关的不同病理病变的角度来观察，也可以从已在组织中发现的分子和组织学变化来解释。椎间盘源性疼痛的生理原因通常分为扭转损伤、椎间盘内破裂和感染[37]。由椎间盘放射状撕裂和髓核退化引起的椎间盘破裂是导致椎间盘源性疼痛的最常见原因。放射状裂隙从髓核向外延伸至纤维环。其他类型的裂隙主要为向外延伸波及纤维环的横向裂隙，以及导致纤维环同心环状板层间出现裂缝的环状裂隙。这些裂隙可能是压迫性损伤或终板缺损造成的。此外，据报道，重度环状破裂的患者更易出现椎间盘源性疼痛。

椎间盘扭转损伤可能是关节突关节（小关节）强制旋转和纤维环承受侧向应力造成的[37]。基于体外研究，Farfan等展示了扭转是如何导致纤维环撕裂的[38]。随后的研究表明，当同时合并屈曲时，扭转更易导致纤维环撕裂[39]。

椎间盘退变的体外研究也发现了椎间盘源性疼痛更多机制的细节。研究在椎间盘源性疼痛

和椎间盘退变患者中观察神经和血管的变化，这些变化表明神经纤维和肉芽广泛扩散，并且延伸到纤维环，甚至延伸到髓核[35, 40]。Freemont等研究表明，神经生长因子（nerve growth factor，NGF）的表达与纤维环和髓核内的微血管和神经纤维的生长相关，进一步说明了分子信号是如何反映组织学变化的[41]。在有临床症状患者的椎间盘样本中也发现了TNF-α等炎症标志物表达增加[42]。

椎管狭窄

椎管狭窄是一种临床综合征，定义为由于椎管狭窄而导致脊髓或神经根受压，引起神经根病和神经源性跛行。椎管狭窄可发生在整个脊柱，但年发病率约为5/100 000。腰椎管狭窄发病率是颈椎管狭窄的4倍[43]。椎管狭窄通常按病因学和解剖学分类。原发性椎管狭窄是由先天畸形（如椎弓根短小）造成的椎管狭窄；而继发性椎管狭窄是后天的损伤，最常见的是进行性退行性变[44]，其他病因主要为代谢（如硬膜外脂肪增多症）、感染（如骨髓炎和椎间盘炎）、风湿病、癌症及创伤后狭窄（如骨折或手术）[45]。根据解剖部位，腰椎管狭窄可分为中央型椎管狭窄、侧隐窝狭窄、神经根管狭窄和混合型。也有学者尝试根据椎管直径对腰椎管狭窄进行分类，但没有得到临床验证。椎管直径<10 mm，被认为是绝对腰椎管狭窄，通常是有症状的；而椎管直径为10～12 mm，被认为是相对的腰椎管狭窄，通常是无症状的。腰椎管狭窄最常影响低位3个节段的椎体，最常见的是L_4～L_5，其次是L_3～L_4、L_5～S_1，然后是L_1～L_2[45]。在颈部，C_5～C_6是最常受累的节段。

椎管狭窄多为退行性椎管狭窄，由多种因素导致。黄韧带广泛覆盖于椎管的后壁和侧壁，黄韧带肥厚被认为在腰椎管狭窄的发病机制中起着重要作用。无论是因腰椎间盘厚度减少而向椎管内"屈曲"所致的黄韧带肥厚，还是无椎间隙狭窄情况下的黄韧带肥厚，都会导致椎管直径减少，从而引起神经根、马尾神经或硬膜囊的机械性压迫，产生各种症状，表现为背痛、腿痛和步态障碍[46]。多种因素可导致黄韧带肥厚，主要为衰老、机械应力、活动水平和遗传学。据推测，

机械应力诱导的组织损伤会触发炎症反应，导致瘢痕形成，如此反复最终发展成黄韧带肥厚[47-48]。脊柱不稳定也扮演着重要的角色——脊柱节段活动范围增加是黄韧带增厚的独立危险因素[46]。正常的黄韧带主要由弹性纤维组成，而黄韧带肥厚的特征是弹性纤维紊乱、减少及纤维化增加，由于背侧黄韧带承受更高的应力，所以，黄韧带肥厚更容易出现在背侧[49]。因此，肥厚的黄韧带更僵硬，更易受到持续的屈伸运动的影响，可能导致瘢痕形成和修复的恶性循环[46]。黄韧带肥厚的病理机制尚不完全清楚，但已证实黄韧带肥厚与间质金属蛋白酶（MMP）、间质金属蛋白酶组织抑制因子（TIMP）、结缔组织生长因子（CTGF）、骨形态发生蛋白（BMP）、血小板衍生生长因子-BB（PDGF-BB）及转化生长因子-β（TGF-β）等各种炎性细胞因子的表达增加有关[49-57]。

除黄韧带肥厚外，还有其他退行性变促进腰椎管狭窄的发生。当椎间盘发生退行性变时，会导致椎管腹侧狭窄，产生中央型狭窄。椎间盘退行性变还会导致椎间隙变窄，不仅使黄韧带屈曲而突向椎管背侧，还会导致侧隐窝变窄和椎间孔狭窄。椎间盘退行性变还会增加小关节的负荷。小关节负荷加重可能引起小关节病变、关节囊肥大和关节囊肿，导致侧方和椎间孔狭窄及增加脊柱的不稳定性，从而促进肥厚性改变[45]。这些退行性变最终导致神经根、硬脊膜、椎管内血管和马尾神经的潜在压迫，引发一系列不同的症状。

腰椎管狭窄的常见症状主要为腰痛、神经源性跛行、下肢感觉减退和感觉异常、共济失调及下肢无力或沉重。神经源性跛行是典型的临床表现，由Dejerine于1911年首次提出，von Gelderen于1948年首次将其定义为"椎管内局部的、骨性椎间盘韧带的狭窄，伴有背痛和下肢压力相关症状（跛行）在内的一系列复杂的临床体征和症状"[45]。神经源性跛行是指腰背痛向臀部、腹股沟和下肢放射，通常呈神经根型，并伴随感觉运动障碍，如感觉异常、无力和抽筋。站立和行走等活动会短暂地拉伸脊柱，增加脊柱前凸和狭窄，从而加重相应的临床症状。相反，在弯腰和取坐位时可以缓解疼痛，因为这些活动会导致脊柱弯曲，增加椎管间隙。神经源性跛行患者会出现缓解时间更长、取坐位时疼痛缓解、"购物车征"阳性或爬坡时疼痛不加重、有明显的神经症状（如麻木或神经无力）和正常的踝臂指数[58]，这些可以与血管性跛行相鉴别。

症状发作伴随姿势变化缓解的特点，突出了动力因素在神经源性跛行发病机制中的重要性。目前已经证明，硬膜外压力随腰椎的屈曲和伸展而发生显著变化，当行走时，硬膜外压力增加，停止行走后则压力降低[59]。虽然这些压力变化（屈曲时为15～18 mmHg，伸展时为80～100 mmHg）不足以中断动脉血流，但可能在静脉充血及导致神经传导障碍的神经根间歇性压迫中发挥重要作用。因此，神经性跛行被认为是机械压迫神经根，或由动脉血流量减少或静脉充血造成的间接血管功能不全所致。随着脊柱的伸展，椎管狭窄加重，导致马尾神经和神经根受到机械压迫，从而引起组织损伤和神经纤维变性。此外，蛛网膜下腔闭塞导致静脉淤滞。多项研究证实了伸展姿势、椎管内压力增加、血管充血和静脉回流减少间的相互关系[60-63]。

静脉淤滞对人体存在诸多危害。在椎管狭窄的大鼠模型中，静脉淤滞诱发背根神经节产生异位放电，并向2个方向传播，可能在根性疼痛的起源和感觉异常的发展中发挥着重要作用[64]。此外，静脉淤滞导致毛细血管压力升高，从而引起神经根内水肿。神经根内水肿也可由机械压迫所致，目前已证实机械压迫可增加神经内毛细血管的通透性，引起巨噬细胞和肥大细胞浸润的炎症反应[65]。根内水肿与神经根病变的发生、发展密切相关。

小关节疼痛

小关节或关节突关节具有丰富的神经支配，所以是急、慢性脊柱疼痛的重要病因。关节突关节形成了相邻椎弓之间的后外侧关节，上关节面朝上，与上一椎体的下关节面连接（图5.3）。这种由椎间盘和成对的小关节形成的三关节复合体可以稳定脊柱和限制过度运动[66]。小关节辅助椎间盘负重，随着衰老，以及椎间盘和小关节炎症，其轴向负重会逐渐增加[67]。从结构上讲，小关节是真正的滑膜关节，由覆盖在软骨下骨的透明软骨、滑膜、纤维关节囊和容积1～2 mL的关节间隙组成[68]。每个小关节接受来自该水平和上一椎体水平的后内侧支的双重神经支配。例如，L₄或L₅小关节接受来自L₄后内侧支（对应节段）和L₃后内侧支（上一节段）的神经支配。L₁~L₄后内侧支穿过横突顶部，通过横突底部的横突间韧带背侧。然后，每条神经在横突和上关节突之间的沟槽中走行，绕上关节突基底部折向内侧。当它穿过椎板时，会分成多个分支，这些分支不仅支配小关节，还支配多裂肌、棘间肌和韧带，以及神经弓的骨膜[66, 69]。虽然未经证实，但一些研究表明，小关节也可能接受来自背根神经节、小关节下方的内侧支和椎旁交感神经节的神经额外支配[70-73]。关节突关节的组织学研究显示，存在关节囊内的和游离的神经末梢，并且这些神经含有P物质和降钙素基因相关肽[74-75]。在关节囊外的结构中也发现了神经纤维，包括软骨下骨，这可能会导致疼痛[76]。小关节囊和周围结构具有丰富的神经支配，也是疼痛产生的重要原因。

虽然小关节疼痛的进展有时可以追溯到某个诱因[77]，但大多数病例是终生压力累积的结果[66]。研究表明，上腰椎的3个小关节在侧弯时应变最大，而下腰椎的2个小关节在前屈时应变最大[78]。此外，椎间盘退变会改变三关节复合体的生物力学，从而导致小关节的应力增加和囊内肥大性改变[79]。反复应激与滑膜中炎症介质的释放有关，导致关节突关节积液和随后的关节囊扩张。关节囊扩张激活了滑膜和关节囊的伤害性感受器，从

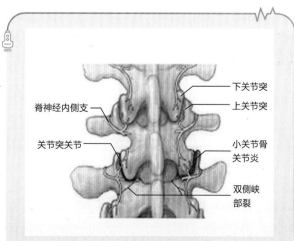

脊神经内侧支
关节突关节
下关节突
上关节突
小关节骨关节炎
双侧峡部裂

双侧关节间部骨折（峡部缺损）和小关节骨性关节炎。

图5.3 腰椎小关节的解剖和神经支配
（Reprinted with permission from Hooten and Cohen.[145]）

而发生疼痛[80]。通过几项动物研究证实，该机制可能导致持续性疼痛。在山羊身上，过度的关节囊张力会激活伤害性感受器，并诱发持续性的神经后放电[75]。这种持续的伤害性刺激传入会造成外周感受器敏化，并可能导致中枢敏化和神经重塑[81]。在高张力的关节囊下，出现关节囊轴突损伤的迹象，表现为轴突肿胀和回缩球，从而导致轴突过度兴奋和自发放电，因此引发神经病理性疼痛[75]。在其他一系列动物研究中，P物质和磷脂酶A2等炎症介质导致腰椎小关节和周围组织的血管扩张、静脉瘀血和多形核白细胞聚集[82-84]。通过降低神经末梢阈值、增加基础放电频率及募集此前静息的单元等方式[85]，证明炎症还会导致神经敏化。

除关节囊扩张外，还有其他机制可导致疼痛。慢性炎症可导致小关节肥大和椎间孔狭窄，引起神经根撞击，引发神经根性症状[86-87]。乳突－副韧带钙化时也可发生神经卡压，多发生于L₅（20%）和L₄（10%）[88]。最后，小关节囊的刺激可能导致脊柱旁肌肉的反射性痉挛[89-90]。

骶髂关节痛

骶髂关节（sacroiliac joint，SIJ）是人体中最大的轴性关节，据估计在严格筛查的患者中，15%~25%的轴性腰背痛（主要是L₅以下的非神经性疼痛）是由骶髂关节引起的[91-93]。虽然骶髂关节通常被描述为运动性滑膜关节，但关节面的后2/3缺乏关节囊，由广泛的韧带网络连接[94]。许多肌筋膜附着物（主要为胸腰筋膜、臀大肌、梨状肌和股二头肌）可强化骶髂关节，增加关节稳定性并影响运动[95-96]。骶髂关节的神经支配不仅复杂，而且存在争议。后关节主要接受来自S₁~S₃背支的外侧支神经支配，在某些个例中，L₅~S₄不同程度地参与了神经支配[97-98]。目前，对前关节的神经支配知之甚少，研究表明其接受来自L₅~S₂腹侧支的神经支配，也可能接受来自L₄的神经支配[99-100]。

大量的组织学研究表明，骶髂关节能够传递本体感觉和伤害感觉[101-103]。在尸体研究中，已经发现P物质和降钙素基因相关肽阳性神经纤维存在于骶骨和髂骨软骨的外层，以及周围的韧带结构中，表明骶髂关节有感受伤害性刺激的能力[104]。

此外，目前已经证实了骶髂关节和周围神经结构之间的几种通信途径，可能的途径之一是炎性介质在关节囊破裂时渗出，导致坐骨神经痛。在一项基于注射造影剂的研究中，21%的患者有腹侧关节囊的撕裂[92]。关节造影后CT显示，从骶髂关节到周围神经结构，最常见的囊外造影剂渗出模式包括后部扩散到骶后孔、上隐窝扩散到L_5神经根鞘、腹侧扩散到腰骶丛[105]。因此，无论是由于扩张、压缩、剪切力、机械结构改变还是炎症，都会导致骶髂关节及其周围结构的损伤[106]。从病理机制上可将骶髂关节痛的病因分为关节内和关节外。关节外病因主要为肌腱末端病变、韧带和肌肉损伤，以及骨折。关节内病因较少见，主要为关节炎和感染[106]。

导致骶髂关节疼痛的诱因主要为骶髂关节负荷过重，如双下肢长度不等和脊柱侧弯，这两者都会增加骨盆倾斜度，导致双侧骶髂关节错位和关节应力增加[106-108]。在骶髂关节载荷的有限元模型中，在横向弯曲时，仅1 cm的双下肢长度差异就会使施于骶髂关节的应力增加近5倍[109]。增加骶髂关节负荷的其他因素主要为步态异常、剧烈运动和其他形式的持续性轻度创伤[110-111]。腰椎和腰骶椎融合也增加了骶髂关节疼痛的风险，特别当手术节段增加时，这可能是韧带薄弱、关节腔破坏和术后活动过度导致的[112-115]。最后，妊娠期女性由于体重增加、脊椎前凸加重、激素诱导韧带松弛，以及与分娩相关的创伤发生，增加了骶髂关节疼痛的风险[116]。围产期骶髂关节MRI改变包括骨髓水肿、关节囊炎和肌腱附着点炎[117]。

与多呈隐匿起病的小关节源性和椎间盘源性疼痛相比，骶髂关节疼痛更有可能与诱发事件相关[97, 118]。在一项评估由诊断性注射确诊的骶髂关节疼痛的研究中，大多数（44%）患者回忆起有特定的创伤事件（如机动车事故、摔倒或妊娠）、35%有特发性发作、21%有累积创伤[118]。轴向负荷和突然旋转的共同作用使得骶髂关节损伤[106]。急性创伤包括臀部摔伤、突然举起重物、发生机动车追尾事故时同侧脚踩刹车、意外掉进洞穴[95, 106, 119-120]。其他慢性机制主要为重复的剪切力或扭转力，如打高尔夫球和保龄球[121]。

炎症性疾病与癌症

炎症性疾病与癌症在某些罕见情况下也会导致脊柱疼痛。炎症性疾病如强直性脊柱炎和代谢性疾病可能会导致脊柱疼痛，且机制复杂，值得研究。其病理生理变化通常表现为同时存在伤害性和神经病理性的混合性疼痛综合征。

强直性脊柱炎是一种血清呈阴性的脊柱关节病，与HLA-B27有很强的相关性，可导致骶髂关节炎、胸腰椎，甚至颈椎疼痛[122-123]。最常见的症状是背部和盆腔的炎症性疼痛，表现为深在的钝痛，伴有夜间加重[124]。也有研究表明，一些患者出现了神经病理性疼痛和感觉运动症状[125]。其发病机制主要为炎性T细胞、B细胞、巨噬细胞和破骨细胞在韧带附着处的聚集[122]。细胞因子（如TNF-α或IL-17）的失调，也是本病发生的重要因素，作为一种有用的推论，靶向TNF-α的疾病调节剂有助于改善症状。在结构水平上，骨侵蚀后伴随的成骨[126]及关节逐渐融合和活动性丧失的损伤[127]可导致患者残疾。因此，这一潜在的免疫学特征，以及较为复杂且知之甚少的过程导致了独特的脊柱疼痛综合征。

转移性癌症是导致脊柱疼痛的另一个重要原因，多达70%的癌症患者在尸检中存在肿瘤浸润到脊柱中轴的迹象。脊柱转移最常发生在胸椎（60%～80%），其次是腰椎（15%～30%），最后是颈椎（<10%）。转移到脊柱最常见的癌症是乳腺癌、肺癌和前列腺癌，但也有肾癌、甲状腺癌和胃肠道恶性肿瘤[128]。其他信息将在本书的其他章节中详细说明。

癌症相关的骨痛是复杂的，目前已发现涉及分子和生理水平上的独特机制，并且可以表现为伤害性和神经病理性疼痛。研究表明，与癌症相关的骨痛患者经常出现神经病理性症状[129]，可能是肿瘤直接压迫神经或中枢敏化[130]。疼痛可由肿瘤细胞趋化浸润、周围神经受压或骨骼拉伸引起。中枢敏化也发生在骨癌的慢性炎症或神经病理性损伤中，在脊髓中可以观察到神经化学变化，这也在动物癌痛模型的研究中被证实[131-132]。因此，有多种机制可以导致癌症转移到脊柱，从而引起独特的破坏性症状。

总结

多种疼痛综合征均可累及脊柱，每一种都有不同的分子、细胞和解剖学差异，进而产生各自的症状。对于疼痛科医师来说，为了高效地治疗疼痛，了解脊椎疾病的潜在病理生理学至关重要。另外，对特定症状持续的基础研究可进一步指导未来的治疗。

Annie W. Hsu，Steven P. Cohen and Yian Che

陶涛、邱佳敏　译，梁惠、武百山、刘文辉、张力　校对

● 参考文献 ●

扫码查看

第六章　疼痛评估的临床和研究工具

要点

※ 疼痛的评估没有最佳工具，应该根据研究或临床需要选择合适的评估方法。

※ 疼痛是一种主观感受。虽然没有对疼痛的"客观"测量工具，但许多自测疼痛评估工具已被证明是有效且可靠的。

※ 对特殊人群（如儿童、认知受损的患者）有专门的疼痛评估量表。

※ 基于行为和功能神经成像的评估方法，可以提供关于疼痛反应的有价值的数据，但不能替代自我报告的疼痛感受。

※ 疼痛不是生活质量和残疾的同义词，对于疼痛的预后维度，推荐采用其他评估工具。

概述

疼痛是一种主观感受，是一种复杂的、多维的感知现象。疼痛几乎无处不在，每个人都深有体会，是美国患者可能寻求医疗咨询的最常见原因之一[1]。与组织损伤、炎症或短暂的疾病过程相关的疼痛称为急性疼痛；而持续时间较长（如疼痛时间＞3个月）、伴随着一个持续的疾病过程，或者在预期的时间内仍没有解决的损伤称为慢性疼痛[2]。慢性复发性疼痛患者会经历无疼痛期和急性疼痛的间歇性发作[3]。最新的综述和"AAAPT分类建议"强调了指定急性疼痛截止时间的困难性，并指出疼痛可以持续几秒到1周[4]。

疼痛有几个重要的维度：感觉辨别维度（主要为疼痛的位置、强度和时间方面）、情感动机维度（主要为对疼痛的情感和厌恶方面），以及认知评价维度（对疼痛状况和可能后果的解释）[5]。由于疼痛的本质（作为一种个人感受和情感体验）无法被他人直接观察到，所以疼痛的评估在很大程度上依赖于患者的自我报告或对患者的行为观察（如对面部表情的评估）。目前，对疼痛评估的工具很多，但对最佳的评估工具还没有形成共识，0~10数字分级标准可能是美国临床实践中应用最广泛的评估工具。本章旨在通过批判性分析对各种疼痛评估工具的特点进行总结，以帮助临床医师和研究人员选择最适合的疼痛评估方法。

疼痛评估

全面、个性化和持续的疼痛评估是慢性疼痛治疗的重要组成部分。疼痛强度是最重要的维度之一，也是慢性疼痛治疗临床试验中最常见的结果，所以人们投入了大量的精力来研发有效和可靠的评估工具。然而，疼痛是一种丰富的多维度体验，疼痛报告与一系列多模式因素有关，如文化背景、情感过程和生活经历。因此，仅评估疼痛强度这一维度可能是不够的[3]。

在许多情况下，自我报告评估已经证明与疾病特征、客观功能表现有显著的一致性。该评估方法有局限性，但也有许多优点，如成本低、直接针对疼痛个体，以及可以对社会心理、行为过程和功能做出评估[6]。为了开发不依赖自我报告的疼痛评估方法，学者们也进行了大量的研究。例如，非语言沟通的评估对于沟通能力有限或没有沟通能力的患者可能至关重要[3]。疼痛评估中的许多挑战将在后文讨论（详见特殊人群的疼痛评估和疼痛评估的其他挑战）。近期有综述指出，目前用于指导疼痛评估的工具没有充分解决一些问题，例如，如何理解用量化数据替代主观感受、如何确定不同疼痛评估方法的优先顺序（如在疼痛的口头报告和疼痛的行为指数不一致时）[7]。新提出的疼痛多模态评估模型（multimodal assessment model of pain，MAP）就是一个旨在解决这些问题的参照标准。

疼痛的自我报告方式

• 疼痛强度评估

疼痛强度可以定义为个体感觉到疼痛的强度。许多经过临床测试和充分验证的疼痛强度量表已广泛应用于临床。大多数量表之间密切相关，但医师在选择适合量表进行评估时应该考虑其优缺点。

视觉模拟评分

视觉模拟评分（visual analogue scale，VAS）由一条直线组成，通常有10 cm，其两端通常标有语言疼痛描述（如"无痛"和"最痛"）。评估时要求患者沿着这条标尺指出最能代表他们疼痛强度的点（图6.1）。目前有充足的证据证明了VAS的有效性，测量的差异代表疼痛程度的实际差异[3]。此外，VAS对治疗效果的评估十分敏感[8]，并且与疼痛行为相关。VAS的缺点是评估时间较长。因此，机械式和基于计算机的VAS应运而生。机械式的VAS是通过在标尺上叠加的滑动刻度来评估疼痛，可以很容易地获得评分和每个标记位置的数字[9]。

数字评估量表

数字评估量表（numerical rating scales，NRS）通常由一条线组成，其中包含一系列代表疼痛强度范围的数字。评估时要求患者从0～10、0～20或0～100对他们的疼痛进行评分，指令是0代表"无痛"，10、20或100分别代表疼痛的最大值，即"最高程度的疼痛"（图6.1）。NRS可通过书面形式或口头形式进行评估，易于管理、方便理解和便于评分，具有良好的有效性且与其他

疼痛强度评估呈正相关，是最常用的疼痛强度测量方法[3, 10]。

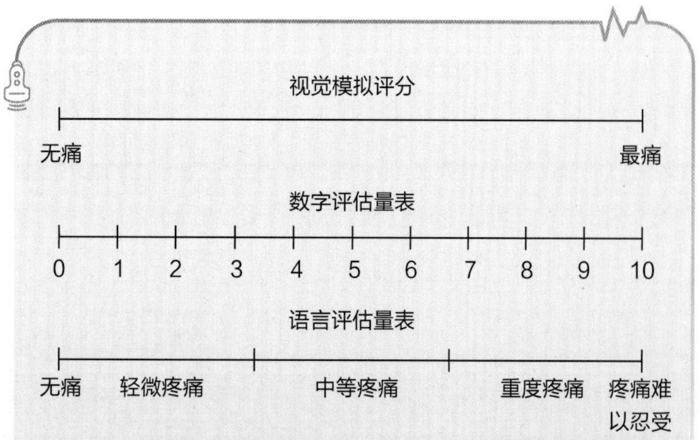

语言评估量表

语言评估量表（verbal rating scales，VRS）由一系列形容词组成，从最小到最强烈或最令人不适。该量表应涵盖疼痛体验的最大范围（如从"无痛"到"疼痛难以忍受"）和足够的间隔，为了涵盖疼痛体验中可能的等级，要求患者选择最能描述他们疼痛程度的形容词（图6.1）。根据每个形容词的等级对语言评估量表进行定量评分（如0～3：0，无痛；1，轻微疼痛；2，中等疼痛；3，重度疼痛）。VRS的优点主要为容易实施、操作简单、有良好的可靠性和已验证的有效性。虽然该量表有显著优势，但也有一些不足之处，例如，其评分方法是假设形容词之间的间隔相等，而在实际中不太可能存在相等的感知间隔。VRS的这一缺点使从中得到的数据在某些情况下难以解释或使用[3]。

图片或面部表情评估量表

图片或面部表情评估量表使用照片或线条来说明不同程度疼痛的面部表情（图6.2），评估时要求患者指出哪张照片或哪幅画最能描述其疼痛经历。每个面部表情与表示疼痛强度的数字一一对应，因此患者疼痛感受能够被转化成数字评估分数。这种量表为书写语言有障碍的患者和儿科人群提供了一种选择。对于成年人和儿童，该量表都表明了对其他疼痛强度测量的发散度和收敛程度[11-12]。

• 疼痛情感评估

疼痛情感是一个特殊的疼痛维度，比疼痛强度更复杂。疼痛情感通常定义为痛苦体验引起的令人不快的情感和烦扰。目前使用最广泛的疼痛情感测量方法是麦吉尔疼痛问卷（McGill pain questionnaire，MPQ）中的情感量表评估。其他评估疼痛情感的方法有VRS、VAS和疼痛指数的情感量表（Pain-O-Meter，POM）[3]。与疼痛强度相似，VRS中的疼痛情感评估由形容词组成，用于描述不适和痛苦的程度（如从"可忍受"到"难以忍受"）[13]。VRS的优缺点与其他疼痛评估量表相似。虽然该量表的有效性已得到证实[4]，但对慢性疼痛或术后疼痛患者的调查表明，VRS

图6.1 视觉模拟评分（VAS）、数字评估量表（NRS）和语言评估量表（VRS）
（Reprinted with permission from Sadaf and Ahmad.[85]）

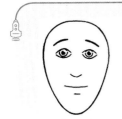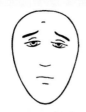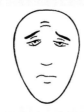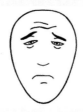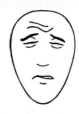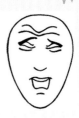

图6.2　修订版面部表情评价量表

[This Faces Pain Scale-Revised (www.iasp-pain. org/fpsr) has been reproduced with permission of the International Association for the Study of Pain® (IASP).]

评估疼痛情感时与疼痛强度评估并不总是有差别[10]。VRS作为疼痛情感的评估工具，通常由"一点也不"（作为描述的起点）和"对我来说最不舒服的感觉"组成一条线。大量支持VRS有效性的证据表明，这些评估似乎对治疗效果很敏感[14]。VAS评估疼痛情感和疼痛强度的缺点相似。VRS比VAS更能区分疼痛强度和疼痛情感的差别，可能是因为VRS更适合描述情绪反应[15]。POM包括1个机械式的VAS和2个用来描述疼痛的表格（11个情感描述符，其中3个选自MPQ）。患者指出哪些词可以用来描述他们的疼痛；每个词都与一个评分（1~5分）相关，这些值的总和得出了POM总分。POM已经证明是一种可靠的、对镇痛治疗效果敏感的测量方法[16]。

· 疼痛质量评估

疼痛质量评估主要是评估疼痛相关的不同特征和特定的身体感觉（如灼痛、刺痛等）。疼痛质量可以通过MPQ、简版MPQ（CSF-MPQ）和神经病理性疼痛评估量表（neuropathic pain scale，NPS）等进行评估。专为患有特殊神经性疼痛的患者而设计的NPS，首先评估患者对不同疼痛程度的感觉和不同于疼痛强度的不愉快体验。该量表包括2个全维度评估疼痛强度和疼痛不适感的条目，以及8个评估神经病理性疼痛具体性质的条目，即"尖锐的""热的""钝的""冷的""敏感的""痒的""深部的""表面的"疼痛。NPS具有区分疼痛患者不同类型神经病理性疼痛的能力[17]。

疼痛DETECT调查问卷是另一种专门为检测成年患者神经病理性疼痛而开发的评估工具[18]。最近，研究人员开发了脊柱疼痛DETECT问卷（spine pain DETECT questionnaire，SPDQ）及简

其简版（SF-SPDQ）作为有效筛查工具，用于诊断脊柱疾病引起的神经性疼痛。两者作为筛查工具都有一定的实用性，SF-SPDQ可能更适合慢性脊椎疼痛患者[19]。评估肌肉骨骼疼痛或其他非神经病理性疼痛患者的疼痛质量时，推荐使用MPQ或SF-MPQ，且已被证实在疼痛质量评估中有可靠性和有效性[3]。

· 疼痛位置的评估

疼痛位置的评估是检测患者对疼痛的感知位置。使用最广泛的对疼痛位置的评估工具是疼痛描画评分，其通常涉及人体前后的线条描画[3]。患者被要求在图上标出他们疼痛的位置或在图上画上阴影，根据阴影区域的数量和"权重"来计算得分（图6.3[20]）。该评分已被证明与疼痛相关的几个重要结构有关，如MPQ的维度和疼痛对基本活动（如散步、工作和娱乐）的影响。疼痛涉及的身体部位的数量与疼痛的强度、持续时间无关，这表明疼痛的位置或疼痛的"广泛性（widespreadness）"是疼痛体验的一个独立维度[21]。

· McGill疼痛问卷

MPQ及其简版SF-MPQ是疼痛测量使用最广泛的方法之一。MPQ是为了评估疼痛的多个维度（感觉-辨别、情感-动机和认知-评价），由20组语言描述符组成，从最低强度到最高强度。这些描述符被分成评估疼痛的感觉（10组）、情感（5组）、评价（1组）和其他维度（4组）。评估时要求患者选择词语来描述他们的疼痛，然后他们的选择被转换成疼痛评级指数。此外，MPQ还包括当前疼痛强度（present pain intensity，PPI）VRS，顺序为"轻度痛苦"到"极度痛苦"。MPQ提供可用于统计分析的定量信息，并且足够敏感，因此可以检测不同镇痛方法之间的差异[22]。

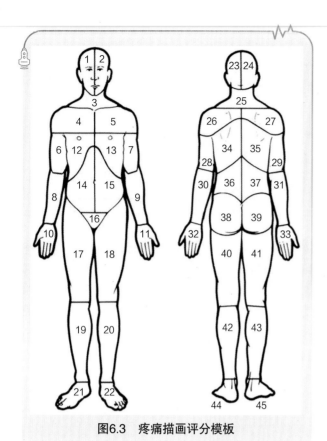

图6.3 疼痛描画评分模板
(Reprinted with permis-sion from Margolis et al.[20])

SF-MPQ的使用频率更高，由15个描述符组成，主要为原版MPQ的感觉（11个项目）和情感（4个项目）类别。PPI和VAS也包括在内（图6.4）。简版与原版MPQ联系紧密[23]。

基于行为观察的疼痛测量方法

疼痛患者会表现出各种各样的行为，用来表达他们现在正在经历的疼痛。疼痛行为可以是语言的（如发出痛苦的声音、呻吟或抱怨），也可以是非语言的（如面部表情、身体姿势、活动减少、服用止痛药），这些行为被称为疼痛行为[24]。行为的评估在语言能力无法获得或有限的情况下尤其重要，如婴儿、幼儿、智障人士、后天性脑损伤及痴呆患者。虽然如此，对于有语言表达能力的患者来说，非语言性表达仍然可以提供有价值的信息。患者对疼痛的口头报告与疼痛的行为指标有微小的相关性（如患者可能在表示"我很好"的同时表现出严重的疼痛行为）。一些研究表明，对于观察者来说，对他人痛苦和疼痛行为的评估往往比患者的口头报告更可信[25-26]。

面部表情十分复杂，并且很难描述和量化。

对疼痛相关面部表情的评估需要一种全面的、可控的评估方法，以最大限度地减少推断、提高客观性。Ekman和Friesen的面部动作编码系统（facial action coding system，FACS）提供了最令人满意的方法。FACS以解剖学为基础，完全是描述性的，通过识别44个由单块面部肌肉或肌肉组合产生的面部表情来评估[27-28]。面部表情的许多元素，如低眉、眯眼、抬起上嘴唇或下巴下垂，都被认为是与疼痛相关的行为。这些面部表情是普遍存在的，在不同的社会群体和不同的疼痛模式中是一致的，这些表情也显示出与患者疼痛评级的一致性[29]。

实验性疼痛评估

定量感觉测试（quantitative sensory testing，QST）是一种评估感觉和痛觉的非创伤性方法，在过去的30年里被广泛应用于疼痛机制的研究和疼痛感知的个体差异。已有大量研究表明，QST在分析肌肉骨骼疾病和神经病理性疾病的发病机制、分类和鉴别诊断中的重要性。以校准的方式实施的几种有害刺激方式通常用于诱导疼痛（如热、机械、电、化学、缺血），典型的测量参数包括疼痛阈值、疼痛耐受性，以及使用NRS、VAS或VRS对阈上有害刺激的评级。实验性疼痛评估的临床相关性正在迅速建立。QST可对慢性疼痛患者进行分型，可确定慢性疼痛的机制并前瞻性地预测术后疼痛[30]。最近对神经病理性疼痛患者的研究也表明，QST（有时被称为感觉特征分析）可以预测患者对不同类型止痛药的反应，这代表了个性化止痛药潜在的令人兴奋的发展[31]。

阿片类药物

有证据表明，长期使用阿片类药物会导致基线伤害阈值逐步且持续的降低，称为阿片类药物诱导的痛觉过敏。长期服用阿片类药物不仅会降低其抗伤害效应（脱敏），还会触发伤害感受系统的激活，从而降低伤害阈值（敏化）[32]。QST在评估阿片类药物引起的疼痛敏感度中扮演着重要的角色。标准化伤害性刺激模式的使用可以量化药物治疗后疼痛敏感度的变化。许多研究通过使用QST来研究阿片类药物治疗疼痛的长期影响。例如，服用美沙酮的患者对疼痛的耐受性降低，对各种形式的疼痛刺激高度敏感[33-34]。QST 有望成为一种越来越普遍的疼痛评估工具，未来可能探索其是否可以用作术前测试，以预测手术后个体对阿片类药物需求的差异[35]。

脑功能成像

在过去的20年里，脑功能成像技术提供了对涉及人类疼痛感知和疼痛调节的皮层、皮层下和脊髓机制的重要见解。疼痛神经影像学越来越多地被用作临床试验中的生物标志物，更多地关注诊断特性，作为了解慢性疼痛产生和持续机制的工具。例如，与健康对照组相比，慢性疼痛患者的灰质体积减小、白质改变[36]。此外，在临床药物评估的早期阶段，影像设备的使用正在增加，有可能使中枢神经系统的药物开发更有效[37]。下面将简要介绍一些疼痛神经成像的方法。

	无	轻度	中度	重度
跳痛	0）_____	1）_____	2）_____	3）_____
放射痛	0）_____	1）_____	2）_____	3）_____
戳痛	0）_____	1）_____	2）_____	3）_____
锐痛	0）_____	1）_____	2）_____	3）_____
痉挛痛	0）_____	1）_____	2）_____	3）_____
咬痛	0）_____	1）_____	2）_____	3）_____
烧灼痛	0）_____	1）_____	2）_____	3）_____
酸痛	0）_____	1）_____	2）_____	3）_____
剧痛	0）_____	1）_____	2）_____	3）_____
触痛	0）_____	1）_____	2）_____	3）_____
撕裂痛	0）_____	1）_____	2）_____	3）_____
疲惫耗竭感	0）_____	1）_____	2）_____	3）_____
病恹样	0）_____	1）_____	2）_____	3）_____
恐惧感	0）_____	1）_____	2）_____	3）_____
受惩罚感	0）_____	1）_____	2）_____	3）_____

无痛 ├──────────────────────────────┤ 最痛

当前疼痛强度

0　无痛　　　　_____
1　轻微疼痛　　_____
2　不舒适的　　_____
3　痛苦的　　　_____
4　可怕的　　　_____
5　极度疼痛　　_____

© r. Melzach, 1984

1～11代表疼痛体验的感觉维度，12～15代表情感维度。每个描述符的强度等级分别为0=无、1=轻度、2=中度和3=重度。

图6.4　McGill疼痛问卷
（Reprinted with permission from Melzack.[23]）

质子磁共振波谱（1H-MRS）可以评估γ-氨基丁酸（GABA）等神经递质的相对浓度，有助于评估对特定种类的神经递质起作用的止痛化合物。功能性神经成像方法，如功能磁共振成像（functional magnetic resonance imaging，fMRI）和正电子发射断层扫描（positron emission tomography，PET），可以对大脑和脊髓疼痛处的神经生理学进行非侵入性评估。大多数研究都是基于大脑对急性疼痛刺激反应的测量，而大脑活动是在疼痛和无痛时进行测量的。这两项测量之间的差异是大脑中与疼痛相关的神经生理过程的一个指标。PET可以利用放射性标记分子分析内源性阿片类药物与μ-阿片受体的结合能力。此外，PET有助于更好地理解阿片类药物使用后的并发症，如适应、脱敏和阿片类药物诱导的痛觉过敏[38]。

脑功能神经成像的其他应用包括神经反馈技术，如实时功能磁共振成像（rt-fMRI）。这项技术对涉及特定功能的单个或多个大脑区域的激活给予个体反馈，训练患者有意识地控制自己的疼痛[39]。不幸的是，基于MRI检查方法在疼痛的日常临床评估中的应用有限，因为设备昂贵、MRI扫描具有挑战性的组织工作的限制，以及可能影响数据特异性和灵敏度的伪影[40]。

特殊人群的疼痛评估

儿科患者

痛苦行为和疼痛表现取决于儿科患者的年龄、认知发展和社会文化背景。2~4岁的儿童通常能够口头表达疼痛的存在。5岁的儿童就能分辨出各种疼痛强度，并能使用定量的疼痛等级。目前已经为儿科患者设计了几种疼痛测量工具，最常见的测量方法是疼痛强度量表。儿科临床试验中的方法、测量和疼痛评估倡议（Pediatric Initiative on Methods, Measurement, and Pain Assessment in Clinical Trials，Ped-IMMPACT）最近的一项系统综述指出了以下推荐的自我报告疼痛量表：修订版面部疼痛量表、Hester扑克牌评分法、VAS、Oucher图像和NRS，用于急性和持续性疼痛的儿科患者[41]。

对于3岁以下及发育不良的儿科患者的疼痛评估，最合适的方法是观察疼痛相关行为。典型的急性疼痛指标包括面部表情、身体动作和姿势、

安慰无效、哭泣和呻吟。慢性疼痛的一些迹象可能主要为姿势异常、害怕移动、缺乏面部表情和对周围环境缺乏兴趣、易怒或愤怒增加、情绪低落、睡眠障碍、食欲改变和学习成绩不佳[42]。新生儿疼痛评估量表（neonatal infant pain scale，NIPS）可以作为广泛使用的一个评估疼痛的工具[43]。

老年患者

由于高龄的几个特征，老年人的疼痛评估对临床医师提出了挑战。由于错误地认为疼痛是衰老的正常部分，或者患者担心报告疼痛的后果，如住院，老年患者疼痛程度往往被低估。与年轻患者相比，年龄较大的患者面对疼痛似乎经常是一种忍耐的态度[44]。感觉和认知障碍，以及多种疾病并存也会影响疼痛表现。有研究显示了老年患者对疼痛评估的多维性，并强调了运用多学科方法评估老年患者疼痛的必要性[45]。有多个多维疼痛评估工具可供老年患者使用：SF-MPQ、简明疼痛问卷（brief pain inventory，BPI）[46]、疼痛残疾指数（pain disability index，PDI）[47]、功能性疼痛量表（functional pain scale，FPS）[48]和多维疼痛问卷（multidimensional pain inventory，MPI）[49]。老年疼痛测量（geriatric pain measure，GPM）是最近开发的专门用于老年患者的评估工具[50]。BPI、PDI和GPM相对简洁且易于完成，可提供有关疼痛的信息。它们可以用来评估患者疼痛的变化，以及临床环境下患者的治疗反应[51]。此外，对老年患者进行全面的疼痛评估还必须包括评估功能限制情况（如日常活动能力、行动能力、睡眠和食欲方面的障碍）、心理社会功能（如情绪、人际交往、对疼痛的信念、对疼痛相关活动的恐惧）及认知功能（如痴呆症或谵妄）[51]。

认知障碍患者

对认知障碍的老年患者的疼痛评估具有额外的挑战，因为记忆和语言障碍可能会阻碍疼痛报告。据报道，由于患者存在轻度到中度的认知障碍，其疼痛评分的失败率很高。Ferrell等研究发现，McGill疼痛问卷的当前疼痛强度量表的完成率最高，VAS的完成率最低[50]。La Chapelle等在对认知障碍患者的研究中指出，35%的认知障碍患者无法提供有效的自我报告，因为他们无法理解

有关疼痛特征的询问含义[52]，在痴呆患者中也有类似的发现[50]。虽然这一人群使用自我报告量表进行评估存在困难，但应该在尝试自我报告评估后，明确患者不能够使用该量表后才予以拒绝[3]。特别是在痴呆患者中，疼痛观察工具，如晚期痴呆量表中的疼痛评估（pain assessment in advanced dementia scale，PAINAD），应该与自我报告工具结合使用，以实现对疼痛的多维度评估[53-54]。认知障碍患者的其他疼痛评估工具是面部动作编码系统（facial action coding system，FACS）[55]和沟通能力受限的老年患者疼痛评估核对表Ⅱ（pain assessment checklist for seniors with limited ability to communicate-Ⅱ，PACSLAC-Ⅱ）[56]。这些基于观察者的行为疼痛评估方法在有认知障碍的个人评估方法工具包中占有极其重要的位置。

精神病患者

在精神分裂症患者中，自Bleuler和Kraepelin的早期研究以来，便有报道称精神分裂症患者的疼痛敏感度降低或受损。这种效应的机制尚不清楚，因为这些患者的痛觉减退不能完全用抗精神病的药物来解释[57]。一种有关这类患者否认疼痛和低疼痛评分的解释可能是，该疾病压倒了患者的思维过程（如幻觉、侵入性思维），从而将他们的注意力从疼痛中转移出来。精神分裂症患者的负面症状主要为缺乏驱动力，可能会导致此类患者无法寻求帮助。目前尚不清楚精神疾病的稳定期和急性期是否都存在痛觉减退[58]。另一种解释是，痛觉减退是一种与精神病症状无关的特征或内在特点[59]。精神分裂症患者的疼痛评估与精神健康的人没有不同，人们应该始终记住，即使在有明显痛苦的情况下或疾病中，患者也可以否认疼痛[60]。疼痛报告应该始终被认真对待，因为疼痛几乎从来不会被认为是幻觉[61]。

在创伤后应激障碍（posttraumatic stress disorder，PTSD）患者中，各种研究都报道了其疼痛敏感度的降低和增加[60]。围创伤期的疼痛程度增加与创伤后应激障碍的发生发展有关[62]。因此，创伤事件发生后，应对患者进行全面的疼痛评估。慢性疼痛和创伤后应激障碍常常并存，在这种情况下，创伤后应激障碍通常被低估。因此推荐对慢性疼痛患者进行创伤后应激障碍个体筛查[60]。有这两种诊断的患者往往疼痛敏感度会增加。这种并发症的患病机制是共同易感性（如焦虑敏感度的升高可能是这两种情况的诱因）和互相维持（慢性疼痛维持或加剧与创伤后应激障碍相关的症状）[63]。

疼痛评估的其他挑战

疼痛的性别特异性

几项大规模的流行病学研究显示，在几种慢性疼痛（如偏头痛、慢性紧张性头痛和颞下颌关节紊乱、纤维肌痛、肠易激综合征和间质性膀胱炎）中，女性的患病率较高。与男性相比，女性报告的疼痛强度更剧烈，持续时间更长，身体疼痛部位更多且疼痛更频繁。这些差异的潜在机制尚未完全阐明。有学者认为，生物、心理和社会文化因素的相互作用可能是造成这些差异的原因[64-65]。多项研究也证实了疼痛存在性别差异：与男性相比，女性对实验诱发的疼痛（缺血性疼痛除外）表现出更高的敏感度[64, 66-67]。

在疼痛患病率和疼痛体验方面观察到的性别差异可能是由一系列广泛机制所致。已证实，雌激素在观察到的男性和女性之间的差异中起着重要作用，雌激素血浆水平的变化（在月经周期期间）可能与疼痛的增加有关[68]。外源性雌激素也与临床疼痛有关，使用激素替代疗法的绝经后妇女背部疼痛的风险增加[69]。性别上的差异还可能是由于参与伤害性信息处理的大脑区域中阿片类受体的分布、表达或敏感度不同。男性在丘脑前部、腹侧基底节和杏仁核表现出比女性更大的μ阿片系统激活程度；在疼痛期间，女性伏隔核中μ阿片系统激活的基础状态降低，这一区域以前在动物研究中与痛觉过敏反应有关。这些与疼痛相关的μ-阿片受体结合的差异可能不仅描述了基础痛觉的性别差异，而且也导致了不同个体对阿片类药物敏感度的差异[64, 70]。

文化差异考量

不同的民族用各自独特的语言清楚地表达痛苦和苦难，不同的社会和文化群体有口头和非口头表达痛苦的具体方法。在某一特定文化背景下，疼痛的表达与该文化对于疼痛或受伤时的情绪表现或言语表达是否认同有关。一些文化群体期望在疼痛面前表现出强烈的情感，但另一些文化群体则看重坚忍、克制和弱化疼痛[71]。当存在语言障碍时，疼痛评估和提供高质量的护理可能是充满挑战的。与普通人群相比，这与少部分人受到的治疗不足相关，包括不愿意接受止痛药物治疗（如阿片类药物）、接受较低剂量的止痛药及在急诊科等待时间较长[72]。

这里介绍的一些评估工具能够跨文化评估，目前在世界各地得到广泛使用。例如，面部疼痛评定量表（faces pain rating scale，FPS-R）的可靠性和有效性已经在许多不同的文化群体中得到确认，其约有30种语言版本可用。BPI在美国以外的癌症患者中也显示出高度的有效性和可靠性[60]。虽然不同文化的疼痛表达可能有很大的不同，但疼痛对患者生活质量的影响却非常相似。因此，强烈鼓励临床医师通过与患者的探讨和使用现有的文献来寻找有关患者文化背景的信息。Giger和Davidhizar提供了不同文化中与健康和疾病相关的信仰信息[60, 73]。

疼痛记忆

研究表明，疼痛记忆受到一些认知启发和偏见的系统影响，而这些似乎在人类中几乎普遍存在。疼痛记忆似乎与体验的特定方面联系最紧密，对疼痛严重程度的记忆受到单个最强烈或最严重的疼痛体验及疼痛体验最后一部分的高度影响。这被称为"高峰–终点"现象，已经在许多情形中观察到，如外科手术[74]。有研究表明，疼痛相关的负面情绪会影响患者的疼痛记忆及其未来的疼痛报告[75]。此外，研究还表明，目前的疼痛水平会影响记忆，并可作为平均疼痛的参照点[76]。克服这些记忆偏差的一种方法是使用电子疼痛评估，如"painometer"，这是最近推出的一款智能手机的应用程序，用于对不同疼痛强度等级进行疼痛评估[77]。另一种方法是询问患者在"轻松时日（疼痛最轻微时）"的平均疼痛，这很好地反映了患者典型的疼痛经历。疼痛相关记忆似乎是临床实践中干预的宝贵目标，因为其参与了维持慢性疼痛[78]。

伤残评估

根据国际功能性残疾与健康分类（Interna-

tional Classification of Functioning Disability and Health，ICF），将残疾定义为"损伤、活动受限、参与受限"[79]。慢性腰部疼痛在全球范围内是一种常见疾病，会影响患者的活动和参与水平，并可能导致残疾。最近的一项综述表明，在慢性疼痛患者中，自我报告的体力活动水平明显低于客观测量的水平[80]。因此，体力活动的定量评估作为残疾问卷的辅助手段显得十分必要。与自我报告评估相比，运动记录由于具有更高的客观性，似乎更受欢迎[81]。为了提供一个简要的概述，我们选择了两份针对腰部疼痛的自评式问卷，对腰痛患者的相关心理特性进行了评估[82]。

Roland Morris残疾问卷（roland morris disability questionnaire，RDQ）：开发于1983年，用于初级护理研究，以评估由于腰痛造成的身体残疾。其包含24个项目，代表可能受到腰痛影响的日常体力活动和功能的执行情况，如家务、睡眠、活动能力、穿衣、食欲、易怒和疼痛严重程度。总分是通过将肯定的答案或患者勾选的项目相加而计算出来的。RDQ是评估腰痛最全面、有效的方法，该方法使用方便、用户接收度高并有多种语言版本，其中许多版本已经过验证[82-83]。

Quebec背痛残疾量表（quebec back pain disability scale，QBPDS）：用于衡量功能障碍的程度，其包含20个项目，代表了腰背痛患者认为可能难以进行的基本日常活动。受腰背部疼痛影响的项目可分为6个方面的活动：卧床/休息、坐/站、走动、运动、弯曲/弯腰和搬运大/重物品。总分为每个项目的分数相加算得，得分范围从0（非残疾）到100（最大限度的残疾）。QBPDS比较简短且易于使用，具有良好的临床测量特性（如可靠性、有效性、检测变化的能力），并且有几个经过验证的翻译版本[84]。

总结和建议

疼痛评估是疼痛管理中至关重要的一步。本章介绍了有关疼痛评估的方法。任何对疼痛的评估都应该包括至少一个自我报告测量，使用多个评估方法或多维度疼痛评估（如包含多个疼痛描述词语和一个VAS的SF-MPQ）通常是有益的。疼痛是一种多因素的体验，而不是一种简单的身体感觉。对老年患者，建议使用多个评估方法和多维度疼痛评估（如MPQ或SF-MPQ）。行为观察对非语言患者（如使用FACS评估与疼痛相关的面部表情）和婴儿（如使用NIPS）的疼痛评估也非常有帮助。在其他患者群体中，观察工具应作为辅助测量工具，而不应该用作自我报告测量的替代品。对儿童患者，建议使用面部表情评分、Oucher评分或定量评分，如VAS（对于5岁以上的儿童）。此外，在评估疼痛时，应考虑文化差异、性别、记忆偏差、认知功能和精神疾病。除这些因素外，在选择疼痛评估的方法时，还应该考虑其优缺点。这方面的工作仍在继续，更精密的疼痛测量方法或疼痛评估的生物标志物正在研究中。

Myrella Paschali，Asimina Lazaridou and Robert R. Edwards
陶涛、邱佳敏　译，陈嘉莹、崔旭蕾、张力　校对

参考文献

扫码查看

第七章 病史和体格检查

要点

※ 详细的病史和体格检查是诊断脊柱疼痛的关键。

※ 不要忽视脊柱疼痛的潜在危险信号，否则可能产生严重的后果。

※ 对神经解剖学知识的全面了解是确定脊柱疼痛病因的重要工具。

病例介绍

健康女性，37岁，右利手，入院6个月前发生车祸，导致左颈部及腰部疼痛。该患者是在系安全带的情况下，独自驾驶轿车在等红绿灯时，被另一辆轿车追尾，当时并未丧失意识。患者讲述身体被前后推动，但没有受到直接冲击。患者自诉在接下来的几天内，左侧颈部及腰背部疼痛，无放射痛，在初级保健医师处就诊并开具了处方药（布洛芬和环苯扎林），服药后症状有所缓解。2周后，患者开始出现左手手指刺痛和腰痛并放射至大腿后方的症状。患者过去无颈部或腰部疼痛病史，再次就诊于初级保健医师，进行了颈椎和腰椎X线片检查，报告显示脊柱有轻微退行性改变和颈椎前凸曲度变直。在随访期间，初级保健医师建议患者进行物理治疗。

物理治疗8周后，患者颈部及腰部疼痛有一定改善，但仍残留左手手指间歇性刺痛及左大腿后方疼痛。患者还报告了继发于疼痛的睡眠问题。患者作为一名法律秘书返回了工作岗位，并成了其车祸事故的法律代表。

相关体格检查：使颈部和肩部前伸，进行颈部触诊，左侧颈椎椎旁肌、上斜方肌和肩胛提肌有压痛伴活跃的触发点，可反复诱发左手刺痛，颈部活动范围与正常功能接近，但颈部右转左倾时伴有疼痛。

腰椎检查提示左侧下腰段椎旁肌有轻微压痛并延伸至骶髂关节；腰部触诊提示：左侧骶髂关节压痛，可反复诱发左大腿后段疼痛。Patrick试验（"4"字试验）阳性，神经系统检查完好。Spurling征（椎间孔挤压试验）阴性，但可产生左

侧肩胛骨放射痛。

评估：该患者患有小关节源性疼痛合并肌筋膜疼痛引起的慢性颈痛，同时存在由小关节源性疼痛和左侧骶髂关节功能障碍引起的慢性腰背部疼痛。疼痛引起的睡眠问题会加剧这种情况。

患者的表现与颈部挥鞭样损伤有关，在上述交通事故后持续存在。

概述

详细的病史和体格检查对于评估患者脊柱疼痛是至关重要的。这决定了患者选择保守治疗，还是立即入院接受检查，甚至进行相关的手术。

脊柱疼痛是一个全世界范围内普遍存在的问题，是导致患者疼痛和功能丧失的一个重要原因。据估计，腰背痛和颈部疼痛的终身患病率分别高达84%和67%。腰痛是致残的主要原因，2002年至2004年，估计腰痛患者的收入损失超过2000亿美元。任何时刻都有约5%的美国人因颈部疼痛而致残[1]。

虽然颈部和腰背部疼痛的病因无法明确，但如果可以确定引起疼痛的异常解剖结构，可能对治疗具有一定价值[2]。患者的病史可用来识别"红色警示"和"黄色警示"，而根据病史进行的体检可明确相关怀疑。仔细询问病史和体格检查在脊柱疼痛患者的评估中是必不可少的。在病史和体格检查中，临床医师必须留意可能存在的更为严重的疾病，注意"红色警示"和"黄色警示"。需要与颈部和腰背部疼痛鉴别的疼痛有很多，虽然大多数疼痛是良性和自限性的，但对临床医师来说，真正的挑战是区分严重的脊柱病理性或神经根性疼痛与非特异性脊柱疼痛。后者病

因众多，通常涉及肌肉、韧带、椎间盘、神经根及关节突关节（小关节）。

颈椎

病史

医师在询问患者病史时，如果出现多个"红色警示"应着重关注，并表明需要进一步检查（表7.1）。

若病史或体格检查发现了表7.2和表7.3列出的"红色警示"和"黄色警示"，表明需要通过实验室或影像学检查进一步评估。虽然"红色警示"并非针对颈部疼痛患者制定，但其适用广泛。对于任何患者，必须考虑其相关的社会、心理和情感因素，这些因素有时甚至比躯体因素更重要。

当询问颈部疼痛患者的病史时，应了解疼痛的一些基本特征，包括疼痛部位、放射位置、严重程度、缓解因素、加重因素、发病时的情况和相关症状。

表7.1　慢性颈部疼痛的危险因素和促发因素

子女数量多
自我健康评估差
社会心理状态差
既往有慢性腰痛病史
既往有颈部损伤病史（即使时间久远）
对工作不满意
工作压力大
工伤残疾

Based on materials and data from Croft et al.[3-5]

表7.2　腰背痛的"红色警示"（也适用于颈部疼痛）

发热
原因不明的体重减轻
癌症病史
暴力创伤史
类固醇激素应用史
骨质疏松症
年龄＜20岁或＞50岁
治疗后疼痛不改善
酒精及药物成瘾
艾滋病病史
下肢痉挛
肠道及膀胱功能丧失

Based on materials and data from Haldeman.[7]

表7.3　腰背痛的"黄色警示"（也适用于颈部疼痛）

个人因素

年龄
身体素质（差）
（腰背部）颈部肌肉力量（弱）
吸烟

社会心理因素

压力（大）
焦虑
情绪/情感（低落）
疼痛行为

职业因素

体力劳动
（身体）弯曲和扭转
全身性振动工作
对工作和工作关系不满意

Based on materials and data from Haldeman.[7]

- 疼痛部位

疼痛位于颈椎上段、中段还是下段，疼痛是在棘突上还是椎旁肌肉，疼痛是单侧还是双侧。

- 疼痛放射部位

疼痛是否放射至远端，以及放射部位在哪里。神经根型颈椎病可引起神经根性疼痛，肌肉刺激和小关节源性疼痛也可引起上肢的牵涉性疼痛[6]。

- 疼痛严重程度

极度剧烈的疼痛可能与几种疾病有关，主要为神经痛性萎缩症、神经根病或癌症。

- 疼痛缓解因素

如何减轻疼痛？可通过外展缓解，例如同侧手臂外展过头顶可能会改善颈神经根疼痛（患者甚至采取该姿势入睡）[8]。患者斜靠休息后颈部疼痛可减轻，但如果休息不能减轻疼痛，则应考虑为脊柱感染和转移癌[9]。

- 疼痛加重因素

什么使疼痛加剧？当患者头转向并注视疼痛的同侧上肢时，疼痛会加重，这可能与小关节源性疼痛或神经根病有关。颈部向对侧活动引起的疼痛可能是肌肉拉伤或其他肌筋膜疼痛导致。咳嗽、打喷嚏或用力动作可引起由硬膜囊内压力增加导致的椎间盘源性或根性疼痛。

- 相关症状

手臂或手是否也会感到麻木或刺痛？手臂或手

感觉异常并伴随颈部和上肢疼痛，可能提示颈神经根病变、周围神经病变或臂丛神经相关疾病。颈部机械性疼痛的患者常伴有腕管综合征。臂丛神经病变患者可表现为严重的肩部和上肢疼痛，继而出现明显的肌无力和肌萎缩。这些患者颈部疼痛或头/颈部活动时症状加重的情况并不常见。因此，仅根据病史，很难区分臂丛神经病和颈神经根病[5]。

• 发病时的情况

疼痛是何时开始的？起病的细节可能有助于确定与疼痛相关的前驱症状。确定发病时间也可能有助于确定疼痛的程度、疼痛与创伤的关系（如在交通事故发生后24小时内）。外伤、搬重物、重复搬举动作或长时间驾驶汽车都可能引起神经根病变[5]。

• 夜间症状

疼痛是否会导致患者夜间醒来，患者在早晨醒来时是否伴有颈部疼痛？任何可能引起疼痛的原因都可以使患者在夜间醒来，但必须仔细考虑睡眠时颈部的姿势。患者是否使用颈部支撑良好的枕头？

胸椎和腰椎是否出现疼痛？强直性脊柱炎患者可能出现夜间颈部疼痛和腰痛，伴随有侧屈活动受限和红细胞沉降率升高。

关节是否存在僵硬感（尤其是在早上）？强直性脊柱炎和风湿性疾病，如风湿性多肌痛，常表现为过度的晨僵。

是否存在肌无力？如果存在，位于哪个区域？导致肌无力的神经原因主要为颈神经根病、神经性肌萎缩和脊髓肿瘤。下肢无力可能是因为脊髓压迫、肿瘤、脊髓空洞或其他与脊髓相关的颈椎病。

是否存在膀胱或肠道功能障碍，并也与颈脊髓受累相一致[10]？

是否存在下肢疼痛？弥漫性疼痛或"灼烧样"疼痛可能与颈髓受压有关[10]。单纯根据患者病史鉴别周围神经病变、马尾综合征和脊髓型颈椎病存在一定困难。

• 前期的检查和治疗

患者进行了哪些诊断性检查，检查是否有效？这些信息有助于确定仍需要哪些检查，并为制订治疗计划提供依据。

患者现在和过去服用的止痛药有哪些，这些止痛药是否有助于缓解疼痛，患者是否接受过理疗师的评估和治疗？

• 既往病史和系统回顾

患者是否有冠心病、胃食管反流病或高血压病史？如果颈部疼痛放射至左臂，活动时疼痛加重，休息时疼痛改善，那么患者是否做过心脏相关检查？有高血压病史者可能无法使用一些药物，如非甾体抗炎药或双膦酸盐。有肠道疾病者也可能要避免使用非甾体抗炎药。

患者是否经历过可能由癌症或转移性疾病引起的体重减轻或食欲减退？患者是否服用过任何可能引起疼痛的降脂药物？如果患者是育龄妇女，是否怀孕或者哺乳？这些信息对于确定检查和治疗至关重要。患者是否患有抑郁症或焦虑症，从而加重症状或使治疗变得困难？来自家庭或职业的压力通常与颈部疼痛导致的残疾有关[2]。

• 社会史

患者是否有药物滥用史或处方药成瘾史？患者目前是在工作还是失能？长时间保持一个姿势工作的人常出现颈部疼痛，无论是在办公桌前还是在生产线上[8]。

这是工伤吗？法律诉讼是否尚未判定？如果这是一个工人赔偿案件，那么这个案件还在审理中吗？对于事故或伤害发生在初次就诊前几个月的患者，会诊可能是出于法律目的，而不是出于诊断和治疗的需要。前瞻性研究表明，社会心理因素对颈部挥鞭伤患者很重要[11]。

吸烟会增加脊柱疼痛的风险[12]。询问患者的社会关系网也很重要，包括患者的家人和朋友。

体格检查

颈部检查的基本内容主要为视诊、触诊、活动范围和神经肌肉检查。

• 整体表现

患者看起来很疼痛，还是看起来很平静，没有痛苦，但仍然主诉有严重的疼痛（可能是非器质性疼痛）[10]？

• 视诊

医师应检查患者颈部、上背部和手臂的肌肉是否有萎缩。颈部是否有侧弯和旋转，如斜颈。检查肩关节是否存在肩胛内外翻或肩下垂，提示神经痛性肌萎缩、C_6或C_7神经根病或胸长神经病变。姿势是引起颈部疼痛的一个重要因素。明显的背部后凸（圆背）使头部位于重心的前面，增加颈椎前凸。关节突关节过度承担头部的重量，可引起颈部疼痛[13]。

- **活动范围**

应进行主动活动和被动活动的颈椎活动范围评估。侧屈或不对称的水平旋转是否使活动范围减小，疼痛与颈部活动是否有关？

- **触诊**

检查患者颈部肌肉是否有压痛。肌腱炎或枕神经炎可能会导致其在颅底靠近颈椎肌肉连接处有压痛。颈部触诊和叩诊通常无法识别特定的病变过程。

- **神经检查**

对于颈部疼痛患者，传统的神经检查主要是对上肢（有时是下肢）的个别肌肉群、上肢皮节区的感觉检查，评估上肢（有时包括下肢）深部腱反射并进行特殊检查。

- **徒手肌力检查**

对处于抗重力姿势的上肢至少应使用医学研究委员会（Medical Research Council，MRC）所介绍的技术进行肌力检查，以便能够发现最轻微的肌无力[14]。

MRC指南中的0～5级肌力分级系统应用广泛，0代表无运动，3代表能够抵抗重力强度，5代表正常肌力强度[13]。检查者应该试着确定患者是否竭尽全力，肌力逐渐减弱提示患者没有充分用力。此外，检查时应首先检查无症状的一侧以避免疼痛，而且在检查疼痛的肢体前，让患者了解如何活动肢体。对于颈神经根病，一些学者认为徒手肌力检查是定位受累神经根的最重要的检查[15]。上肢无力可由颈神经根病、臂丛神经病、周围神经卡压性神经病变（如正中神经、桡神经或尺神经病变）、患者未用全力或肌腱病疼痛（如肩关节撞击征或外上髁炎）引起。

- **反射**

与大多数体格检查一样，肌肉反射对称性引出意味着正常。C_6（或C_5）神经根、臂丛或肌皮神经病变时，肱二头肌反射可能缺失或减弱。C_7神经根、臂丛神经病或桡神经近段病变时，肱三头肌反射可能缺失或减弱。C_5或C_6神经根、臂丛神经或桡神经病变时，肱桡肌反射可能缺失或减弱。与此同时，同样应进行下肢反射、霍夫曼征

（Hoffman sign）及巴宾斯基征（Babinski sign）反射评估。反射增强、Hoffman征或Babinski征反射阳性提示脊髓病变，检查人员应进一步评估上肢和下肢肌无力、大小便失禁、肌痉挛和共济失调情况。

- **轻触觉和针刺觉**

如果怀疑周围神经病变，应同时检查上肢和下肢。如果怀疑有脊髓型颈椎病，应评估上肢和躯干的感觉减弱或消失水平。检查出现感觉减退或改变可提示神经根病、臂丛神经病、周围神经病、周围神经卡压或脊髓病。在检查手部感觉时，颈神经皮节图显示拇指指尖受C_5神经支配、拇指和示指受C_6神经支配、示指和中指受C_7神经支配、无名指和小指受C_8神经支配。

每一个颈神经根都经同序数颈椎体上方椎间孔通过（如C_6神经通过C_5和C_6椎体之间的神经孔）。因此，C_5～C_6椎间盘突出可能侵犯通过C_5～C_6椎间孔的C_6神经根，导致从颈部到拇指的放射性疼痛[13]。手部的周围感觉神经：支配无名指、小指外半侧的尺神经；支配拇指、示指和中指背侧的桡神经[2]。

其他的一些检查，如Spurling试验，有助于评估患者的颈部疼痛。患者被动地将头向疼痛的上肢一侧倾斜，伸展颈部，然后向下施加压力[16]。如果引起有症状的肢体（不仅是颈部）放射性疼痛和感觉异常，则提示颈椎神经根病变。Spurling试验阳性对颈椎神经根病有很高的特异度，但与此相反，敏感度却较低[10, 15]。

- **肩关节病变**

肩关节撞击患者通常出现颈部疼痛，因此对肩部的评估有助于确定疼痛的发生机制。肩部的体格检查主要为检查肩部在前屈、后伸、外展、内收、内旋和外旋时的被动和主动活动范围，检查肱二头肌肌腱、肩袖肌腱、肩峰下囊和肩锁关节的压痛情况，检查肩关节抗阻力的外展情况。

肩关节激惹试验，如空罐试验、落臂试验、Hawkins-Kennedy试验、O'Brien试验及抬离-复位试验，有助于鉴别肩部疼痛类型，但每个试验评估特定的肩关节病变的准确性是有限的[17]。肩部疼痛和颈部疼痛的综合问题还需深入探讨。

也可以单独进行颈椎肌肉强度检查。先前的研究表明，与健康对照组相比，颈部疼痛受试

的颈椎屈肌强度下降[19]。检查颈椎屈肌强度时，医师嘱受试者保持仰卧位，收起下巴，可在矢状位、右旋位和左旋位时检查[18-19]。同样也可以在俯卧位时检查颈部伸肌的强度[18]。

如同对腰背部和下肢疼痛患者的体检一样，神经力学的特殊检查在评估颈部和上肢疼痛患者时是有用的。

椎间孔挤压试验（Spurling试验）：受试者头部向疼痛侧倾斜，检查者向下按压受试者头部。患侧肢体放射痛和感觉异常加重提示神经根受压，通常继发于椎间盘突出（需要注意的是，向对侧倾斜头部检查有时会加重患侧上肢的疼痛和感觉异常，继发于受压神经根被牵拉）。

引颈试验：牵引头部可减轻颈部脊神经压迫，减轻上肢疼痛和感觉异常。

Valsalva试验：与腰痛相同，Valsalva试验导致鞘内压力增加，可加重颈部和上肢症状。

Lhermitte试验：在脊髓病影响后柱的患者中，颈部屈曲可产生颈部感觉异常，通常发生在背部，但有时也会发生在四肢。神经病学家认为，Lhermitte征最常与炎症过程有关，如多发性硬化症，但有时也与脊髓受压有关。

Adson试验和过度外展试验（hyperabduction tests）：常用于评估疑似胸廓出口综合征患者，具有非特异性和不可靠性。患者取坐位，上肢位于两侧（Adson试验）或有症状的上肢向外伸展（过度外展试验），同时触诊桡动脉。如果有症状的肢体出现脉搏消失和感觉异常，则检测结果为阳性。

颈椎疾病

颈神经根病

颈神经根病是指任何发生在颈椎水平的神经根功能障碍，最为常见但并不总是与椎间盘突出症有关。神经根病是一个非常广泛、非特异性的术语，但有些学者使用这个术语来描述特定的神经根病变引起的疼痛、无力或麻木。

神经根功能障碍可继发于下列情况。

- 内部原因（非压迫性），如炎症、神经肿瘤（神经鞘瘤或神经纤维瘤）。
- 外部原因，如由于椎间盘突出、神经孔狭窄、肿瘤、纤维增生、血肿和创伤导致的

压迫，炎症介质的激活（如P物质、缓激肽、钾离子和组胺），血供的改变。

- 提举重物、颈部创伤（运动、车祸等）和吸烟都与颈神经根病的风险增加有关[19-21]。良好的睡眠姿势、良好的睡眠习惯、精神减压技巧和符合人体工程力学的姿势对于缓解活动性症状和降低症状复发的风险至关重要。

· 病史

由于颈神经根病的诊断很大程度上是临床诊断，所以病史采集是评估的一个重要组成部分。关于疼痛的性质、分布、加重和缓解因素都非常重要，同时用以排除其他不常见的可导致神经根病的原因。神经根受累范围不同，可出现特定的表现形式（表7.4）。然而，有时疼痛不仅局限于受累神经支配的皮肤（皮节区），也可以在其他受神经支配的结构中感知，包括肌肉、关节、韧带（骨节区）及受累神经根（神经节区）[20-22]。在记录病史的同时，评估脊髓病的症状也至关重要，如手的灵活性轻度受损、平衡功能障碍、肠或膀胱失禁、上肢和（或）下肢感觉或运动障碍。如果病史（及随后的体格检查）显示病变累及超过一个神经根节段，应怀疑多神经根性颈椎病。该病最常见的原因是退行性颈椎病变（这种情况需要对脊髓功能障碍进行评估）。其他的原因为脊柱肿瘤（室管膜瘤、软脑膜转移等），炎症性疾病（颈神经根丛神经病变、莱姆病等）和神经根撕脱伤（在外伤的情况下）。

颈神经根病的常见鉴别诊断如下。

- 臂丛神经炎。
- 心源性疼痛。
- 颈段脊髓病变。
- 颈椎间盘损伤。
- 颈椎小关节综合征。
- 复杂的局部疼痛综合征。
- 带状疱疹。
- 椎管内和椎管外的肿瘤。
- 颈部肌筋膜疼痛综合征。
- 神经卡压综合征。
- 臂丛神经炎（Parsonage-Turner综合征）。
- 肺尖肿瘤综合征（Pancoast综合征）。
- 肩袖损伤。

- 胸廓出口综合征。
- 血管炎。

• 体格检查

体格检查主要为视诊和姿势的评估、颈部活动范围评估、肌肉骨骼触诊、神经学体检和特殊的查体试验。神经学体检主要为肌力、感觉评估和反射检查，包括上运动神经元的评估。提示脊髓病的"红色警示"主要为多个神经根水平的感觉和运动缺陷、累及双侧上肢或上下肢同时受累，以及上运动神经元体征阳性（包括Babinski征阳性、Hoffman征阳性、反射亢进）。基于神经根水平的皮节区和肌节区改变模式如下。

C_5神经根病：肩胛内侧缘和上臂外侧疼痛；三角肌、冈上肌和冈下肌无力；上臂外侧感觉损失；旋后反射改变。

C_6神经根病：前臂外侧、拇指和示指疼痛；肱二头肌、肱桡肌、冈下肌和腕伸肌无力；拇指和示指感觉丧失；肱二头肌和（或）肱桡反射的改变。

C_7神经根病：肩胛骨内侧、上臂后侧、前臂背侧和第三指疼痛；肱三头肌、腕屈/腕伸肌和指伸肌无力；前臂后部和第三指感觉丧失，以及肱三头肌反射异常。

C_8神经根病：前臂尺侧和第五指疼痛；拇指屈肌、拇展肌和手部固有肌无力；小指感觉丧失[20-21]。虽然这种神经分布表现通常是准确的，但Slipman等研究表明，牵涉痛在个体之间存在明显差异[23]。

评估颈椎神经根病最常用的特殊检查是椎间孔挤压试验（Spurling试验），包括颈部最大范围伸展、旋转、侧弯和轴向压迫。Wainner等发现，若相关的颈椎旋转<60°，并且同时出现引颈试验、椎间孔挤压试验、上肢牵拉试验（upper limb tension test，ULTT）均为阳性，则发生颈神经根病的概率为90%[24]。上肢张力试验检查时患者取仰卧位，检查者嘱患者肩胛骨下压、肩外展、前臂旋后、腕和手指背伸、肩外旋、肘关节伸展、颈椎先向对侧再同侧侧屈，即臂丛牵拉试验或检查正中神经病变的Elvey试验。虽然该试验不适用于检查颈神经根病，但通过改变肩膀、肘关节和手腕的位置，同样可以评估尺神经和桡神经。同时需要注意，如果感觉检查发现痛觉超敏、痛觉过敏或慢性神经根性疼痛后效应，应考虑能够使中枢和外周神经敏感化的因素。

颈椎管狭窄

年龄相关的退行性椎间盘和关节突疾病合并钩突肥大、黄韧带增厚和后纵韧带屈曲均导致获得性颈椎管狭窄。先天性椎管狭窄常伴有短椎弓根、关节柱和椎板的骨性异常。

颈椎病常发生于无症状的成年人，据报道，40岁以下成年人的患病率为25%，40岁以上为50%，60岁以上为85%[25]。据一项大型尸体研究报道，美国成年人中颈椎管狭窄的患病率约为4.9%[26]。

颈椎管狭窄的危险因素主要为从事美式橄榄球、足球、英式橄榄球、马术运动，以及严重的外伤和肌张力障碍性脑瘫。

表 7.4　颈神经根病的症状

神经根	C_5	C_6	C_7	C_8
疼痛	颈部、肩部和肩胛间区	颈部、肩膀、肩胛间区和前臂桡侧	颈部、肩胛间区、前臂、胸部和手	颈部、前臂内侧、手的尺侧
肌力减弱	肩外展肌、肘屈肌、肩外旋肌	肘屈肌、肩外旋肌、前臂的旋前肌、前臂的旋后肌、肩外展肌、腕伸肌、肩回旋肌	肘伸肌、前臂的旋前肌、指伸肌	腕屈肌，手指和拇指的展肌、收肌、伸肌和屈肌
感觉减弱	拇指尖，肩部外侧	拇指和示指	拇指、示指、中指，有时合并无名指	小指和无名指
反射（减弱或消失）	三角肌	肱二头肌和肱桡肌	肱三头肌	指屈肌

Based on materials and data from Honet and Ellenberg.[2]

· 病史

除询问有关疼痛和麻木的问题外，医师还应询问患者步态、平衡和精细运动的细微变化，这些可能提示脊髓病变。肠道和膀胱功能障碍是典型的晚期表现。接诊从事冲撞运动的运动员时，医师需要询问其颈椎的活动范围和冲撞的技术动作，因为在这些运动过程中颈椎伸展功能早期受损和肩部下压会增加颈神经功能障碍和（或）神经根、神经丛损伤的风险。

· 体格检查

对于怀疑有颈椎管狭窄的患者，应常规检测颈椎活动度、肌肉牵拉反射和肌力。椎间孔挤压试验可诱发神经根性疼痛和（或）感觉异常，让患者将患臂抬高至头顶（Bakody征）可缓解这些症状。如果有Babinski征、Hoffman征、踝阵挛和Lhermitte征，应详细记录。通过闭目直立试验（Romberg试验）可评估继发于后柱功能障碍的感觉性共济失调。

颈、胸关节突关节病

颈、胸关节突关节病是指脊柱关节突关节（小关节、Z型关节）的退行性改变，可导致小关节源性的头部、颈部和背部疼痛。其是由小关节的骨关节炎引起的，是颈椎病、滑脱、创伤和挥鞭伤的组成部分。小关节被认为是脊柱第三柱或后柱的一部分，病变通常继发于第一柱或前柱之后，包括椎间盘。关节突关节通常被称为"后侧部"的一部分。小关节源性的颈/背部疼痛无特异症状。患者可能表现为非特异性的症候群，包括局限于椎旁区（单侧或双侧）的深部疼痛，这种疼痛可能因过伸、扭转、侧弯和扭转负荷而加重。很少表现为轴向痛或中心性疼痛。患者也可能表述为头痛或晨起颈部僵硬感。小关节病的疼痛大多表现为进行性加重，除非是由外伤或挥鞭伤所致（图7.1）。

· 病史

患者可能表现为枕部、颈部和胸背部特定形式的牵涉痛，这可能与特定的关节突关节相关。已发表的骨节区图谱确定了这些常见的牵涉区域。但是，在病理方面是非特异性的，在脊柱水平重叠处有很大的可变性[28]。由于其他病理机制（如椎间盘源性痛）也可产生类似的疼痛表现，

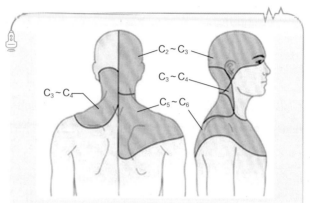

上颈部小关节是枕部疼痛和头痛的常见来源，而下颈部小关节的疼痛往往在下颈部和斜方肌区域被感觉到。

图7.1 颈椎小关节痛的牵涉模式
（Reprinted from Bogduk and Marsland[27], with permission from Wolters Kluwer）

所以对这些现象应谨慎解释。

· 体格检查

小关节源性的颈/背部疼痛在很大程度上是一种排除性诊断。没有特异性的体征或特殊的检查手法/动作来辅助诊断该病。诊断常通过患者缺乏提示其他病因的体征而达成，如提示神经损伤或神经根的症状[29]。大量研究始终未能证明广泛使用的"小关节加压"检查（伸展和同侧旋转疼痛）与小关节源性疼痛之间的相关性[30]。研究显示，椎旁压痛是唯一与小关节病变相关的体征，并可被治愈，目前已被用来鉴别小关节痛和椎间盘源性背痛[30]。当用于推测有椎旁压痛时，脊柱的手法检查，也是一种有效的临床工具[31]。其他阳性的检查结果可能还包括运动受限（特别是屈曲、伸展和旋转）、颈椎后凸（正常的颈前凸消失）、前/中斜角肌、斜方肌和胸锁乳突肌张力增高。

患者可采取脊柱后凸的前屈体位来缓解疼痛，并有可能在所有平面出现活动受限[28]。从坐姿到站姿的体位变化，可能会加剧疼痛[32]。上颈椎关节突关节病会限制头部转动，导致患者开车困难、社交场合的交谈不便。这些障碍会使患者生活质量下降，并可导致抑郁，尤其是老年患者。

颈椎挥鞭伤

颈椎挥鞭伤是一种由加速-减速应力造成的对颈椎和支撑结构的损伤。

据报道，颈椎挥鞭伤有各种不同的撞击机

制，但最常见的是机动车追尾或侧面碰撞的结果。典型的撞击机制是由于身体相对头部的快速加速，导致颈部水平性移动。随后，快速复位引起颈椎的受压、剪切或张力。在跌倒、接触性运动中的剧烈碰撞或跳水中也有较少出现的挥鞭伤。实验模型表明，追尾后的"无害极限"速度变化在5~10英里/小时。相关车辆的抓拍照片有助于确定速度变化，但目前尚未发现碰撞类型、速度变化和预后之间的相关性[33-34]。

颈部挥鞭伤是机动车碰撞后最常见的损伤。颈部挥鞭伤引起的急性症候群在不同国家的年发病率差别很大，预计为1‰~6‰[35]。挥鞭伤引起的慢性疼痛患病率预计为1%[35]。一项横跨美国9个州的病例对照研究发现，45%的慢性颈部疼痛患者病归因为机动车碰撞[36]。颈椎挥鞭伤在许多国家消耗了大量的社会经济成本，导致许多人质疑其存在[37]。头部保护装置可显著减少追尾碰撞相关的颈部损伤数量，而且固定性的（不可调节）头枕垫比可调节的更有效[38]。

在撞击后的最初100毫秒，颈椎从下方受到压迫，导致下段颈椎伸展，而上段颈椎相对屈曲。这导致颈椎在最初所有节段被迫向后伸展之前，呈S形曲线[39]。颈椎的多个解剖结构都可能因颈部的挥鞭伤而受到损伤，包括骨骼、韧带、肌肉、肌腱、椎间盘和关节突关节，其中关节突关节损伤被广泛认为是颈椎挥鞭伤后慢性疼痛最常见的原因[40]。

• 病史

疾病进展包括自然病史、疾病分期和疾病转归（随时间变化的临床特征和表现）。

- 多达2/3的车祸伤患者会立即出现颈部疼痛和相关症状（受伤后数小时内），另外1/3的患者也会在48小时之内出现症状。
- 早期症状通常包括颈部和胸背部疼痛。一系列其他症状，如头痛、头晕、注意力和记忆障碍、上肢无力、感觉异常及视物模糊，被称为"挥鞭伤相关症候群"。
- 亚急性和慢性症状还可能包括疲劳、睡眠障碍、抑郁及焦虑。
- 大多数受伤患者在急性损伤后能迅速康复。
- 受伤12个月后，20%~25%的患者仍然有症状[41-42]。
- 有关碰撞的详细病史还包括患者是司机还是乘客、车辆相撞发生的部位、是否使用安全带和头枕、安全气囊是否展开及是否涉及诉讼。
- 创伤最初的详细病史，主要为有无头部损伤、意识丧失、急诊影像学评估和初始治疗。
- 现病史及处理，主要为口服药、注射剂、治疗方法、治疗模式，以及关于针灸和（或）手法正骨等尝试。
- 确定相关症状，主要为延伸至手臂的牵涉痛、新发的手臂麻木或刺痛、无力、头痛或新发步态异常。

评估损伤前的功能状态、疼痛症状和心理状态，如事故发生之前患者存在的全身疼痛和一般心理应激与慢性颈部疼痛相关[42]。

颈部残疾指数（neck disability index，NDI）[43]是一种功能性结果指标，设计为复选框问卷，满分为50分，以百分比报告。NDI经常在临床或科研中被用来评估急慢性颈部疼痛。具有良好的可靠性，对于不复杂的颈部疼痛最小可检测变化为5/50，对于颈神经根病最小可检测变化为10/50。NDI是一种区间测量，具有临床显著性差异[44]。

• 体格检查

急性期最常表现为所有方向的活动范围减小，颈部、枕部和胸背部广泛性压痛，如果存在神经根刺激/损伤，则椎间孔挤压试验阳性。应评估是否存在肌力下降、反射不对称或感觉异常。无神经根或脊髓受累的慢性挥鞭伤一般表现为颈部或胸背部的局限性压痛、颈椎伸展和旋转痛，无局部神经受损。

胸腰段脊柱疼痛

• 病史

医师在评估继发于颈椎和腰椎疾病时，患者的病史至关重要，尤其是在查体中未发现局灶性神经体征的患者。对这些患者，鉴别诊断常根据病史。

• 疼痛特征

发病情况：在大多数情况下，出现急性腰痛发作的患者都有前期疼痛的病史，通常持续数周、数月或更长时间。急性发作的神经根性疼痛患者也是如此。患者没有腰痛病史而出现急性腰骶神经根性疼痛发作是个别现象，而不是普遍现象。

疼痛性质：背部骨骼肌不同程度、非放射性的疼痛常被描述为深部疼痛，而根性疼痛常为锐痛、戳痛或刺痛。

疼痛部位：骨骼肌疼痛通常局限于椎旁区域。腰骶部疼痛的椎旁区域范围往往最大，有时向两侧和臀部蔓延。当累及腰椎神经根时，疼痛往往向下肢放射。在腰骶神经根病的患者中，疼痛通常向一侧或两侧下肢放射。疼痛的分布范围有时提示特定神经根受累。例如，上腰段（L_2，L_3）神经根性疼痛不会放射到膝盖远端，而L_4神经根性疼痛可以放射到膝盖远端的小腿内侧。L_5和S_1神经根病产生的疼痛容易放射到大腿和小腿的后外侧，常累及足部。疼痛最严重的部位可能是足的内侧（L_5神经根病）或外侧（S_1神经根病）。

持续时间：机械性腰痛通常持续数天到数周。神经根性疼痛通常$6 \sim 8$周后逐渐缓解。在这种情况下，通常没必要做神经诊断评估。然而，对于有慢性腰痛的患者，需要询问详细的病史，以排除慢性症状基础上叠加的新问题。在适当的情况下，可能需要立即进行神经诊断评估。

严重程度：正如所有临床医师所认识到的，因为疼痛可以受多种因素（如患者性格）的影响，所以疼痛的严重程度往往难以解释。患者平卧时不能缓解的严重腰痛，提示转移癌及病理性椎体骨折或椎体、椎间盘、硬膜外间隙感染。

发病时间：腰椎神经根病常发生在患者早晨醒来时。倾向于白天缓解的非放射性疼痛通常由机械性疾病引起（如肌肉劳损、退变性椎间盘病变、脊椎病）。脊柱和脊髓的肿瘤产生的疼痛常在患者处于仰卧位时出现，偶尔表现为加重；腰椎肿瘤患者可能会在夜间睡觉时疼痛加重。

相关症状：对于腰背痛的患者，应询问其是否存在腹痛、肠道或泌尿生殖系统症状。

诱发因素：Valsalva动作（如咳嗽、打喷嚏和大便时用力）往往会使腰骶部疼痛短暂加重。腰背痛神经根性疼痛通常在坐位和立位时加重，仰卧可缓解。如果患者取仰卧位时疼痛持续或加重，必须考虑到脊柱转移癌或感染的可能性。对于腰椎管狭窄患者，直立位和行走可引起神经源性跛行。

运动症状：在疼痛的情况下，很难仅依靠病史来鉴别是肌肉无力还是保护性动作。然而，在腰痛和下肢疼痛的情况下，患者在行走时出现脚拍打地面或下肢"打软"而摔倒，提示肌力减弱。虽然肌力下降通常在神经查体中能够得到最好的判断，但病史有助于将肌无力与疼痛导致的保护性动作区别开来。

感觉障碍：神经根病患者常自诉受累肢体麻木、刺痛，甚至皮温低。有时症状提示感觉障碍和痛觉超敏。病史中感觉障碍（尤其是麻木和刺痛）的分布，可能比感觉检查本身有助于确定神经根病的部位。

膀胱及肠道功能异常：高张性膀胱症状，如尿急、尿频、夜尿和间歇性尿失禁（或偶尔大便失禁），常与脊髓型颈椎病相关。马尾神经受压也可能出现括约肌功能障碍，当急性发病时，医师必须高度警惕，因为该表现是紧急手术干预的指征。

危险因素：虽然多种危险因素与腰痛的发生率增加有关，但了解这些危险因素并不一定有助于评估患者。与颈部疼痛相比，腰痛的危险因素更容易确定，但两者有许多共同的危险因素，具体如下。

- 年龄增加。
- 重体力劳动，特别是长时间的静态工作姿势，负重、扭转和振动。
- 社会心理因素，如对工作不满和工作单调。
- 抑郁症。
- 肥胖。
- 吸烟。
- 严重脊柱侧弯（80%）。
- 滥用药物。
- 头痛病史。

以下为几个可能会增加腰痛风险的因素。

- 人体测量学状态（体重、体型）。
- 姿势，如脊柱后凸、前凸和侧弯。
- 性别。
- 身体健康状态（虽然不是急性腰痛的预测因素，但健康个体慢性腰痛的发生率较低，并且与非健康个体相比，急性腰痛时往往能够更快恢复）。

高危疼痛患者：虽然大多数出现腰背痛的患者不需要立即进行诊断评估，可先保守治疗，但对有特定病史的新发腰背痛患者，无论是否伴有肢体放射性疼痛，均应立即进行全面检查。这些病史特征具体如下。

- 年龄＞50岁。
- 体温＞38 ℃。
- 神经源性肌无力。
- 疼痛发作前有重大创伤。
- 恶性肿瘤病史。
- 卧位休息时疼痛。
- 无法解释的体重减轻。
- 吸毒和酗酒（感染风险增加，可能有被遗忘的创伤）。

- **体格检查**

经验丰富的神经科医师知道，疼痛可以改变腰痛患者的神经查体结果。例如，在检查患者肌力时，必须考虑因疼痛导致的保护性动作。腱反射可能因疼痛导致肢体紧张而受到抑制。提前向患者解释检查的每一个步骤，让患者做好准备，可以减少患者焦虑，鼓励患者放松，从而减少对检查的防范，可提高检查的可靠性。

一般体检

对腰背痛患者进行全面的评估必不可少。例如，出现低热可能是感染累及脊柱、硬膜外间隙或周边的肌肉（如腰大肌脓肿）的信号。视诊皮肤是否有病变可获得诊断性信息。直肠检查的改变（如括约肌张力、肛门反射和球海绵体反射）提示病变位于脊髓或马尾，而前列腺异常则提示可能为前列腺癌伴脊柱转移。

腹部检查至关重要。腰痛患者如果出现腹部压痛、器官肿大或搏动性腹部肿块伴杂音，应立即进行紧急诊断评估，诊断结果（如腹主动脉瘤破裂）可能会挽救患者生命。对于腰痛伴跛行的患者，评估双下肢动脉是必要的，以鉴别神经源性跛行和血管源性跛行。

肌肉或神经检查

检查腰背部肌肉或神经是有意义的。腰椎上方出现一簇毛发提示脊髓纵裂/隐性脊柱裂。叩诊可使感染或恶性肿瘤部位产生疼痛。

椎旁肌触诊可表明痉挛是急性腰痛的病因还是伴随症状。"痉挛是背部疼痛的病因之一"这个概念已经受到挑战。

站姿可能因腰椎间盘突出而发生改变。外侧椎间盘突出者（神经根肩上型）采取躯干远离疼痛侧下肢的姿势，而内侧椎间盘突出者（神经腋下型）可见躯干向疼痛下肢同侧倾斜。因为将躯干向对侧倾斜会造成神经根压迫进一步加重，从而加重神经根分布区域的疼痛。继发于马尾神经受压的神经源性跛行患者站立和行走时更倾向于躯干前屈，这样可以通过增加腰椎管的前后径来减轻压迫。行走时，躯干伸展使症状加重。腰痛患者的腰椎活动度通常变小，但由于条件和年龄的影响，腰椎活动度有很大的差异性，因此测量活动度通常没有作用。步态的评估对于查找证据至关重要，举例如下。

- 腰椎神经根病患者常表现出同侧避痛步态。
- 继发于足背屈肌无力的"拍脚"（足下垂），见于L_5神经根病。
- Trendelenburg步态（抬脚时同侧骨盆"下降"），表明下肢近端（单侧或双侧）肌无力。

对于腰痛和坐骨神经痛患者，神经力学的特殊检查是传统神经科查体的重要补充，主要为以下内容。

- 直腿抬高试验：患者采取仰卧位，有症状的下肢缓慢地从检查台上抬起。当下肢抬高30°～70°时，脊神经及其硬脊膜囊被突出的椎间盘挤压，导致被牵拉。这个动作加重了放射痛（"坐骨神经痛"）。＜30°和＞70°时疼痛加重没有特异性。
- Lasegue试验：由直腿抬高试验演变而来，患者采取仰卧位，有症状的下肢屈髋、屈膝90°，然后膝关节缓慢伸展，导致L_5和S_1神经根受压并引起放射痛。
- 直腿抬高加强试验（Bragard征）：在直腿抬高试验阳性后，降低抬高的肢体直至疼痛消失。然后检查者将患者足背屈。如果这个动作再次引起疼痛，则测试结果为阳性。
- 对侧（"健侧"）直腿抬高试验：在无症状的下肢进行直腿抬高试验，该检查对椎间盘突出具有特异度，但敏感度低。
- 俯卧位直腿抬高试验（股神经牵拉试验）：患者取俯卧位，检查者缓慢伸展患者有症状下肢的髋关节。大腿前部疼痛加重提示"高位"腰椎（L_2，L_3）神经根病。

- Valsalva试验：此动作增加硬膜囊内压力，在脊神经受压和炎症时加重神经根性疼痛。在类似的情况下，剧烈的咳嗽也会产生同样的效果。
- Brudzinski试验：患者取仰卧位，检查者使患者头部屈曲，这会加重患者脊神经受压时的根性疼痛。
- Patrick（FABERE）试验（"4"字试验）[45]：将患肢外踝置于对侧肢体髌骨上方，然后缓慢外旋患肢。同样，大腿屈曲（F）、外展（AB）、外旋（ER），然后伸展（E）。该测试也有助于确认髋关节病变。疼痛加重倾向于髋关节或骶髂关节病变。
- Gaenslen试验：患者仰卧，患肢和患侧臀部略过检查台边缘，无症状的下肢屈髋、屈膝至胸部、患肢伸髋至地板。非放射性腰部和臀部疼痛加重，表明骶髂关节病变。
- 腰骶根试验：疑似腰骶神经根病腰痛患者的神经检查的精髓，每一个肌节和皮节必须仔细评估。在这部分检查中有几个陷阱要避免：继发于疼痛的保护性动作可能产生肌无力，但这通常是弥漫性的，而不是特定于某个肌节；由于放松不充分，反射可能会被抑制；感觉检查通常不如直接询问患者既往感觉异常区域有用，特别是在神经根病变的早期。
- 足跟/脚趾行走试验：脚后跟抬高，用脚趾走几步通常不会让患者感到不适。除局限性的前足疾病（如足底疣、神经瘤）和前腿综合征（如胫骨应力综合征）外，由于腰痛或肌无力而不能完成该动作，可能提示$S_1 \sim S_2$神经根病变。足跟行走试验有助于诊断表现为足下垂的L_5神经根病。
- 伸髋试验（Yeoman试验）：患者取俯卧位，检查者用一只手对可疑病变的骶髂关节用力施压，将患者前骨盆固定在检查台上，用另一只手将膝盖从检查台上抬起，使患者患侧的腿屈曲到生理极限，大腿过度伸展。如果因为骶髂前韧带的压力使骶髂区域的疼痛加重，提示骶髂腹侧或髋关节损伤。正常情况下，这个动作不应有疼

痛感。

腿长差异主要为：①真实腿长：髂前上棘至内/外踝的长度——骨性标志；②近似腿长：脐至内踝软组织标志，>1/4英寸的差异被认为是肢体不等长，与神经根病或腰痛的风险增加有关[46-48]。

胸腰椎疾病

胸椎神经根病

• 病史和体格检查

胸椎神经根病最常见的表现是灼痛或刺痛，根据受影响神经根的节段水平可表现为背部、肩胛骨、胸部或腹壁疼痛。最常见的主诉是"带状"胸痛，67%的患者可表现出该症状[49]。神经根病的疼痛往往因皮肤的神经分布不同而不同，并因咳嗽或用力而加重。图7.2显示了不同的皮节分布区，胸神经根病可累及$T_1 \sim T_{12}$分布区。

脊髓病可能仅表现为步态异常和跌倒风险增加，可能伴随静态平衡和自主反射障碍（T_6以上病变）、直肠/膀胱功能障碍、性功能障碍、感觉障碍（感觉迟钝或感觉丧失）和（或）运动障碍[50-52]。胸部或腹壁不对称带状皮肤感觉异常提示胸椎神经根病，通常躯干运动会加重神经源性疼痛。

脊髓病的神经病变可根据美国脊髓损伤协会（American Spinal Injury Association，ASIA）损伤量表[53]进行分级和随访。步态异常、感觉缺陷、肌无力、反射亢进、肌张力增加、大小便失禁等，通常见于脊髓病，虽然轻微的脊髓病表现可能不明确。在完全性脊髓损伤中，直肠感觉消失，张力增加，括约肌收缩消失[50-51]。

胸腰交界区综合征

在常见的脊柱疾病中，胸腰椎交界处经常被忽视，这可能有以下几个原因。

- 患者几乎从不主诉胸腰椎交界处的疼痛，这个部位的紊乱所引起的疼痛总是牵涉到其他部位。
- 在胸腰椎交界处（T_{11}-T_{12}-L_1），影像学上很少有退行性疾病。
- 只有通过详细和系统的临床检查才能做出诊断，这将显示出该脊髓节段的疼痛。

疼痛的原因常常被称为痛性轻微椎间功能

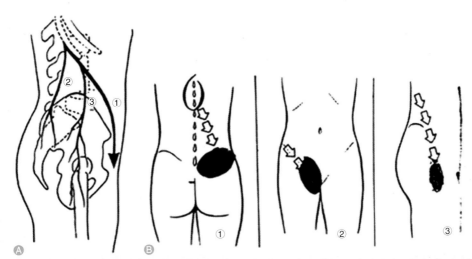

图 7.2　A.T$_{12}$ 和 L$_1$ 脊神经的分布，①为前支，②为后支，③为外侧皮支；B.虽然胸腰椎交界处牵涉痛的皮肤分布，皮肤和皮下组织是牵涉痛的部位，但是，这种疼痛却被感知为深部疼痛，①为腰痛（后支），②为假性内脏痛和腹股沟痛（前支），③为假性转子痛（外侧皮支），其原因通常为胸腰椎交界处轻微椎间盘功能障碍引起节段性疼痛。

（Reprinted with permission from Maigne.[54]）

障碍（painful minor intervertebral dysfunction, PMID），T$_{12}$/L$_1$最常见。在一些非常罕见的情况下，可能是由于椎间盘脱垂引起。

胸腰交界区综合征最常见的表现是腰痛，与腰骶部或骶髂关节源性的腰痛相似。这种疼痛是引起医师注意的第一个特征，但是，也可能有类似内脏问题的下腹疼痛或类似转子滑囊炎的疼痛。在极少的病例中，可能有耻骨疼痛。这些症状可来源于局部或与胸腰交界区综合征相关[54]。

疼痛模式与相应脊神经（T$_{12}$、L$_1$）的分布一致。这是由于患者临床检查显示的脊髓源性[54]纤维肌痛综合征所导致的反射性组织紊乱（图7.3）。

T$_{12}$和L$_1$脊神经从胸腰交界处发出，这些神经有相似的走行（图7.3）。

前支支配区域如下。

• 下腹部、大腿内侧、大阴唇或阴囊皮肤。

• 腹直肌和腹横肌的下部。

• 耻骨区。

• **病史**

腰痛是最常见的主诉，可能与以下一种或多种症状有关：类似内脏疾病的腹痛（假性内脏痛）、髋部疼痛或耻骨疼痛。腰痛可能被这些中的一个或其他症状所掩盖。

胸腰交界区综合征的疼痛一般为单侧，常出

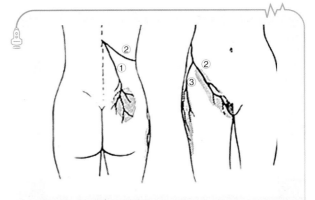

这两个神经有相似的分布：①为后支区域；②为前支区域；③为前支的外侧皮支区域。

图7.3　由T$_{12}$和L$_1$支配的皮肤区域

（Reprinted with permission from Maigne.[54]）

现在骶髂部或腰骶部区域，有时会向大腿后侧或外侧放射。胸腰交界区综合征类似于腰骶或骶髂源性腰痛，总被误诊。患者从未主诉胸腰段有任何问题。

慢性发病是最常见的模式，疼痛是机械性的，也就是说，疼痛会因用力和某些姿势而加剧，感觉总是一种深部而非表面的疼痛。胸腰交界区综合征可能发生在任何年龄段，50岁以上的人群比年轻人更常见。胸腰交界区综合征可能是孤立的或与腰骶源性腰痛有关。

在急性情况下，通常是剧烈运动或活动不当（通常是旋转运动）后出现急性腰痛。脊柱会出现僵硬和疼痛，活动性非常差，但通常不会因疼痛出现保护性体位，而起源于L_4/L_5或L_5/S_1的腰痛通常会有该体位。这种情况常见于50岁以上的人群。

• 体格检查

胸腰椎交界处的1~2个节段的压痛，只能通过逐个节段进行仔细检查。这一节段性疼痛作为椎间功能障碍的表现最为常见。检查时，患者应俯卧在检查床上，腹部垫一个垫子，医师必须一丝不苟地关注每个细节。逐个节段地进行检查，采取直接压迫椎骨引起疼痛的方法确定特定受累节段。对于健康节段，这些方法不会引起疼痛。在这个层面上，以下这两种策略特别有用。

（1）侧压棘突。从T_9到L_3棘突顺序检查，对每个棘突缓而有力地施压，与皮肤相切。检查时应该用一个拇指，或者最好是一个拇指压在另一个拇指的上面。从左向右进行施压，然后从右向左重复相同动作。对于椎间功能障碍患者通常只有一个方向受压能够感受到疼痛；右侧腰痛患者予以由右向左的压力时会激发疼痛，由左向右施压时很少出现。

（2）挤压-摩擦关节突关节。沿着距离中线1 cm平行于棘突连线的位置，用中指指尖（最好将示指放在中指上进行支撑）用力、缓慢地加压和摩擦，以同样的方法检查另一侧。该操作必须用力、持续地施压，沿脊柱由上而下依次进行。正常的脊柱节段不会引起疼痛，然而，在受累节段，会在左侧或者右侧关节突关节处引发疼痛，这取决于哪一侧受累。

另外，两个体征虽然一向很罕见，但是也有可能在相同节段表现出来：一个拇指置于另一个拇指之上，由后向前施加压迫时出现棘突和相应节段棘间韧带的压痛，是由弓形顶点的压力引起[54]。

腰椎管狭窄症

• 病史

腰椎管狭窄（lumbar spinal stenosis，LSS）最常见的表现是腰痛，其次是间歇性神经源性跛行，臀部、大腿后部、小腿和腹股沟区感觉异常[55]。此外，患者还可能出现下肢麻木、无力、痉挛或疲劳。中央管狭窄的症状通常是双侧的，并

随着腰椎伸展和走路而加重，尤其是下坡时，距离进行性缩短。当人们坐着或弯腰时，如靠在购物车上，疼痛可能会得到改善[56]。关节下、侧隐窝和椎间孔狭窄的典型表现是单侧神经根病变。

• 体格检查

应进行完整的腰椎检查，主要为视诊、触诊、活动范围、肌力、感觉、反射、Romberg试验和特殊检查（直腿抬高试验、交叉直腿抬高试验、伸腰试验、股神经牵拉试验、Kemp试验）。神经检查和直腿抬高试验可能是正常的，也可能显示局限性肌无力、感觉丧失、伸肌反射减弱或放射性腿痛。Romberg试验[57]时，患者可能表现出行走缓慢、宽基步态或不稳。应进行外周脉搏、皮肤和毛发检查，以评估血管功能不全的迹象。腰椎伸展时，会加重疼痛。

在腰椎管狭窄患者中，步行距离减少是一种显著的功能限制，可作为功能预后的衡量指标[58]。此外，功能评估时可使用工具，如VAS、Oswestry残疾指数（oswestry disability index，ODI）、FIM、BPI、36项简短健康问卷（SF-36）、McGill疼痛问卷。

腰椎神经根病

腰椎神经根病是指任何影响腰椎神经根的病理状况。实际上，神经根病是与脊神经相关的症状，如疼痛，伴有不同程度的感觉异常、无力、反射变化和对正常活动的继发性干扰。

腰椎神经根病通常是由于神经根受到机械性压迫、生物化学和免疫炎性的损伤联合作用所致，主要发病因素为椎间盘突出、滑膜囊肿和椎管狭窄，但还包括较少见的原因，如肌肉骨骼、血管、风湿病、神经系统、感染、医源性和其他病因。

• 病史

腰椎神经根性疼痛通常表现为跳痛、酸痛、锐痛、钝痛、灼烧痛、压痛、麻木、刺痛、"撕裂样"痛、"牵拉样"痛或"射击样"痛的任何组合。虽然通常表现为腰痛，但是以腿部症状（包括臀部）为主。肢体疼痛和感觉异常具有明显的皮节区分布特点（90%的情况涉及S_1或L_5神经根）[59]。医师询问患者病史时须排除马尾综合征、进行性肌无力及可能存在的"红色警示"相

关问题，如肿瘤、感染、骨折、炎症性关节炎和非机械性内脏疾病。医师应要求患者描述包括加重、减轻、诱发疼痛的因素和完成疼痛症状强度的数字评级量表。社会史应包括关于药品使用和滥用的问题，包括烟草和鸦片的使用。其他需要强调的重点包括询问疼痛是如何影响患者的生活方式和日常活动。

- **体格检查**

（1）神经系统检查：力量、反射和感觉检查（如怀疑为骶部马尾综合征，可做直肠检查），以及下运动神经元体征。

（2）功能强度测试：重复单腿提足跟或用脚趾行走（S_1），单足跟行走（L_5），单腿坐立或蹲起（L_3，L_4）。

（3）神经根牵拉征：仰卧直腿抬高及加强、伸腰试验，交叉直腿抬高试验（低灵敏度、高特异度），股神经牵拉试验（上腰椎神经根病）。

（4）全身骨骼肌检查，以排除类似软组织或关节疼痛或叠加神经根性疼痛：①髋关节活动范围，髋部激发动作，如屈曲、内收和内旋；②骶髂关节检查，如Gaenslen试验、FABERE试验、剪切试验、髋关节过伸试验等；③其他疾病，如筛查坐骨或股骨转子滑囊炎、小关节、髂胫束或膝关节功能障碍、肌筋膜触发点、梨状肌综合征、足底筋膜炎等。

腰椎间盘突出

- **病史**

腰椎间盘突出多发生在屈曲和旋转等诱发事件后，有些患者可能诱因不明。疼痛的特征为酸痛和刺痛。疼痛位置多位于腰部中线[60]，但也可放射至腹股沟、生殖器、臀部和下肢。疼痛经常因弯腰、坐着、扭动、抬重物、振动、咳嗽和打喷嚏而加重。患者通常需要频繁地改变体位或伸展以减轻疼痛[61-62]。患者的既往脊柱手术史（腰椎融合术、椎间盘切除术或椎板切除术使剩余的椎间盘易受影响）[61]、癌症史、类固醇药物使用史和最近的全身或局部感染值得注意。社会心理因素也对疼痛有一定的作用，所以回顾精神和社会史很重要。

病史评估中的"红色警示"体征包括直肠或膀胱问题（尿潴留/尿失禁）、鞍区麻木和运动无力，这些与脊髓病或马尾神经综合征有关。发热或发冷应提高对感染性病因的警惕。夜间盗汗、疼痛持续加重，无法解释的体重减轻，经保守治疗疼痛无明显改善，应怀疑为恶性肿瘤。老年人或免疫抑制者的腰痛应考虑是否有骨折。

- **体格检查**

体格检查应包括评估生命体征如发热、心动过速或血压异常情况，这可能提示全身性病理改变。在对疑似有腰椎间盘疾病的患者进行检查时，必须通过以下5个关键部分进行检查。

- 视诊：检查人员可能注意到患者需要不断调整姿势，更喜欢某种体位（站立或坐着的伸展腰部的体位会减少椎间盘的负荷），身体状况（超重可能会增加椎间盘的负荷），手术瘢痕，情绪和对检查动作的反应。
- 活动度：腰椎活动度可能受限，特别是屈曲动作。
- 触诊：椎旁可能存在椎旁压痛或肌肉紧张，棘突压痛或台阶状畸形可能表明脊椎滑脱。
- 神经检查：感觉、肌力、反射和步态可能是正常和对称的。感觉障碍、局灶性无力或反射亢进可定位相关的神经根病变。评估双侧、脚跟和脚趾行走步态是很重要的，这可能有助于识别相关的神经根病或脊髓病。
- 诱发试验：坐位和卧位直腿抬高试验及股神经牵拉试验[61, 63]。

腰椎滑脱症

- **病史**

腰椎滑脱是指一个椎体相对于另一个椎体的向前或向后滑移。腰椎滑脱患者常主诉弥漫性和钝性轴向腰痛，伴或不伴下肢放射痛[64-65]。神经或脊髓受累的患者可能有感觉障碍和（或）肌无力。由于椎体半脱位和相关的椎间盘退变，导致椎间孔和（或）中央管狭窄，神经根病隐匿地发展。系统评估应包括神经功能缺损、马尾神经综合征或脊髓损伤（如大小便失禁）的症状，以及其他病理情况。腰椎滑脱患者可能存在性功能障碍，但经常报告不足[66]。应询问活动相关的疼痛或特定的创伤事件，以及运动员详细的运动史。

• 体格检查

视诊可提示椎旁肌肥厚、腰椎前凸增加或姿势改变，如腰围缩短或臀部变扁[64-65]。评估脊柱的活动范围和序列。明显的腰部台阶状是一种特异表现，但多见于3级和4级腰椎滑脱。虽然约一半有症状的腰椎管狭窄的成年患者的直腿抬高试验为阳性，但硬脊膜牵拉征通常为阴性[67]。局限性神经功能缺损，如乏力、感觉丧失或反射减弱，可继发于神经根病。如果临床考虑是继发于腰椎滑脱的马尾神经综合征，应进行直肠感觉和括约肌检查，并评估上运动神经元体征。

虽然过伸和旋转运动可引起疼痛，尤其是单肢站立时，步态评估可显示患者采取腰椎代偿伸展体位以缓解症状[64, 68]。腰椎滑脱的评估方法包括ODI、SF-36和VAS评分[67]。腰椎滑脱分级通常采用Meyerding分类法。Ⅰ级是一个椎体相对于其下位椎体向前滑动0~25%；Ⅱ级为26%~50%；Ⅲ级为51%~75%；Ⅳ级为75%~100%；Ⅴ级>100%，也称为脊椎前移[64]。

无脊髓病的腰椎病

• 病史

腰椎病的诊断不依赖影像学表现，其是脊柱退变的结果，可以导致骨质过度生长，也被称为骨赘。然而，在一些急性或慢性发病的腰痛患者中存在腰椎病，并可能是疼痛的一个潜在原因。疼痛可累及单侧或双侧的臀部、髋部、腹股沟和大腿区域，但通常不超过膝盖[69-70]。疼痛随着伸展、旋转和站立而加重；平卧和腰椎屈曲时，疼痛减轻[70]。根据定义，腰椎病并不表现出神经功能障碍。然而，由于其与影响下肢神经功能的疾病相关，因此有必要询问患者乏力、平衡、步态和肠等情况功能。

有几种用于评估患者功能受限的分级预后指标，主要为McGill疼痛问卷、ODI和SF-36健康调查简表[71]。这些调查通常在患者每次就诊时进行，以跟踪患者的病情发展。

• 体格检查

一项系统综述显示，大多数体格检查方法对脊椎病诊断的有效性有限甚至无效[69]。棘突旁压痛是唯一一种似乎与小关节病相关的体格检查方

法，但诊断的可信度不高。虽然传统上认为可用于诊断小关节性疼痛，伸展和同向旋转时负荷关节疼痛并未被证明与脊椎病始终相关[72-73]。由于疼痛分布可能与其他临床症状重叠，应常规进行包括神经根病、髋关节和骶髂关节激发试验在内的全面检查。医师应检查肌力、感觉、反射、步态和平衡测试，从而排除相关的神经疾病。

腰椎关节突（小关节）关节病

• 病史

关节突关节病变无特有症状。急性和慢性腰痛的常见病因可能有相似的表现[74]。病史对排除其他病因最有用，特别是神经根病、骨折、感染、肿瘤或风湿病[30, 75]。"典型的"小关节源性腰痛逐渐加重[30]。牵涉性疼痛主要发生在臀部和大腿，很少放射过膝盖（图7.4）[28]。这种疼痛通常被描述为一种持续的钝痛伴阵发性刺痛，往往与晨僵有关，并因脊柱伸展而加重。下腰椎小关节的疼痛表现为腹股沟的牵涉性疼痛。

• 体格检查

没有特定的体征或特殊的检查能够明确小关

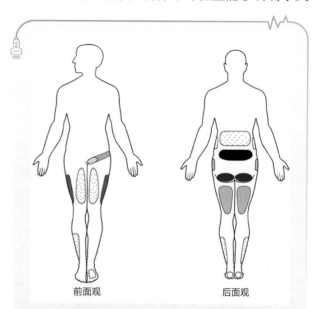

最常见的腰椎小关节牵涉痛区域是黑色部位（腰部），下行至最浅色的区域（足部最不常见）。每个关节突关节疼痛可以牵涉许多位置，在不同水平之间有很大的重叠。虽然有相关趋势，但在特定关节和牵涉痛区域之间没有直接联系。

图7.4 腰椎小关节痛的牵涉模式
（Reprinted from Cohen and Raja[76], with permission from Wolters Kluwer.）

节病变，诊断往往需要排除其他病因。椎旁压痛是与小关节源性腰痛相关的唯一检查发现，已被证明可以鉴别小关节源性腰痛和椎间盘源性背痛[30, 77]。

一项小型回顾性研究推广了"关节突负重"，即伸展和同侧旋转时疼痛明显。然而，规模更大、质量更高的研究始终未能验证这一发现。

姿势的检查是必要的，因为脊柱前凸增加或减少、肌肉萎缩、姿势不对称和脊柱序列是诊断要素。沿着椎旁区域和横突触诊压痛点，以及触发点的疼痛放射情况，有针对性地制订治疗计划。评估活动范围，包括屈伸、旋转和侧屈的极限，以及是否诱发疼痛。

腰部劳损

·病史

腰椎劳损患者由于刺激性损伤或事件而出现轴性、非放射性腰痛，通常不会出现下肢症状，如疼痛、麻木、刺痛或无力。运动时疼痛加重，休息时缓解。需要排除癌症、感染、骨折、马尾神经综合征、炎症性关节炎或非机械性内脏疾病等高危情况。

同时，也应评估患者的社会心理因素和情绪困扰，因其是治疗效果不佳的重要因素[78]。

·体格检查

体格检查包括腰背部和下肢检查。站立时，可能会出现姿势的变化。腰椎可能出现任一平面的活动范围受限和疼痛。腰椎旁肌或腰方肌有典型压痛，棘突无压痛。直腿抬高试验可引起轴向性背部疼痛，但不会引起神经根性疼痛（因此为阴性）。肌力、反射和感觉检查应该正常。髋关节检查和特殊检查，包括FABERE（屈曲/外展/外旋/伸展）和Gaenslen试验，有助于排除其他源性疼痛。进一步的评估包括核心力量的评估，如进行平板支撑或臀桥式运动的能力。

在临床检查中，可以观察患者单腿站立时的躯干和髋关节控制能力、摇摆步态，以及通过臀桥式运动、平板支撑和单腿下蹲等核心锻炼的能力来进行腰盆核心力量的功能评估。疼痛可能会影响患者的行动能力和功能。Oswestry腰痛残疾指数是评估腰痛对患者日常生活10个方面（如举重、行走、生活自理能力和工作）影响的问卷。

有时，需要对与工作需求相关的功能进行评估。功能状态评估主要为一系列标准化的评估，这些评估提供了基于绩效的测量结果，并对个人重返工作岗位提供了预测值。

骶髂关节疼痛

·病史

骶髂关节疼痛没有特异性的病史，但是，患者经常主诉坐卧或下床活动时疼痛。

·体格检查

体格检查应包括视诊（不对称、移动、腿长不等）、触诊和至少3种诱发试验检查的组合，主要为FABERE试验、侧方骨盆挤压分离试验、Fortin征（髂后上棘内下1 cm内压痛点）或其他。步态评估也是检查骶髂关节运动异常的重要方法。但是，有研究表明，治疗骶髂关节疼痛的唯一方法是诊断性注射[79]。

姿势、骨盆平衡、活动能力、移动能力、步态评估和适当的身体力学功能评估，以及识别不符合疾病的迹象（行为、抑郁或焦虑）都是重要的评估。

血清阴性脊柱关节病

·病史

脊柱关节病患者通常会出现晨僵和腰痛，锻炼和服用非甾体抗炎药可以改善症状。炎性腰痛（僵硬持续时间超过30分钟、腰痛放射至臀部、夜间背痛只发生在后半夜）是脊柱关节病的特点，对于早期诊断至关重要[80-82]。如果慢性腰痛持续3个月以上，且发病年龄在45岁之前，应怀疑为自身免疫性疾病。

此外，其他常见的症状包括肌腱止点炎症（如足跟或坐骨结节）和单侧或对称性关节炎性疼痛，以及常见的脊柱关节病的关节外表现，如葡萄膜炎、虹膜炎、皮疹、全身症状、指关节炎和大动脉炎。反应性关节炎通常出现在泌尿生殖系统（包括性传播疾病）或胃肠道感染后2~4周[82]。

·体格检查

体格检查主要为脊柱活动范围受限，骶髂关节及外周关节触诊压痛，外周关节肿胀、发热和红斑（滑膜炎），肌腱附着点炎（水肿、发热、压痛、红斑），指关节炎，以及相关的皮疹（牛皮癣）。

对于疑似脊柱关节病的患者，应评估脊柱疼痛和周围关节炎引起的功能障碍。功能评估应针对个体的疾病进行调整。所有强直性脊柱炎患者都应评估其颈椎的活动范围。这类患者有发展为进行性脊柱屈曲畸形的风险，可以通过枕壁试验来测量。患者胸椎的受累程度可以通过胸部扩张的程度来衡量，在矢状面和冠状面测量腰椎的活动范围。腰椎屈曲采用改良Schober试验进行评估[83-84]。应该使用Bath强直性脊柱炎功能指数（Bath anky-losing spondylitis functional index，BASFI）等功能性评估工具[85]。

椎板切除术后疼痛综合征

• 病史

病史主要为疼痛部位、类型、性质和时间因素。比较腰部（中轴）疼痛、下肢（根性）疼痛及两者的疼痛部位，都有助于鉴别。

还应进行"红色警示"症状（夜间疼痛、体重减轻、创伤、感染、鞍区麻木、急性大小便失禁或尿潴留）和"黄色警示"症状（认为背痛严重致残、运动恐惧症、抑郁或焦虑、社交恐惧和经济问题）的评估。应明确既往疼痛的治疗过程（药物和非药物）和疗效。经验证的腰痛量表，如疼痛灾难化量表，可用于量化疼痛感受[86]。

• 体格检查

生命体征和腹部、骨盆和血管系统的检查是重要的。重点脊柱体检主要为瘢痕、姿势、脊柱序列、平衡和步态的观察，同时必须评估脊柱的活动范围，应进行完整的运动和感觉神经检查，完善评价骶髂关节、髋关节和膝关节的检查，必须进行评估神经根张力体征的特殊试验（坐立/直腿抬高试验、股神经牵拉试验）。偏离损伤病理的解剖模式的非器质性表现，如Waddell征，也应进行检查。一些体征包括不相符的疼痛行为、局部无力、感觉改变（全腿无力或感觉丧失）、分散注意力后直腿抬高试验结果的改变、浅表或非解剖性压痛，以及模拟检查试验（如颅骨轴向压力）时的疼痛。存在2个或2个以上的症状可能预示患者存在心理障碍，并与术后恢复差有关[87]。

如果存在明显的"黄色警示"症状，包括共存的情绪障碍或慢性疼痛综合征的迹象，应考虑对患者进行心理咨询，包括详细的神经心理评估，以准确诊断和帮助其制订后续的治疗计划。

疼痛可能导致患者功能受限，如行走耐受力降低。生物力学改变和由此产生的行动受限可导致其不能进行日常活动、抑郁或焦虑，从而降低生活质量。WHOQOL-BREF问卷可用于评估患者的生活质量，有研究发现，生活质量与腰椎手术失败综合征（failed back surgery syndrome，FBSS）患者的术后恢复直接相关[88]。

脊柱压缩性骨折

脊柱压缩性骨折（vertebral compression frac-tures，VCF）被定义为由于椎体结构骨性成分缺乏而导致的椎体高度损失[89]。

脊柱压缩性骨折可由骨质疏松、恶性肿瘤、感染或外伤引起。其中，骨质疏松是脊柱压缩性骨折最常见的原因[90]。良性的脊柱压缩性骨折改变是骨质疏松和老化引起的骨密度自然下降的结果，没有任何骨外因素浸润骨质。病理性脊柱压缩骨折病变是由于骨破坏因素（如原发性或转移性骨癌或骨髓炎）导致的骨密度减低。

创伤性脊柱压缩性骨折可能由高能量创伤引起，如机动车事故、高处坠落、暴力行为或枪伤。

传统的学说将脊柱分为3个部分：①前柱（前纵韧带、前半纤维环、前半椎体）；②中柱（后半椎体、后半纤维环、后纵韧带）；③后柱（黄韧带、椎弓根、小关节、后部韧带复合体）。如果有两柱受损，就认为该损伤是不稳定的，患者可能需要手术。

脊柱压缩性骨折通常只涉及前柱，因此被认为是稳定的。当发展到中柱和（或）后柱时，则为爆裂性骨折。

约50%的脊柱骨折发生在胸腰椎交界处，30%发生在$L_2 \sim L_5$区域（图7.5）。约50%的脊柱骨折是机动车碰撞造成的，25%是摔倒造成的。骨质疏松是导致椎体压缩性骨折的另一种机制。据估计，约4400万美国人患有骨质疏松，50%的白种人女性在某个阶段会出现骨质疏松性压迫骨折。

• 病史

疾病进展主要为自然史、疾病阶段或分期、疾病转归（临床特征和随时间的表现）。

新发/急性期：大多数脊柱压缩性骨折是无症状的，不会导致患者寻求医疗照顾。超过50%的

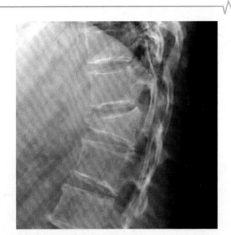

图7.5　腰椎侧位平片显示L_2压缩性骨折

（Reprinted from Image Quiz: Lumbar Burst Fracture [91]，with permission from Wolters Kluwer.）

良性脊柱压缩性骨折在急性期未被诊断。少数脊柱压缩性骨折最初是在非相关症状的检查中被诊断出来[92]。有症状的脊柱压缩性骨折可能会给患者带来极大的痛苦，需要进行手术干预。

亚急性期：疼痛通常会显著改善，与此同时，患者的活动能力也会提高。

慢性或稳定期：疼痛通常已经消失，功能大多已恢复至骨折前水平。

终末期：一些椎体骨折是由恶性肿瘤转移引起的，可引起脊柱后凸、姿势调整障碍、呼吸困难或避痛步态。75%伴有疼痛的压缩骨折患者主诉慢性轴性疼痛[92-94]。

一旦出现椎体压缩性骨折后，未来发生骨折的风险增加。19%的患者会在一年内再次发生压缩性骨折[92-94]。

· 体格检查

患者病情稳定时，对脊柱骨折的初步评估主要为上肢、下肢、膀胱和肠道的神经功能评估。全面检查的关键是系统性和耐心。值得注意的是，许多高能量压缩性骨折伴有腹部、头部和四肢损伤，这些都应该进行评估。医师不仅要评估患者的肌力、感觉和反射，还要检查患者的背部皮肤，并记录压痛情况。初次诊查的记录文件至关重要，这些结果很可能被作为今后所有评估的基准。

体格检查可发现急性骨折部位有压痛，可注意到后凸增加。单纯的压缩性骨折，直腿抬高试验为阴性、神经系统检查结果正常、可能存在肠梗阻或肠鸣音减弱。如果X线片显示典型的楔形畸形，同时体格检查时发现相关部位压痛，则可确诊。

实际上，仅约有1/3的脊柱骨折被诊断出来[95-96]，因为许多患者及其家属将背部疼痛症状视为"关节炎"或衰老的表现。因此，任何年龄＞50岁并伴有腰痛急性发作的患者都应怀疑压缩性骨折。大多数患者会记得某一特定的损伤原因[97]，但骨折也可能在没有任何脊柱受力增加的情况下发生。平卧通常会缓解一些不适，站立或行走会加剧疼痛。

Gary I. Polykoff and Jaleesa Jackson

胡三保、薛博琼　译，张力、孙凤龙、田园、刘娟　校对

● 参考文献 ●

扫码查看

第八章　腰椎的放射学评估

概述

X线、CT和MRI检查是对腰椎进行影像学评估的最主要方法。本章将讨论这些影像学检查方法，重点是成像技术的基础知识、正常和异常的腰椎影像。

X线检查

标准的腰椎X线检查主要包括腰椎前后位和侧位，通常在患者站立位时获取图像，如果患者无法站立，也可以进行仰卧位或坐位检查。站立位X线检查不同于患者仰卧或俯卧时所做的横切面成像，其可提供负重状态下的脊柱序列信息。此外，X线检查还可以评估椎体形态，但在评估骨髓、后方的椎板、关节突关节、椎管及软组织等方面的价值较为有限。

CT检查

CT是评估脊柱骨性结构的理想选择。与X线检查不同，CT可以不受叠加结构的遮挡，可以对目标区域进行评估。虽然CT可以显示椎间盘、椎旁肌和其他软组织的异常，但MRI检查可以更好地评估这些结构，如金属伪影减少技术等工具使CT在描述邻近金属结构方面能够发挥很大的作用（图8.1）。基于源数据的容积成像，三维重建通常不用于诊断，但可能有助于术前计划。

MRI检查

MRI检查是评估骨髓、椎间盘、软组织和椎管内结构（神经和脊膜）的最佳成像方式，最适用于腰背痛和神经根病变的影像学诊断。腰椎MRI检查主要包括T_1WI矢状位序列、T_2脂肪抑制和短时间反转恢复序列（short time inversion recovery，STIR）、T_2WI矢状位序列及轴位序列。对于腰痛、神经根病变及马尾综合征等患者，当需要与恶性肿瘤进行鉴别时，应考虑静脉注射钆造影剂后获得额外的T_1加权图像通过造影强化骨髓内异常信号，有利于对骨外转移肿瘤进行描

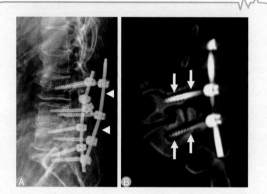

图8.1　患者男性，57岁，腰椎后路减压融合术后腰背痛2年。A.腰椎侧位X线片显示L_3～S_1腰椎后路减压融合术后变化：左侧椎弓根钉棒向后移位，提示内固定松动（三角箭头）；B.使用金属伪影消除技术进行非对比CT矢状面检查，显示左L_5和左S_1椎弓根螺钉周围透光带（箭头），符合内固定松动。

绘。当怀疑感染时，也应使用静脉造影剂，造影后图像更有利于对椎间盘、椎体、硬膜外间隙和椎旁软组织感染程度进行评估，并便于对静脉丛曲张和蜂窝织炎进行鉴别[1-3]。

成像方法

无论选择何种成像方式，一种通用的解析方法均可用于所有腰椎结构的成像，每个病例都应充分评估腰椎序列、椎体、椎间盘、终板、后柱及其他结构。采用系统的图像判读方法对于确保做出适当的诊断和防止遗漏异常情况至关重要。

脊柱序列

·脊柱侧弯

包括头部和骨盆在内的站立位脊柱正位X线片通常作为评估脊柱侧弯的基本资料。Cobb角法是目前使用最广泛的用于评估脊柱侧弯的测量技术，首先识别脊柱侧弯节段凹侧成角最大的两个椎体，然后测量上端椎体上终板和下端椎体下终板的夹角[4]（图8.2）。虽然在正位X线片上进行Cobb角测量较为可靠，但患者接受X线检查时的

体位非常重要，因为患者成像时体位的不同会导致测量Cobb角的显著差异[5-7]。侧向弯曲的图像可以限制活动度而用来显示脊柱侧弯的节段。CT和MRI检查常被用于复杂侧弯及怀疑先天畸形或存在神经功能异常等情况。MRI在婴儿或青少年特发性脊柱侧凸中特别有用，因为这类病人常存在神经轴异常，X线片或CT不能很好地评估，如Chiari畸形、脊髓炎和脊髓栓系[8-11]。而X线和CT并不适用于神经轴索的评估。

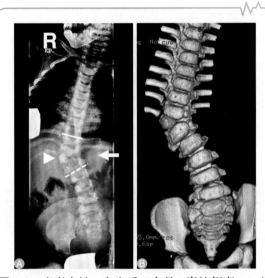

图8.2　患者女性，出生后6个月，脊柱侧弯。A.脊柱正位X线片显示以T_{12}为中心的脊柱右侧弯，T_{12}椎体为半椎体（三角箭头），同时伴有左侧第十二肋骨缺失（箭头），侧弯节段最倾斜的上端椎体的上终板切线（实线）与下端椎体的下终板切线（虚线）之间的Cobb角为41°；B.三维CT显示，以T_{12}为中心的脊柱右侧弯，T_{12}椎体为右侧半椎体（三角箭头），同时伴有左侧第十二肋骨缺如（箭头），与图（A）一致。

- **椎体滑脱**

滑脱被定义为上位椎体相对于下位椎体向前滑脱，即一个椎体相对于下位椎体向前移位，常见于腰椎。可通过在X线侧位片及矢状面图像上测量连续锥体终板后缘的偏移量进行识别。在MRI或CT检查所采用的仰卧位成像中，腰椎滑脱导致的脊柱序列异常可能并不明显，甚至无法显现，因此站立位X线片对于判断滑脱的严重程度更具优势[12]。通过测量站立过伸、过屈位X线片上移动的矢状位序列间差值，通常用来量化节段性不稳的程度[13-15]。

对于年龄<50岁的患者，峡部裂是引起滑脱最为常见的原因。峡部裂最常发生在L_5水平，引起L_5椎体相对于S_1椎体的向前滑脱[16]。由于椎弓断裂，椎板不会伴随椎体向前移位，因此这一矢状序列异常一般不会继发椎管狭窄[17]。腰椎侧位和斜位X线片最适用于识别峡部裂，其对应位置在锥体后侧骨性结构组成的"苏格兰狗"颈项部位（图8.3）。

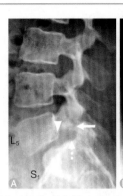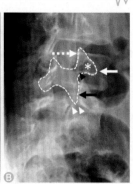

图8.3　患者女性，14岁，$L_5 \sim S_1$峡部裂型腰椎滑脱。A.站立位腰椎侧位X线片显示L_5椎体后缘（三角箭头）相对于S_1椎体后缘（虚线箭头）向前滑移，伴L_5峡部缺损（实线箭头）；B.站立位腰椎斜位X线片可见L_4后方的椎板结构投射出的"苏格兰狗征"（虚线），横突为"狗鼻子"（白箭头），椎弓根为"狗眼睛"（*），下关节突为"狗前腿"（黑箭头），上关节突为"狗耳朵"（虚线箭头），椎弓峡部为"狗脖子"（黑三角箭头）。在L_5后侧骨性结构构成的"苏格兰狗"脖子断裂（白三角箭头），符合峡部裂。

CT对于识别峡部裂也具有较高的敏感度，如果通过普通X线片难以识别峡部形态，可以考虑CT检查[18]。MRI检查T_2加权序列中峡部高信号反映了骨髓水肿，提示处于腰椎滑脱的早期阶段，而此时X线和CT检查均为阴性结果[19]。CT和MRI是评估椎间孔狭窄的最佳成像方法，椎间孔狭窄通常是节段性不稳导致的椎间盘退行性变和神经孔拉伸联合作用的结果（图8.4）。

对于年龄>50岁的患者，关节突关节退变是引起腰椎滑脱最为常见的原因，且最常发生在$L_4 \sim L_5$水平[16, 20-21]。影像学检查常提示椎体和后方结构向前滑移，同时伴有椎间盘和关节突关节退变。由于椎弓完整，椎体的滑移将会导致椎管狭窄[17]（图8.5）。

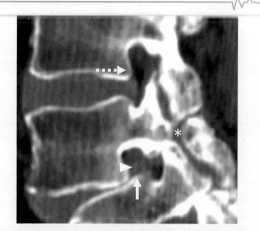

图8.4 患者男性，48岁，主诉腰痛和下肢放射痛。通过 L_4 ~ L_5 左侧椎弓根层面的 CT 矢状面扫查可见 L_4 左侧峡部缺损（＊），L_4 椎体相对于 L_5 椎体向前滑移（三角箭头）。由于椎间盘的暴露和椎间孔的拉伸（实线箭头），左侧 L_4 ~ L_5 椎间孔变窄，左侧 L_3 ~ L_4 椎间孔正常（虚线箭头）。

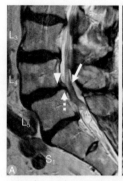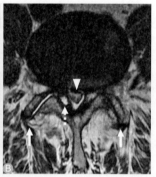

图8.5 患者女性，68岁，腰痛和 L_4 ~ L_5 退变性滑脱。A.T_2WI 矢状位显示 L_4 椎体终板后方（三角箭头）偏离 L_5 椎体终板后方（虚线箭头）；B.经过 L_4 ~ L_5 椎间隙的 T_2WI 序列轴位图像显示显著的双侧 L_4 ~ L_5 关节突关节退变、关节间隙狭窄、骨质增生及右侧关节突关节积液（白箭头），右侧黄韧带一个 T_2WI 序列高信号类圆形结构为退行性囊肿（虚线箭头）。退行性改变与滑脱共同导致严重的中央椎管狭窄（三角箭头）。

骨髓

正常骨髓包含红骨髓和黄骨髓，每种骨髓的相对数量由个体的年龄、性别及健康状况所决定[22-23]。一般情况下，婴幼儿的骨髓中以红骨髓为主，随着年龄的增长，红骨髓逐渐转变为黄骨髓，并且数量逐渐下降，到成年后以黄骨髓为主。

MRI检查是评估骨髓的最佳方法。由于骨髓中富含脂肪，在 T_1WI 中黄骨髓呈相对的高信号，

而红骨髓在 T_1WI 中的信号高于邻近的椎间盘和骨骼肌，但低于黄骨髓。由于婴幼儿以红骨髓为主，因此 T_1WI 序列中椎体的信号低于邻近的椎间盘[24-25]。随着年龄的增长，红骨髓向黄骨髓转化增加，使得 T_1WI 序列中椎体的信号逐渐增加，并高于邻近椎间盘[26]（图8.6）。

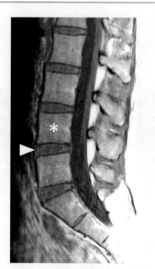

图8.6 患者女性，37岁，无症状，正常骨髓图像。T_1WI 矢状位显示正常 T_1 相骨髓信号，T_1 相骨髓信号（＊）高于邻近的椎间盘信号（三角箭头）。

脊柱肿瘤可导致单一或多个局灶性骨髓异常。由于至少50%的正常骨质被破坏后才呈现出X线片可识别的病损，因此X线检查对转移性骨肿瘤的诊断并不敏感[27]。虽然CT对于诊断溶骨性和成骨性的转移性骨肿瘤比X线片更敏感，但由于MRI对于诊断骨髓占位性病损的敏感度高，并且能够识别骨外肿瘤与脊髓、马尾神经及神经根之间的关系，因此MRI检查是诊断转移性骨肿瘤的最佳方法[28-30]（图8.7）。

转移性骨肿瘤或其他骨髓占位性病损在 T_1WI 呈低信号，而由于转移性骨肿瘤和相邻的骨髓在 T_2WI 中都呈高信号或是表现出相似的信号，因此在 T_2WI 上通常很难识别转移性骨肿瘤。转移性骨肿瘤在 T_2 加权抑制脂肪序列或STIR序列中，相比于邻近骨组织信号增高[31]，显像更为显著。由于大多数转移性肿瘤血供丰富，在造影增强图像上会出现相比于邻近骨髓的强化影像[32-33]，因此对怀疑为肿瘤转移性的疾病，静脉注射造影剂获得增强图像是其指针。

椎体内血管瘤是脊柱常见的良性病变，应

与转移性骨肿瘤进行鉴别[34]。尽管椎体内血管瘤在CT上通常表现为高亮病灶，有时与溶骨性骨转移瘤难以区分，病灶内横过的骨小梁变粗是血管瘤的特征性表现，在矢状位图像中病灶内呈现"网眼状"外观[35]。椎体内血管瘤和转移性骨肿瘤在T₂WI序列中和造影增强后均呈高信号；而血管瘤因病灶内脂肪组织的含量不同，在T₁WI序列中存在不同表现，脂肪组织含量高时T₁WI序列呈高信号，此时血管瘤较易与骨转移瘤相鉴别[36]（图8.8）。

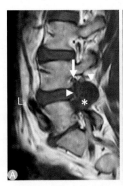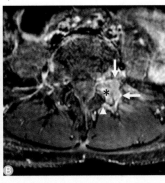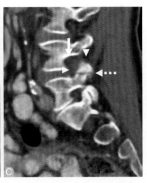

图8.7　患者女性，76岁，既往有肺癌病史，出现腰痛、下肢放射性疼痛和转移性骨肿瘤。A.T₁WI序列矢状位显示以L₅左侧上关节突为中心的低信号、骨髓占位性病损（*），骨体外肿瘤向上、向前生长（三角箭头）导致L₄～L₅椎间孔狭窄，并引起L₄左侧出口神经根受压（箭头）；B.经L₄～L₅椎间隙水平的增强T₁脂肪饱和序列显示L₄左侧关节突受累（*），肿瘤向前、向外延伸（箭头）累及L₄下关节突（三角箭头）；C.腰椎增强CT矢状位显示左侧L₄上关节突横行病理骨折（虚线箭头），肿瘤向上、向前延伸（三角箭头），导致L₄～L₅左侧椎间孔狭窄、L₄出口神经根受压（箭头）。

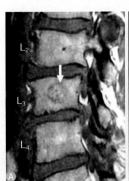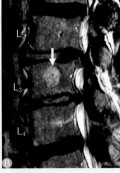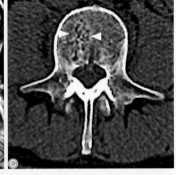

图8.8　患者男性，50岁，无症状，诊断为L₃椎体内血管瘤。A.T₁WI矢状位显示L₃椎体内T₁高信号的类圆形病变（箭头）；B.STIR序列矢状位显示L₃椎体内高信号的类圆形病变（箭头），周围无明显骨髓水肿；C.非静脉造影剂增强的CT轴位显示包含增粗的骨小梁的透光性病变（三角箭头）。

椎体骨折

CT是评估急性创伤的最佳方法[37]，可于患者仰卧位时快速获取CT图像，当患者处于危重状态或是高度怀疑存在脊柱损伤不稳时，这一优势对患者尤为有利。CT可以显示急性骨折、骨折累及脊柱各柱的特征，以及骨折嵌入椎管内的严重程度（图8.9），但CT不能显示韧带、脊髓损伤及硬膜外血肿，因此当存在上述可能时，应进行MRI检查[38-39]。怀疑骨质疏松性压缩骨折的患者通常需要进行影像学检查。骨折可在X线片上表现为椎体高度降低或终板不平行[40-41]。MRI有利于评估骨质疏松性骨折的形态特征和压缩程度。在急性和亚急性骨折时，T₁WI序列呈低信号、T₂WI序列呈高信号，提示骨髓水肿（图8.10），当骨折愈合时，骨折导致的骨髓水肿逐渐消散（图8.11）。MRI有助于评估压缩性骨折碎片所导致的椎管和神经根管狭窄。

许多文献报道，MRI检查对骨质疏松性骨折和继发于恶性肿瘤的病理骨折的鉴别具有较高的敏感度[42-43]。良性骨折的特征主要包括后侧骨性结构内无骨髓异常信号、椎体终板后缘骨皮质完整、骨折线或裂隙清晰、无椎骨外软组织包块及骨折内积气或积液[44]（图8.11）。

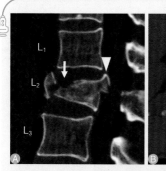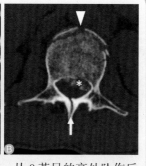

图8.9 患者男性，55岁，从8英尺的高处坠伤后出现腰背部疼痛，诊断为L₂爆裂骨折。A.腰椎CT平扫显示椎体高度降低，前柱最为显著（箭头），同时伴有骨折碎块向椎管内移位（三角箭头）；B.经L₂椎体的CT轴位显示椎体前柱骨折（三角箭头），骨折块向椎管内、左侧关节突关节下方移位（*），棘突内可见矢状位骨折线（箭头）。

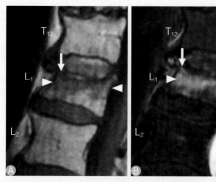

图8.10 患者女性，63岁，骨质疏松和L₁压缩性骨折引起的腰痛。A.T₁WI序列矢状位显示L₁椎体前方高度降低约30%（箭头），椎体上部可见水平低信号带（三角箭头）；B.STIR序列矢状位显示在L₁椎体前方终板、椎体高度丢失约30%（箭头），并可见椎体上部水平高信号带（三角箭头）。

椎间盘退变性疾病

　　X线片并不能直接显示椎间盘，不过，椎间盘退行性改变必须由评估椎间隙和邻近终板提供间接依据。椎间盘退变性疾病的X线征象包括椎间隙高度降低，椎间盘内钙化及积气。终板退行性改变包括终板硬化、终板不规整、椎体骨赘形成、椎体内椎间盘突出或Schmorl结节[45-46]（图8.12）。椎间盘和终板退变的CT改变与X线相似，然而在显示包含椎间盘突出物、硬膜囊、

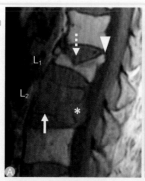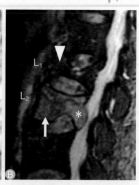

图8.11 患者女性，67岁，主诉为腰痛，诊断为陈旧性L₁椎体骨质疏松性压缩骨折和L₂椎体病理性压缩骨折。A.T₁WI序列矢状位显示L₁椎体严重骨折畸形，表现中部高度几乎全部丢失（虚线箭头），同时伴有少量骨质后移进入椎管内（三角箭头），L₁椎体呈现正常的T₁WI序列骨髓高信号，L₂椎体压缩畸形，伴有轻度椎体高度降低，并可见T₁WI序列低信号，肿物自L₂椎体后缘向硬膜外腹侧延伸（*），椎体其余部分内呈弥散的T₁WI序列低信号，提示存在骨髓水肿或炎症反应；B.增强脂肪饱和T₁WI矢状位显示L₁椎体并没有强化，提示骨折为陈旧性（三角箭头），L₂椎体下终板后方呈现强化（*），肿物突破L₂椎体后缘向硬膜外腹侧延伸，椎体其余部分出现强化，提示可能存在骨髓水肿或炎症反应（箭头）。

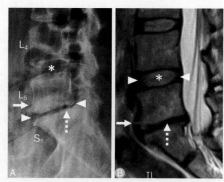

图8.12 患者女性，47岁，诊断为腰痛及L₅～S₁椎间盘退变。A.侧位X线片显示L₅～S₁椎间隙变窄（三角箭头）、L₅上终板硬化（箭头）及L₅～S₁椎间隙真空征（虚线箭头），L₄～L₅椎间隙高度相对正常（*）；B.T₂WI序列矢状位显示L₅～S₁椎间盘高度降低、T₂信号强度降低，提示L₅～S₁椎间盘脱水、退变（虚线箭头），在L₅下终板前缘可见骨赘形成（箭头）。L₄～L₅椎间盘高度正常，椎间盘周边的纤维环边缘呈T₂WI序列低信号（三角箭头）、髓核呈T₂WI序列高信号（*），提示L₄～L₅椎间盘正常。

以及神经根等椎管内的软组织结构时，CT检查不如MRI检查有用。

MRI是评估椎间盘退变性疾病的首选检查[37]。T_2WI序列最适用于显示椎间盘内退行性改变[47]。正常椎间盘在T_1WI序列中呈中等信号，髓核在T_2WI序列中呈高信号，纤维环在所有序列中呈低信号。髓核T_2WI序列高信号减低是椎间盘退变的早期征象，并可能进一步出现椎间盘容量减少[48]。1988年，Modic及其同事基于MRI检查对终板退行性改变的3个阶段进行了描述，并依旧广泛应用于临床工作中[49]（图8.13～图8.15）。

椎间盘退行性改变常会引起椎间盘内容物延伸至相邻终板轮廓之外。2014年，NASS、ASSR和ANS的联合工作组提出了描述椎间盘异常的最新标准化术语[50]。椎间盘膨出是指椎间盘内容物延伸超出椎体终板边缘周径的25%（图8.16）。椎间盘突出是指椎间盘内容物延伸超出椎体终板边缘外，但并未超出椎体终板边缘周径的25%。根据椎间盘突出的形态，可进一步分为突出、脱出及游离（图8.17）。由于椎间盘突出物与椎管、神经根管关系密切（图8.18），这一命名方法也适用于描述椎间盘突出的位置。

纤维环裂隙是椎间盘纤维环中纤维结构的退变性缺损。这种退变可能会引发腰背痛，但在无症状个体中也较为常见[51-54]。X线或CT检查并不能显示这一征象，但在MRI检查中表现为"高信号区"，即椎间盘后缘在T_2WI序列中可见高信号改变[55]（图8.19）。造影后增强图像可显示邻近纤维环和邻近硬膜外间隙有明显增强，提示局部存在炎症反应[56-57]。

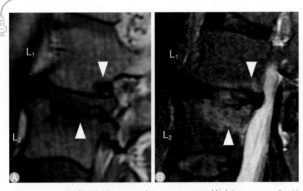

图 8.13　患者男性，67 岁，L_1 ～ L_2 终板 Modic Ⅰ型改变。A.T_1WI 序列矢状位显示 L_1 下终板、L_2 上终板低信号改变（三角箭头）；B.STIR 序列矢状位显示 L_1 下终板、L_2 上终板高信号改变（三角箭头），这些信号异常提示终板骨髓水肿。

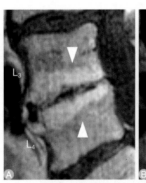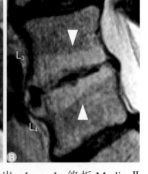

图 8.14　患者女性，55 岁，L_3 ～ L_4 终板 Modic Ⅱ型改变。A.T_1WI 序列矢状位显示 L_3 下终板、L_4 上终板高信号改变（三角箭头）；B.T_2WI 序列矢状位显示 L_3 下终板、L_4 上终板高信号改变（三角箭头），这些信号异常提示终板内骨髓被脂肪浸润。

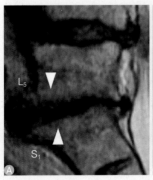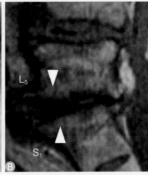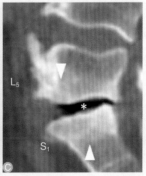

图 8.15　患者男性，52 岁，L_5 ～ S_1 终板 Modic Ⅲ型改变。A.T_1WI 序列矢状位显示 L_5 下终板、S_1 上终板低信号改变（三角箭头）；B.T_2WI 序列矢状位显示 L_5 下终板、S_1 上终板低信号改变（三角箭头）；C.矢状位 CT 平扫显示 L_5 下终板、S_1 上终板硬化（三角箭头），L_5 ～ S_1 椎间高度降低、椎间隙内积气（*），提示椎间盘退变。

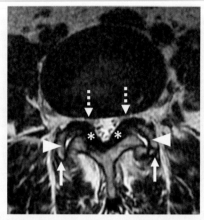

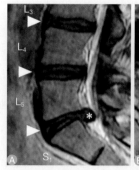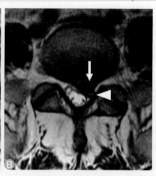

图8.16　患者男性，44岁，诊断为双下肢神经根病变和双侧$L_3 \sim L_4$侧隐窝狭窄。经$L_3 \sim L_4$椎间盘水平的T_2WI序列轴位显示中央型椎间盘膨出及双侧关节突关节退变，表现为双侧关节突关节骨质增生（箭头）和小关节积液（三角箭头），黄韧带肥厚较为显著（*）。椎间盘和关节突关节退行性变共同导致双侧侧隐窝狭窄，引起双侧向下走形的L_4神经根受压（虚线箭头）。

图8.17　患者女性，31岁，诊断为腰背痛和$L_5 \sim S_1$椎间盘脱出。A.T_2WI序列矢状位显示$L_5 \sim S_1$椎间盘后侧轮廓异常（*），突出部分小于椎间盘周径25%，突出椎间盘经狭窄的颈部与椎间盘主体部分相连，符合椎间盘脱出的诊断，$L_3 \sim L_4$、$L_4 \sim L_5$和$L_5 \sim S_1$椎间盘均显示T_2WI序列高信号强度降低，表明椎间盘脱水（三角箭头）；B.经$L_5 \sim S_1$椎间隙的T_2WI序列轴位图像显示$L_5 \sim S_1$椎间盘突出（箭头），导致左侧侧隐窝变窄和左侧S_1神经根受压（三角箭头），向下走行的S_1神经根增粗、T_2WI序列高信号增强表明神经根水肿和炎症反应。

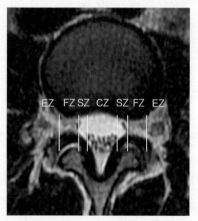

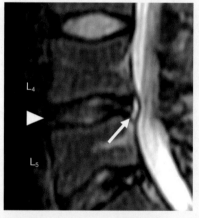

图8.18　患者男性，25岁，无症状，经$L_3 \sim L_4$椎间盘水平T_2WI序列轴位未见椎间盘膨出和突出。中央区（CZ）为椎管中心与双侧关节突关节内侧缘之间的椎管中央区域。侧隐窝区（SZ）为中央区外侧和椎弓根内侧边缘之间的区域。椎间孔区（FZ）为椎弓根内侧缘和外侧边缘之间的区域。极外侧区（EZ）是指椎弓根外侧边缘以外的空间。

图8.19　患者男性，54岁，腰痛合并$L_4 \sim L_5$纤维环撕裂。腰椎T_2WI序列矢状位显示$L_4 \sim L_5$椎间盘脱水（三角箭头）。$L_4 \sim L_5$椎间盘后缘周边有局灶性增强的T_2WI序列高信号，表明纤维环存在裂隙（箭头）。

感染

　　椎间盘-骨髓炎是指椎间盘和邻近终板的感染，通常由于其他部位感染经血行播散到椎体终板并扩散到椎间盘而发生[58]。椎间盘-骨髓炎早期X线检查并无异常，感染发生2～4周后，可出现终板形态不规则和椎间盘高度降低[59]（图8.20）。然而，患者往往在症状持续数周或数月后才来就诊，因此初始X线检查通常有阳性表现[60]。尽管CT对于骨骼成像的细节优于X线检查，有助于早期发现终板不规则改变，但椎间盘-

骨髓炎的CT检出与X线片相似。CT检查也有助于发现椎旁肌肉组织和硬膜外腔等软组织异常表现，增强CT尤其敏感。

MRI或增强MRI是诊断椎间盘–骨髓炎的首选影像学检查方法[59]。早期表现如椎体终板T_1WI序列低信号、T_2WI序列高信号与Modic I型改变相似。但与退变脱水的椎间盘所呈现的T_2WI序列低信号不同，感染性椎间盘通常表现为T_2WI序列高信号[1]。增强MRI可显示椎间盘、邻近椎体及周围软组织强化，这些征象提示蜂窝织炎（图8.21）。增强MRI对于鉴别椎旁或硬膜外的蜂窝织炎与脓肿非常必要，蜂窝织炎和脓肿均可表现为常规T_2WI序列高信号；在增强MRI中，蜂窝织炎表现为强化，而脓肿只表现为边缘强化，内部无强化区[2-3]（图8.20）。虽然在适当的抗生素治疗后患者可以获得临床改善，但异常的影像学表现仍可能会持续或恶化[61-64]，因此不推荐采用常规的MRI对脊柱感染进行观察随访。

后侧结构

正常的关节突关节面在所有的影像学检查中都应是光滑的，关节间隙2~4 mm[65]。关节突关节的退行性改变与其他滑膜关节相同，影像学表现主要为关节间隙变窄、边缘骨赘形成、软骨下

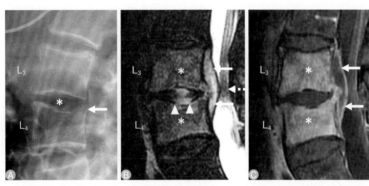

图8.20　患者男性，34岁，静脉吸毒史，诊断为椎间盘炎 – 骨髓炎和硬膜外脓肿。A. 腰椎侧位 X 线片显示 L_3 ~ L_4 椎间隙保留（*），L_4 椎体上终板后部轮廓模糊不清（箭头）；B. 腰椎 STIR 序列矢状位显示整个 L_3 和 L_4 椎体的信号强度增加（*），L_4 椎体上终板连续性消失，提示终板破坏（三角箭头），梭形 T_2 高信号结构沿着 L_3 和 L_4 终板后方延伸到硬膜外间隙腹侧（箭头），符合蜂窝织炎和脓肿影像，并导致马尾神经受压（虚线箭头）；C. 腰椎增强 T_1WI 序列矢状位显示整个 L_3 和 L_4 椎体强化（*），梭形结构沿着 L_3 和 L_4 终板后方延伸到硬膜外间隙腹侧（箭头），边缘强化，内部无强化区，符合硬膜外脓肿。

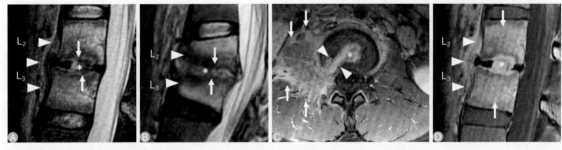

图8.21　患者女性，27岁，静脉吸毒史，诊断为腰痛和椎间盘炎 – 骨髓炎。A. T_2WI 序列矢状位显示 L_2 ~ L_3 椎间盘中部 T_2 信号增强（*），相邻终板不规则改变（箭头），前纵韧带和椎旁软组织周围增厚，T_2WI 序列信号增强提示椎旁炎症（三角箭头）；B. 增强 T_1 脂肪饱和序列矢状位显示 L_2 ~ L_3 椎间盘（*）及几乎整个 L_2 和 L_3 椎体（箭头）强化，前纵韧带和椎旁周围软组织增厚、强化，提示椎旁炎症（三角箭头）；C. 经 L_2 ~ L_3 椎间盘水平的增强 T_1WI 脂肪饱和序列轴位显示 L_2 ~ L_3 椎间盘中央强化（*），右后外侧纤维环缺损（箭头），强化部分延伸到纤维环缺损之外，右侧腰大肌和腰方肌增大伴强化，符合蜂窝织炎（三角箭头）；D. 不依从抗生素治疗 8 个月后行腰椎 MRI 检查，T_2WI 序列矢状位显示椎间盘炎 – 骨髓炎进展、L_2 ~ L_3 椎间盘高度降低（*）、终板破坏（箭头）及椎体高度丢失并导致局部后凸畸形（三角箭头）。

硬化和软骨下囊性变[65-67]。虽然这些征象均在X线片上可见，但横切面成像可以更好地评估小关节的情况。MRI的其他异常表现主要为小关节积液、滑膜增厚、关节突骨髓水肿及小关节周围水肿[67]（图8.22）。黄韧带肥厚通常与关节突关节退行性变有关[68-69]。在CT影像中，黄韧带通常表现为一种菲薄的软组织结构，而在所有MRI序列上呈低信号，黄韧带肥厚可表现为增厚、钙化及骨化。增厚的黄韧带可导致椎管狭窄，尤其发生在侧隐窝时，使得其中走行的神经根受到机械性卡压（图8.16）。黄韧带的钙化和肥厚可能继发于弥漫性特发性骨肥厚综合征、强直性脊柱炎、肾衰竭、假性痛风（焦磷酸盐关节病）及血色素沉着病[68]。

关节突关节和周围韧带结构退行性变均能导致这些脊柱后侧结构出现囊性病变，最常见于L₄~L₅水平[70]。X线片或CT通常并不适用于评估小关节囊性变，除非小关节内存在积气或钙化。退变性小关节囊肿在T₂WI中呈不均匀高信号，而其边缘在所有MRI序列上呈低信号[70-72]。关节突关节囊肿在增强MRI中仅显示周围强化，而中央并无强化[73]。延伸至椎管内硬膜外或神经孔的囊肿可导致椎管或神经孔狭窄（图8.22）。

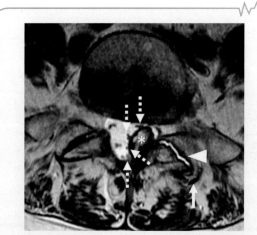

图8.22　患者女性，81岁，患有腰痛和神经根病变，左侧L₅~S₁关节突关节退行性变和囊肿。经L₅~S₁椎间盘水平的T₂WI序列轴位显示双侧关节突关节退行性改变，左侧更重，表现为显著的骨质增生（实线箭头）和关节积液（三角箭头）。非均质性T₂WI序列高信号、边缘低信号的类圆形结构延伸到椎管内（*），压迫骶神经根（虚线箭头），符合退变性关节突关节囊肿。

血清阴性脊柱关节病

血清阴性脊柱关节病是一类脊柱炎症性疾病，具有共同的临床和影像学特征。虽然这一组疾病包括银屑病关节炎、反应性关节炎与炎症性肠病相关的关节炎，但强直性脊柱炎最有可能表现为中轴骨受累。腰椎通常先于颈椎或胸椎发病[74-75]。X线和CT早期表现为椎体边角处出现骨侵蚀及硬化带[76]。增强MRI和T₂WI序列在相似的位置可出现强化和信号增强，提示水肿和炎性反应[77]。后侧骨性结构周围韧带的炎最常累及棘间韧带和棘上韧带，通常X线和CT并无阳性发现，而MRI表现为T₂WI序列信号增强和增强后局部强化[78-79]（图8.23）。在一些进展性疾病中，跨越椎间隙的桥接性骨赘可引起椎间僵硬并出现典型的"竹节样"改变。慢性关节突关节炎和脊柱韧带骨性附着点炎也会导致后侧骨性结构僵硬[80]。继发于脊柱强直后的生物力学变化使得在很小的外伤应力情况下，脊柱也可能发生非常严重的损伤（图8.24）。由于骨折很难通过普通X线片识别，如果患者有外伤史或症状较为严重，应进行横切面薄层成像[78, 81]。

其他结构

腰椎影像学检查是为了评估腰椎及其支持结构，但同时也涵盖骶骨、腹膜后、腹盆腔脏器等解剖结构。即使这些结构出现异常的概率很低，但也可能是患者出现症状的原因。

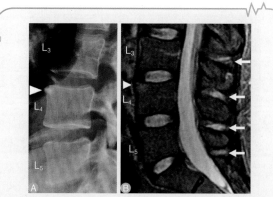

图8.23　患者男性，37岁，患有慢性腰痛和强直性脊柱炎。A.X线显示L₄椎体前上终板不规则改变，伴周围硬化带，符合炎症侵蚀一致（三角箭头）；B.STIR序列矢状位显示L₄椎体前上终板水肿（三角箭头），提示进行性炎症反应，腰椎各节段棘间韧带均呈现T₂高信号，符合韧带骨性附着点炎（箭头）。

通过普通X线片、CT及MRI均可以显示部分骶骨。骶骨不全骨折可在X线片上发现，但往往难以识别，不全骨折在正位片上通常表现为与骶髂关节平行的垂直硬化带。横断骨折在侧位X线片中显示为骶骨前方终板的硬化和移位[82-83]。CT可以更好地观察骨折线及骨折移位的情况，并能显示周围的硬化带[84]（图8.25）。MRI比普通X线片和CT更敏感，即使在骨折线不明显的情况下，也可以显示骶骨翼骨髓水肿，有助于早期发现不完全性骨折[85]。

腰椎X线片至少能显示部分骶髂关节，有助于寻找腰痛和骨盆部疼痛的原因。骶髂关节退行性变较为常见，表现为关节间隙狭窄、软骨下骨硬化及骨质增生[86]。骶髂关节炎是许多炎性疾病进展的表现，以侵蚀性变化为主要特征，最好采用MRI成像[35, 87]。长期的骶髂关节炎可能导致关节完全僵硬[86]（图8.26）。骶髂关节退变和骶髂关节炎应与感染性关节炎相鉴别。化脓性骶髂关节炎常为单侧发病，并有以下特点：关节积液、滑膜增厚、骨髓水肿、骶骨侧和髂骨侧骨破坏并伴关节周围水肿、软组织积液[88-89]（图8.27）。

腰椎影像学显示的后腹膜后结构异常，也可能是引起腰痛或盆腔痛症状的原因。肾结石

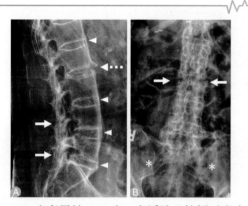

图8.24　患者男性，95岁，主诉站立摔倒后疼痛，既往患有强直性脊柱炎。A.侧位X线片显示多节段桥接性骨赘呈"竹节样"表现（三角箭头），并可见关节突关节骨性融合（实线箭头），L₂桥接性骨赘处骨折并轻度移位（虚线箭头）；B.正位X线片显示骨折线贯穿L₂~L₃椎间隙水平，L₂椎体相对于L₃椎体向右移位（箭头），骨折不稳定，并可能导致严重畸形、神经损伤和假关节形成，由于慢性骶髂关节炎，双侧骶髂关节也存在强直（*）。

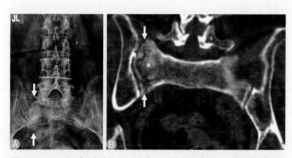

图8.25　患者女性，73岁，骨量减少，腰背痛和骨盆部疼痛，伴右侧骶骨翼不全骨折（箭头）。A.正位X线片显示累及骶骨翼垂直硬化带（箭头），骨折线并不明显；B.冠状位CT平扫显示接近于右侧骶髂关节处骶骨翼的无移位垂直骨折，骨折周围有硬化带（*）。

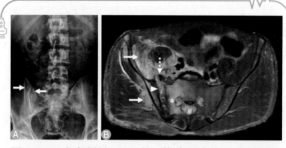

图8.26　患者男性，27岁，静脉吸毒史，右侧腰背痛和发热，诊断为右侧骶髂关节化脓性关节炎。A.正位X线片显示右侧骶髂关节近端轻度不规则改变，伴关节周围骨量减少；B.骨盆T₂WI序列轴位显示右侧骶髂关节不规则改变（三角箭头），右侧骶髂关节积液（虚线箭头），邻近骶骨骨髓水肿（*），右侧髂肌、腰大肌和臀中肌增大且呈T₂WI高信号，提示炎症反应（箭头）。

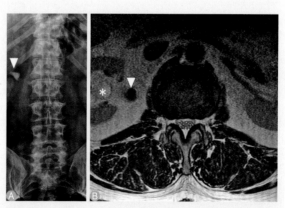

图8.27　患者女性，60岁，右侧输尿管近段结石合并肾盂积水导致腰痛及侧腹部疼痛。A.正位腰椎X线片显示L₁~L₂椎间隙水平脊柱外侧钙化灶（箭头）；B.T₂WI序列轴位显示腹膜后、L₁~L₂椎间隙水平的低信号结构（三角箭头），提示右侧输尿管结石，结石造成梗阻并导致右侧肾积水（*）。

在X线片上可表现为腰椎旁的不透光结构，CT和MRI检查有助于显示和定位诊断，并发现肾积水（图8.27）。腰肌或髂腰肌出血引起的腹膜后血肿可导致腰痛和侧腹部疼痛。X线片并不能显示这些征象，但通常在MRI或CT图像中可见（图8.28）。

X线片、MRI及CT是评估腰椎的重要检查方法，每一种方法都提供了不同的、互补的关于脊柱异常的信息。理解每一种成像方法的优缺点，并且熟悉脊柱正常和异常的影像学表现，对于做出适当的影像学判读至关重要。

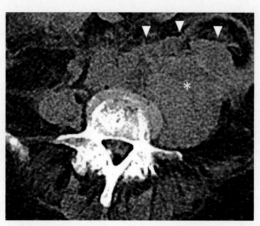

图8.28　患者男性，82岁，全身抗凝治疗中，非创伤性腰部、侧腹部疼痛，左侧腰大肌血肿。轴位CT平扫显示 L_3 水平左侧腰大肌肌增大扩（*），其外包绕腹膜后脂肪（三角箭头），无急性腰椎骨折。

Jad S. Husseini，Connie Y. Chang and William E. Palmer

柳扬、胡三保　译，张力、孙凤龙、赵达强、刘娟　校对

● 参考文献 ●

扫码查看

第九章　疼痛患者的神经生理学检查和评估

要点

※ 神经生理学检查包括神经传导检查（nerve conduction studies，NCS）和肌电图（electromyogram，EMG）检查，是神经检查的进一步深化。

※ 神经传导检查只对躯体运动和感觉神经的较粗的有髓Aβ纤维进行检查，而不能检查伤害性Aδ纤维和C纤维。因此，神经传导检查在原发性痛性小纤维神经病变中的预计检查结果是正常的。

※ 对于轴突损伤，神经传导检查包括波幅明显降低，且仅有传导速度轻微减慢。

※ 对于神经脱髓鞘损伤，神经传导检查的特征包括末梢神经的潜伏期延长、传导速度明显减慢和传导阻滞。

※ 由于皮节区的重叠性，单一的神经根病变通常不会出现严重的或强烈的麻木。

※ 感觉性神经传导检查在神经根病变中通常是正常的，因为病变在背根神经节的近端。

※ 运动性神经传导和肌电图检查异常，对于根性损伤表现出神经病理性病变的特征。

※ 肌电图检查显示的"急性失神经"，包括正尖波和肌颤电位，沃勒变性（Wallerian degeneration）需要几个星期的时间才能发生。

※ 神经传导检查和针极肌电图检查不能诊断椎间盘源性疼痛和小关节源性疼痛，通常对椎管狭窄的诊断也没有帮助。

病例介绍

患者男性，62岁，腰背部疼痛6周，其疼痛从腰背部向下到左侧臀部，再到左大腿和小腿外侧，并放射到左足背，同时由于脚踝无力，行走困难，跌倒过几次。神经检查显示左侧L_5神经皮肤支配区有轻微的感觉、触觉、温度感觉障碍和肌肉颤动。患者的踝关节背屈和外翻也受限。神经传导/肌电图（NCS/EMG）检查显示复合运动动作电位（compound muscle action potential，CMAP）和感觉神经动作电位（sensory nerve action potential，SNAP）均正常。肌电图表现为正尖波和肌颤电位。运动单位动作电位（motor unit action potential，MUAP）形态正常，但募集波减少。在临床和神经生理学上，表现为亚急性主动去神经化的L_5神经根病变。

这种含体格检查和神经诊断的神经生理学评估能给疼痛科医师什么信息呢？第一，这种检查可以帮助建立诊断，为患者和医师提供有价值的

信息；第二，可以帮助指导治疗和介入操作；第三，检查结果可以帮助判断预后和监测临床进展，有助于判断患者的手术时机。本章将介绍疼痛科医师根据临床检查和神经诊断检查所做出的神经生理学评估的过程和意义。

神经检查的基本目的首先是确定病理，其次是寻找病因。神经生理学评估通过提供更客观、定量的功能数据来补充体格检查，从而更少依赖于患者的努力配合。最常用的电生理检查是NCS/EMG检查。NCS/EMG可检查周围神经系统，并鉴别神经根病变、神经丛病变，以及单神经病和多神经病。

痛性小纤维神经病变可以用定量感觉试验（quantitative sensory testing，QST）和定量运动轴突反射试验（quantitative sudomotor axon reflex testing，QSART）[1-3]来研究。更进一步的神经生理学检查包括体感诱发电位（somatosensory evoked potentials，SSEP）[4]和脑磁图（magne-toen-cephalography，MEG）[5]，可记录皮层对周

围刺激的反应。本章将重点讨论联合神经检查和NCS/EMG如何用于定位和确定病变。

神经检查

如何有效而全面地进行神经功能障碍和疼痛的空间定位和评估病因？答案是进行全面详细地询问病史和体格检查，有助于鉴别其他症状和体征，提示疾病的特定解剖部位。例如，对于左足下垂的患者，医师会特别关注右侧皮质半球（多数人为非优势半球）的皮质征象。注意到患者难以识别写在手上的数字（图形觉障碍，agrapesthesia）、两点辨别觉受损和通过触摸识别物体困难（皮肤实体觉障碍，astereognosia）。在颅神经检查中，强调对左侧视野和左侧面部运动的评估。在运动检查中，除上运动神经元损伤外，人们还会关注左上肢细微的肌力降低迹象（旋前动作和快速手指运动）。任何此种异常都强烈地暗示病变位于皮层或皮层下，而不是常见的经常假定的病变位于神经根。因为提前预测应关注的特定部位可能很困难，特别是正在进行病史采集和体格检查时，所以应该提前进行"筛选检查"并且筛查应该足够全面，以便能发现异常，这将有助于识别和定位病因。同时，这些筛查必须简单易行，以便患者就诊时能在短时间内完成。

此外，彻底的筛查将有助于分辨一组症状，当最初判断不仅针对特殊病因，而且这一组症状强烈地指向一个特定的诊断。例如，导致共济失调和神经病变的原因众多。然而，两者的结合可能暗示了一个特定的疾病，如弗里德赖希共济失调（Friedreich ataxia）。

虽然可靠的筛查必不可少，但往往还需要更多的细节。临床医师可以利用患者主诉和病史预先设定一个诊断，然后对这一诊断进行检查。在评估这一诊断时，医师需要更深入地研究检查项目的每个细节。例如，在评估腕下垂（常见于定位于C_6或桡神经的周围神经损伤）患者时，医师应该检查不受桡神经但受C_6神经支配的肌肉，如旋前圆肌（受源于C_6的正中神经支配），虽然大多数筛查不包括对该肌肉的评估。实际上，这种对肌节（myotome）、臂丛和腰丛成分及单一神经根的扩展评估体现了神经科医师在NCS/EMG检查过程中使用的策略。

应特别强调需要区别"上运动神经元损伤"和"下运动神经元损伤"，这在疼痛医学中至关重要。上运动神经元损伤可以表现为许多常见的腰椎疼痛综合征。一般以为是脊髓某一特定节段的损伤（如大腿前部L_2分布区的疼痛），也可能是更头端的损伤所致。另外，医师还应注意颈椎损伤，颈椎损伤造成的疼痛可能误以为源于骶尾部的损伤。

精神状态检查

毫无疑问，神经检查中最复杂的部分是精神状态检查，而筛查只针对最表浅的部位。心理状态检查包括：唤醒水平、注意力、定向力、语言、记忆、综合感觉功能和综合运动功能。

许多术语（通常含糊不清）用于定义唤醒水平，即"困倦、嗜睡、迟钝"含义通常不清楚，且每个医师都有自己不同的理解。相反，简单地描述医师看到什么，如患者是睁眼的或闭眼的，或者需要什么才能刺激患者睁眼，可能更有帮助。例如，ICU医师的检查可能包括"闭眼，患者不会对言语刺激睁眼，而温柔地抚摸手臂可使患者睁眼"。注意力是指保持唤醒状态的术语，可通过要求患者从20倒数到1，或者在受过高等教育的患者中，从100中连续减去7来评估。由于疼痛患者常发生谵妄，特别当过量用药时，测试注意力是评估谵妄重要的组成部分。令人惊讶的是，谵妄患者看上去正常，因其可以流利地说话和恰当地互动，但简单的注意力测试可以暴露这些患者的功能障碍。在评估患者的心理状态如何调节疼痛感知时，外观、情绪和情感可能很重要。

语言表达能力常根据失语症（因大脑中的接收和表达语言区域的功能障碍而导致的失语症）的类型进行评估，主要评估内容包括患者的理解力、正确说出特定事物名称的能力、流利说话的能力和复述能力。通常，还会检查患者的阅读和写作能力。即时记忆、短期记忆及长期记忆能力可以通过单个问题来评估。通过简单的问题，如"你昨晚吃了什么"或"我们以前见过面吗"，来提供类似的记忆能力信息。

表情/情绪/情感和思维内容都是精神科检查患者精神状态的2个组成部分，将这些纳入疼痛患者的评估中十分重要。识别抑郁症的特征可以提醒医师是否有潜在的增强疼痛的情感因素。

综合感觉功能的检查侧重于非主导的脑功能区，如特定的视觉或感觉区域缺损、图形感觉障碍（识别写在手掌上的数字）、实体感觉障碍（仅凭触觉来识别物体）、两点辨别感觉障碍、皮肤定位感觉障碍（无法辨别身体的部位）和疾病感缺失（缺乏对疾病或残疾的认识）。最常见的综合运动功能检查包括失用症，是指完成一个活动需要一系列动作时，每一项动作都可完成，但整个一系列动作无法完成。失用症的例子包括演示如何梳头或敬礼。

颅神经检查

虽然颅神经检查与精神状态评估一样，往往不是疼痛科医师神经检查的重点，但至关重要。第一对颅神经——嗅觉神经，通常不进行常规评估。第二对颅神经——视神经，通过几种方式进行评估。首先，通过眼底检查，医师可以观察视神经乳头，并识别出视神经乳头萎缩或水肿等病理过程。其次，瞳孔对光反射评估视神经的传入纤维（及从顶盖前区到动眼神经副核的连接，后者包含该反射的副交感神经传出纤维）。最后，通过对照法和视觉敏锐度来检查其视野。

眼外肌由动眼神经核（Ⅲ）、滑车神经核（Ⅳ）和外展神经核（Ⅵ）支配。医师应评估眼睑和瞳孔，寻找霍纳综合征（Horner syndrome），即上睑下垂、瞳孔缩小和无汗症。除肺尖肿瘤综合征（Pancoast syndrome），医师还应认识到霍纳综合征可以由颈动脉夹层（引起颈部疼痛，放射至下颌）或累及海绵窦的占位病变引起。

三叉神经（Ⅴ）支配面部的感觉和咀嚼肌的运动。面神经（Ⅶ）支配面部表情肌。前额上方支配肌肉的运动神经元一般接受来自初级运动皮层的双侧神经支配，因此发生周围性面瘫（面神经外周部病变）时，将影响到单侧面部的所有表情肌，但发生中枢性面瘫时，眼睛上方的肌肉（额纹）正常。面神经也传递舌前部的味觉，这是味觉在特发性面神经麻痹中受到影响的原因。最后，面神经介导唾液腺（腮腺除外）和泪腺的分泌。

医师可以通过搓动手指（打响指）来粗略地评估患者听神经（Ⅷ）的功能。舌咽神经（Ⅳ）和迷走神经（Ⅹ）具有多种神经功能，包括味觉和来自舌后、咽部、咽喉部的一般感觉，内脏的传入纤维，以及支配躯体的副交感神经。副神经（Ⅺ）对胸锁乳突肌和斜方肌提供部分神经支配。舌下神经（Ⅻ）负责支配大部分舌肌的运动，对吞咽也很重要。

运动检查

运动检查对疼痛患者的评估具有重要意义。运动检查的第一个组成部分是对肌肉大小和肌张力的评估，观察患者在不同体位时的肌肉大小和肌张力很重要，例如，患者在靠墙时，做肩外展、肘屈曲动作可以显露肩胛翼。

医师在观察肌肉时，也可以识别异常运动，如肌束震颤、肌阵挛（突然而短暂地收缩）、"扑翼样"震颤（突然而短暂地放松）和颤动。

医师应尽可能地通过固定特定的关节来评估肌肉的活动情况。例如，在检查患者的手腕伸肌时，应该用一只手固定住手腕，用另一只手评估手腕伸肌的力量。通过固定手腕，医师可以确保患者只使用手腕伸肌来产生力量，而无更强大的近端肌肉的参与，如肱桡肌或肱二头肌。此外，医师在检查某一肌肉时，必须利用与自己的力量相当的肌肉。例如，当使用手指屈肌时，无法识别患者胫骨前肌的细微无力。

肌力分级从0（无运动）到5（全强度）。1/5代表可收缩活动，2/5代表可在支撑平面内运动，3/5代表可对抗重力，4–/5代表可对抗微小阻力，4/5代表可抗阻力，4+/5代表比正常力量稍弱。人们应该认识到，4/5代表着一个较大的范围，从非常弱到非常强。准确的肌力分级对于确保不同从业人员之间达成一致及评估多项指标变化非常重要。这些信息通常是至关重要的，如当肌力减弱是渐进的而不是静态的时，减压手术就变得十分紧迫。

医师在评估单个肌肉时，应该记住肌肉的神经支配。在检查中，不仅要评估由大多数相应躯体神经脊髓水平支配的肌肉，而且要比较由相同脊髓水平支配但由不同神经支配的肌肉。例如，识别拇外展肌（APB，由正中神经提供支配的C_8/T_1肌肉）肌力的减弱，但保留小指外展肌（由尺神经支配的C_8/T_1肌肉）的力量可能提示腕管综合征的诊断。

医师在评估肌力时应注意，肌力水平的迅速变化通常是由于自身的改变或疼痛导致。这种"失控"的肌力下降往往导致医师对其"估计过高"。也就是说，一个有从腿部放射下来的疼痛患者在伸直腿时会感到疼痛。人们应该关注肌肉产生的最大力量，即使是在非常短的时间内（1秒或更短的时间）产生的。通常，鼓励患者使出最大的力量是有帮助的或是必要的。然而，同样经常的疼痛限制了充分的评估，医师必须记录这一点，例如，"疼痛的左髋屈肌肌力至少为4/5，但完全评估会受到疼痛的限制"。

如前所述，区分上/下运动神经元体征对于做出正确的评估和寻求适当的诊断和治疗方案至关重要。上运动神经元损伤包括痉挛性瘫痪（硬瘫）、肌张力增高和反射亢进。此外，某些反射减弱也是上运动神经元损伤的特征。在上肢，上运动神经元损伤会导致伸肌与屈肌肌力不成比例地减弱；在下肢，屈肌（包括足背屈）受到更强烈的影响。相反，下运动神经元体征包括肌萎缩，肌张力下降和反射减退，此外还可以看到肌束震颤或肌纤维颤动。

经常评估的肌肉见表9.1。

反射

肌肉的反射是神经系统检查的一个关键和经常被忽略的组成部分。反射增加可以帮助识别"中枢"病因，而反射丧失可以帮助定位特定的神经根或低级运动神经元损伤。医师要始终想到代谢对反射的影响，如有影响钙或甲状腺激素水平的疾病。与肌力分级相比，反射分级的一致性要弱一些。神经科学的专家经常用到以下内容。

- 0/4：无反射或关节活动。
- 1/4：牵开（如JendrassiR手法，让患者手指尖交叉，然后同时向两边拉）时有反射。
- 2-/4：反射低于正常，但无须牵开即有反射。
- 2/4：正常。
- 2+/4：比正常活跃，但不扩散。
- 3/4：反射亢进，即从一个反射扩展到附近的反射，如肱二头肌的刺激会导致手指屈曲。或者，交叉内收肌的反射是存在的。
- 4/4：阵挛。

表9.1 经常评估的肌肉

上肢
肩关节外展：腋神经支配三角肌 C_5（C_6），肩胛上神经支配冈上肌 C_5（C_6）介导向前外展15°
肘关节屈曲：肌皮神经支配肱二头肌 C_5（C_6）
伸腕：桡神经支配桡侧腕长伸肌 C_6（C_5）
伸肘：桡神经支配肱三头肌 C_7（C_6, C_8）
前臂内旋：正中神经支配旋前圆肌 $C_6 \sim C_7$
掌指关节伸直：桡神经（后骨间分支）支配指伸肌 C_7（C_8）
手指屈曲：正中神经支配指浅屈肌 C_8（C_7, T_1）使近端指间关节屈曲，正中神经（骨间前支）支配指深屈肌 C_8（C_7, T_1）使远端指间关节（第二、第三指）屈曲，尺神经支配指深屈肌 C_8（C_7, T_1）使远端指间关节（第四、第五指）屈曲
第五指外展：尺神经支配小指展肌 C_8, T_1
拇指外展：正中神经支配拇短展肌 T_1（C_8）
第二指外展：尺神经支配第一骨间背侧肌 T_1（C_8）

下肢
髋关节屈曲：脊神经和股神经支配髂腰肌 $L_1 \sim L_2$（L_3）
伸膝关节：股神经支配股四头肌 $L_3 \sim L_4$（L_2）
踝背屈：腓深神经支配胫前肌 L_4（L_5），腓深神经支配踇长伸肌 L_5（S_1）
踝跖屈：胫神经支配腓肠肌 $S_1 \sim S_2$
屈膝关节：坐骨神经支配腘绳肌 S_1（L_5, S_2）
足内翻：胫神经支配胫骨后肌 $L_4 \sim L_5$
足外翻：腓浅神经支配腓骨长肌和腓骨短肌 L_5, S_1
髋内收：闭孔神经 $L_2 \sim L_3$（L_4）
髋外展：臀上神经支配臀中肌、臀小肌和阔筋膜张肌 $L_4 \sim L_5$（S_1）
髋关节后伸：臀下神经支配臀大肌 L_5, S_1（S_2）

应该注意的是，年轻患者的反射往往比年长患者更活跃。但未在评分中严格考虑这点，必须在解释检查结果时加以考虑。

Babinski征：即足底外侧被手指或硬物划过时大脚趾背屈，通常表示皮质脊髓束损伤。Hoffman征指在点击第三指远端时拇指和示指屈曲，表明反射亢进来源于颈髓或以上水平。

感觉

医师在评估感觉系统的同时也应评估具体的感觉纤维。针刺、热或冷等伤害性信息是由无髓鞘的C纤维和较细的有髓鞘的Aδ纤维传入；振动感觉和本体感觉是由有髓鞘的Aβ纤维传导。医师应牢记：第一组纤维（伤害性感受性）突触位于同侧背角，二级神经元在外侧脊髓丘脑束交叉后沿对侧上行；相反，第二组纤维（传导运动和本体感觉）在脊髓的背柱同侧上行，然后在低位脑干形成突触并交叉。

医师应记住，常见的外周感觉过程可能涉及特定的神经纤维类型。此外，应该寻找常见的受累模式，包括远端对称神经病变的"长袜-手套"模式、单神经或神经根受累或单神经病的多通路模式。一般情况下，由于感觉皮节的重叠性，单一水平的神经根病变不会出现完全的皮肤感觉丧失。相反，周围神经的损伤会导致完全或接近完全的感觉丧失。例如，腓深神经的损伤比L₅神经根病在第一和第二脚趾之间产生更完全的感觉缺失。

医师应详细记录与神经病理性疼痛相关的常见体征应包括：痛觉超敏（allodynia，对通常非伤害性刺激的疼痛反应）、痛觉过敏（hyperalgesia，对伤害性刺激的疼痛反应增强）、痛觉总和（summation，对重复的非伤害性或轻度疼痛刺激出现疼痛反应或疼痛反应增强）、感觉异常（paresthesias，异常阳性感觉现象，如针刺感）、感觉倒错（dysesthesias，疼痛的感觉异常）。

译者注：感觉异常（paresthesias）概念上包括感觉倒错（dysesthesias），痛觉总和（summation）强调的是重复刺激诱发疼痛反应，既可能是伤害性刺激，也可能是非伤害性刺激，与痛觉超敏（allodynia）和痛觉过敏（hyperalgesia）有区别。另外，痛觉超敏（是伤害性刺激引起过度的疼痛）也是神经病理性疼痛的特征表现，痛觉超敏的特征是对一种刺激（尤其是重复刺激）异常疼痛的反应，并伴阈值增加。强调程度的夸张性、刺激上的高阈值和时间上的后作用。而痛觉过敏是刺激上的低阈值、时间上的即时性，程度上没那么夸张。通俗地讲，强刺激时不怎么痛，过一段时间后却特别疼痛。

协调性

通过指鼻试验、跟-膝-胫试验及躯体姿态评估协调性。小脑损伤通常在手指和鼻子之间的整个运动弧线上产生较大的横向摇摆（测距失调）。相反，特发性震颤主要在运动轨迹的开始和结束时出现更高的偏差。

姿势与步态

姿势和步态等高级功能尤为重要，每次询问病史时都应评估。站姿的基本特征应该是双脚呈正常间距或间距略宽。步态可以描述为流畅或僵硬，注意手臂的摆动和转弯的平滑度。体位应注明是正常还是弯腰。相比对抗性测试，从功能角度评估足背屈肌和足底跖肌（用脚趾和足跟行走）能更敏感地识别细微的肌无力。通过让患者在"绷索"上走路来评估小脑的功能（译者注：小脑的主要功能是平衡觉、共济活动，通过"走钢丝样"活动可测试小脑的平衡觉）。

许多术语用于描述特定病因引起的步态异常。例如，大步或"醉酒"步态可能与小脑病理改变有关。"拖曳"步态通常是由于帕金森病（Parkinson disease），而"偏瘫"步态即脚离不开地面——与正常压力性脑积水有关。"减痛"步态是指疼痛引起的异常步态。

Romberg征又称为闭目难立征，主要反映本体感觉信号通路。做此体征前，嘱患者双脚并拢站立，眼睛睁开，注视前方的目标。龙贝格征指当视觉输入被移除（通过闭上眼睛）时，患者的平衡性受损，患者睁开眼睛时双脚可以并拢站立。需要注意的是，如果患者在睁眼时不能双脚并拢站立，则不应将其称为Romberg征阳性；相反，它反映了前庭或小脑功能方面的问题。

综合评估

医师在评估时应回顾病史和临床发现的关键要素，通常是多方面综合的结果，尽可能精确地确定疾病定位，如在运动和反射成分的下运动神经元体征。基于定位，人们应该熟悉在特定位置发生的病理过程。例如，随着足下垂的症状出现，病变可定位于对侧皮质的灰质、皮质下白质、脑干或同侧脊髓的中枢神经系统。并且，它也可能是影响前角细胞的运动神经元疾病的最初表现；脚下垂可能是由L₄或L₅神经根病、腰丛神经病、腓神经病变、神经肌肉接头疾病或肌病引起的。最后，医师可以通过实验室检查、神经影像学或神经生理学研究进一步鉴别诊断。

NCS/EMG 检查

NCS/EMG检查是评价周围神经系统的神经生理学检查。NCS/EMG通过提供神经和肌肉的电生理数据，作为神经检查的补充。NCS是通过电刺激目标神经（感觉神经或运动神经）并记录产生的动作电位反应来实现的，这些动作电位通过躯体运动神经和感觉神经的厚的、有髓鞘的Aβ纤维传导。患者会感到尖锐的电感，但伤害性Aδ和C纤维没有记录。肌电图检查是通过将记录针放到目标肌腹并记录电活动来进行的。虽然任何远端周围神经和肌肉理论上都可以检查，但NCS/EMG的检查方法取决于患者的病史和临床检查结果。通过NCS/EMG评估单个神经和肌肉，临床医师可以将病理定位到神经根、神经丛、周围神经、神经肌肉接头或肌肉的水平。此外，特定的电生理模式也可以区分损伤程度和潜在的病理改变（如轴突缺失与脱髓鞘障碍）。在临床检查受到疼痛或意识的限制时，尤其有帮助。后文将综述解释NCS/EMG检查所需要的术语。

运动神经传导研究

运动神经传导是通过刺激运动神经，然后将电极放置在运动神经支配的肌肉肌腹上进行记录。合成电位称为复合肌肉动作电位（compound muscle action potential，CMAP）。CMAP表示所有基底层肌纤维动作的联合电位。重要的CMAP检查指标包括波幅、持续时间、潜伏期和传导速度（图9.1）。

CMAP振幅与激活的肌纤维数量直接相关。CMAP持续时间代表单个肌肉纤维放电的同步性。潜伏期描述了刺激目标神经和开始最快肌肉动作电位之间的时间。这包括从刺激到神经–肌肉接头、神经–肌肉接头激活和肌肉去极化时间。传导速度定义为最快动作电位[6]的速度。

感觉神经传导研究

感觉神经动作电位（sensory nerve action potential，SNAP）是通过刺激感觉神经并用2个记录电极记录皮肤反应来产生的。SNAP特征包括起始潜伏期、峰值潜伏期、波幅、持续时间和传导速度（图9.2）。

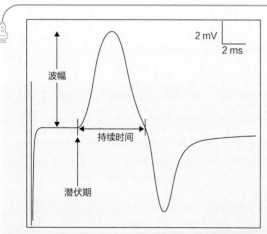

波幅表示激活的肌肉纤维的总和，以毫伏（mV）为单位从基线到峰值进行测量。潜伏期是神经刺激、运动神经传导、神经–肌肉接头去极化和肌肉内去极化的总和时间，也是从刺激到初始偏离基线的时间。波形的持续时间表示单个肌肉纤维放电的同步性，是从初始偏转到返回基线来测量的。

图9.1 CMAP波形
（Reprinted with permission from Preston and Shapiro.[6]）

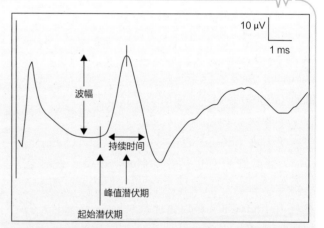

波幅代表所有感觉神经纤维的总去极化，以毫伏（mV）为单位从基线到峰值进行测量。起始潜伏期代表从刺激到从基线的初始偏转的时间；这通常代表最大的有髓皮神经感觉纤维的神经传导时间，因为这些是最快的纤维。峰值潜伏期是SNAP波形上达到峰值波幅的时间。持续时间表示动作电位的同步性，是初始偏转到返回急性来测量的。

图9.2 SNAP波形
（Reprinted with permission from Preston and Shapiro.[6]）

波幅代表所有单个感觉神经纤维的总去极化。起始潜伏期代表从刺激到初始偏离基线的时间，通常代表最大的有髓皮神经感觉纤维的神经传导时间，因为这些是最快的纤维[7]。峰潜伏期是SNAP波形上达到峰值波幅的时间。传导速度是刺激器与记录电极之间最快动作电位的速度。同样，在疼痛医学中使用神经诊断试验的一个重点是，SNAP不能反映伤害感受器、无髓C纤维和薄髓鞘Aδ纤维的活性。这些纤维的动作电位太小，时间上太分散，无法影响SNAP幅度。因此，SNAP通常受"大纤维"神经病变的影响，但不受"小纤维"神经病变的影响。

神经传导检查中的 F 波和 H 反射

F波和H反射是专门用于神经传导检查，用于评估近端神经节段，包括神经根和神经丛的电生理检查。迟发反应是通过刺激神经产生的逆向传导（传入）至脊髓的信号并记录随后顺向传导（传出）至轴突末端的信号来记录的。

F波是迟发的运动CMAP，通过运动神经的过度去极化，神经传导逆向传导至前角细胞，然后顺向反应到达记录的肌肉。F波的幅度通常很小，占肌肉纤维的1%~5%。值得注意的是，F波纯粹是运动的，不能提供关于只影响感觉神经纤维的病变的信息。如果远端神经传导检查异常，则长

时间的F波可能提示近端神经病变、神经丛病或神经根病变。不幸的是，诊断性F波的应用受到靶向神经的限制。在上肢，超强刺激正中神经和尺神经可以评估C_8~T_1的F波。在下肢，超强刺激腓神经和胫神经可评价L_5~S_1中的F波。

H反射是一种类似于F波的迟发反应。不同之处在于，H反射是一种真正的反射，涉及刺激感觉传入纤维，前角细胞的突触，然后是传出运动纤维。只有刺激腘窝胫神经，并在腓肠肌中出现预期的反应，才能可靠地获得H反射。这是一个与体格检查时出现脚踝反射相关的神经传导检查。因此，在S_1神经根病变、腰骶丛病变、胫神经和坐骨神经病变及多发性神经病中H反射会延长。H反射是格林-巴利综合征的敏感的早期电诊断检查（图9.3）[8]。

针极肌电图

针极肌电图是通过将记录针插入目标肌肉以测量肌肉在静止和激活期间的电位来进行的。静息时肌肉的电位被描述为自发活动，而肌肉激活的电位被称为运动单位动作电位（motor unit action potential，MUAP）。几乎所有的骨骼肌都可以被测定并记录。然而，由于对这种侵入性检查的耐受性有限，建议先进行肌肉检查。例如，腰背痛疑似伴L_5神经根病变（疼痛放射到小腿后外

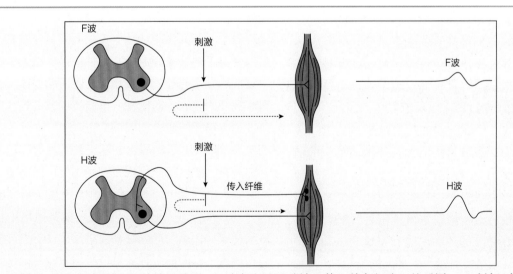

F波测试和 H 反射测试及其结果波形。F波产生于运动神经传入前角细胞，然后同一运动神经传入到记录的肌肉。H反射代表感觉神经传入纤维，传导到突触的前角运动神经元上，然后由运动神经传出，传导到记录的肌肉。

图9.3　神经传导检查的迟发反应

（Adapted from Kai and Nakabayashi.[26]）

侧并延伸到足背，伴有踝关节背屈无力）时，检查者将评估皮节以上、以下和预期病变水平的肌肉——特别要针对腰椎旁、近端肌肉（臀中肌、股中间肌）和远端肌肉（胫骨前肌、胫骨后肌和腓肠肌内侧头）。

自发性电活动

正常的健康肌肉在静息时不会产生自发的电活动。异常的自发电活动预示潜在的病理改变。纤颤电位和尖波代表单肌纤维去极化，是提示近期病变的、活化的去神经支配的电生理指标。复杂性重复放电代表一组去神经支配的相邻肌纤维病变，与神经病变相比，复杂性重复放电在慢性肌病中更常见。肌颤搐放电是单个运动单元的节律性、群集性、自发性重复放电。肌颤搐放电强烈提示可出现放射痛的神经丛病变或神经病变，很少见于脊髓病变、神经根病变和神经卡压病变。

运动单位动作电位

运动单位动作电位（MUAP）是通过激活目标肌肉获得的。运动单位由运动神经元及其支配的肌肉纤维组成。肌肉的力量反映的是运动单位数量和每个运动单位激活率的功能。MUAP可以由两个主要特征来定义：形态和放电模式。

MUAP的形态随持续时间、波幅和相位而变化。持续时间是从初始偏转到返回基线的时间长度。持续时间反映运动单位内肌肉纤维的数量。波幅从最低峰值到最高峰值来测量的，并反映运动单位的整体强度。相位反映了MUAP跨越基线的次数，通常是2～4次，并反映了运动单位内所有肌肉纤维放电的同步性（图9.4）。

MUAP放电模式的功能是通过激活（增加放电速率的能力）和募集（增加额外运动单位的能力）来增强肌肉力量。激活受损常暗示中枢神经系统损害，但也可见于因疼痛受限或不配合检查的患者中募集电位下降暗示着周围神经病理性病变：由于没有额外的运动单位，完整的运动单位必须以较高的速率发射以产生更大的力量。

疾病的电生理学模式

神经病变是指周围神经的疾病，其病理可定位于细胞体（神经元病变）、轴突（轴突病变）或髓鞘（脱髓鞘病变）。在临床上，神经病变也

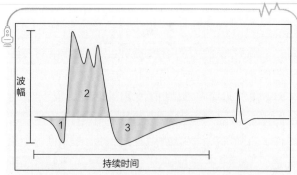

从峰谷到峰顶为运动单位，动作电位为波幅。从初始偏转到恢复至基线时间为持续时间。多相波是通过高于或低于基线（本示例中是三相）的 MUAP 相数来评估的。

图9.4　MUAP的测量
（Reprinted with permission from Preston and Shapiro.[6]）

可以根据其时间进程，分为急性、亚急性和慢性；根据其主要症状分为运动优势型、感觉优势型和混合型。神经病变的病因广泛，包括遗传、特发性、自身免疫性、代谢毒性、感染性、炎症性、浸润性、肿瘤性、结构性到放疗后。NCS/EMG检查可以在诊断中发挥关键作用，因为不同的神经病变有其特定的电生理模式。

轴突损伤

轴突损伤的电生理学模式是神经传导波幅显著降低，传导速度仅轻度降低。波幅的显著降低而传导速度相对不受影响，这反映了轴突与髓鞘在神经传导中的不同作用。轴突损伤中超急性期时，如果病变位于评估神经的近端，神经传导结果有时可以正常。异常的检查结果预计会在沃勒变性（远端离断神经的萎缩）后出现，可能持续数天到数周。急性轴突损伤的肌电图表现为正常的自发性电活动和MUAP募集电位的减少，这反映了轴突和运动单位的丢失。随后几周出现去神经支配，损伤的亚急性期表现出纤颤电位和尖波。神经有轴突修复的潜力，其速度约为1 mm/d。如慢性轴突损伤中神经再支配成功，剩余的完整轴突将发芽并与失神经肌肉相连接。以前的去神经电位可消失，并记录到波幅更大和多相MUAP。然而，如果神经再支配不成功，去神经电位将持续存在。对疼痛科医师来说非常重要的是，复杂的局部疼痛综合征（CRPS）Ⅱ型（灼性神经痛）和潜在的复杂的局部疼痛综合征（CRPS）Ⅰ型（反射性交感神经营养不良）被认

为是不完全或不正确的再神经支配的并发症。常见轴突缺失的神经病变见表9.2。

表 9.2　轴突缺失的神经病变

糖尿病
冷球蛋白血症
缺血性单神经病变
结节病
淀粉样变
淋巴瘤
急性运动轴突神经病（AMAN），急性运动和感觉轴突神经病（AMSAN）
毒素：紫杉醇、秋水仙碱、铅及酒精

脱髓鞘疾病

脱髓鞘疾病的神经传导特征是传导速度减慢和远端潜伏期延迟。髓鞘损伤会损害跳跃性神经传导，从而产生上述结果。轻中度脱髓鞘病神经传导的波幅正常。但是，在脱髓鞘严重到足以导致传导阻滞或相位离散和信号丢失的情况下，波幅将降低。除MUAP募集减少表现的传导阻滞外，肌电图在脱髓鞘疾病中通常是正常的。值得注意的是，长时间和严重的脱髓鞘可导致继发性轴突损伤和混合型的NCS/EMG表现。常见的脱髓鞘疾病见表9.3。

表 9.3　脱髓鞘性多发神经病

腓骨肌萎缩症（Charcot-Marie-Tooth）
遗传性压迫易感性神经病（herediary neuropathy with liability to pressure palsies，HNPP）
克拉伯病（Krabbe disease）
异染性脑白质营养不良
急性炎症性脱髓鞘性多发性神经根神经病（acute inflammatory demyelinating polyneuropathy，AIDP）
慢性炎症性脱髓鞘性多发性神经根神经病（chronic inflammatory demyelinating polyneuropathy，CIDP）
多发性运动神经病变
多灶性获得性脱髓鞘感觉运动神经病（multifocal acquired demyelinating sensory and motor neuropathy，MADSMN）
远端获得性脱髓鞘性对称性神经病（distal acquired demyelinating symmetric neuropathy，DADS）
毒素（白喉、沙棘、胺碘酮、正己烷、砷）
人类免疫缺陷病毒（human immunodeficiency virus，HIV）

NCS/EMG 检查在脊柱疾病和类似脊柱疾病中的应用

颈、腰背疼痛是最常见的临床主诉之一。据估计，在发展中国家或发达国家，其都是致残的主要病因[9]。

颈椎和腰椎的脊椎关节病变是指脊柱的退行性结构改变，可导致神经根受压（神经根病）和脊髓受压（脊髓病）。非脊椎关节病变的病因很多，包括传染性、自身免疫性、浸润性/肿瘤、缺血性和毒物代谢。临床表现是多样的，涉及疼痛，感觉变化和肌力下降。神经检查与电生理学测试一起可以定位这些病变，并提供有关病理生理学、严重程度和病程长短的信息。

神经根病变

神经根病的临床表现为受累神经根的疼痛、感觉异常和肌力下降。神经根的感觉神经支配皮肤区定义为皮节（dermatome），是由解剖学上每个神经根的背根神经节支配的。神经根的肌肉支配区称为肌节（myotome），是由解剖学上脊髓前角的下运动神经元支配。神经根病的临床和电生理学诊断很大程度上依赖于检查者对神经根皮节和肌节的了解。值得注意的是，单一神经根病很少表现为密集麻木或无力，因为感觉神经支配有重叠性，大多数骨骼肌受多个神经根支配。在经过全面的神经系统检查后可以使用NCS/EMG对可疑的神经根水平进行检查（图9.5）。

在C_6神经根型颈椎病时，患者通常会出现以下临床综合征：椎旁肌肉痉挛引起疼痛和颈部肌紧张，疼痛和麻木向下放射到C_6皮节的手臂外侧、肩关节外展、肘关节屈曲和肘部旋前的无力，以及手腕下垂。体检时向颈部同侧旋转、侧屈和头部向下压（椎间孔挤压试验）可能会加重症状。神经根病的反射预计会异常和降低。在孤立的C_6神经根病中，肱桡肌和潜在的肱二头肌反射可能减弱。肱三头肌反射应不受影响。

NCS/EMG 在神经根病中的应用

在神经根病变中感觉神经检查是正常的，因为病变位于背根节的近端。因此，神经细胞在背根神经节中的胞体不受影响，延伸到远端周围神经的轴突也是正常的。若SNAP异常，则怀疑为背根神经节远端病变，如神经丛病，单神经病或多发性神经病（图9.6）。由于病变位于脊髓前角运动神经元的远端，因此根性病变的运动性神经传导检查可能会出现异常（图9.7）。

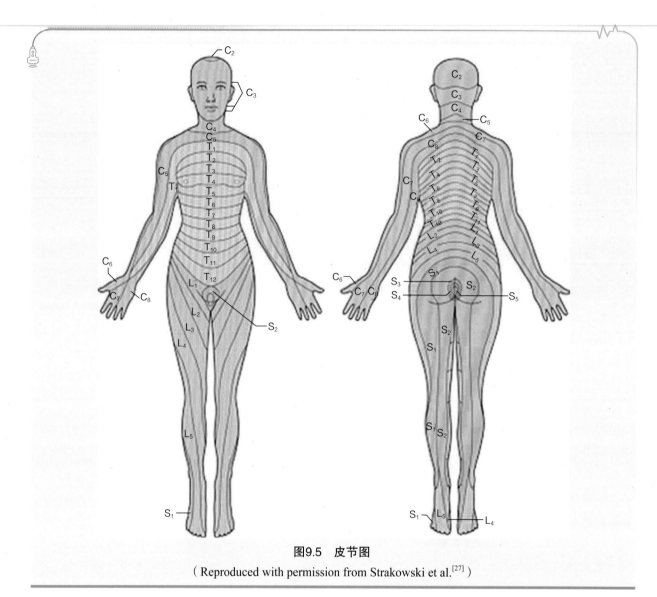

图9.5 皮节图
（Reproduced with permission from Strakowski et al.[27]）

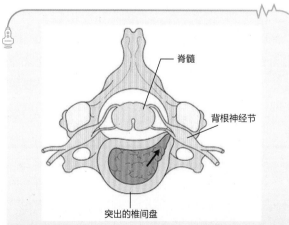

椎间盘突出可引起颈椎和腰骶神经根病变。后外侧突出压迫出孔神经根，但不会刺激背根神经节。因此，神经病变时背根节神经远端的外周神经感觉神经传导检查是正常的。

图9.6 神经根病变与背根神经节
（Reprinted with permission from Wilbournl.[28]）

值得注意的是，运动神经传导检查的变化与损伤的时间过程直接相关。在神经根病变数日至数周后，周围神经CMAP可能正常，因为神经的远端还没有受损。几周后，运动神经发生沃勒变性，从而导致CMAP的波幅降低，远端潜伏期增加，传导速度降低。然而，只有少数运动神经被运动神经传导检查评估，针极肌电图通常更适合神经根病变的评估。

神经根病变的针极肌电图结果与神经病理性损伤一致。我们将描述神经根病变针极肌电图检查结果在反映自发活动、MUAP放电模式和MUAP形态方面的时间进程。在急性损伤中，受累肌节的临床肌力下降将显示MUAP募集减少。MUAP的募集减少反映了轴突和运动单位的丢失。但是，剩余正常的轴突和运动单位将继续发

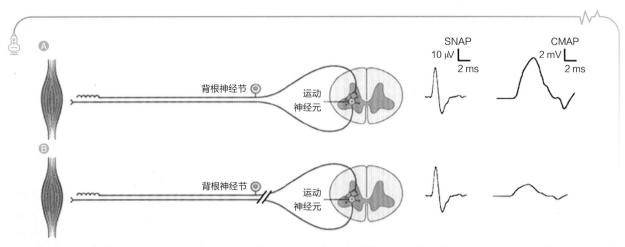

A. 正常；B. 神经根病变。病变位于背根神经节的近端，感觉神经远离背根神经节，SNAP 是正常的，运动神经会受到影响，CMAP 异常。

图9.7　神经根病的神经传导检查
（Reprinted with permission from Preston and Shapirol.[6]）

挥功能，MUAP的形态也不会发生改变。在损伤的亚急性阶段，沃勒变性以从近端到远端的方式进行，首先在脊椎椎旁（10～14天）发现有失神经，其次是近端肌肉（2～3周），然后是远端肌肉（5～6周）。在此期间，可观察到以纤颤电位和尖波为表现形式的异常自发性电活动，MUAP形态仍正常，而募集减少。慢性损伤时，通常在2个月后，失神经运动单位将与存活的轴突连接，生成更大的运动单位，这些运动单位被描述为再生神经。再生神经支配产生的MUAP表现为波幅增高、持续时间延长和多相波的表现。神经再支配成功后，自发活动恢复正常，不再检测到纤颤电位和尖波。MUAP募集在慢性神经根病中持续减少。

颈髓疾病

脊髓病的临床表现取决于脊髓受累的程度及病变的水平。颈髓病变可表现为局部轴性疼痛、颈源性头痛、步态障碍、膀胱改变、上/下肢感觉改变和运动无力。神经检查可显示上运动神经元病的体征，包括Babinksi征和Hoffman征阳性，肌张力增高，以及病理反射亢进。Lhermitte征是一种通过颈部的屈曲而产生的放射至脊柱和四肢的电击样异感。慢性疾病时，在前角细胞受损和沃勒变性的情况下，也可能出现肌束震颤、肌肉萎缩、肌张力降低和反射抑制的下运动神经元表现。"脊髓病型手"的特点是肌肉萎缩，肌无力

和痉挛性功能障碍[11]。

NCS/EMG 检查在脊髓疾病中的应用

因为脊髓疾病位于背根神经节的近端，所以感觉性NCS/SNAP检查在脊髓病中是正常的。在影响下运动神经元前角细胞的慢性脊髓病中，会出现CMAP波幅降低，传导速度减慢和远端潜伏期延长。如果脊髓受累，晚期反应将异常或缺失。受影响的肌节将出现与神经根病所描述的轴突损伤相同的病变模式（见上文）。NCS/EMG检查不能独立诊断脊髓病，诊断主要依赖于临床病史、体格检查和神经影像学。但是，NCS/EMG检查有助于鉴别易与脊髓型颈椎病相混淆的周围神经病变[12-13]。

腰椎管狭窄症

腰椎管狭窄症临床表现为臀部和腹股沟疼痛，并向后方放射到下肢和足部。相关症状包括腰痛、无力和感觉异常。腰椎管狭窄症的一个显著特征是，腰椎后伸使症状加重，而腰椎前屈则改善。患者可能会在平躺或站立时疼痛或感觉异常，坐位或屈髋侧卧时改善[14]。神经根的体位性机械压迫可能是潜在的病理机制。

NCS/EMG 检查在腰椎狭窄症中的应用

在疾病早期，由于间歇性跛行，NCS/EMG检查可正常。在晚期，NCS/EMG检查的发现与慢性多节段腰骶神经根病相似。NCS/EMG检查显示轴

突损伤伴损伤神经根水平相应的椎旁和肢体肌肉颤动电位异常。重要的是要注意SNAP不受影响，因为病变位于背根神经节的近端。如果椎管狭窄发生在S_1水平，迟发反应（如H反射）通常是异常或消失的[15-17]。

类似于轴性病变

类似于颈椎疾病

臂丛神经病和上肢神经病变可类似于颈椎病，表现为上臂、前臂和手明显疼痛、感觉丧失或运动无力。下文将回顾上肢的神经解剖，并通过NCS/EMG检查描述临床综合征。

臂丛由根、干、股、束、分支和末梢神经组成。有从C_5开始，延续到T_1的5个神经根。肩胛背神经来源于C_5神经根。胸长神经来源于C_5、C_6和C_7神经根。有3个干，上干由C_5和C_6根形成，形成肩胛上神经；中干由C_7主干形成；下干由C_8和T_1神经根形成。每个干又分出前股和后股。外侧束由上干和中干的前股形成。后束由所有三个（上、中、下）干的后股组成。内侧束是由下干

的前股形成。外侧束发出胸外侧神经和肌皮神经。外侧束和内侧束组成正中神经。内侧束本身发出胸内侧神经、上臂内侧皮神经、前臂内侧皮神经以及尺神经。后束发出腋神经、桡神经、肩胛下神经和胸背神经的分支（图9.8）。臂丛神经的皮肤支配见图9.9。鉴别症状的皮节分布与周围神经的分布有助于诊断。

臂丛神经病和上肢神经病变的表现从急性到隐匿不等。病因有许多，包括创伤性牵拉、切断和压迫损伤、肿瘤浸润、占位性病变、缺血、臂丛神经炎（Parsonage-Turner综合征）和胸廓出口综合征。医源性原因包括放射后延迟损伤和围手术期牵拉损伤，后者通常发生手术中需要胸壁紧缩时。臂丛神经炎、双侧腕管综合征和神经源性胸廓出口综合征通常存在差异，将在以后进一步讨论[18]。

特发性臂丛神经炎又称为Parsonage-Turner综合征，临床表现为急性发作的严重疼痛，涉及颈部，肩部和肩胛周围，随后2~3周会出现肌无力和麻木。临床预后因人而异，取决于损伤的

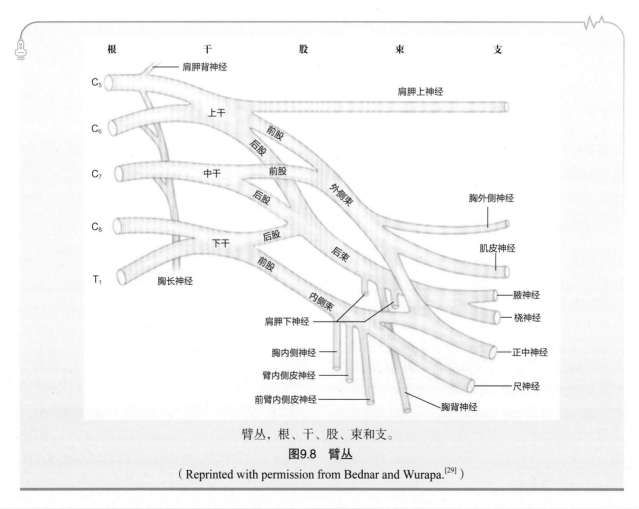

臂丛，根、干、股、束和支。

图9.8 臂丛

（Reprinted with permission from Bednar and Wurapa.[29]）

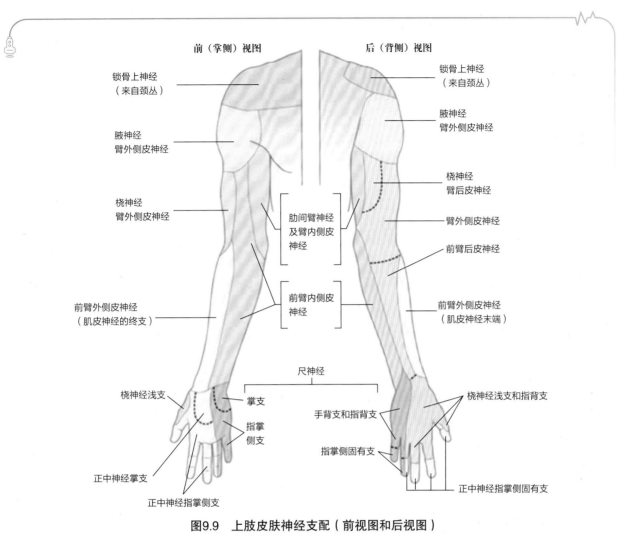

前（掌侧）视图　　　　　后（背侧）视图

锁骨上神经（来自颈丛）

腋神经臂外侧皮神经

桡神经臂外侧皮神经

肋间臂神经及臂内侧皮神经

前臂内侧皮神经

前臂外侧皮神经（肌皮神经的终支）

锁骨上神经（来自颈丛）

腋神经臂外侧皮神经

桡神经臂后皮神经

臂外侧皮神经

前臂后皮神经

前臂外侧皮神经（肌皮神经末端）

桡神经浅支　掌支　指掌侧支

尺神经

正中神经掌支

正中神经指掌侧支

桡神经浅支和指背支

手背支和指背支

指掌侧固有支

正中神经指掌侧固有支

图9.9　上肢皮肤神经支配（前视图和后视图）
（Reprinted with permission from Hooks[30]. © 2012）

严重程度，功能恢复估计发生在几个月至3年之间。潜在的病理生理学尚不清楚，但归因于免疫介导机制。已知的危险因素包括最近的感染或疫苗接种。臂丛神经炎的NCS/EMG表现为神经病理性损伤模式的片状分布，可表现为近端传导阻滞[19]。

腕部正中神经卡压（腕管综合征）表现为手腕和手臂疼痛，伴有涉及第一、第二、第三及第四指半的手部感觉异常（图9.10）。当手腕长时间屈曲或伸展，会加重症状，夜间感觉异常很常见。手的功能降低通常是迟发表现，并且与鱼际的萎缩有关。手部疼痛、感觉异常和麻木的鉴别诊断还包括颈神经根病（$C_6 \sim C_7$），尤其是双侧出现时。NCS/EMG检查可以区分这些病因。在腕管综合征中，神经传导检查应显示正中神经穿过腕管后的远端局灶性减慢或传导阻滞。肌电图可能显示正中神经支配的拇短展肌（APB）[6]的去神经支配。神经根型颈椎病会有正常的SNAP（病变背根神经节的近端）表现，但CAMP和肌电图在受影响的肌节分布区和手腕近端的区域中出现异常表现。

神经源性胸廓出口综合征是一种罕见的疾病，可表现为颈部和肩部疼痛，伴有肢体感觉异常和无力[20]。持续的手过头顶的动作可诱发或加重症状。神经源性胸廓出口综合征是由来自颈肋的纤维带卡住臂丛下干引起的。NCS/EMG检查的结果常与下干臂丛神经病变一致。因此，感觉性神经传导检查将在尺神经和前臂内侧皮神经中出现异常的SNAP。运动神经传导检查将在正中和尺神经支配的肌肉中表现出异常。神经病理性损伤模式显示去神经支配、MUAP异常和预期在正中神经和尺神经支配的肌肉中募集减少。

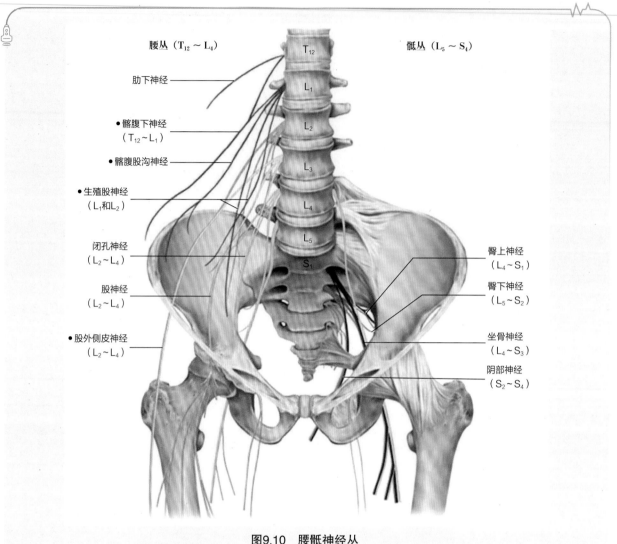

腰丛（$T_{12} \sim L_4$）　　　　　　　　　骶丛（$L_5 \sim S_4$）

肋下神经

•髂腹下神经
（$T_{12} \sim L_1$）

•髂腹股沟神经

•生殖股神经
（L_1和L_2）

闭孔神经
（$L_2 \sim L_4$）

股神经
（$L_2 \sim L_4$）

•股外侧皮神经
（$L_2 \sim L_4$）

臀上神经
（$L_4 \sim S_1$）

臀下神经
（$L_5 \sim S_2$）

坐骨神经
（$L_4 \sim S_3$）

阴部神经
（$S_2 \sim S_4$）

T_{12}　L_1　L_2　L_3　L_4　L_5　S_1

图9.10　腰骶神经丛
(Reprinted with permission from Kim et al.[31])

类似腰椎病的疾病

　　腰骶丛和下肢神经病变可因腰部和腿部的疼痛、感觉变化和运动无力与腰椎疾病相混淆。在无神经生理学测试的情况下，对神经根病、神经丛病与单神经病的鉴别诊断是困难的。下文将对下肢的神经解剖、临床综合征及相关NCS/EMG的检查进行综述。

　　腰骶神经丛分为上方的腰丛（$L_1 \sim L_4$）和下方的腰骶丛（$L_5 \sim S_3$）。腰丛发出的分支为髂腹下神经、髂腹股沟神经、大腿的股外侧皮神经、生殖股神经、股神经和闭孔神经。下方的腰骶丛发出的分支为臀上神经、臀下神经、阴部神经、坐骨神经、大腿的股后皮神经。坐骨神经在腘窝处分为胫神经和腓总神经，腓总神经本身分

为腓浅神经和腓深神经（图9.10）。下肢皮肤神经支配与腰骶神经丛和远端周围神经的分支见图9.11。

　　腰骶丛病变的常见病因包括髋部或骨盆创伤、手术、放射后损伤、糖尿病肌萎缩（也称为神经根性神经丛病变）、产后神经丛病变和占位性病变，包括肿瘤、腹膜后血肿和腰大肌脓肿[21]。腰骶神经根病变和腰骶神经丛病变在临床上很难区分，因为症状相似，包括腰痛、盆腔疼痛和下肢麻木和无力。NCS/EMG检查有助于区分这些疾病。椎旁的肌电图检查中神经根病变可能会表现为异常，而神经丛病变是正常的。感觉性神经传导检查在神经根病变（因为病变在背根神经节近端）中预期正常，在腰骶丛病和远端周围神经病变中预期是异常的。

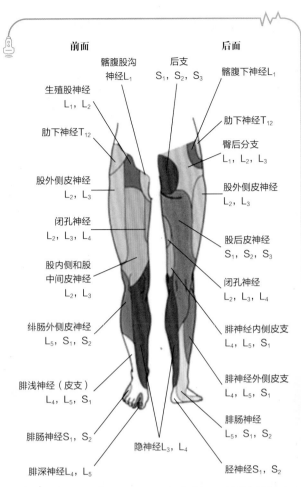

图9.11　下肢皮肤神经L₃～L₄支配，下肢周围神经皮神经支配

（Reprinted with permission from Harmon et al.[32]）

糖尿病性肌萎缩表现为骨盆和髋部单侧深部的疼痛，随后4～6周出现近端腿无力、体重减轻和自主神经功能障碍[22]。糖尿病性肌萎缩主要影响上腰骶神经丛，但也可累及神经根，因此被描述为神经根性神经丛病变。临床无力主要涉及闭孔神经和股神经，表现为髋关节屈曲无力、髋内收无力和伸膝无力。髌腱反射通常减弱或缺失。糖尿病肌萎缩的病理生理学被认为是慢性微血管缺血性损伤。糖尿病肌萎缩症在NCS/EMG检查中与神经病理性损伤模式相一致，主要发生在$L_2～L_4$支配的肌节，在临床上表现为肌无力[6]。

感觉异常性股痛或单纯的股外侧皮神经卡压是另外一种临床上需要鉴别的重要综合征。

股外侧皮神经起源于$L_2～L_3$神经根，是上腰丛的一部分。单独的股外侧皮神经卡压表现大腿前侧及外侧的疼痛，灼痛和麻木，且没有局灶性

无力。病因可能与肥胖、糖尿病和紧身衣（腰带和裤子）的危险因素有关，如上所述，股外侧皮神经可以通过感觉神经传导检查来评估。由于技术上的困难，SNAP的降低或缺如应做两侧对比并和解释，并与临床病史相联系[23]。

NCS/EMG 检查的局限性

NCS/EMG检查是神经根病、神经丛病、单神经病和多发性神经病的重要诊断工具。若无相关的外周神经或肌节症状时，其在脊柱病变中的检查作用有限。例如，盘源性疼痛在临床上可表现为类似神经根病，并在受影响的皮节区域出现放射疼痛，伴有或不伴有相关的肌力减弱或感觉异常。椎间盘由窦椎神经分支和椎旁交感干分支支配，NCS/EMG[24]检查对其无法检查。同样，小关节源性痛是颈部和背部轴向疼痛的来源，并且疼痛随着小关节的负荷动作（如伸展和旋转）而加剧[25]。椎间关节由脊神经的后内侧支支配，位于病变的节段或以上水平，这些神经也不能被NCS/EMG检查到（图9.12）。

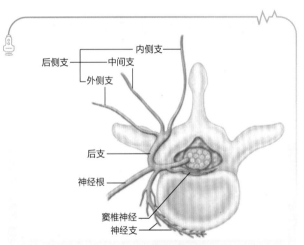

脊柱于终板和椎间盘之间的横切面视图，窦椎神经支配椎间盘后侧表面，脊神经的后内侧支支配小关节。

图9.12　脊柱的感觉神经支配

（Reprinted with permission from Gardocki and Park.[33]）

总结

EMG/NCS检查是疼痛科医师理解神经系统检查和继续进行神经肌肉诊断的重要工具。通常，疼痛科医师除治疗疼痛外，还要诊断疾病。这时，深入了解神经评估至关重要。筛查可确保不会漏诊或误诊。不幸的是，许多患者接受了包括

脊柱手术在内的介入治疗，但最终诊断为进行性神经病变甚至肌萎缩侧索硬化。关键是要识别上运动神经元的体征，因为其可能意味着颈椎管狭窄和类似下肢疼痛的脊髓病变。

除神经检查外，NCS/EMG检查对于确认特定神经和肌肉的参与或识别患者病情中的关键病理过程是必不可少的。重要的考虑因素包括损伤的时间和肌电图出现急性失神经的迹象，即纤颤电位和正向尖波，或主要特征是否会反映慢性失神经和神经再生，如运动单位形态的变化。对于神经病变，其主要特征包括轴突缺失和脱髓鞘改变，后者只包含较小的一组疾病，并且其中一些有特定的治疗方法。

NCS/EMG检查还包括一系列的适应证，如诊断和预后、监测疾病的进展，并评估患者的干预措施（包括手术的疗效）。虽然有时NCS/EMG检查的提示作用并不确切，但在检查有限或诊断不确定时，该检查特别有用。

Andrew C. Young and Brian J. Wainger
戈晓东、张达颖　译，柳垂亮、窦智、张力、刘岗　校对

● **参考文献** ●

扫码查看

第十章　脊柱疼痛患者的心理和精神评估：
身心相互动态影响

要点

※ 疼痛患者的全面治疗既包括对原发病因的治疗，也包括对继发结果的治疗。

※ 疼痛的主观和客观感知是双向交织、相互影响的。

※ 患者可能困扰于这种相互影响，了解这种相互影响有助于临床医师制定更清晰的治疗策略。

※ 有效的基于共情的沟通不仅包括认知，还涉及情感。与此同时，临床医师应该意识到患者存在情感扭曲的风险。

※ 创伤后应激障碍（post-traumatic stress disorder，PTSD）是一种与并发于慢性疼痛的重要疾病，通常被误认为是焦虑或抑郁。疼痛门诊可能为PTSD的早期治疗提供了一个独特的机会。

※ 药物滥用和疼痛相互影响，但在发病率、患病率、因果关系及治疗方法方面仍存在重大误解。

　•讨论管控药物可能会引起误解和沟通不畅。

　•已制定最佳策略应对此类相互影响。

※ 慢性疼痛会增加患者的自杀风险，医师要警惕措施减少的细微迹象。

※ 现代身心构建基于客观的观察，同时应包括脊柱疼痛的多模式综合治疗。

概述

致力于治疗复杂脊柱疼痛患者的临床医师应充分了解病例的多系统和跨学科复杂性。医师应对各种治疗方法和模式有充分的了解和考量，而这些治疗方法和模式可能超出医师能够预想到的最佳治疗方案。本章旨在为读者提供实践指导，并深入了解患者在复杂疼痛过程中的某些行为表现，包括患者对所提供的治疗方案的反应。这些行为表现可能原发于或继发于精神因素，符合也可能不符合美国精神病协会精神障碍诊断和统计手册（American Psychiatric Association Diagnostic and Statistical Manual of Mental Disorders 5，DSM-5）或国际疾病分类第十版临床修正（International Classification of Diseases，Tenth Revision，Clinical Modification，ICD10-CM）的分类或诊断标准。与大多数共病一样，患者的行为是多种机制共同作用的结果，并非单纯的整合。身心的互动是一个微妙的过程。本章试图对身心动态进行定义，并将其应用于临床医师在处理患者疼痛过程中遇到的某些常见问题。

双重性

对疼痛患者进行综合评估的一个高度简化但有用的基础性概括，总结为以下7个单词：Pain affects mood and mood affects pain（疼痛与情绪互相影响）。乍看之下，这是一句简单的格言，但却体现了身心互动。这种双向影响一定程度上是大脑高度联想产生的结果，它总是将身体和情感上的新旧经历进行比较。此外，大脑对这些体验的关注程度可被视为自上而下的"有意识的"（前额叶、目标导向、内源性或持续性）与自下而上"自发的或无意识的"（顶叶的、刺激产生的、外源的或短暂的）过程。虽然有证据表明，内源性和外源性关注路径是独立运作的，但无论是生理还是感知层面，意识和对刺激反应的相互作用是可变的[1]。

与体内其他复杂而始终保持紧密平衡的生理稳态系统（如自主神经系统、止血、内分泌和免疫系统）一样，疼痛系统均采用前馈和反馈机制实现有目的的保护性的功能平衡。当这种有利的稳态受到干扰时，保护性稳态系统可能会对个体造成破坏甚至危险。

从行为学的角度分析，慢性疼痛患者一直与"疼痛陷阱"共存。他们经历了疼痛系统保护性信号功能的转变。疼痛传递的是一种某些事物需要被改变或避免的信号，然而慢性疼痛超出了通常持续时间的限制。患者开始发现自己无法做出足够的改变来避免生理和心理上的不适。随着注意力从外源性转向内源性，一种新的困境出现在额叶-皮质与纹状体（"边缘"）心理过程的双向性过程中。额叶被看作主动或有执行力的（负责判断、预见和计划），将纹状体（"边缘"）视为被动反应性或反射性的。为确保在日常活动中的安全，这两个系统都需要。人们在白天的大部分时间里都是在无意识的避免伤害：过马路前要朝两边看，避开可疑或有威胁的东西，遵守道路和人行道的规则；为了安全起见，穿适合天气状况的衣物，或者鲜艳的反光运动装备。边缘系统属于预警系统，十分敏感。额叶发挥对如何处理危险的管理监督作用，并且非常具体。当人们感觉受到威胁时，额叶会干扰人们的安全感、自尊心和抱负。为了强化这一概念，慢性疼痛在功能上改变了对威胁的反应密度，使其超越了早期的自动反应，转向更多的额叶-颞叶处理。通过增加更多的注意路径，慢性疼痛干扰了理想的心理稳态，并影响生理反应[2]。慢性疼痛过程可能会导致额叶皮质的变构补偿，并影响中脑和脊髓水平皮质的相互作用[3]。对临床疼痛科医师而言，理解慢性疼痛所表现出的这种高度兼容的双重性，将有利于采取更复杂、更全面和更具同理心的治疗方法。

非常令人兴奋的是，最近许多使用功能性神经成像的研究显示：大脑网络负责对疼痛的主观反应[4]。在有关精神疾病的神经成像研究，以及在多模式治疗中观察到的反应也指导了靶向治疗[5]。希望在对处理疼痛的神经（包括脊髓和脑干水平）所反映的情绪调节的研究中，纳入可能的个体差异，最终在对疼痛的理解和治疗方面取得强有力的、有指导的进步[6]。

正如有学者把"疼痛陷阱"作为一个概念一样，任何情况都可能产生类似的场景：COPD陷阱、CHF陷阱、成瘾陷阱等。统一成一个概念的意义在于暗示这是一种重要的、会消耗许多资源和能量的系统性疾病。

移情和反移情作用

期望具有专业知识并专注于疼痛管理的临床医师以受过行为专科训练的医师的水平来直观地感知和理解行为动态变化是不合理的。医学院曾试图把移情作为课程的一部分来教授，但最近的一项研究发现，移情训练过去的衡量标准可能受限[7]。大多数移情课程强调的是认知移情，包括理解他人的经历、与他人沟通并确认这种理解能力。情感移情更多的是情感的一致性或与个人的情感经验有关。把认知和情感移情结合将更有可能感知患者的情绪状态，可以更好地解决患者的健康问题。患者通常希望更多地被倾听或被理解，而不是被评估。每一个患者都是复杂的个体，有希望、愿望、梦想，也有伤害、遗憾和恐惧。目前，临床需要满足相对价值单位（relative value units，RVU），即治疗更多的患者及处理更多的电子病历（electronic medical record，EMR）。医师与患者进行充分的"情感联系"，这似乎是一项艰巨的任务。在身心动态平衡的转折点，为在患者的治疗中保持一致性和协作感，临床医师需要考虑采取一些实用的措施（包括肢体语言和短时间远离EMR）[8]。抽出时间来确定和发展能增强医患互动的"软技能"，可能会对患者的预后带来积极的影响[9]。例如，当医师在进行下一次评估时，请考虑发展这项"软技能"。

精神病学和心理学培训特别强调临床医师对患者影响的自我意识。需特别指出的是，治疗者可能出现反移情的问题情绪，即治疗者基于自己的背景和个人观点对患者做出反应和回应。具体来说，无论好坏，首要任务是让医师了解患者的反应。这可以避免临床医师在无意中因自身情绪而替患者做决定。当患者在复杂的医疗问题上寻求帮助时，医师强调寻求共同决策，也必须强调以患者为中心的"决策治疗"[10-12]。医师的身心动态也会影响患者的治疗。

创伤后应激障碍

临床慢性疼痛治疗中，创伤后应激障碍（post-traumatic stress disorder，PTSD）可能是最容易被忽视的共患精神疾病之一[13]。尽管与PTSD相关的疼痛有多种类型，但一项大规模的系统性综述显示，慢性疼痛和PTSD间存在一致的相关性[14]。

从治疗的角度来看，在考虑PTSD和疼痛的关系时，有必要划分两类患者。在标志性疼痛事件发生前，患者就有PTSD接触史并出现症状，称为Ⅰ型或原发性PTSD；而对于经历了疼痛事件和疼痛的后遗症发展为的PTSD称为Ⅱ型或继发性PTSD。由于身体和精神对疼痛和创伤反应的"二元性"或相互作用的交织，这两种类型的PTSD均会有明显的临床表现。

在最新的DSM-5分类，即美国心理健康专业人员所使用的精神障碍的标准分类中，PTSD归类为创伤和应激相关疾病，而非焦虑[15]。综合诊断主要为暴露事件"A"和后遗症"B~E"。暴露事件"A"主要为实际发生的或受到威胁的死亡、严重伤害或性暴力：既往的"涉及恐惧、无助或恐怖"的语言不包括在暴露事件"A"内，承认暴露事件与PTSD发生可以不在同一时间。将暴露于压力事件作为诊断的先决条件在精神疾病中尤为突出。

PTSD持续性临床后遗症（B~E）：

- B.入侵症状：无意识的回忆、噩梦、闪回、痛苦、明显的生理反应。
- C.持续避免与创伤有关的刺激：暗示、想法或感觉。
- D.与创伤事件相关的认知和情绪的消极改变：解离性失忆症（关键特征的记忆丧失），引起创伤事件或后果的、自己或他人的、持久的消极自我信念及不正确的责备，丧失兴趣，分离或疏远，以及压抑的情感。
- E.与创伤事件相关的觉醒和反应性改变：易怒、攻击性、鲁莽、过度警觉、惊吓、注意力不集中和睡眠障碍。

DSM-5诊断谱可以让医师认识到疾病是因人而异的[15]。按照上述诊断标准，疼痛科医师可能在患者中识别出这种特征。通过关注患者认为的破坏性行为的机制，临床医师可以更准确地诊断导致患者疼痛时的伴随疾病。

PTSD和高度的抑郁或焦虑有关。重要的是，临床医师可能更善于识别抑郁和焦虑，而忽略主要诊断为PTSD。有时PTSD会被误诊为"双相障碍""边缘障碍""身心障碍"。有充分的证据表明，经过治疗的患者可能抑郁和焦虑症状有所

减轻，而PTSD症状可能仍然存在[16]。

加强对Ⅱ型PTSD患者的鉴别相当有利。对Ⅱ型PTSD患者，疼痛评估可以提供一个初步和准确诊断的绝佳机会，为早期和更严格的治疗创造前景，并可能减轻干扰患者的综合性、多模式疼痛治疗的持续性PTSD症状[17]。

如本章前述，二元性和注意的概念强调了慢性疼痛患者对脆弱性的反应。PTSD症状与导致自我效能降低的高度灾难化有关（见创伤后应激障碍症状"E"）。通过调整干预措施，努力克服与恐惧有关的信念（运动恐惧症和回避），可能会激发患者的感知，使其更积极地参与康复活动[18]。从实践的角度来看，如果临床医师能够将思维从"为什么患者会有这样的行为"（可能带有贬义）转为"患者这种行为背后的原因是什么"（移情和解决问题为导向），这种转变可以避免错失机会。

管制药物和药物乱用

慢性疼痛、管制药物和药物乱用（controlled substances and substance use disorder，SUD）之间的联系是双向的[19]。讨论这种综合影响的流行病学超出了本章范围，就身心动态而言，感知到的疼痛和寻求缓解间的相互作用引发了本章前面讨论过的内部和外部神经行为的相互作用。

慢性疼痛患者常使用管制药物的红处方（controlled substances prescription，CSRx），由于多种原因（主要为既往的药物处方形式、治疗尝试模式的反应或失败、患者或医师的影响可能对治疗和结果的误解），CSRx可能变得复杂。最近，止痛药的处方趋势和关注阿片类药物危机[20]的趋势已融合，使得利益相关者对红处方的态度呈两极分化。商讨这一主题可激活患者和医师的前额叶纹状体的神经行为通路效应。重要的是医师要注意到，不管是预防性的还是有偏见的，无论是有意还是无意的，都可能将使用CSRx与SUD联系在一起。更糟糕的是，SUD的语言可能将情况复杂化。值得注意的是，临床医师的CSRx决策还会受到法律制裁威胁的影响[21]。

在这一关键时刻，提出某些假设是有用的，成瘾史都被污名化了[22]，为避免污名化，在现代成瘾医学和成瘾精神病学领域，对成瘾的描述也

相当关注。下面是一些关键术语。

- 耐受：当重复用药时，身体适应了药物的持续存在，而对药物的反应减弱。
- 依赖：身体对药物的适应性变化，停药后导致戒断症状。
- 成瘾：不顾不良后果的强迫性觅药；控制力障碍、社交障碍、危险使用，以及对临床上有明显损伤或造成痛苦的有毒物质的错误使用模式的渴求（DSM第五版12项标准中的2项）[15]。
- 滥用=非法模式：销售、伪造处方、窃取他人药品、以非处方方式使用（如注射、粉碎、鼻吸）、多个医师或多药房配药、反复的药物丢失、用完或自行增加用量。
- 误用：非法物质的非常规使用或CSRx的不正确使用。

让患者参与CSRx的讨论的同时避免互相间的矛盾冲突可能是困难的。建议使用以下方法：避免使用可能产生歧义的说法，并专注于解决可能在患者或临床医师间的误解。如果患者多服用了一些药物，医师可以问一些开放式的问题，如"你是怎么决定这么做的"而不是封闭式的问题"你为什么这么做"（回答不可避免地以"因为"开头）。

医师可以尝试使用多种可能的方法（非二分法）与患者一起解决这个问题（图10.1）。

注意这个像信号灯的彩色三角形：绿色表示"通过"，黄色表示"小心通过"，红色表示"停止"。说明CSRx之所以复杂是因为这些药物在低剂量时可能有效，而随着剂量增加，出现不受欢迎的神经生物学效应如耐受性和依赖性，引发了奖赏行为、成瘾或药物过量[24]。将重点放在黄色区域和误解的单词上，以使临床医师和患者保持协作。如果医师的目标是让患者停用高当量吗啡（或苯二氮草类），则建议患者努力向"绿色区域移动"。触发区是指随着剂量的增加，期望和关注的风险增加。有充分的科学证据表明：在许多层面上CSRx的风险超过收益[25]，以委婉的方式向慢性疼痛患者传达这一点将产生最好的效果。

请注意图10.1中的术语"触发区"，它代表了对强效药物的敏感性（"触发"或失控）增强的一种可能机制[26]。

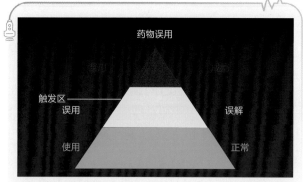

图10.1　使用易于识别的结构引导CSRx对话走向解决和远离对抗的图表工具[23]。

要避免的治疗陷阱是：有SUD病史的患者不适合CSRx。尽管既往有SUD病史的患者其未来的SUD风险将增加，但并非绝对。由有经验的成瘾专家来评估患者的康复状态可以提供有用的指导，通过明确患者的社会心理学病史，形成一个更可靠的评估、构建和监测的方案[27]，提供比程式化的阿片类药物的风险分层工具更有益的指导。美国药物滥用和精神健康服务管理局（Substance Abuse and Mental Health Services Administration，SAMHSA）出版了一系列治疗改进方案（treat-ment improvement protocol，TIP），可协助临床医师进行全面决策（图10.2）[28]。

自杀

自杀是美国第十大死因，2016年因自杀死亡44 965人，每10万人中有13/5*的人死于自杀（*译者注：查书后对应的参考文献，未见相应数字，译者怀疑此处的13/5就是13.5，键盘上"/"和"."紧挨着，可能在输入时输错了，查2016年美国人口为3.23亿，44 965/3.23亿=13.9/10万，与文章中13.5/10万很接近），其中一半死于枪支自杀[29]。自2003年至2014年，美国暴力死亡报告系统（National Violent Death Reporting System，NVDRS）的数据分析显示：8.8%的死者有慢性疼痛，令人惊讶的是，慢性疼痛患者的死亡率从2003年的7.4%上升到2014年的10.2%[30]。最近一项关于慢性疼痛和自杀风险的综述中的确认数据暗示了这一趋势，表明慢性疼痛是自杀倾向的一个重要的独立危险因素[31]。研究认为，家族史、儿童和成年人不良事件，以及包括SUD在内的伴发的原发性精神疾病是慢性疼痛患者自杀的一

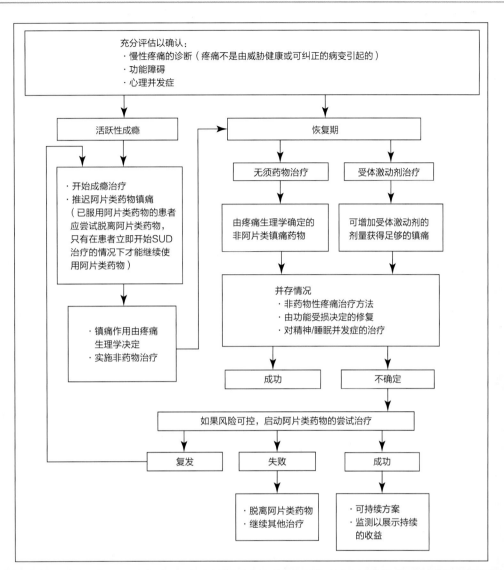

指导临床医师在有 SUD 病史的慢性疼痛患者使用阿片类药物治疗时，当病情不再需要使用阿片类药物治疗时考虑的使用来自协议（TIP）系列 54 的（SMA）12-4671 展示出的第 4 ~ 11 步的阿片类药物的撤退策略。

图10.2　诊断流程示意

般危险因素，而失业和残疾是相关危险因素。自杀倾向的预测因素主要为频繁间歇性疼痛发作、睡眠问题和消极的心理感知，而疼痛持续时间和强度、严重程度或类型与自杀风险无关。令人乐观的是，该研究识别出了已知的可接受治疗干预的心理社会风险因素，如归属感、负担过重、灾难、绝望和精神挫败。

从身心功能的角度看，有证据表明：中枢疼痛处理途径类似于和（或）使用与物质及其他精神障碍疾病相同的奖赏/反奖赏通路[32]。在极端的 SUD、疼痛、抑郁和焦虑情况下，消极行为特征

是明显的孤立感和退缩，其结果是减少适当的应对策施，可导致冷漠、快感缺乏和麻木。这也代表了神经精神病理上的稳态失衡。

在临床领域，疼痛科医师不应回避讨论患者所经历的情感限制。不要畏惧提问关于自杀的问题，并应该用自杀来衡量情感痛苦的程度。轻度消极（"如果我没有醒来就好了"）、中度消极（"我希望我死掉"）、采取行动的想法（"希望我不要活下去"）到采取实际行动（计划、意图和手段）的等级报告表明了患者情绪绝望和精神挫败的负担程度，医师意识到这些就有了相应

的治疗方法。随着这些心理负面症状的加剧，临床医师应注意使用多模式治疗的替代手段。同时也表明需要心理健康专家进行评估。

治疗性结构

身心建构由来已久，可以追溯到佛陀、亚里士多德和柏拉图时代，经历了哲学、神学、形而上学和神秘主义的检验和论证。本章为疼痛科医师提供了一个对当代身心构建的客观和科学的介绍，并提供了临床实例。其目的是扩大治疗者所做的努力，增加有利的预后。现代身心实践的机制研究客观地展示了遗传的、神经可塑性的、激素的和稳态效应的募集作用[33]。最终目标是识别有明确的临床或生理效益的疗法，如使用功能磁共振成像研究正念冥想如何调节疼痛，在4个阶段内增加了对视觉效果的实际观察[34]。最近一篇相关文章提出："成瘾是后天习得的，而非疾病"，这为如何思考疼痛行为提供了一个广阔而敏锐的视角[35]。

应该强调精神病学和心理专家评估和参与的好处。通过专业知识的协作交流，可以在特定的疼痛治疗领域进行预测和评估，如放置脊髓刺激器时的决策树[36]。

Gregory Acampora

刘秀芬、张达颖　译，刘岗、崔旭蕾、陈嘉莹、张力　校对

参考文献

扫码查看

第四部分

脊柱疼痛状况

第十一章　椎管狭窄

要点

※ 椎管狭窄是指椎管的管腔变小，可根据狭窄部位（中央、椎间孔和侧隐窝）或病因（先天性、后天性和退行性）分类。

※ 退行性椎管狭窄最常见于60岁以上的群体，是65岁以上患者脊柱手术最常见的病因。

※ 临床表现及特征性的影像学变化是诊断椎管狭窄的主要依据。

※ X线检查提供的椎管狭窄信息有限，但普及性高、成本低、辐射低。MRI检查是最常用的影像学检查方法，对椎管狭窄和软组织病变的敏感性较高。

※ 目前尚无普遍接受的椎管狭窄的影像学诊断标准。一般认为骨性椎管前后径（anteroposterior，AP）在颈椎＜10 mm、腰椎＜12 mm，即诊断为中央管狭窄。

※ 中央管狭窄最常见的表现为神经源性跛行，而椎间孔和侧隐窝狭窄最常见的表现为神经根性症状。

※ 颈椎管狭窄的症状包括步态异常、手部麻木、反射亢进、手固有肌肉萎缩、霍夫曼征阳性、巴宾斯基征阳性。胸椎管狭窄主要表现为无力、双下肢沉重感、本体感觉丧失和假性跛行。腰椎管狭窄通常表现为神经源性跛行和神经根性症状。

※ 导致椎管狭窄的退行性病变主要包括椎间盘退变、椎间盘突出、小关节增生肥大、黄韧带肥大、骨重塑和骨赘。此外，这种退行性病变还会导致脊柱失稳、脊柱侧弯和椎体滑脱。

※ 通常采用物理治疗、运动、患者教育和药物治疗等保守治疗。硬膜外类固醇注射也有一定疗效。当患者症状严重时，手术减压可改善症状。

概述

"椎管狭窄"这一术语来源于希腊语"stenos"，翻译成中文就是"狭窄"。椎管狭窄是指椎管解剖结构的异常狭窄，可根据狭窄部位（中央、椎间孔、侧隐窝）或病因（先天性、后天性、退行性）进行分类。退行性椎管狭窄最常发生于60岁以上的患者[1-2]。随着年龄的增长，脊髓神经和血管的容纳空间逐渐减小。虽然对椎管狭窄的描述和报告存在显著差异，但椎管狭窄是65岁以上患者进行脊柱手术最常见的病因[2]。

先天性狭窄：是人群中的一种正常变异，也是软骨发育不全的特征。在先天性狭窄中，细胞代谢缺陷导致骨骼生长迟缓和发育不全、终板过早融合及不规则的软骨内骨形成。先天性狭窄主要表现为椎弓根缩短、椎板增厚和关节突关节肥大[2-3]，这些改变导致椎管前后径缩短，先天性椎

管狭窄常见于年轻患者[4-6]，可由创伤、肿瘤、感染或肢端肥大症、佩吉特病、氟中毒或强直性脊柱炎等引起。

中央管狭窄：是指2个关节突关节内侧缘之间的中央管的狭窄，导致硬脊膜囊内的脑脊液（cerebro spinal fluid，CSF）中可容纳神经根的空间减少[7-8]（图11.1）。在轴向平面，中央管狭窄的前部病变主要为椎间盘突出及椎体后缘骨赘的形成，后外侧病变主要为小关节突的增生肥大，后方可能受到黄韧带肥大屈曲的影响。在颈椎，导致中央管狭窄的还有前外侧钩椎关节的增生肥大[9]。

椎间孔狭窄：是指卡压了椎间孔出口处（即椎弓根边缘内外侧）的神经（图11.1）。侧隐窝的狭窄会导致关节面水平的侧隐窝或近端孔（小关节内侧缘与椎弓根内侧缘之间）行走的神经根受压[4, 7, 10-11]。在前后或头尾方向，椎间盘突出、

小关节突肥大或半脱位均可导致椎间孔狭窄[9]。但学者对椎间孔狭窄严重程度的定义常不一致，椎间孔狭窄和侧隐窝狭窄之间的区别也存在差异。一些定义描绘了椎间孔狭窄程度的增加，侧重于神经周围脂肪的变形或消失[12]，而另一些定义则侧重于神经周围脂肪消失或椎间孔神经根受压的可能[13-14]。

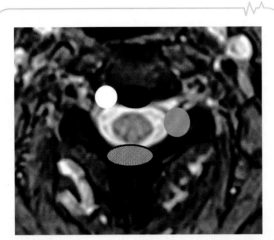

椎管可因以下方式受压：前方为椎间盘突出、骨赘或后纵韧带骨化（黑色椭圆形）；后外侧为关节突肥大（灰圈）；后方为黄韧带内折（灰色条纹椭圆形）；前外侧为椎体肥大致颈椎椎管狭窄（白色圆圈）。

图11.1　颈椎间隙水平轴向梯度回波

（Reprinted with permission of Anderson Publishing LTD. from Talekar et al.[9] ©Anderson Publishing Ltd.）

基础解剖学

对椎管狭窄症的进一步了解有赖于对骨及软组织解剖、老化、退行性变和其他后天性病因的理解。脊椎由33个椎骨组成，其中颈椎7个、胸椎12个、腰椎5个、骶椎5个、尾椎4个。5个骶椎融合成一整块，称为骶骨。4个尾椎融合成一整块，称为尾骨[15-17]。腰椎与骶骨相连，骶骨与尾骨的5个小骨相连[15-17]。每节脊椎由前方的椎体连接双侧椎弓根（将椎体与横突连接）和后方椎板（将双侧横突与棘突连接）组成。下位椎体的上关节突与上位椎体的下关节突相连接，形成关节突关节或小关节[15-17]。

椎管前缘是椎体、椎间盘和后纵韧带，外侧缘是椎弓根、黄韧带和神经根管，后缘是关节突关节、椎板和黄韧带。在横切面上各段椎管的形

状和大小有一定的解剖差异，主要为圆形、卵圆形和三叶形，圆形和卵圆形的横切面积最大[17]。椎间孔的前方由椎体后缘和椎间盘组成，后方以小关节和黄韧带的侧面为界，上下与椎弓根和椎体相连[15-17]。从颈椎降至腰椎，各解剖骨段会发生特征性改变。

影像学检查

椎管狭窄通常需要综合患者症状、影像学检查和神经血管受压的证据进行诊断[4, 9, 18-19]。一般来说，X线提供的信息有限，对软组织增生及椎管狭窄的非骨性病因不敏感。但X线检查方便、费用低、辐射量低，还能提供关于脊柱对齐和畸形、退行性病变及脊柱椎间隙高度丢失等信息，并有助于排除导致疼痛的其他原因，如骨折[4, 9]。

肌电图并不常用，可能仅限于区分椎管狭窄和周围神经病变，特别是在无明确的病因来解释患者疼痛症状或神经根病变时[4]。CT检查有助于诊断骨转移和感染，显示骨的解剖结构，对有背部手术史的患者，CT检查可以减少金属内固定形成的伪影。CT检查的缺点主要是对神经根卡压的检测能力差、对人体辐射量较大[9, 20-22]。

虽然脊髓造影术可动态观察脊髓病变，即椎管在轴向负荷和伸展时变窄。但该检查有创，需要向鞘内注射造影剂。当使用CT引导下的脊髓造影术时，患者会受到电离辐射的影响。鞘内造影剂可大致勾勒出神经结构，以检查是否有椎管狭窄和神经受压，也有助于诊断脑脊液漏和神经根撕脱[4, 23]。

MRI检查

MRI检查是诊断椎管狭窄最常用的影像学方法，其优势是无创、无电离辐射、对诊断椎管狭窄及识别软组织病变的敏感度高。增强磁共振可进一步检查椎管感染、肿瘤和术后改变[9, 22-23]。目前尚无公认的椎管狭窄的影像学诊断标准[4, 9, 24]，因此，MRI检查常用于定性描述轻度、中度及重度狭窄[7, 11]。在前后径上，如果颈椎管管径<10 mm、腰椎管管径<12 mm，通常认为有中央管狭窄，此外，硬膜囊正中的矢状径<10 mm，也是中央管狭窄的表现，横切面和横径也定义了诊断标准[24]。

椎间孔狭窄的诊断要求为矢状位前后径<

3 mm，对于侧隐窝狭窄则需要侧隐窝高度<3 mm或侧隐窝角度<30°。在矢状面上，北美脊柱学会（North American Spine Society，NASS）、美国脊柱放射学会（American Society for Spine Radiology，ASSR）和美国神经放射学会（American Society of Neuroradiology，ASN）联合工作组建议以椎弓根为界来定义狭窄，将狭窄定义为椎弓根上、椎弓根、椎弓根下和椎间盘的水平。在轴状面上，用中央区、关节下区、椎间孔区和椎间孔外区来定义椎管狭窄[9]。

为了更好地描述椎管狭窄，许多学者提出了替代分级系统。在矢状面上，可以通过观察脑脊液的闭塞和脊髓的受压程度来推断神经是否受累。其次，脊髓信号异常、神经纤维挤压和冗余也可提供有用信息[9]。Pfirrmann及其同事根据术中观察的情况建立了一个与椎间盘突出症相关的神经损伤分级系统。该方案基于神经结构的位移、接触及压迫，分了4个等级[25]。Schizas等提出了基于脑脊液与神经根比例的分级系统[26]，而Barz等描述了硬膜囊中神经根的沉降[27]。然而，这两种分级系统均与功能状态、症状或预后无关。

症状学

腰椎中央管狭窄常表现为神经源性跛行，常表现为从腰背部或臀部放射至下肢的疼痛、感觉障碍、感觉异常或无力感。下肢感觉异常多为双侧性，不呈皮节分布。腰椎背伸时加重，弯腰可适度缓解，其特征性表现为患者可陈述出现症状的行走时间。随着狭窄的加重，行走距离和行走时间会逐渐缩短。与中央管狭窄导致的神经源性跛行相比，椎间孔和侧隐窝狭窄通常导致神经根性症状，表现为相应神经根支配皮区的疼痛和感觉异常[2, 11, 14, 23]。随着年龄的增长，脊柱常发生退行性变，许多患者为无症状性狭窄，因此，影像学检查与患者症状的相关性较差[28-29]。可能因为机体代偿产生的改变累积所致，而累积的病变又受到导致狭窄性改变因素的影响。目前，大量的研究表明，硬膜囊受压会导致神经根所受的压力增加[30-31]，这种压迫可导致神经功能障碍、毛细血管收缩及静脉充血，从而进一步引起神经根局部营养改变、炎症性化学介质积聚及电生理改变。机械压迫和化学介质都可以影响症状，且由于在影像学上，只能看到解剖结构的变化，这些均可能导致症状与影像学表现的相关性较差[2, 32-33]。

颈椎椎管狭窄症的特点

颈椎椎管狭窄症的病因既有先天性也有后天性。椎间盘水平的获得性退行性变（如椎间盘突出和骨化）是最常见的狭窄病因，这些退行性变导致颈椎机械功能的改变、颈椎小关节及黄韧带等后部骨性结构的增生或肥大，最终引起颈椎狭窄和脊髓受压。颈椎椎管狭窄病变以$C_5 \sim C_6$节段最为常见，其次是$C_6 \sim C_7$节段和$C_4 \sim C_5$节段[34]。症状主要为行走步态的受损、手部麻木，而临床体征可能包括反射亢进、手部固有肌肉萎缩、Hoffmann征阳性及Babinski征阳性[35]。

第一颈椎（寰椎）和第二颈椎（枢椎）可能是最独特的颈椎节段，颈椎的前屈和旋转主要发生在这两个节段。$C_3 \sim C_7$的特征是朝向矢状面的钩突和朝向横切面的横突孔。钩突位于（与横突相连的）椎体的上外侧缘，关节为Luschka关节。横突向外侧伸出，向前和向尾部倾斜。横突孔位于椎弓根外侧和脊神经沟内侧，并在向尾侧下降时更靠外侧。孔内容纳了从$C_6 \sim C_1$上行的椎动脉。前路的颈椎间盘高度大于背侧高度，使得颈椎存在轻微前凸曲线[15-16, 36]。

成年人整个颈椎椎管正常的前后径为17～18 mm，脊髓本身直径为5～6 mm。椎管内的其他软组织成分（如后纵韧带、硬脊膜及黄韧带）占据了2 mm的椎管直径。颈椎椎管绝对狭窄的常见临界值为10 mm，因此，当中央管直径<10 mm时，将会导致脊髓受压。鉴于颈椎伸展时颈椎椎管的前后径减少2～3 mm，因此，颈椎椎管相对狭窄的临界值为12～13 mm[4, 37]。此外，在颈椎前后屈曲位时，由于颈椎椎间孔在矢状位呈45°的倾斜，使得容纳神经根的颈椎间孔大小呈动态变化（伸展时变小，屈曲时增大）。

颈椎椎管狭窄还可以通过Torg-Pavlov比值（TPR）来定义，即常规X线片上椎管与椎体的比值，具体是将椎体后缘中点到相应椎板线上最近点的距离除以同一椎体的前后径距离[37-38]。最初将TPR作为研究足球运动员短暂性神经异常的一个参数。TPR的正常值为1，先天性颈椎狭窄≤0.8[4, 38]。TPR对压迫性脊髓病的阳性预测价值较低。此外，椎管病变通常发生在椎间盘水平，而不是椎体，传统的X线片不能评估因软组织病变引起的椎管狭窄。因此，相比于其他影像学检查，MRI检查被认为是诊断颈椎椎管狭窄症的最佳影像学方法，因其可以提供椎间盘和其他软组织病变信息及脊髓本身的任何改变[4, 37, 39]。

胸椎管狭窄症的特点

胸段椎管狭窄的患病率远低于颈、腰段。胸椎狭窄的影像学定义为椎管前后径<10 mm，最好通过MRI或CT检查测量。与腰椎管狭窄症不同，疼痛不是胸椎管狭窄症最常见的症状。临床主要表现为疲劳、双下肢沉重感、本体感觉丧失或假性跛行、站立和行走时症状较明显、休息或前屈时可缓解[40-41]。

胸椎独特的解剖结构使其活动范围受限，从而免受椎管狭窄的困扰。与颈椎和腰椎不同，12节胸椎连接着肋骨。前7根肋骨通过肋软骨与胸骨直接相连，第8～10肋骨通过一根细长的肋软骨连接到胸骨，称为假肋，而第11、第12肋骨根本不直接连接到胸骨，称为浮肋。肋骨和胸骨为胸椎提供稳定性，并减少活动范围。这种稳定性逐渐降低，进而影响到不同节段胸椎退化的程度。值得关注的是椎管在胸椎处最窄[41]。

多种局部和全身代谢性疾病可引起胸椎管狭窄。最常见的因素为椎间盘退变引起的小关节及黄韧带等后部骨性结构的增生或肥大[42]。先天性短椎弓根也可引起后部压迫。钩突腹侧的骨赘、椎间盘脱出、肋骨骨折、后纵韧带骨化是导致胸椎管狭窄常见的腹侧因素[40]。实际上，胸椎的退变以下胸椎最常见，此处屈伸和旋转运动更大，稳定性较差，椎体结构更像腰椎[40, 43]。胸椎间盘脱出占所有椎间盘突出的比例很小（不到1%）。虽然胸椎间盘脱出可以引起椎管狭窄，但很少见。椎间盘脱出最常见于T_{11}/T_{12}水平，75%的胸椎间盘脱出发生在T_8以下的较低水平[43]。影响胸椎的全身性代谢性疾病往往不仅累及较长的脊柱节段，而且会造成椎管环周性的狭窄病变。常见的疾病主要为肢端肥大症、软骨发育不全、骨软骨营养不良、舒尔曼病、氟中毒、强直性脊柱炎及佩吉特病[40, 42]。此外，硬膜外脂肪增多、血肿、脓肿、肿瘤等占位性病变也可引起胸椎管狭窄[41]。

腰椎管狭窄的特点

由于腰椎的承重负荷较大，导致腰椎管狭窄较颈椎、胸椎的椎管狭窄更普遍。椎间盘支撑的重量增加也使其更容易发生退变，椎间盘退变膨出、小关节增生及黄韧带肥厚也更容易发生（图11.2）。60～69岁无症状人群腰椎管相对狭窄的发生率估计为47%，绝对狭窄为19%[7, 22, 44]。

成年人的脊髓终止于第一腰椎椎体的上缘，延续为神经根，即马尾神经。腰椎中央管前后径为15～23 mm。通常，在影像学上，腰椎管相对狭窄的界值为前后径<12 mm，<10 mm为绝对椎管狭窄[7, 44]。除此之外，一些临床医师对椎管狭窄的定义不是基于具体的量化直径，而是基于椎管横切面积的相对减少，前后管腔的狭窄在1/3以下为轻度狭窄，1/3～2/3为中度狭窄，超过2/3为重度狭窄[7, 11]。

马尾神经结构的一过性卡压可解释腰椎管狭窄症的常见症状——神经源性跛行伴感觉和运动神经功能障碍。此外，间歇性腰痛并放射到臀部和双下肢的症状[2]可能由血流中断和静脉充血引起或加重[2, 7, 33]。腰椎管狭窄症的相关疼痛的一个高特异性的特征是：由行走触发、休息或脊柱前屈时可缓解，当前屈时，椎管直径相对增加，神经根卡压减少[2, 7]。

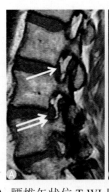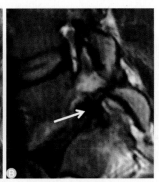

A. 腰椎矢状位T_1WI显示椎间盘突出到神经孔内，使其下部变窄（单箭头），由于椎间盘膨出和小关节突肥大，在2个较低的水平上，神经孔有向上延伸的进行性狭窄（双箭头），神经孔脂肪影在这些平面上都有保留；B. 矢状面T_2WI显示小关节头尾半脱位、椎间盘髓核脱出伴严重的神经孔狭窄（箭头）。请注意：神经周围脂肪的消失。

图11.2　腰椎MRI检查

（Reprinted with permission of Anderson Publishing LTD. from Talekar et al.[9] ©Anderson Publishing Ltd.）

虽然无力不是一个突出症状，但可能会有，特别是在长时间步行后。如果狭窄发生在腰椎间孔或侧隐窝，通常表现为神经根性症状，且症状严重程度与狭窄程度之间无明确的关系[2, 14, 23]。L_3和L_4的旋转程度很高，这些节段的退变更为常见。L_4和L_5前滑脱也比较常见，因此，中央管狭窄在L_4/L_5比较普遍，其次是L_3/L_4。小关节关节炎在这些位置中也更普遍，容易出现在L_4和L_5之间的小关节的矢状面，易导致不稳定。髂腰椎韧带将L_5附着在髂嵴上，增加了该区域的稳定性，L_5/S_1前滑脱比L_4/L_5或L_3/L_4少见[10, 45-46]。在椎间孔或侧隐窝狭窄中，L_4/L_5和L_5/S_1是最常见的狭窄部位[47]。

衰老（退化）的解剖学

脊柱退行性病变始于出生后前10年，并不断进展[48-49]。本部分将简要讨论衰老和退行性变的解剖结构。与脊柱衰老相关的变化会使椎管直径变窄，导致椎管狭窄。这些改变主要为椎间盘退变、椎间盘突出、小关节突增生肥大、黄韧带肥大屈曲，均可导致脊椎滑脱或脊柱侧凸[9, 48, 50]。

椎间盘退变被认为是最早期的变化之一，可导致椎间盘本身的改变、骨成分及韧带的退化[4, 9, 48]。椎间盘由纤维环内的髓核构成，髓核由随机方向的胶原纤维和呈放射状排列的弹性纤维组成，弹性纤维嵌入富含聚集蛋白聚糖的"凝胶样"基质中。纤维环由同心的胶原纤维和其间的弹性蛋白纤维组成。椎间盘的细胞外基质和成分通常通过塑造和酶降解来平衡。椎间盘的亲水性和凝胶状特性使其能增加静水压和轴向压缩载荷的处理能力。蛋白多糖和水分含量的丧失、胶原网络的改变及金属蛋白酶的增加导致椎间盘渗透压降低，适应压缩力的能力下降。纤维环和髓核之间的界限也变得模糊，易出现向心性裂隙、放射状撕裂及椎间盘突出[48, 51]。

关节突关节是脊柱的主要后负重单元，稳定脊柱的屈伸运动。由于椎间盘退变，脊柱前柱稳定性下降，导致关节突关节的压力增加。这进一步导致关节突关节半脱位和关节内软骨退化，进而导致小关节面错位和肥大、侵蚀、硬化及形成骨赘[17, 48]。正常的脊柱韧带具有高度柔韧性，可在多个维度上限制运动。随着韧带的退化，弹性蛋白浓度增加，降低了拉伸性能，削弱了稳定结

构的能力。黄韧带退变后，会导致其厚度增加和屈曲变形[52-53]。

随着持续的机械加压，导致包括骨质硬化和重塑、骨赘的形成及稳定性下降的骨结构变化。骨质疏松症进一步削弱了骨元素，导致骨重塑、旋转畸形或半脱位。随着周围椎体终板血供下降，椎间盘退变逐渐加重，椎间盘组织破坏，使脊柱退变的过程进入恶性循环[48]。

黄韧带肥大

黄韧带是椎管内后侧的一种结构，形成于妊娠的$10 \sim 12$周[54]，连接$C_2 \sim S_1$的相邻椎板[55]。在每一节段，黄韧带连接头侧椎弓板的下部和前下部及尾侧椎板的上部和后上部，参与构成椎管的后壁和后外侧壁[56]。黄韧带在颈段和高位胸段最薄[57]。因为黄韧带由80%的弹性蛋白和20%的胶原组成，这一组织学特征使其与脊柱的其他韧带不同[58]。实际上，黄韧带是由更高浓度的黄色弹性蛋白纤维构成，因此，黄韧带也被称为黄色韧带[59]。

与脊柱其他韧带相比，据推测这种组织学上的差异有助于实现黄韧带的独特功能。一种理论是，黄韧带的弹性特性可能有助于将弯曲的腰椎恢复到伸展位。其他理论关注的是黄韧带的位置，而不是其可能的生物力学组成，鉴于黄韧带位于椎管后方，如果含更多的胶原，它就会朝向椎板内折，造成脊髓或神经根的受压。然而，弹性韧带可以拉伸，使脊柱屈曲时的内折最小，从而防止神经根损伤[60]。虽然如此，黄韧带病变确实导致了椎管狭窄。

Elsberg在1913年首次报道了黄韧带肥大可能导致椎管狭窄[61]。此后，多项研究不断证实黄韧带增厚可使椎管直径减小，导致椎管狭窄[46, 53, 62]。黄韧带肥大的确切病因仍不清楚，很可能是多因素的。一种可能的病因是上文提到的完全纤维化之前就有弹性蛋白与胶原蛋白的比例失调。成纤维细胞生长因子在细胞增生和组织修复中起着至关重要的作用。已报道，TFG-β、血小板源性生长因子-BB和碱性成纤维细胞生长因子在内的细胞因子和生长因子在黄韧带肥大中发挥作用[59, 63-64]。纤维化可导致胶原水平的增加和弹性蛋白水平的降低并伴有弹性蛋白的变性[65-66]。这些

炎症机制可能是退行性变，如小关节病变的结果[67]，或者来自于正常老化过程中机械应力积累引起瘢痕[68]。

其他研究提出，黄韧带肥大的病因是继发于退行性椎间盘疾病导致的黄韧带在椎管内折和屈曲，而非实际上的黄韧带增厚。椎间盘高度降低导致脊柱韧带松弛，引起黄韧带屈曲[66, 69]。因此，椎间盘膨出、椎间盘高度塌陷、机械应力、体重指数等因素也可能在黄韧带增厚导致椎管狭窄的过程中发挥作用。虽然大多数研究表明，年龄与$L_4 \sim L_5$水平的黄韧带增厚存在相关性，但也有学者质疑这种相关性[67]。

椎间盘突出症

椎间盘突出症和神经根病将在其他章节详细介绍，在此将简要综述其在椎管狭窄中的作用。椎间盘是缓解压力的主要轴向承载结构，纤维环由可抵抗张力并限制髓核"凝胶样"物质的同心纤维组成。在健康人群的椎间盘中，轴向载荷增加的髓核内静水压可被纤维环的张力所拮抗。此外，纤维环的张力还可以抵抗弯曲和扭转[70]。

细胞外基质的分解和椎间盘的水分缺失，可导致椎间盘纤维环和髓核的分界不明显，处理机械负荷的能力降低，椎间盘高度丧失，纤维环裂隙，最终导致突出[48]。既往认为椎间盘退变是其他脊柱结构退变的基础，椎间盘退变导致小关节受到更多的压力，从而发生退变、肥大及生成骨赘。遗传因素可能在椎间盘突出症中起一定作用。目前，有学者认为IX型胶原α_2和α_3链的基因突变、与IL-1β和IL-6相关的基因突变是导致椎间盘突出的原因[70-71]。

椎体终板是椎体与椎间盘之间的组织界面，对于保持椎间盘的完整性至关重要[72]。其平衡负荷分布、管理代谢物运输并包裹髓核在纤维环内。终板病变加上椎间盘本身的退变和水分缺失，使得髓核易通过纤维环突出。突出的椎间盘导致神经根所占有的空间机械性狭窄，从而造成卡压。此外，化学介质和炎症也可能导致疼痛[73]。在突出物质的作用下，血管生成增加，局部小胶质细胞和星形胶质细胞浸润增加，也产生了含如IL-1α、IL-6及TNF-α等介质和细胞因子的炎症环境，这些炎症介质进一步激活免疫系统并上调

蛋白酶的表达[33, 74-76]，其本身也可能是神经的化学刺激物，可导致髓鞘组织紊乱和外周轴突的沃勒变性。

MRI检查可以评估突出的椎间盘组织与神经根之间的关系。椎间盘突出通常通过Combined Task Force、Jensen及van Rijn分类系统进行量化。Combined Task Force是根据所涉及的周长，将椎间盘突出分为广泛性或局灶性，根据突出物的形状将其分为突出或脱出[9, 50]。Jensen及其同事的分级系统也比较常用，将腰椎间盘突出症分为4个等级[77]。Van Rijn进一步通过神经根压迫的程度对椎间盘膨出进行分类[78]。

当椎间盘突出时，会导致椎管功能性狭窄。对于椎管骨性结构已经狭窄的患者，突出的椎间盘组织将进一步缩小椎管直径。后外侧突出可压迫单个神经根导致神经根病，而中央性突出则压迫脊髓或马尾神经，引起神经源性跛行症状[79]。椎间盘突出也可以表现为下肢肌肉无力或非对称反射[73, 80]。当无潜在的骨性椎管狭窄时，椎间盘突出导致的症状通常出现在30～49岁。最常受影响的是L_3以下的下腰椎节段[81]。

脊椎滑脱

椎体滑脱是指一个椎体相对于另一个椎体的前向或后向平移运动，最常发生在中段腰椎，很少发生在颈椎或胸椎。解剖和环境因素可引起椎体滑脱，常由先天性异常、变性、创伤及关节间骨折引起[82, 83]。此外，导致腰椎反复过伸的活动也容易导致腰椎滑脱[84]。

描述椎体滑脱分级的常用系统有Meyerding、Wiltse或Marchetti及Barolozzi分级系统。Meyerding分级系统是Meyerding等根据滑脱的百分比，对椎体滑脱进行分级[83-85]。1级为0～25%，2级为25%～50%，3级为50%～75%，4级为75%～100%[85]。Wiltse使用发育不良、峡部裂、退行性、创伤性和病理性等病因对椎体滑脱进行分类[82]。Marchetti等也使用了基于病因的分类系统，包括医源性、创伤性及病理性病因[83]。

任何方向的椎体滑脱都可能导致椎管狭窄和神经结构的卡压。轻度的椎体滑脱通常累及关节下区的神经，导致神经根病；而重度的椎体滑脱可明显减少中央管径，表现为神经根病或神经源

性跛行[86.88]。由于重量负荷大，退行性椎体滑脱最常发生在L$_4$和L$_5$或L$_5$和S$_1$椎之间，导致L$_4$或L$_5$神经根病。在腰椎，由于关节突关节呈矢状位，对抗旋转能力强，但对抗弯曲和伸展能力差。当伸展时，关节突关节需要支撑轴向载荷。过度伸展的应力、过度弯曲和挤压都可能导致关节突关节的过度受力和变形[89-90]。在L$_5$和S$_1$连接处，腰骶关节角度越大，平移力越大，创伤性椎体滑移在该部位也就更为常见[90]。

当颈椎滑脱时，可表现为静态或动态脊髓病[91-92]，但最常见的症状是神经根性症状。颈椎椎体滑脱比较少见，好发于上段颈椎。颈椎关节突关节越呈冠状位，越容易发生小关节脱位[90,93]。当在轴向负荷下出现过伸损伤时，创伤可致关节突关节半脱位[91-92]。

治疗选择和干预措施

由于脊柱疼痛的治疗在其他章节中有详细的描述，在此将简要介绍针对椎管狭窄的干预措施。一旦确定腰背痛的病因是椎管狭窄，就要确定治疗方案，主要有保守治疗、微创手术、注射治疗及开放手术。对椎管狭窄最常用的保守治疗是物理治疗、运动、患者教育、使用非甾体抗炎药及肌肉松弛药，或用于疼痛控制的经皮神经电刺激（transcutaneous electrical nerve stimulation，TENS）。已证明运动治疗可以提高患者的步行距离，但未显示哪个运动更好[94]。

通过抑制磷脂酶A2及C纤维的传导和损伤纤维的异位放电，硬膜外类固醇注射可提供镇痛。磷脂酶A2本身是一种炎症介质，其被抑制进一步降低了磷脂水解为花生四烯酸和溶血磷脂[95]。硬膜外类固醇注射可减少疼痛和改善步行距离，其效果可能是暂时的[94,96]。超过3~6个月的长期疗效改善的证据相互矛盾[95,97]。硬膜外类固醇注射似乎也不能减少患者的手术需求[95]。

当症状严重时，常需要手术干预，而腰椎椎管狭窄是65岁以上患者进行脊柱手术最常见的病因之一[2]。由于神经结构受压导致了腰椎椎管狭窄相关的症状和功能损害，因此，手术的主要目的是充分减压[98-99]。过去，多节段的椎板切除术和开放减压技术可以为神经结构创造更多的空间。随着影像学检查和手术等技术的进步，目前可以采用更直接的椎板切开术和节段性椎板间减压术，以保留椎旁肌肉和椎管后部结构的稳定[97-98,100]。已证明手术可以（至少暂时性）改善症状和降低致残率，患者疼痛减轻及功能改善在术后1年内最明显[99,101-103]。

Julie Petro and Damoon Rejaei

郭燕、王立奎　译，刘岗、于德军、张达颖　校对

● 参考文献 ●

扫码查看

第十二章　椎间盘突出症和神经根病

要点

※ 椎间盘是位于脊柱椎体之间的纤维软骨垫，旨在允许复杂的活动范围并承受机械载荷。

※ 椎间盘随增龄而退变，易发生椎间盘脱垂。

※ 神经根病是指一根或多根神经根在穿出椎管时受到功能影响的疾病，退行性变导致的椎间盘突出症是神经根病最常见的病因。

※ 椎间盘突出症常发生在颈椎/腰椎下段，可表现为疼痛、感觉异常、感觉减退、运动无力和受累皮节的肌肉萎缩。

※ 疼痛由2个原因导致：神经根出口处的机械压迫和因髓核本身的局部炎症级联反应而引起的化学刺激。

※ 既往背/颈部疼痛病史、吸烟、某些职业或休息方式，以及遗传因素都与神经根症状的风险增加有关。

※ 体检通常会发现在受累皮区感觉障碍、运动障碍或兼而有之，深腱反射减弱，激发动作后症状加重。仰卧位直腿抬高试验（straight leg raise，SLR）对测试腰神经根炎/神经根病有较高的特异性。

※ 如疼痛持续<6周且无警示症状（如发热、体重减轻、检查显示严重或进行性功能障碍、肠道及膀胱功能障碍等），则CT或MRI的高级影像学检查无法改善预后。

※ 约80%的椎间盘突出症会明显减轻或完全消失，这种消退常伴有6~12周内临床疼痛改善。

※ 对于无令人担忧的症状或体征的患者，最佳证据支持一种循序渐进的治疗方法，首先从物理治疗和非阿片类药物管理开始。

※ 硬膜外类固醇注射在减轻急性和亚急性神经根疼痛方面显示出明显的益处，单侧神经根症状时经椎间孔入路注射更佳。

※ 虽然关于手术指征尚无明确的共识，但是，进行性神经功能缺损、脊髓病体征、骨折或脊柱不稳可能需要手术评估。

概述

椎间盘是位于脊柱椎体之间的纤维软骨垫。除寰椎（C_1）和枢椎（C_2）之间及骶椎的关节外，每节椎骨都通过一个椎间盘与其他椎骨分离。总的来说，椎间盘占正常脊柱总高度的20%~33%，其功能是提供椎体之间的连接和脊柱稳定性。除允许复杂的活动外，椎间盘还能传递和承受机械载荷（如轴向载荷、弯曲和扭曲）。椎间盘在整个脊柱中整体结构相似，不同的区域差异微小。每个椎间盘由3个基本部分组成，其中中央髓核（nucleus pulposus，NP）被纤维环（annulus fibrosus，AF）包围。无论是中央髓核还是纤维环，这两种结构在脊柱顶部和底部都被软骨终板束缚，这些区域的细胞形态有所不同，但随着增龄会发生显著变化。椎间盘的解剖在另一章中也有简要描述，以下章节提供了对椎间盘解剖结构更加详细的描述。

外纤维环是一种高度组织化的软骨结构，含细长的、平行排列在同心板状椎间盘的成纤维细胞样细胞[1]。这些特殊细胞产生 I/II 型胶原，外环主要由 I 型胶原组成，内环由更均衡的 I/II 型胶原混合物组成[2]。各种类型（包括压缩或应变）及各个方向和大小的机械载荷都会影响椎间盘细胞[3]。髓核主要由仅合成Ⅱ型胶原的细胞组成，在形态上更圆或类似于软骨细胞，其基质是凝胶状的，主要由松散的胶原网络中的蛋白聚糖组成[4]。这些蛋白质的累积亲水性为髓核提供了对抗脊柱压缩载荷的流体静力学特性。

在整个生命周期内，椎间盘的状态都是动态的[5]。血管分布、营养及细胞和分子结构从"幼年"到"成年"各不相同[6]。当椎间盘成熟后，这些变化与增龄相关，然而早期退变也很常见[7]。髓核是一种均质的结构，在维持椎间盘的机械功能和结构方面起着至关重要的作用。健康的椎间盘含有丰富的水分、大量的亲水性蛋白聚糖及功能良好的纤维环，适合在生命早期和青年期吸收复杂的载荷（图12.1）。然而，从10岁开始，随着髓核慢慢失去强亲水性的蛋白聚糖，椎间盘变得更加僵硬，不再易于吸收各种载荷并将其分散到周围结构中[8]。

由于退变，髓核不再均质，吸收轴向载荷也不再均质，这就改变了载荷向纤维环和椎骨终板的传递[9]。这种力在终板上的不均匀分布随着退化进展而加剧。因此，压缩力和剪切力越来越集中到纤维环，对其纤维产生应力[10-11]。纤维环上的持续应力引起的应变导致纤维环复合体内裂隙和破裂[12-13]。局部应力集中可能导致纤维环相应区域易发生椎间盘突出。裂隙和应力集中到后外侧区域导致髓核迁移到椎间盘的外围，预示着椎间盘内容物的突出。

椎间盘突出症具体定义为"椎间盘内物质局部移位超出纤维环的限制"，所谓的椎间盘内物质包括椎间盘的所有成分（髓核、纤维环、软骨终板）。椎间隙由头尾方向的椎体终板和水平方向的除骨赘外的骨突环外缘组成。椎间盘突出症进一步分为局限型（＜25%椎间盘周长）、广基型（25%～50%）及膨隆型（50%～100%）。椎间盘突出症组织学和结构损伤程度都变化很大，可以分为椎间盘膨出*（纤维环相对完整，图12.2）、椎间盘脱出（纤维环破裂，图12.3和图12.5A）、椎间盘脱出游离（破裂脱出的椎间盘完全脱离椎间盘主体，图12.4和图12.5B）[14-15]。所有这些椎间盘突出的形态各有不同，突出物可以是髓核、纤维环或者终板（*译者注：原文为protrusions，国内翻译为突出。国内对protrusion的定义为髓核局限性突破纤维环，位于纤维环和后纵韧带之间但未突破后纵韧带。bulge国内翻译为膨出，国内对bulge的定义为纤维环松弛但完整，椎间盘均匀超出终板边缘，中央髓核仅向后方突出但并没有突破纤维环。根据国内的定义，这里应该是bulge）。

神经根病是指当一根或多根神经根穿出椎管时功能受影响的疾病。结构性病变如椎间盘突出症或退行性脊椎病是最常见的病因，炎症、感染性或恶性疾病也可导致神经根病。脊神经根中的三类轴突中的任一类都可能因神经根病而导致包括躯体感觉神经、下运动神经元或自主神经在内的功能障碍。躯体感觉异常往往在神经根病中最为突出，表现为沿受累脊神经根皮节分布的特征性放射痛[16-17]。

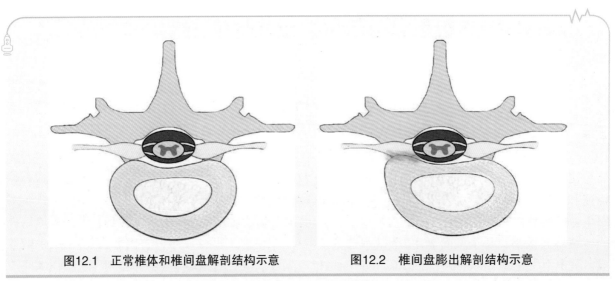

图12.1 正常椎体和椎间盘解剖结构示意　　　图12.2 椎间盘膨出解剖结构示意

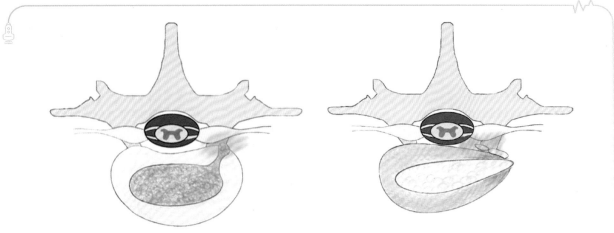

图12.3　椎间盘脱出解剖结构示意　　　　图12.4　椎间盘脱出并游离解剖结构示意

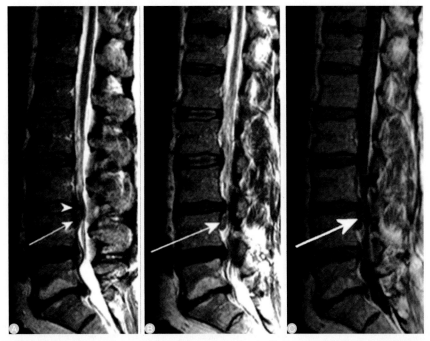

椎间盘突出症的矢状位 T_2WI（图 A、图 B）和 T_1WI（图 C）表现。急性椎间盘突出在 T_2WI 上显示为高信号，慢性椎间盘突出在 T_2WI 上显示为难以与骨赘区分的低信号；造影后可见神经根肿胀和神经周围增强。凹底箭头：水肿区；箭头：突出的椎间盘。

图12.5　椎间盘突出症的MRI检查
（Reprinted with permission from Hattingen et al.[140]）

历史观点

虽然这种疾病早在希波克拉底的医学文献中就有描述，但自20世纪30年代以来，与其相关的理念和治疗方式越来越复杂[18]。1934年，Mixer和Barr首次提出了椎间盘突出物导致神经根病的概念，"椎间盘破裂"的诊断得到了医学界的青睐[19]。该团队很快开创了经硬膜外入路椎间盘摘除治疗椎间盘突出症的方法。梅奥诊所的Love

医师（1937—1939年）[20]介绍了硬膜外/椎板间入路，这一术式为目前仍在使用的标准开放手术提供了基础。Caspar和Yasargil[21]早在1977年就通过内侧关节突切除术和硬膜外剥离[22]将显微外科的概念应用到手术中。腰椎神经根病治疗的进展与颈神经根病的发展同步。1940年，Stookey概述了颈椎间盘突出后可能出现的3种临床表现，即双侧脊髓前压、单侧前压导致脊髓半切综合征

（Brown Sequard综合征）及神经根受压[23]。

随着对腰椎间盘突出症认识的不断加深，外科医师开始采用减压术治疗颈椎间盘突出症[24]。意大利骨科医师Scaglietti于1949年描述了一种与许多早期手术一样的、通过后路进行的治疗神经根型颈椎病的手术[25]。到20世纪50年代，外科医师开始转向前路手术，由Smith和Robinson在1955年首次描述了这种入路[26]。到20世纪90年代中期，仅美国每年就有约200 000例椎间盘切除术[27]。减少切口尺寸、加快恢复时间及改善长期疗效的新技术仍在研究中[28-30]。

临床症状

椎间盘髓核突出症的临床表现从无症状到迅速瘫痪不等。症状的严重程度往往与神经和血管受压的程度和敏感度相关。在腰椎中，$L_4 \sim L_5$和$L_5 \sim S_1$突出最常见。椎间盘突出症的表现包括从沿受累神经根导致的进行性运动无力到脊髓圆锥受压和马尾综合征等引起的膀胱、肠道和性功能障碍。幸运的是，极端症状罕见，1%~2%的腰椎间盘突出症患者和4/10 000的腰痛患者有严重症状，一旦出现应立即进一步评估[31]。单纯椎间盘突出症的常见症状包括神经根痛和麻木、感觉异常、运动无力，甚至因长期压迫或废用而导致的肌肉萎缩。腰椎间盘突出症最常见且占所有椎间盘突出症的80%。症状性腰椎间盘突出症的常见症状多样，主要为腰部和臀部疼痛、伴有或不伴有神经根性下肢痛和感觉异常。这些症状可通过休息、活动调整或体位改变而部分缓解。躯干屈曲、长时间站立或坐着，以及用力的动作（如Valsalva动作、咳嗽）通常会增加椎间盘突出症的症状。

风险因素

已确认有多个因素与颈背部神经根痛的风险有关，主要为性别、颈背部疼痛的既往发作及职业或休息因素[32-33]。虽某些研究表明，神经根病在男性中更常见，但其他研究表明无性别差异。轴向腰痛既往史是腰骶神经根病的明确风险因素，腰骶神经根病史也是神经根型颈椎病的风险因素[34]。此外，约15%的颈神经根病患者有创伤

史，但创伤中与腰骶神经根病无相关性。虽然较重的体重和腰痛相关，但似乎与神经根病不相关[35]。多项研究表明，椎管大小与椎间盘突出症和随后的神经根病有遗传关联[36]。就职业因素而言，腰骶神经根病更常发生在体力劳动、持续弯腰或旋转及长时间驾驶工作的患者中[37-38]。

一项关于青少年椎间盘突出症的病例对照研究中，有椎间盘突出症家族史的患者21岁前患椎间盘突出症的估计风险是无家族史患者的4~5倍[39]。同样，有椎间盘手术家族史的18岁以下的青少年患椎间盘突出症的比值是无椎间盘突出症家族史青少年的5.6倍[40]。对于青少年椎间盘突出症患者，临床医师还应考虑是否存在强直性脊柱炎的高危因素。晨僵伴运动后改善、交替性臀部疼痛、后半夜睡眠时因腰背痛而痛醒时应尽快行相应的检查[41]。

虽然大多数风险因素与结构受损相关，但也有相当多的证据表明心理和职业因素也可能发挥作用[42]。值得关注的是，有证据表明社会心理变量在疼痛进展为慢性疼痛和残疾的过程中可能比生物力学变量更重要[43]。其他已确定的风险因素还包括吸烟、驾驶和在弯曲身体时举起超过11.3 kg（25磅）的物体[44-45]。Frymoyer在1992年对退行性椎间盘疾病流行病学综述中写道："椎间盘突出症相关的因素包括年龄、性别、职业、吸烟和暴露于车辆振动的环境中。其他因素如身高、体重和基因的影响不确定。"[46]10年后，在结合了最近发表的众多研究后对同一主题进行了综述，Ala-Kokko得出结论："虽然某些环境和体质风险因素与这种疾病相关，但影响相对较小，最近的家庭和双胞胎研究表明，坐骨神经痛、椎间盘突出症和椎间盘退变很大程度上有遗传因素[36]。"最近有研究使用双胞胎模型分析了遗传对椎间盘退行性变和神经根病风险的影响，表明了遗传在椎间盘退变和随后的病变中起主导作用[47-48]。

神经根疼痛的评估

全面的病史询问和体检是诊断和治疗的基础。为了制定最佳的鉴别诊断，必须了解相关的体征和症状。初步评估神经根痛的关键组成部分是需要排除以疼痛和相关症状为表现的严重病变

或非肌肉骨骼疾病。若患者年龄<20岁、有创伤史、有全身症状（发热、发冷、体重减轻等）、有癌症史、近期患菌血症、免疫抑制、持续疼痛或马尾综合征则需要进一步评估[49-51]。全面的身体检查是必要的，以帮助确定症状的分布，并确定所有可能的致痛因素。在神经根病的诊断中，了解神经系统的结构对观察到特定皮肤区域的感觉缺陷有重要的临床价值。不幸的是，对特定皮节的精确定位一直缺乏共识。皮节分布图的这种变异性使医师在试图创建准确对应的表示时遇到许多困难。与皮节相似，肌节是用来描述单一脊髓节段或脊神经支配的所有肌肉。与皮节一样，肌节也存在显著重叠。几乎每块肌肉都接收多个脊髓节段的运动神经纤维支配[52]。虽然许多肌肉有其主要的支配神经根，但完整的神经支配可能需要多节段神经参与。与皮节相似，不同来源的神经对特定肌肉的支配有差异和重叠。虽然对皮节和肌节的测试存在困难，但其对神经根病的评估和诊断非常有用。

继发于髓核突出的神经根病患者的神经系统检查常表现为感觉障碍、运动障碍或兼而有之，感觉障碍主要包括温度、针刺、本体感觉和振动在内的感觉形式在皮节分布区中减少。当神经根病引起受累肢体深肌腱反射的单突触弧的传入或传出受损，常会导致深肌腱反射减弱或消失。当检查肌腱反射时出现上运动神经元损伤的迹象，检查者应引起重视。上运动神经元病变会引起反射亢进。Babinski征和Hoffman征可能出现在上运动神经元功能障碍的患者中。Babinski征是通过钝物轻触脚底外侧来测试的，阳性表现为足大拇指背伸。Hoffman征是通过轻弹中指末节指骨的背侧或掌侧来测试的，阳性表现为示指和大拇指反射性屈曲[53]。

神经根型颈椎病的体格评估

Spurling测试几乎被描述为"颈椎椎管内病变的特征"[54]。Shah和Rajshekhar在2004年的一项研究中评估了50名MRI上有髓核突出的手术患者的测试结果。研究结果表明，Spurling测试的敏感度为92%、特异度为95%、阳性预测值为96.4%、阴性预测值为90.9%，得出结论：Spurling测试是评价神经根型颈椎病的"金标准"[55]。

莱尔米特征，也被称为理发椅现象，以Jacques Jean Lhermitte的名字命名。Jacques Jean Lhermitte在1920年评估脊髓震荡患者中及随后在其他神经学诊断中描述了这一发现[56-57]。对莱尔米特征的描述仍存在差异。然而，目前的描述是颈部屈曲时出现的电击样感觉，沿着脊柱放射，常放射到腿部、手臂，有时还会放射到躯干[58]。这些发现在颈髓创伤、多发性硬化症、颈髓肿瘤、颈椎病、甚至是维生素B$_{12}$缺乏引起的不同的病理状态下都有描述。评价用莱尔米特征确诊神经根型颈椎病有效性的文献有限。Malanga及其同事得出结论：没有足够的证据表明莱尔米特征在不同的评估者间的可靠性、敏感度和特异度。但是，Sandmark和Nissell所描述的主动屈伸试验与莱尔米特征相似，其特异度高（90%）、敏感度低（27%）、阴性预测值为75%、阳性预测值为55%[59]。

腰神经根病的体格评估

直腿抬高（straight leg raise，SLR）测试，也称为Lasegue征，是腰椎病变时神经根症状的常用激发测试[60]。自19世纪末以来，许多研究者在文献中对SLR测试进行了描述，随后这一检查的别名描述了该测试的细微变化。SLR测试在何时呈阳性，历史文献和描述的共识是，患者仰卧伸腿后抬腿30°～70°，会诱发从大腿后部放射至膝关节以下的神经根性痛[61]。直腿抬高<30°或者>70°出现疼痛，这种疼痛不太可能来自神经根刺激，更有可能是肌肉骨骼紧张导致。总体而言，经手术证实的腰椎间盘病变患者中有70%～98%直腿抬高试验阳性[62]。SLR测试的敏感度为72%～97%，特异度为11%～66%。Deville及其同事进行的系统性综述和Meta分析，汇集了评估以手术为参考标准的SLR测试的大量研究数据。这些研究的汇总数据结果显示，直腿抬高试验总的敏感度为91%（95% CI为0.82～0.94），总特异度为26%（95% CI为0.16～0.38）[63]。

已有大量的研究评估了交叉直腿抬高测试（crossed straight leg raise，CSLR）的有效性和可靠性。将CSLR与SLR比较，预测体格检查时CSLR阳性者是否有椎间盘突出，发现可靠性很强。在一项研究中，97%的椎间盘突出症患者CSLR测试呈阳性，而单独使用SLR测试只有64%的患者呈阳性。Kosteljanetz及其同事的研究显示，手术证实20名CSLR阳性患者中的19名有腰椎间盘突出的证据[64]。在综述了各种研究后，与SLR相比，Andersson和Deyo证实CSLR具有更高的特异度（85%～100%）和更低的灵敏度（23%～42%），以及79%的阳性预测值和44%的阴性预测值[65]。Deville及其同事在Meta分析中证实了这些结果，也揭示了CSLR低敏感度（29%）和高特异度（88%）[63]。最近的一项Cochrane综述提供了类似的结论，CSLR显示出高特异度（汇总估计值0.90，95% CI为0.85～0.94），而敏感度一直很低（汇总估计值0.28，95% CI为0.22～0.35）[66]。已证明CSLR阳性可预测保守治疗预后不良和手术治疗效果好的患者。目前，关于其他腰椎激发检查的循证研究非常有限，随着新的文献不断涌现，人们对这些检查的有效性有了更好的理解。

电生理评估

肌电图（electromyography，EMG）和神经传导检查（nerve conduction studies，NCS）等电生理检查都是评估神经压迫或损伤的常用工具。若相邻根神经支配的肌肉正常，当至少2块由同一根神经支配但属于不同外周神经支配的肌肉出现异常时，可提示神经根病[67]。虽然这些检查可作为病史和体格检查的辅助，但各种针电极检查（needle electrode exams，NEE）有几个明显的局限性，这些检查可能令患者痛苦和加重其经济负担。神经根病的电生理评估受肌节的异常反应的影响，因此，在对结果进行解读时必须考虑神经根的解剖变异[68]。肌电图只针对运动神经，神经根病患者的神经传导检查往往是正常的，但进行神经传导检查的主要作用是鉴别诊断神经根病，特别是神经卡压和神经丛病变。因为大多数神经根病本质上以感觉为主，肌电图评估时缺乏敏感度。

感觉神经动作电位（sensory nerve action potentials，SNAP）可用于诊断感觉神经根病，但是异常的结果不是神经根病诊断标准的一部分[69]。SNAP也可用于排除其他潜在病因，如外周多发性

神经病或卡压性单神经病[70]。将神经根病定位于某一神经根也是困难的。在评估神经根型颈椎病患者的臂丛神经时尤为明显，最难区分的是C_6和C_7[71]。如果病变是急性的或单纯脱髓鞘病变，肌电图检查可能是正常的，因为神经损伤后纤颤电位效应和轴突丢失征象可能需要数周时间才能形成。仅凭肌电图检查不能将该神经根的异常与供应该根的运动神经元的异常区分开。虽然在临床上这两者有明确、清晰的差异，但在评估这些检查结果时，这是一个需要牢记的重要概念。

在文献中，电生理评估的有效性其实备受质疑。部分由于上述局限性，不存在用来比较这些电生理评估的"金标准"。在所综述的大多数研究中，患者基于临床症状、体征或放射学检查结果选择合适的电生理评估。所有这些电生理指标，无论是单独的还是联合的，都未能接近诊断神经根病的"金标准"。美国神经肌肉和电诊断医学协会（American Association of Neuromuscular and Electrodiagnostic Medicine，AANEM）发表了一篇大型文献综述，他们评估了75项研究，以研究电生理检查在神经根病诊断中的作用。这些研究使用了不同的参考标准，因此有很大的局限性，但是在有临床体征或影像学表现的患者中，肌电图对神经根型颈椎病的敏感度为30%～95%、特异度为50%～71%。虽然灵敏度较低，但在对404例临床正常肌节的患者进行针刺肌电图评估时显示只有1.5%的异常率[72]。虽然肌电图对是否有神经根病和大致的定位非常敏感，但在真正的神经根病中，模棱两可或假阴性的结果并不少见。

影像学评估

当症状严重或发生进行性神经功能损害时，临床医师应考虑对腰痛患者进行影像学评估[31]。不建议使用CT或MRI检查进行常规高级成像，原因主要为：对于疼痛持续时间不到6周且没有警示症状者不仅不能改善其预后，还可能发现许多与症状相关性较差的放射学异常，这可能导致患者遭受额外或不必要的手术。另外，CT还会使患者暴露于可能不必要的辐射中[73-76]。研究还发现在无症状患者中影像学异常的发生率很高[77-82]。

对于保守治疗4～6周未成功且体检存在持续性神经刺激征的患者，当诊断不明确、可能需进行手术或其他治疗，则应行影像学检查。近年来，MRI检查已取代脊髓造影和CT成为首选的影像检查手段。然而，如果患者有MRI检查的禁忌证，则可以进行CT检查。此外，对于不能行MRI检查的患者，建议使用脊椎X线脊髓造影和脊髓造影后CT来评估椎管、硬膜囊及神经根管的通畅性。MRI检查腰神经根损伤的敏感度很低，为0.25（95% CI），而特异度（对体检显示神经根损伤阴性的患者进行MRI检查，结果为阴性的概率）相对较高，为0.92（95% CI）[83-84]。当比较脊髓造影后CT和MRI检查时，Song等发现，虽然CT检查在椎间孔狭窄和骨性病变的诊断中具有实用性，但是，在椎间盘异常和神经根受压方面，观察者内和观察者间的结果存在局限性[85]。

椎间盘突出症的自然演变

CT和MRI检查的出现极大地影响了神经根病和椎间盘突出症的诊断和监测能力，使得追踪椎间盘突出症的自然过程和比较形态学变化与症状改善成为可能[86-87]。1945年，Key首次通过脊髓造影术记录了腰椎间盘突出症的自发消退，然而，直到1985年在使用CT扫描随访腰椎和颈椎患者时这种现象才得到证实[88]。Saal及其同事在1990年发表了一项后续研究，对12例CT检查显示有腰椎间盘突出症的患者进行了研究。在平均25个月时对这些患者再次扫描，并发现：46%的患者有75%～100%的吸收，36%的患者椎间盘突出减少50%～75%，11%的患者有0～50%的消退。得出结论：虽然最大程度的吸收最常见于椎间盘突出最大的患者，但并没有发现临床和形态学改变之间的显著相关性[89]。

Maigne和Deligne也在较大的颈椎间盘突出和自发溶解之间发现了类似的关系[90]。Bush及其同事在对106例确诊为腰骶神经根病的患者进行一年后的CT复查[91]，发现76%的患者椎间盘突出物减少或完全消退。然而，只有26%的椎间盘膨出减轻或消退。Masui及其同事对有7～10年椎间盘突出症和神经根病史的21例患者行MRI检查发现，椎间盘突出减少了95%[92]。Cribb及其同事注意

到25个月后，在15例有巨大腰椎间盘脱出（在诊断为神经根病时腰椎间盘脱出占据66%以上的椎管）的患者中，有14例完全消退[93]。虽然Komori及其同事未发现临床症状和放射学改善之间的相关性，但这一发现在最近的研究中得到证实[94]。Dellerud和Nakstad对92例患者进行了超过14个月的CT扫描随访，发现临床改善与腰椎间盘突出症的缩小之间存在强相关性。他们还发现，中央型椎间盘突出或膨出不太可能消退，而与椎间盘突出症相比，椎间盘膨出体积的缩小与症状改善的相关性较小[95]。

症状病因学

椎间盘脱出后，可能以多种方式影响神经根。疼痛的产生可分为两大类：机械性和化学性[96]。机械压迫可能是由椎间盘碎片直接压迫神经根引起。压迫可能会导致神经功能的改变，并可能表现为沿神经分布的疼痛、无力或感觉异常。椎间孔狭窄是另一个潜在的压迫部位，已发现介入治疗椎间孔狭窄的临床成功率较高[97]。椎间盘突出症通常会卡压附近走行的神经根。患者可能因相关的炎症出现神经根或皮节分布区的不适[98]。典型的后外侧椎间盘突出症的特点是压迫穿行的神经根，并沿着皮/肌节产生症状。另外，极外侧突出的特点是特征性地压迫穿出的神经根，而不是正在穿行的神经根。例如，典型的L_4～L_5椎间盘髓核的后外侧突出会产生L_5神经根或L_5皮节的症状。沿该神经根的症状也可能是L_5～S_1椎间盘的远外侧突出导致的[53]。腰椎是行走根最常受到刺激的部位，而在颈椎，椎间盘突出症和脊椎病最常影响出口处的神经根，因此，C_6～C_7椎间盘突出通常会引起C_7症状[99-100]。颈椎脊神经从脊髓发出斜向其各自的神经孔。最常受影响的节段是C_7（45%～60%）、C_6（20%～25%），以及C_5和C_8（10%），这可能是因正常解剖证实的C_7/T_1孔最窄[101]。

化学性疼痛是源于局部的炎症反应，由髓核成分引起的炎症级联反应导致[102]。在突出的椎间盘中已经发现了几种炎症标志物，包括IL-1α、肿瘤坏死因子-α（TNF-α）、转化生长因子-β（TGF-β）等[103-109]。这些炎性细胞因子水平的升高

与患者更高的疼痛程度相关。胚胎发育完成后，由于缺乏与中央髓核本身直接接触的血管，髓核不会暴露于免疫系统[110]。突出的椎间盘物质，特别当这些物质游离时，可能会释放出能够诱导自身免疫反应的物质[96]。越来越多的证据表明，椎间盘内的生物活性分子在神经根敏化和参与神经根病的发病机制中发挥重要作用[111]。除产生炎症和疼痛外，自身免疫反应还会产生在椎间盘吸收中有重要作用的基质金属蛋白酶[112]。

预后

髓核突出所致的神经根性疼痛的预后良好。针对腰椎间盘突出引起的背痛和腿痛的研究发现，高达80%的患者在6～12周内症状缓解，高达90%的患者症状改善且没有明显的长期残疾[94, 113-114]。颈椎间盘突出症的保守治疗，其预后要复杂得多。基于转诊中心的研究表明，保守治疗的患者中，2/3的神经根型颈椎病患者会有持续性疼痛甚至丧失工作能力。在一组255例非手术治疗的患者中，只有29%的患者完全缓解。Gore等在20世纪80年代末，对205例非手术治疗的颈部和牵涉性疼痛患者进行了平均15年的随访。在研究结束时，只有1/3的患者有干扰了其正常生活的中重度疼痛[115]。Rothman和Rashbaum对一组相似的患者进行了5年的观察，23%的患者部分或完全残疾。最近一项对1976—1990年在梅奥诊所就诊的563例患者的研究表明，随访4～5年，90%的患者症状轻微或无症状[116]。但也有1/5的患者无改善，最终手术治疗。一项专门监测症状复发的研究发现12.5%的患者在1～2年的随访期内复发[117]。对早期研究解释的困难在于，对不断发展的与髓核突出相关的病理过程的定义和理解，以及做出准确诊断的评估。随着理解和评估水平的提高，我们对这种特殊病变引起的疼痛的预测能力也在提高。根据最近的综述，大多数仅采取保守治疗措施的病例中神经根病似乎具有自限性。

治疗

已证明几类药物对腰痛患者有中度短期的获益[118-122]。虽然已有许多研究来评估这些药物对腰痛的疗效，但很少有专门针对神经根病的研究。

在"药物"章节将更详细地说明各类药物，对乙酰氨基酚、非甾体抗炎药及骨骼肌松弛剂是临床医师常用的一线药物[123]。有研究表明，抗癫痫药（如加巴喷丁）、三环类抗抑郁药和谨慎的阿片类镇痛药对腰背痛（可伴有神经根病）的治疗，效果显著但短暂[124]。最初保守治疗的其他治疗方式包括物理治疗和使用或不使用牵引的低冲击抗阻训练。对于急性或亚急性腰痛患者，保持一定活动量也证明比卧床休息更有效[125-126]。除药物治疗和理疗外，在患者进行手术之前，许多临床医师会推荐微创治疗，如硬膜外类固醇注射。已证明，采取逐级治疗对神经根病患者具有治疗作用和成本效益[127-128]。虽然硬膜外皮质类固醇注射与早期改善相关，但最近的综述和Meta分析表明，这种获益是短暂的，对疾病的自然病程几乎无影响[129-131]。由于椎间盘突出症会导致局部炎症，已尝试使用定向抗炎治疗。经椎间孔注射类固醇表明可以减轻椎间盘突出症的症状[132-133]。虽然在体外成功地减轻了炎症，但TNF阻滞剂——英夫利昔单抗并没有显示出强烈的阳性结果[134]。包括干细胞疗法、神经生长因子抑制剂及富血小板血浆在内的生物疗法已经在其他慢性疼痛病变下进行了评估，但结果模棱两可。

有强有力的证据支持使用腰椎经椎间孔硬膜外类固醇注射（transforaminal epidural steroid injection，TFESI）治疗由髓核突出或椎管狭窄引起的急性至亚急性单侧神经根性疼痛[135]。Leung等的研究显示该治疗可缓解疼痛，但不影响最终的手术需求，特别是对术前或手术减压后因脊柱不稳而需要脊柱融合的患者。与椎板间硬膜外类固醇注射相比，经椎间孔硬膜外类固醇注射治疗症状性腰椎间盘突出症的患者，短期疼痛改善明显更优，且长期需要手术干预的可能性似乎也更小[136]。

关于非手术治疗神经根型颈椎病的研究很少。大多数基于系统和循证的综述结论是：经椎间孔硬膜外类固醇注射比椎板间注射更有益，但由于存在脊髓梗死（特别是使用可能产生颗粒的类固醇时）等灾难性并发症的风险，其在颈部的应用受到限制[50]。另一个纳入169例神经根疼痛患者的随机研究发现，硬膜外类固醇注射治疗结合物理治疗和辅助药物治疗（去甲替林或加巴喷丁，或两者兼用）的保守治疗相较于任何一种单独治疗都有更好的缓解效果（1个月后，联合组疼痛评分平均降低3.1%，其他组为1.9%；P=0.035）[137]。几篇关于保守治疗进展的高质量综述的研究结果却是不完整或者混杂的。与保守治疗相比，大多数关于外科技术的研究结果显示较高的偏倚风险。根据目前的证据，相对于保守疗法，手术的益处尚不明确[138-139]。

Brent Earls and M. Alexander Kiefer

王立奎、柯鹏辉　译，柳垂亮、于德军、刘岗、刘娟　校对

● 参考文献 ●

扫码查看

第十三章　退行性脊柱关节病

要点

※ 小关节也称为关节突关节，是由一侧椎体的下关节突与相邻下位椎体的上关节突连接而成的关节。小关节在稳定脊柱、引导屈伸及旋转方面至关重要。

※ 椎间运动由2个椎体和3个关节复合体（包括前方的椎间盘和后方的2个小关节）完成。椎间盘退行性改变可加速关节突的退行性改变。

※ 脊椎病定义为发生在脊柱关节部位的与年龄和应力相关的退行性改变。

※ 由于椎弓峡部比较脆弱，应力易导致该部位骨折，椎体则更易向前滑动，最终导致脊椎滑脱。

※ 驼背（过度后凸）是由年龄相关的肌力衰弱、椎间盘退行性疾病、椎体骨折及遗传易感性引起的一种稳定但过度凸起的胸椎前后弯曲。

※ 虽然骶髂关节病可以单独发生，但骶髂关节功能障碍常伴随其他退行性综合征，如退行性椎间盘疾病、椎管狭窄及小关节综合征。脊柱融合和椎板切除术可能是一个重要的诱发因素。

※ 髋关节骨性关节炎表现为髋关节软骨结构的退行性和退化性改变。原发性髋关节骨性关节炎是由负重关节软骨结构的正常磨损所致，通常在40岁以上的成年人中出现症状。继发性髋关节骨性关节炎是由先天性或发育性疾病引起。

正常解剖与功能

脊柱

脊柱由7块颈椎（C_1~C_7节段）、12块胸椎（T_1~T_{12}节段）、5块腰椎（L_1~L_5节段）、5块融合的骶椎（S_1~S_5节段）及4块融合的尾骨构成[1]。为承载头骨的运动，C_1和C_2的椎体形态最为独特。相较而言，其他椎体的形态更为一致。

C_1椎又称寰椎，是一个环状结构，由前弓、后弓和成对的侧块组成，各与颅骨的枕髁相连，下部与C_2椎体相连。C_1的独特之处在于它缺乏椎体。因为缺少椎间盘，C_1~C_2之间的连接是独一无二的。取而代之的连接起源于C_2的骨峡部（也被称为齿突或齿状突），其向上突入C_1的前弓，形成骨性关节，为上位颈椎提供牢固的动态稳定性（图13.1）。

除C_1和C_2外，其余节段的颈椎、胸椎和腰椎的椎体由椎间盘隔开。每个椎骨由椎体及椎弓组成。椎体主要负责承重，椎弓从椎体背侧突出，

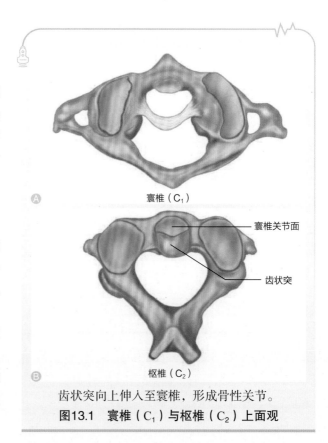

寰椎（C_1）

寰椎关节面

齿状突

枢椎（C_2）

齿状突向上伸入至寰椎，形成骨性关节。

图13.1　寰椎（C_1）与枢椎（C_2）上面观

形成脊髓和脊神经穿行的椎管[1]。称为椎弓根的2个短而厚的侧翼突，起自椎体两侧，向背侧突出与2个宽骨质板（椎板）融合。2个椎板进一步向后延伸到中线互相融合并发出棘突（图13.2A）。位于同侧椎弓根和椎板之间的骨薄片称为椎弓峡部（又称关节间部，图13.2B）。椎弓峡部是上关节突、下关节突及横突起点，因此，每个节段形成4个关节突和2个横突。3个脊柱突起（2个横突和1个棘突）为肌肉和韧带提供附着点，从而稳定和引导脊柱运动。关节突向上和向下突出，彼此连接形成关节突关节或小关节，具有机械引导协调脊柱运动、承受约1/3的轴向负荷和抵抗前向剪切应力的作用。

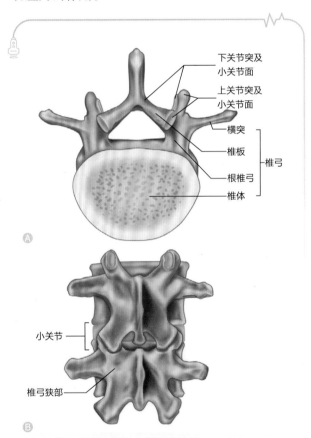

下关节突及
小关节面

上关节突及
小关节面

横突

椎板

根椎弓 } 椎弓

椎体

小关节

椎弓狭部

A. 腰椎俯视图；B.2个椎体后视图，更好地显示了椎弓峡部及小关节。

图13.2　腰椎俯视图和2个椎体后视图

脊柱关节

从颅底到腰-骨盆交界处存在特定类型的滑膜关节，包括寰枕关节、寰枢关节、钩椎关节及关节突关节（小关节）。

寰枕关节由颅骨枕髁与C1上关节突组成。寰

枢关节由寰椎前弓的后表面与齿突的关节及C1侧块与C2上关节面之间的关节构成（图13.3）。除轻微的屈曲、伸展及侧屈外，C1和C2的旋转加起来约占整个颈椎旋转的50%。

钩椎关节（也称Luschka关节），由C3~C7上终板的后缘、侧缘的钩突与上位椎体的钩突间的关节构成。钩椎关节引导并允许颈椎屈曲和伸展，但同时限制侧屈。

关节突或小关节由相邻椎骨的下关节突和上关节突之间的滑膜关节形成[2]（图13.2）。在生物力学上，为约束脊柱运动，同时协助传递脊柱负荷，小关节需成对工作[3]。颈椎关节突关节面从前上向下倾斜至后下位，从而形成一个便于旋转和伸展的运动平面，同时限制冠状位的侧屈和抗剪应力，并承载少量轴向负荷[4]。临床上，这个结构影响了人体转颈和仰视的能力。胸椎小关节面的方向相似，但角度更锐[5]。加上肋骨连接在脊椎的侧面，这就赋予人体充分的旋转运动自由度，但同时也限制了其他平面的运动。最后，腰椎小关节平面的方向限制了旋转运动，但允许向前屈曲、侧向屈曲及伸展运动时具有更大的运动范围。

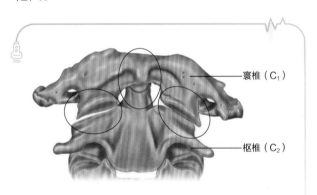

寰椎（C1）

枢椎（C2）

圆圈：寰枢关节；中线关节：是指向寰椎的枢椎齿状突；外侧关节：枢椎上关节面与寰椎外侧块的关节。

图13.3　寰椎和枢椎前视图

相关关节：骶髂关节和髋关节

骨盆是一个较大的、相对固定的环状盆，主要用于承受身体重量，并将脊柱的负荷向外下方通过髋关节传递到下肢（图13.4）。骨盆由两块髋骨组成，前方通过耻骨联合连接，向后通过骶髂关节与骶骨相连[1]。每个髋骨由3个不同的骨骼（髂骨、坐骨及耻骨）组成，通常在青春期末融合。

在髋骨的外侧面，这3个骨头交汇并融合形成一个杯状凹陷，称为髋臼。髋臼与股骨头相连并形成髋臼股关节，俗称髋关节。每个骶髂关节（SI）均由骶骨外侧缘和髂骨内侧缘之间的宽窦状关节连接而成[6-7]。由于其在承受和分散轴向脊柱负荷方面发挥作用，从生物力学角度理解骶髂关节和髋关节对于全面了解脊柱退行性疾病和脊柱生物力学至关重要。

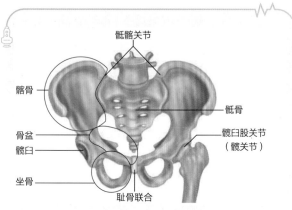

图中显示了骶髂关节（骶骨与髂骨的关节）和髋关节（骨盆髋臼与股骨的关节），骨盆的3个区域（髂骨、坐骨及耻骨），这3个区域在青春期末互相融合。

图13.4　男性骨盆俯视图

退变与骨赘形成的级联效应

椎间运动由2个椎体和3个关节复合体完成，包括前方的椎间盘和后方的2个小关节[8]。3个关节复合体任一关节的退行性改变都会使其他2个关节退变[9-11]。椎间盘退变通常进展为椎间盘高度的降低。当缺乏足够的椎间盘高度时，轴向负荷时小关节负荷过重并导致纤维环和黄韧带向内弯曲，进而造成神经孔狭窄。退变的椎间盘还可能导致轴向负荷期间增加微轴向旋转，从而加剧最外层纤维环上纵向韧带的机械应力[12-14]。椎体边缘附着部位的成骨细胞和纤维环受刺激形成骨赘。椎间盘-骨赘的形成进一步降低了脊柱的活动范围，后部骨赘也可导致中央性椎管狭窄。

关节突关节病

概述

关节突关节病是指任何影响关节突关节的获得性、退行性或创伤性进程，通常会导致颈部、背部及腰部疼痛，以及头部和下肢的牵涉痛[15-17]。

关节突关节病可能是挥鞭样损伤后疼痛的主要来源，或继发于椎间盘退行性疾病、椎体压缩性骨折或韧带损伤。由于关节突关节的内在伤害性感受或其对侧隐窝或神经孔的外向压迫，关节突关节病可能导致疼痛。

正常解剖和功能

小关节也称为关节突关节，由一个椎体的下关节突与相邻下位椎体的上关节突连接而成（图13.2）。小关节的关节面被一层透明软骨覆盖；关节外被一层薄薄的纤维囊包绕，内衬一层滑膜。小关节在稳定脊柱和引导屈曲、伸展和旋转方面至关重要；当脊柱处于伸展状态时，小关节承担了很大一部分的脊柱重量[18-19]。小关节保证了脊柱抵抗关节牵张、剪切力和侧向或前后平移，并提供足够的抗扭刚度[8]。

伤害性神经末梢位于小关节的关节囊和滑膜内[20-21]。来自小关节的伤害性信号通过内侧支神经传递，内侧支神经也为多裂肌、棘间韧带及棘上韧带提供运动神经支配。内侧支神经起源于脊神经后支（后支还发出外侧支和中间支）。内侧支再分为两支，分别支配同节段的小关节和下一节段的关节[21-22]。

内侧支神经走行于其下一节段横突的内侧后表面。每个腰椎小关节既受相同节段也受上一节段的内侧支神经支配[23]。例如，在腰椎小关节病最常发病的$L_4 \sim L_5$小关节，L_4下关节突由L_3内侧支支配，而L_5上关节突由L_4内侧支支配。$L_5 \sim S_1$小关节神经支配的独特之处在于其由L_4内侧支和L_5背支共同支配，L_5背支沿S_1上关节突与骶翼交界处走行。

病理

关节突关节是承重结构，通常能承受1/3的轴向载荷。正如在椎间盘退变一节所述，当退变的椎间盘不再具有足够的高度时，可能会导致一系列退变。虽很难确定级联反应的真实顺序，但许多研究人员认为椎间盘退变理论上通常先于小关节病，因为椎间盘退变常伴有相应小关节病，而椎间盘相对正常时，关节病较少。此外，在无关节突关节病变的情况下，椎间盘退变也经常发生。研究表明，随着椎间盘退变，增加的微轴向旋转使得小关节承受了额外的机械应力[8]。生物力学负荷的增加可导致分子效应，包括骨关节炎、骨赘形成及小关节软骨和滑膜内炎性细胞因子的产生（最终导致小关节肥大和纤维软骨改变）[24-25]。MRI表现可能包括T_2WI中的骨髓高信号、关节周围软组织水肿及小关节增宽伴积液[26]。关节突退变与背痛之间的关系尚不清楚。虽然在过去的20年中常认为小关节病是腰背痛的主要来源，但是明确关节退行性变和疼痛之间的关系一直是一项挑战[27]。研究表明，小关节或内侧支的化学或机械刺激可引起性质相同的腰背痛[28-31]，又证明局部麻醉药阻滞小关节或内侧支可显著缓解患者的慢性疼痛[32]。

脊椎病

脊椎病是一个描述年龄和应力相关的、发生在脊柱关节部位的退行性改变的术语[24, 33-34]。退行性改变影响脊柱的各个方面和组成部分，包括韧带、椎间盘、终板及骨质。这些退行性改变导致椎管和神经根出口狭窄。脊椎病通称为脊柱骨关节炎。与影响身体其他部位的骨关节炎一样，是一种与年龄和劳损相关的不可逆自然事件。脊椎病引起的其他退行性改变是骨性骨赘和骨刺[35]。通过缩小椎管及神经根出口狭窄，这些改变进一步导致退行性变和病理学改变。因此，脊椎病被认为是相邻椎体对椎间盘退变的机械性肥大反应，包括小关节骨关节炎、椎间盘脱水引起的椎间盘退行性疾病、椎管狭窄、韧带和骨肥大，或任何其他与年龄相关的脊柱退化[24]。

脊椎滑脱

脊椎滑脱是对椎体滑动的总称，最常发生在腰骶部，广泛定义为一个椎体在另一个椎体上向前或向后的滑动[36]。1888年，Neugebauer首次将脊椎滑脱的病理描述为后部神经弓与椎体分离，Neugebauer是最早描述此类病理的研究者之一。Neugebauer注意到，骨缺损通常出现在椎弓峡部，导致椎体前移，而棘突和下关面仍与骶骨后部对齐[37]。椎弓峡部的骨缺损后来被称为椎弓峡部裂（spondylolysis，图13.5）。在大多数情况下，脊椎滑脱毫无症状，多于X线检查中偶然发现。椎弓峡部似乎是脊柱结构中特别容易脊椎滑脱的区域[38-39]。

大量研究指出，遗传易感性及与部分重复性压力相关的创伤是导致脊椎滑脱的主要原因[38-39]。1957年，Wiltse等指出，先天性骨畸形和椎弓峡部缺损是导致峡部裂并最终发展为脊椎滑脱的病因[40]。

由于椎弓峡部比较脆弱，应力易致该部位骨折。该部位结构脆弱使椎体更易向前滑动，最终导致脊椎滑脱。目前，由Wiltse制定并广受欢迎的腰椎滑脱分类认可了腰椎滑脱是多病因病变[41-42]。Ⅰ型脊椎滑脱是脊椎骨结构先天性发育不良所致，约占总数的20%。骶骨上关节面或L_5后神经弓的先天性缺陷导致L_5向前滑动超过S_1。也有学者认为，Ⅰ型脊椎滑脱并无峡部缺损。Ⅱ型脊椎滑脱，又称为峡部裂性脊椎滑脱，是滑脱最常见的类型，约占总数的50%。无论是急性还是慢性，外伤性或应力相关的椎弓峡部骨折都会导致Ⅱ型滑脱。Ⅲ型脊椎滑脱继发于退行性病变，常见于L_4/L_5，滑脱是由节段间的不稳定和随后的关节突重塑导致。Ⅳ型脊椎滑脱通常是峡部以外的其他部位的创伤而导致的滑脱。Ⅴ型脊椎滑脱是由恶性肿瘤或其他固有骨异常等导致，是脊椎滑脱的罕见病因。

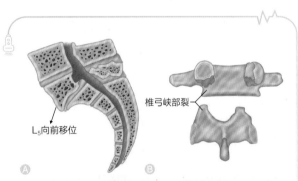

A. 矢状面显示腰椎滑脱，更具体地说是L_5向前滑脱；B. 后视图显示椎体峡部骨折的峡部裂。

图13.5　椎弓峡部裂

年龄相关性后凸畸形

概述

后凸畸形是一种稳定且过度的胸椎向前弯曲，其中一种为"姿势性圆背"，另一种为"贵妇驼背症/富贵包（Dowager Hump）"。已知这种畸形会损害平衡，增加跌倒和受伤的风险。年龄相关的肌力衰弱、椎间盘退行性病变、椎体骨折、遗传易感性或上述因素的任何组合均可引起后凸畸形。在60岁以上的人群中，后凸畸形的患病率为20% ~ 40%[43]。

正常曲度

发育前，脊柱侧曲观呈C形，向前凹。胸椎和骶椎是脊柱的主要弯曲，胸椎后凸，骶尾椎前凹，而颈椎和腰椎曲度因出生后发生变化，被称为次要弯曲[1]。发育后，颈椎前凸，这是由婴幼儿开始保持直立时头部姿势发生的生物力学变化演变而来，而腰椎前凸则由婴幼儿开始直立行走时的生物力学变化演变而来。测量脊柱后凸的"金标准"是通过站立侧位胸椎曲线间隔椎体（通常是T_4 ~ T_{12}）的终板取延长线计算出Cobb角[44]（图13.6）。

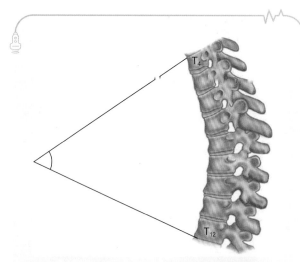

图13.6　Cobb角可从T_4上终板和T_{12}下终板的直线延伸计算得出，Cobb角是衡量后凸畸形严重程度的一个指标

病理

虽然轻度的胸椎前弯正常，但认为>40°（超过正常值的95%）的后凸是过度后凸。后凸角增大与降低生活质量和体力活动相关。多发性肌肉骨骼、神经肌肉及感觉障碍是年龄相关性后凸畸形的重要预测因素[45-46]。老年、骨质疏松者的脊柱在承受日常活动中的应力负荷时，可导致椎体楔形变和压缩性骨折。楔形变和椎体骨折的严重程度与骨密度降低及衰老有关。胸椎椎体前部的楔形骨折病史与后凸畸形密切相关[47]。

退行性椎间盘病变是严重后凸畸形患者的另

常见的X线表现。椎间盘前缘高度与后凸角有显著相关性。有研究表明，无椎体压缩性骨折的患者有后凸畸形，这表明两者之间有更强的相关性[47]。随着与年龄相关的伸肌无力和无法直立，丢失正常的姿势调整。因此，有学者猜想脊柱后凸畸形与脊柱伸肌无力有关[46, 48-50]。此外，与年龄相关的前纵韧带钙化和骨化也可能加重后凸畸形。最后，老年人的小脑功能、前庭功能及本体感觉反馈机制的丧失可能会使已经受损的脊椎直线排列恶化并加重脊柱后凸畸形[45, 50]。

骶髂关节功能障碍

概述

骶髂关节是脊柱与骨盆的连接部位，是将重量从躯干传递到下肢的重要部位。据估计，骶髂关节功能障碍引起的腰痛发作占腰痛总时间的15% ~ 30%[51-52]。骶髂关节疼痛的易感因素主要为腿长不一、年龄增大及既往有脊柱手术史。随着年龄的增长，髂骨的关节囊表面覆盖着更多的纤维斑块，骶髂关节的活动在60岁左右明显受限。骶髂关节的侵蚀可能在80岁左右出现骶髂关节的侵蚀[53]。

正常解剖和功能

骶髂关节是骶骨段S_1 ~ S_3与髂骨形成的耳状关节，只有关节的下半到2/3部分被认为是真正的滑膜关节，而上部韧带较多（图13.7）。关节的骶骨表面由透明软骨构成，而关节的髂骨表面由纤维软骨构成。这些表面由卷曲的、互锁的凹槽和脊组成，增加了关节在受到垂直和前向剪切力时的稳定性[54-56]。骶髂关节周围复杂的韧带系统进一步增强了关节的强度，相对于髂骨，这些韧带限制了骶骨和尾骨的运动范围[57]。由于关节和周围韧带的稳定性，骶髂关节只能轻微活动，如骶骨的屈曲（前旋）和伸展（反前旋）[58]。

骶髂关节和邻近韧带的神经支配是多变的，这可能是个体间不同的牵涉痛模式的原因[59-61]。骶髂关节前部受L_2 ~ S_2脊神经背支外侧支支配，后部受L_4 ~ S_3脊神经支配。在多项研究中，为有效缓解骶髂关节疼痛，除毁损S_1 ~ S_3骶神经背支的外侧支外，还需要毁损L_5脊神经背支[62]。

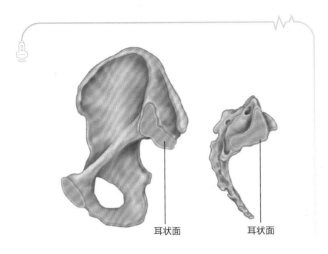

从内侧髂骨视图（左侧）和外侧骶骨视图（右侧）显示的骶髂关节，因其形似耳朵，该关节面通常被称为耳状面。

图13.7　骶髂关节

病理

在生物力学上，由于骶髂关节周围韧带与股二头肌、梨状肌及臀大肌间密切联系，在任何肌肉动力失衡都可能导致骶髂关节活动异常，产生机械应力并加速其退化[63]。虽然骶髂关节病可以单独发生，但与其他退行性综合征（如退行性椎间盘疾病、椎管狭窄及小关节综合征）相关的骶髂关节功能障碍更常见[64]。脊柱融合和椎板切除术可能是一个重要的诱因，这是因为脊柱力学改变导致骶髂关节承受更大的机械负荷[65]。病理改变，多见于50岁以上的个体，包括关节旁和关节内纤维化强直、骶髂关节功能障碍、软骨侵蚀、关节面剥蚀及骨赘形成等。这些病理变化都会导致关节间隙逐渐消失，直至骶骨和髂骨完全融合[66]。

髋关节疾病

概述

髋关节是一个球窝滑膜关节，由股骨头和骨盆髋臼组成，连接脊柱和下肢，通过将轴向载荷均匀分布到双下肢，为身体提供稳定性和动态支撑。髋关节受到以股骨头为中心的、促进在3个相互垂直轴向上移动的、极大力的作用[2]。

正常解剖和功能

髋关节的稳定性通过韧带、肌肉及肌腱的串联活动来维持[67-68]（图13.8）。髋关节的"臼窝"由3块骨头（内侧是耻骨，下方是坐骨，上方是髂骨）紧密衔接构成。3块骨头的交界处是三向放射状软骨，在16岁时融合。髋臼切迹是髋臼中唯一未覆盖股骨头的部分。髋臼横韧带向下走行至髋臼切迹，形成髋臼唇的组成部分，保持关节环完整，并通过防止股骨头下移帮助稳定髋关节[67-68]。

股骨头是股骨最近端的部分，形成关节的"球"（图13.8），其关节表面衬有一层耐磨的透明软骨。圆韧带附着于股骨头部的一个小凹陷，称为股骨头中心凹。股骨颈与股骨干轴线约成130°角。股骨的大转子和小转子为髋关节的稳定肌提供附着点。

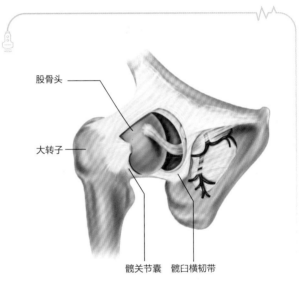

图13.8　髋臼窝和股骨头韧带的前视图

髋臼唇是附着于髋臼边缘的基底部的纤维软骨，其与髋臼横韧带融为一体，有助于增加髋关节的整体深度和稳定性。此外，髋臼唇还有助于保持关节囊内的滑液。如上所述，股骨头及整个髋臼关节面被耐用的透明软骨覆盖，这些透明软骨的主要功能是充当一个减震器，帮助分散负重活动的重量，减少摩擦，并允许关节自由运动。

关节囊是从髋臼到股骨颈包裹髋关节的一个纤维鞘，周边有3处增厚，以其骨盆附着处命名，形成3条重要的囊外韧带。髂股韧带是体内最强的韧带，起始于髂前下棘下方，止于股骨大转子和股骨转子间线上。髂股韧带加强了关节囊的前部，限制髋关节的过度伸展和外旋。耻骨股骨韧带起源于髋臼边缘的耻骨部分和髂耻骨隆起，与关节囊融合，限制外展运动。坐骨股韧带从髋臼缘下方和后方的坐骨延伸至股骨粗隆线，限制内旋。

股圆韧带也称为股骨头韧带、圆韧带或中心凹韧带，位于囊内，连接关节窝顶点与股骨头的中心凹。韧带的底部由2条纤维带附着于髋臼切迹并与横韧带融合。虽然圆韧带最初被认为是胚胎的残余，但现在公认圆韧带是髋关节的一个组成部分，因其内含有供应股骨头的中心凹动脉（闭孔动脉后分支）。脱臼后可致圆韧带内的中心凹动脉损伤，导致股骨头坏死。先天性圆韧带缺失是髋关节发育不良患者的典型特征。

髋部附着许多肌肉和肌肉群，并排列在髋关节的前方、内侧、外侧及后方。在前面，股直肌、缝匠肌、髂腰肌和耻骨肌是髋关节的主要屈肌。长收肌、短收肌及大收肌是髋关节内收的内侧肌群。股薄肌通常也属于内收的内侧肌群。后方是半膜肌、半腱肌及股二头肌。外侧的肌肉包括臀小肌、臀中肌及臀大肌，以及用来外展髋关节的阔筋膜张肌。

从临床角度看，髋关节的滑膜囊，即髂腰肌囊和转子周围囊，具有特别重要的作用。髂腰肌滑囊是人体内最大的滑囊，其前部以髂腰肌和肌腱为界，后部以髋关节囊为界，内侧以股血管结构为界。位于大腿外侧臀大肌下方区域的转子周围滑囊包括多个不同的滑囊成分。这些滑囊的炎症表现为髋关节外侧疼痛，常与腰神经根病相混淆。

粘连性髋关节囊炎

原发性或特发性粘连性髋关节囊炎（"囊缩窄"或"冻结髋"）的特征是既往无病变或创伤史的患者出现髋关节主动和被动运动受限（通常是外旋和外展运动）伴疼痛，常见于中年人，无性别差异。影像学检查通常仅表现为轻度退行性变。认为粘连性髋关节囊炎是由滑膜炎症进展为囊纤维化的结果[69]。

该病的发病率很低，通常是在排除其他更常见的疾病如骨关节炎和髋关节撞击综合征等后才诊断。粘连性髋关节囊炎最有力的实物证据是关节镜下关节囊的纤维化。Rodeo等对19例肩关节粘连性包膜炎患者的手术标本进行了活检，并得

出结论：虽然滑膜增生和关节囊纤维化在粘连性关节囊炎的病理过程中起关键作用，但细胞因子也参与了该病的炎症和纤维化过程。这些细胞因子持续刺激，导致囊纤维化。许多学者认为该机制也适用于髋关节的关节囊炎。

髋关节骨性关节炎

在美国，骨关节炎是最常见的关节疾病，为治疗这种疾病，每年有超过200 000例髋关节置换术用于治疗这种疾病。髋关节骨性关节炎的原发性和继发性病因已被阐明。原发性髋关节骨性关节炎是由承重关节软骨结构的正常磨损所致，通常在40岁以上的成年人中出现症状。继发性髋关节骨性关节炎则由先天性或发育性病因引起。

髋关节骨关节炎是描述以不均匀的方式发生在髋关节软骨结构的退行性和降解性变化的术语[70-73]。当关节囊的润滑表面开始退变，骨结构彼此紧密贴靠时，身体通过形成骨刺和骨赘来进行代偿，从而进一步阻碍运动并导致痛性退行性变。此时还会有轻度至中度滑液炎性改变，伴随滑膜和韧带增厚。

原发性髋关节骨关节炎的危险因素主要为年龄增大、遗传易感性、高体重指数（body mass index，BMI）、参与负重活动，以及从事长时间站立/举重或移动重物的职业。继发性骨关节炎的危险因素主要为血色素沉着症、甲状腺功能亢进、甲状腺功能减退、肢端肥大症、结缔组织疾病、佩吉特病及痛风等[70-73]。某些研究表明，由于激素减少，髋关节骨关节炎在女性中更为普遍，尤其是雌激素水平的降低会加剧疾病的进展。

脊柱－髋关节综合征和髋关节－脊柱综合征

脊柱和髋关节在运动时的关系密切，脊柱病变可导致髋关节代偿性改变最终产生病变，反之亦然。在脊柱–髋关节综合征中，由于退行性椎间盘疾病和骨质疏松性退行性变引起的脊柱老化可导致腰椎前凸进行性丧失和骨盆后倾增加。随着时间的推移，患者发展为矢状位失衡，由于股骨头前方覆盖不足，因此发生髋关节骨性关节炎的风险增加。在髋关节–脊柱综合征中，髋关节骨关

节炎患者由于骨赘增生而变得僵硬和活动受限，脊柱将通过增加腰椎前凸来进行代偿，从而使人体能够直立，随着时间的推移，这种代偿可能导致脊柱的病理性退化[74]。

Sascha Qian，Vikram Sengupta and Jacquelyn K. Francis

顾楠、昝志　译，陈嘉莹、张兰、刘岗　校对

• 参考文献 •

扫码查看

第十四章 椎间盘退行性疾病

要点

※ 椎间盘退行性疾病代表了由椎间盘退行性改变引起的一类广泛的腰背痛。

※ 椎间盘退行性疾病由多种原因引起，主要包括年龄增长、创伤、过度或反复应力。

※ 除椎间盘损伤外，周围的轴向结构也可能受累继而引发疼痛。这些邻近结构包括椎体、小关节、脊柱韧带及神经根。

※ 椎间盘退行性疾病的一线治疗包括物理治疗，其目的是减轻退行性椎间盘的应力。当需要应用止痛药时，医师建议从口服非甾体抗炎药开始。

※ 硬膜外类固醇注射可减轻疼痛，并帮助患者更好地参与物理治疗和核心肌群强化训练，进而促进椎间盘退行性疾病的康复。

※ 虽然椎间盘突出症和椎管狭窄症是手术最佳适应证，但只有在椎间盘退行性疾病患者保守治疗无效且症状无明显改善时，才应该考虑手术治疗。

概述

椎间盘退行性疾病是一种病理过程，可因椎间盘结构或完整性的丧失而导致急性或慢性腰痛。当椎间盘脱水时，其高度下降并塌陷，导致解剖对列的异常变化，从而引起神经受压和疼痛。椎间盘退行性疾病的影像学表现主要为椎间隙变窄、骨赘形成、椎体退行性变、终板改变及椎间盘真空征等[1-3]。然而，在椎间盘已发生退变的53~70岁老年人中，先进的影像学技术对疼痛的评估价值很低[3]。虽然该年龄组的许多患者在影像学检查中都有退行性变化，但无严重的腰痛。椎间盘退行性疾病导致的疼痛可能源于多种特定病变，如椎间盘源性疼痛、小关节病、椎体退行性变、椎间盘突出及椎管狭窄。

流行病学与自然病程

在美国，椎间盘退行性疾病导致的腰痛对社会经济具有重大影响。考虑到工资损失和医疗费用，美国人腰痛的经济成本估计每年超过1000亿美元[4]。因疼痛和相关神经功能障碍导致了患者生活质量下降，进一步影响了经济层面。因为多数椎间盘退行性疾病是无症状的，所以很难真正了解其患病率。虽然精确估计值可能差异很大，

但随着患者年龄的增长，椎间盘退行性变的患病率越来越高：50岁以下男性和女性的患病率分别为71%和77%，50岁以上人群中无论男女，患病率均增加到90%以上[5]。整个队列中腰痛的发生率为43%，表明影像学异常并不总是与临床症状相关。因此，医师需要同时结合患者的影像学资料和目前的症状来评估腰痛的病因。

椎间盘解剖

椎间盘位于每2个相邻的脊柱椎体之间。这些椎间盘的纤维软骨垫（纤维环）为脊柱提供了灵活性、支撑功能和部分的载荷分担，通常认为是脊柱的"减震器"。椎间盘兼顾了脊柱的承重功能和运动（包括旋转和弯曲）所需的移动功能[6]。其主要由2层结构组成：内部为柔软、含水量多的髓核，外部是被称为纤维环的坚固结构。纤维环由含Ⅰ型和Ⅱ型胶原蛋白的纤维组成。Ⅰ型胶原蛋白为椎间盘提供更大的强度和支撑，能承受很大的压力。环绕着髓核的纤维环有助于将应力均匀地分布在椎间盘上，并防止对下面的椎体造成损害。髓核由含有松散纤维的黏蛋白凝胶构成，除吸收身体运动产生的冲击外，还能将椎骨隔离开来。椎间盘正常结构的破坏（如突出或退化）可能导致严重的疼痛和疾病[6]。

损伤机制

在椎间盘退行性疾病中，退变多发生于椎间盘，也频发于椎体。在椎间盘内，髓核因基质中蛋白多糖浓度降低，导致椎间盘脱水、椎间盘高度下降及椎间隙变窄。这通常是由椎间盘异常、重复性微创伤或正常老化导致。椎间盘高度的降低也是老年人年龄相关性身高下降的原因[7]。此外，随着年龄的增长，纤维环变弱，撕裂的风险增高。若纤维环撕裂，髓核会从椎间盘突出，释放炎性细胞因子和其他化学物质，继而导致腰痛，伴（或不伴）放射症状。由此产生的椎间盘突出还会卡压左侧或右侧神经根出口，导致单侧神经根病，也可能导致中央管狭窄，引起双侧神经根病。

当椎间盘高度下降时，椎体会受到额外的应力，导致椎体终板退化和终板软骨下骨的代偿性硬化[8]。这些硬化改变可导致骨赘形成，骨赘可突出并卡压出口神经根。这种对脊髓或神经根的卡压，可导致放射痛，有时导致局灶性肌无力。具体症状取决于突出骨赘卡压的神经根，每位患者的表现各不相同。

最近的研究表明，椎间盘结构变化与基因改变相关，而基因的改变使患者易患椎间盘退行性疾病[9]。在小鼠和双胞胎的基因研究中，研究者敲除可能引起椎间盘退变的特定基因。研究结果证实遗传因素与退行性椎间盘疾病之间的关系密切。可能涉及退行性椎间盘疾病的特定基因包括负责编码椎间盘完整性的支架基因（如胶原蛋白Ⅰ、Ⅸ和Ⅺ），以及白细胞介素1（IL-1）、维生素D受体、蛋白聚糖及基质金属蛋白酶3（MMP-3）等基因[9]。存在任何一个基因缺陷者患椎间盘退行性疾病的风险都可能增加。虽然每个单独的基因可能只有很小的作用，但这些基因与环境间复杂的相互作用会导致椎间盘退行性疾病。各种体力活动和衰老过程本身的重复应力可能是导致椎间盘退行性疾病的主要环境诱因。

病理生理学

椎间盘脱水容易导致椎间盘撕裂、骨赘形成及神经卡压。除此以外，椎间盘本身也可成为疼痛源。当椎间盘成为主要的疼痛源时，被称为椎间盘源性疼痛[8]。椎间盘退变可刺激纤维环中的伤害感受器并引起刺激性疼痛。纤维环外层的反应性神经纤维可在重复机械负荷下释放炎症介质，包括P物质、血管活性肠多肽（vasoactive intestinal polypeptide，VIP）、降钙素基因相关肽及其他细胞因子[8]。椎间盘的退化也会导致椎间盘疼痛感受器受到异常机械刺激。这时椎间盘伤害性感受器会产生被称为外周敏化的放大反应，导致显著的疼痛和病态体征。血pH降低和乳酸水平升高也会刺激外周敏化，加重椎间盘源性疼痛。

此外，纤维环撕裂裂隙的肥大细胞浸润会导致椎间盘组织出现显著的炎症反应、退化及纤维化，形成新生血管和释放信号因子，进而导致腰背痛。例如，在退行性椎间盘中检查到高浓度的磷脂酶A2（PLA2），可刺激纤维环外1/3的疼痛感受器；高浓度的PLA2对纤维环疼痛感受器的刺激进一步激发了纤维环释放致痛性炎症物质[8]。总之，椎间盘源性疼痛源于椎间盘的结构破坏，通过多种途径引起刺激性疼痛和纤维环的病理性神经血管增生进入纤维环。

临床表现

椎间盘退行性疾病的体征和症状可能因患者的具体病变不同（如椎间盘源性功能障碍、椎管狭窄或小关节病）不同而有显著差异。症状可能包括腰痛（伴或不伴有神经根病）、下肢无力及椎旁压痛。

椎间盘源性疼痛是椎间盘退变的结果，通常在脊柱屈曲时因椎间盘收到额外压力而导致疼痛加重。患者也可能会在坐位或上坡时疼痛，因为这两种活动常会导致一定程度的脊柱屈曲[6]。此外，咳嗽、打喷嚏或做Valsalva动作等增加腹内压的动作，均可能因压力传递到椎间盘而加剧疼痛。因为椎间盘源性疼痛可有多种表现形式，所以常难与其他病因的腰痛区分。

如果椎间盘退行性疾病导致椎管狭窄，患者的腰痛可能会随脊柱的伸展而加重，还可伴有神经根病[7]。因为椎管变窄通常会卡压两侧的出口神经根，所以若有神经根病，通常为双侧。疼痛可放射到髋部、膝部或足部。当患者由坐位变为站立位或下坡行走时疼痛通常更严重，因为这两种活动都需要明显的脊柱伸展。由于腰椎屈曲，当从站立位坐下时，疼痛常会减轻。如果脊髓受压足够严重，患者可能会一侧或双腿无力。这提示患者可能需要进行进一步的影像学检查和手术咨询。

椎体终板的硬化可导致骨赘，骨赘也可能导致神经根性疼痛[8]。神经根出椎间孔时可能受到骨赘压迫，导致神经根病，伴（或不伴）下肢无力。因受压的神经节段不同，导致疼痛的活动类型在患者间有巨大差异。坐下、站立或短距离步行后，患者可能会述说腰背痛加剧。因为与椎间盘突出症相似，所以骨赘突出导致的神经根性疼痛在临床上可能难以与椎间盘突出症相鉴别。

椎间盘退变也会导致小关节应力增加，引起小关节疼痛[10]。这种疼痛通常是非放射性的，躺下时常缓解。腰部伸展可能会使疼痛加剧，但屈曲不一定加重。临床上很难区分小关节病和椎间盘退行性疾病造成的其他病理后遗症。

在评估可能患有椎间盘退行性疾病的患者时，医师必须排除其他引起腰背痛的重要病因，包括腹部病变，如腹主动脉瘤、肾结石和胰腺病变[6-8]。此外，必需识别"特殊体征"，包括盗汗、显著的体重减轻、肠或膀胱功能丧失、下肢无力、近期外伤史及鞍区麻木。这些体征或症状可能提示除退行性椎间盘疾病以外的重要病变，如马尾神经综合征、感染、肿瘤或既往未识别的创伤。这时有效的检查或可能紧急的外科会诊尤为重要。

影像学表现

疑似退行性椎间盘疾病但无"特殊体征"的患者，初始影像学检查应包括颈椎、胸椎或腰椎X线片，具体取决于患者的疼痛区域。放射影像学检查应包括后前位片和侧位片。晚期退行性椎间盘疾病的影像学表现包括椎间隙高度降低、骨赘形成、终板硬化和真空征[1-2, 11]。图14.1显示$L_5 \sim S_1$椎间盘退变，椎间盘高度下降和骨赘。图14.2显示了多节段退变。图14.3的侧位X线片显示了椎间盘高度丢失和小关节病。真空征是指在椎间盘或椎体缝隙内的氮聚集。图14.4显示了矢状位非增强CT扫描中的椎间盘真空征。虽然不常用于退行性椎间盘疾病，但脊柱非增强CT可用于评估膨出、局灶性椎间盘突出、骨赘、小关节病变和中央管狭窄。

若患者的退行性椎间盘疾病保守治疗无效（参见"治疗"部分），则需要对受累的脊柱区域进一步行MRI检查。选择的MRI序列确定了哪些退变表现可以看到。T_1WI可以识别椎间盘高度的丧失、真空征（椎间盘内的低信号）和退行性终板改变（Ⅰ至Ⅲ级）。磁共振造影和T_1WI可以显示椎间盘信号的线性增强或Schmorl结节的增强信号。Schmorl结节是椎间盘软组织向上或向下突入到了相邻椎骨，也可能提示有退行性椎间盘病变[12]。在T_2WI中，可以看到髓核信号的丢失，以及髓核裂隙征的消失。此外，还可以发现退行性终板变化（Ⅰ至Ⅲ级）[11, 12]。图14.5显示了矢状位T_2WI，与$L_3 \sim L_4$和$L_4 \sim L_5$处的正常椎间盘信号强度相比，退化椎间盘在$L_5 \sim S_1$处为低信号。T_2WI也显示椎间盘后纤维环上的高信号区（HIZ，图14.6）。

虽然X线片和MRI检查可以识别椎间盘病变，但不能可靠地将病变与临床症状相关联。既往通过椎间盘造影术定位腰背痛到特定的退变椎间盘，但考虑到在造影过程中可能对其他健康的椎间盘造成长期损害，现已不作为首选检查。椎间盘造影检查将造影剂注射到髓核中，同时为识别染色剂的外渗，然后予患者CT（或X线）检

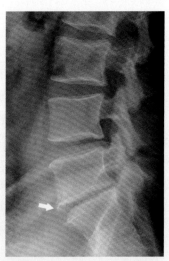

腰椎侧位片显示 $L_5 \sim S_1$ 椎间盘高度降低，还显示了 $L_5 \sim S_1$ 处的前缘骨赘（箭头）。

图14.1　腰椎侧位片检查

（Reprinted by permission from Springer Nature：Imaging of Degenerative Disk Disease by Guillaume Bierry，Jean Louis Dietemann.Copyright 2016.）

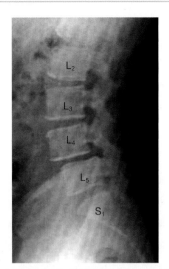

腰椎侧位片显示多节段椎间盘高度降低，$L_4 \sim L_5$最明显，$L_4 \sim L_5$处腰椎滑脱，L_5椎体位于L_4椎体后方。

图14.2　腰椎侧位片检查

（Reprinted by permission from Springer Nature：Surgical Indications for Lumbar Degenerative Disease by Ravi R.Patel，Jeffrey A.Rihn，Ravi K.Ponnoppan et al.Copyright 2014.）

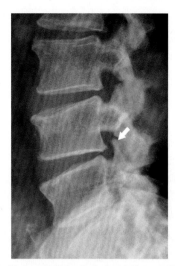

腰椎侧位片显示在椎间盘高度下降和后关节病变的基础上，椎间孔变窄（箭头）。

图14.3　腰椎侧位片检查

（Reprinted by permission from Springer Nature：Imaging of Degenerative Disk Disease by Guillaume Bierry，Jean Louis Dietemann.Copyright 2016.）

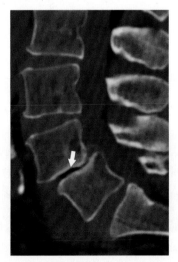

腰椎矢状位 CT 显示腰椎退行性改变，$L_4 \sim L_5$伴椎间隙高度下降，注意椎间盘内气体（箭头）。

图14.4　腰椎CT检查

（Reprinted by permission from Springer Nature：Imaging of Degenerative Disk Disease by Guillaume Bierry，Jean Louis Dietemann.Copyright 2016.）

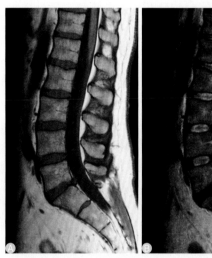

患者男性，38 岁，腰骶椎矢状位 MRI 检查。A.T_1WI显示$L_5 \sim S_1$椎间盘突出；B.T_2WI 显示信号强度降低，提示椎间盘脱水，椎间盘高度下降，易发生椎间盘突出。注意：较高节段（如$L_3 \sim L_4$和$L_4 \sim L_5$）椎间盘信号强度未受影响。

图14.5　腰骶椎矢状位MRI检查

（Reprinted by permission from Springer Nature：Degenerative Disc Disease by Paul M.Parizel，Johan W.M.Van Goethem，Luc Van den Hauwe .Copyright 2007.）

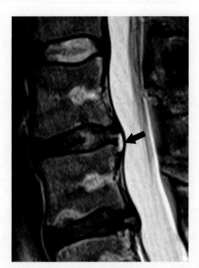

腰椎矢状位 MRI 显示椎间盘退化，与 L_1 ～ L_2 相比，L_2 ～ L_3 和 L_3 ～ L_4 椎间盘退化（信号强度降低），L_2 ～ L_3 还显示了椎间盘后缘高信号区（箭头）。

图14.6　腰椎MRI检查

（Reprinted by permission from Springer Nature：Imaging of Degenerative Disk Disease by Guillaume Bierry，Jean Louis Dietemann.Copyright 2016.）

查观察造影剂外渗情况[13]，外渗阳性提示环状撕裂。在注射染料时，测量患者的椎间盘内压力，如果在低注射压力下诱发了类似于患者平时的腰背痛，则认为该造影椎间盘为责任间盘[13]。如果在高注射压力下产生了疼痛，或者注射时的疼痛有别于平时的腰背痛，则认为结果为阴性，该造影椎间盘不太可能是疼痛源。目前研究已经发现，椎间盘造影术在无症状个体中的假阳性率高达25%。

治疗

非药物治疗

无"特殊体征"时，保守治疗是对疑似退行性椎间盘疾病患者的初始治疗策略。根据患者的功能状态，应开始为期6周的有监督的物理治疗，物理治疗包括每周1～2次的核心肌群锻炼和肌肉拉伸[6-7]，以及其他时间的家庭锻炼。治疗目标主要位提高核心肌群力量、减少椎间盘的承重从而使椎间盘吸收和愈合。

药物治疗

物理治疗的同时，还可以使用非甾体抗炎药

和对乙酰氨基酚进行药物治疗。布洛芬是最常见的非甾体抗炎药非处方或处方药之一，常用剂量为每6～8小时400～800 mg，24小时内的最大总剂量为3200 mg。对于肾功能不全、胃肠道溃疡或出血性疾病病史的患者，应谨慎使用非甾体抗炎药。保守治疗也可应用对乙酰氨基酚，剂量为每4～6小时500～1000 mg，24小时内推荐总剂量为3000 mg[6]。轻度肝病患者应减少剂量，而中重度肝病患者应尽量使用对乙酰氨基酚。

幸运的是，许多患者保守治疗有效，症状明显改善。如果保守治疗有效，应继续进行家庭物理治疗，并在耐受的情况下尽量减少非甾体抗炎药和对乙酰氨基酚的使用，因为长期使用可分别导致肾肝功能的障碍。

封闭治疗

对于由椎间盘退行性疾病导致神经根性疼痛的患者，一种保守治疗是硬膜外类固醇注射。为减少神经根出口的炎症。类固醇药物可经椎间孔入路直接用于双侧[14-15]。有文献表明，虽然硬膜外类固醇注射可以为椎间盘突出症引起的根性痛患者提供中度短期的镇痛[14]，但是，该治疗对慢性非放射性腰背痛的益处尚不清楚。

当硬膜外类固醇和局部麻醉药混合注射时，局部麻醉药起效非常快，但是其效果通常在几小时后消失。而类固醇药物缓解疼痛的起效时间可能需要2～5天，但药物起效后疼痛缓解可达几天到几个月[14-15]。硬膜外类固醇注射的目标是长期镇痛，使患者能够充分参与物理治疗和肌力训练，最终减轻承重压力并长期改善疼痛。

手术干预

虽然经过充分的保守治疗，但仍有某些患者无法有效缓解疼痛，此时可以选择避免引起疼痛的活动或直接手术干预，椎间盘退行性疾病尤其是腰椎间盘突出症和腰椎管狭窄症的患者尤为适合手术治疗[6-7]。因严重疼痛而限制日常活动、神经功能障碍（如下肢无力）或脊柱滑脱时，可具有手术适应证。脊柱患者预后研究试验（spine patient outcomes research trial，SPORT）比较了腰椎间盘突出症和腰椎管狭窄症患者的保守治疗与手术治疗。与药物治疗相比，3个月后，椎间盘切除术在疼痛、身体功能及Oswestry残疾指数方面的改善更明显[16]。然而，2年后，这些差异缩小且没有统计学意义。

与药物治疗相比，行减压性椎板切除术的腰椎管狭窄症患者，在术后6周、3个月、6个月及4年内的每年评估时，疼痛、身体功能及Oswestry残疾指数的改善更大[17]。然而，这些获益在第4~8年下降，这时手术患者的表现并不优于药物治疗组[18]。因此，医师必须告知患者，椎间盘突出症或腰椎管狭窄症的手术干预可能在数年内预后更佳，但其疼痛可能会复发。非放射性腰痛的手术预后更难预测。

总结

椎间盘退行性疾病代表了一类由椎间盘退化引起的广泛腰背部疼痛的疾病。当椎间盘退变时，无论是老化还是过度或反复的应力，周围的轴向结构都会受累，进而引起疼痛。这些受累的轴向结构包括椎体、小关节、脊柱韧带及出口神经根。因此，椎间盘退行性疾病的症状可以来源于这些结构的任一原发性病变。对于临床医师，获取详细的病史和体格检查，并选择合理的影像学检查来确定患者腰痛的病因非常重要。椎间盘退行性疾病的治疗通常首选保守治疗，包括物理治疗和口服抗炎药物。另外，硬膜外类固醇注射也可镇痛，有利于患者更好地进行物理治疗和核心肌力训练，从而减少退变椎间盘的压力。若保守治疗无效，神经根病或下肢无力的患者可手术治疗，包括椎间盘切除或椎板减压术。虽然短期内手术缓解疼痛的效果可能优于药物治疗，但这种效果无法长期保持。因此，虽然有多种治疗策略，但椎间盘退行性疾病的诊疗仍是医患所面临的重大挑战。

Aneesh P. Goel，Eric J. Wang and Mark C. Bicket
韩超凡、杨晋才　译，刘文辉、刘岗、张达颖　校对

· 参考文献 ·

扫码查看

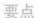

第十五章　颈源性头痛

要点

※ 对头痛患者的初步评估应侧重于排除继发性原因。

※ 颈源性头痛有特定的诊断标准，这些标准的制定是基于病因和诊断性麻醉阻滞治疗得出的。

※ 颈源性头痛的病理生理学机制可能涉及通过三叉神经颈髓复合体传递的颈部伤害感受刺激。

※ 只有有限的实质性证据支持颈源性头痛的非介入治疗，包括药物治疗和运动训练治疗。

※ 颈源性头痛的介入治疗主要为触发点注射、枕神经阻滞、颈脊神经背内侧支阻滞及射频消融。

概述

脊柱科医师接诊头痛患者时，必须进行充分评估。颈源性头痛（cervicogenic headache，CEH）虽然不如偏头痛和紧张性头痛常见，但其每年患病率约为4.1%，低于偏头痛和紧张性头痛。它常见于挥鞭样损伤后，检查时应注意患者是否有潜在的肌筋膜疼痛、关节突源性疼痛和枕神经痛。颈源性头痛的药物治疗与紧张性头痛和肌筋膜疼痛的治疗药物类似。颈源性头痛的常见介入治疗主要为触发点注射、枕神经阻滞及颈脊神经背内侧支射频消融。在颈源性头痛中，以 C_2/C_3 小关节紊乱最为常见，可通过第三枕神经射频消融术进行治疗。本章探讨了这些治疗方法，并进一步讨论了肉毒杆菌毒素和神经调节治疗的证据。

颈源性头痛的治疗方法

头痛普遍存在，且病因多样，疼痛程度各异，从良性头痛到危及生命的头痛皆可发生。医师接诊头痛患者的首要步骤是鉴别其为继发性头痛，还是如偏头痛、紧张性头痛或丛集性头痛等原发性头痛。这需要通过详细的病史问诊和神经系统体检来确定，同时需留意潜在的"红色警示"体征和症状以便进一步检查来明确诊断[1]。

完整的头痛病史应重点包括头痛的起病因素、特征（位置、性质和强度）、持续时间、频率及伴随症状[1]，伴随症状主要为偏头痛（如畏光、恐声、恶心、呕吐和视觉先兆）和自主神经症状。患者可能会描述头痛的诱发因素（如情绪紧张）和缓解因素（如放松）等。

虽然大多数头痛患者的检查不会出现异常，但详细的体格检查和神经系统检查对发现异常体征至关重要。生命体征的异常提示存在继发性头痛，如脑膜炎会出现发热或高血压脑病患者血压升高。话虽如此，有的患者也可能因疼痛而出现高血压和心动过速。体形也可能是诊断的线索：肥胖是偏头痛和特发性颅内高压的已知危险因素；而高瘦体形可能增加结缔组织病的风险，如马方综合征，这也可能是自发性颅内低压的危险因素。颈动脉或椎动脉听诊时出现杂音，提示可能存在动脉夹层。颞动脉炎时，触诊可出现颞浅动脉压痛，而颈部压痛和活动范围减小是颈源性头痛的特征。眼底检查发现视盘水肿和脑神经麻痹可能提示颅内压升高[2]。神经系统的其他检查还包括心理状况、脑神经、运动功能（如肌容积、肌张力、肌力）、反射、协调性、感觉（如痛觉、温觉、振动觉和位置觉）和步态检查。任何功能紊乱都表明中枢或外周神经系统可能存在病变。

根据《国际头痛疾病分类》（International Classification of Headache Disorders，ICHD）第3版（ICHD-V3），原发性头痛包括4种类型：偏头痛、紧张性头痛、三叉神经自主性头痛（trigeminal autonomic cephalalgias，TAC）及其他不常见的原发性头痛[3]。

根据病史中的特征性症状或神经病学检查，继发性头痛最先被诊断或在鉴别诊断中排除。下面的方法——SNOOP4是进行鉴别的有用工具。

（S）全身症状、体征及并发症
- 发热、寒战、肌肉疼痛和盗汗。
- 颈强直、皮疹和体重减轻。
- 免疫功能不全状态/感染（如艾滋病病毒）、炎性疾病（如巨细胞动脉炎）及恶性肿瘤。

（N）神经症状和体征
- 心理状况改变、复视、意识丧失、耳鸣和视力损害（如IIH）。

（O）急性起病
- 动脉夹层、脑静脉窦血栓形成、可逆脑血管收缩综合征及蛛网膜下腔出血。

（O）发病年龄＞50岁
- 感染、炎性疾病（如巨细胞性颞动脉炎）及恶性肿瘤。

（P）模式改变
- 进行性头痛。
- 由Valsalva动作（如Chiari畸形）诱发。
- 体位（如低颅压/高颅压、与颈源性头痛相关的颈部运动）。
- 视神经盘水肿[4]。

颈源性头痛的定义基于2套独立但相似的标准。1998年，颈源性头痛国际研究小组（Cervicogenic Headache International Study Group，CHISG）提出了以下标准。

1.存在以下颈部受累的症状和体征。

（1）突然头痛，与以下发生的情况类似：①由颈部运动和（或）持续不适当的头部位置不适引发；②由施加在有症状侧上颈部或枕部的外部压力引发。

（2）颈部活动范围受限。

（3）同侧颈、肩或手臂疼痛，疼痛性质模糊，为非根性疼痛，或偶尔为根性手臂疼痛。

2.由诊断性麻醉阻滞得到确定性证据。

3.单侧头痛，无疼痛侧改变[5]。

根据ICHD-V3，颈源性头痛可根据以下标准进行诊断。

1.任何符合标准3的头痛（译者注：该条国内翻译的诊断标准为"源于颈部疾患的一处或多处的头面部疼痛，满足标准3和4"）。

2.已知可能引起头痛的颈椎或颈部软组织内疾病、病变的临床、实验室和（或）影像学证据。

3.以下条件中至少存在2条被证明的因果关系：①头痛的发生与颈椎病的发作或病变的出现有时间上的关系；②颈椎疾病或病变改善的同时，头痛明显改善或得到解决；③刺激性动作会减少颈椎活动度，使头痛明显加重；④在诊断性阻滞颈椎结构或其支配神经供应后，头痛完全消失。

4.其他ICHD-V3诊断也无法更好地与之关联[3]（译者注：该条国内翻译的诊断标准为"头痛在病因性疾病或病变成功治疗后3个月内消失"）。

颈源性头痛的流行病学

关于颈源性头痛患病率的最佳流行病学证据来自于Vågå研究。在这项由Sjaastad进行的横切面研究中，于2007年对1838例Vågå镇的挪威居民进行了调研，以确定颈源性头痛的患病率数据。75人（4.1%）符合颈源性头痛国际研究小组的标准，其中41例参与者（2.2%）完全符合颈源性头痛标准，但不符合另一种头痛疾病的标准（称为"核心病例"），其余34人（1.8%）组成"额外"头痛组；无先兆偏头痛23例，有先兆偏头痛16例，紧张性头痛9例。该队列中的偏头痛特征主要为恶心和呕吐、畏光和恐声、搏动性头痛和运动后加重。自主神经症状罕见，主要表现为流泪，结膜充血和鼻腔分泌物增多未见报道。尽管每次头痛发作的持续时间和频率差异很大，但有61%的参与者头痛持续超过72小时，每2～4周发作1次。其中54%的人有持续性头痛[6]。

在41例患有单纯颈源性头痛的受试者中，男性占优势（女性/男性为0.71），在整个队列中，女性略占优势（女性/男性为1.06）。相比之下，偏头痛的1年患病率约为12%，男女比例为3∶1。在这项研究中，颈源性头痛的平均发病年龄为32.7岁，偏头痛的发病年龄通常为十几岁或二十几岁[6, 7]。

在另一项研究中，发现21.4%需要手术的颈椎病患者有颈源性头痛[8]，超过50%的挥鞭样损伤的患者可能会罹患颈源性头痛[9]。

颈源性头痛的病理生理学

颈源性头痛的发病机制可能与包括偏头痛在内的其他头痛疾病存在共同的解剖学基础。三叉神经颈髓复合体包含接收脑膜和上颈节神经传入刺激的二级神经元。偏头痛发作时，复合体的中枢敏化可能由过度的硬脑膜刺激引起，进而导致对颈部传入的超敏反应。硬脑膜和颈部伤害感受性敏化都可能产生一个自我存续的回路，其中颈部疼痛和头痛会相互触发[10]。据推测，这一途径与经常伴随偏头痛的颈部感觉过敏有关[11]。与颈源性头痛相关的组织结构主要为软组织、骨骼、小关节面、髓核、邻近神经结构，如枕大神经和枕小神经、颈神经根等。间歇性颈部疼痛和皮肤痛觉超敏可能与颈源性头痛潜在相似，也可能是偏头痛的症状[11-12]。

颈源性头痛的非介入治疗

治疗头痛的药物数目众多、种类多样，根据头痛类型的不同而调整。表15.1~表15.4[13-15]给出了一系列诊断举例和急性期治疗与预防性用药的分类。

虽然常用药物包括非甾体抗炎药、抗抑郁药、抗癫痫药及肌肉松弛药，但没有实质性证据支持口服药物治疗颈源性头痛[16-17]。

2015年发表的一篇Cochrane综述对运动技术治疗包含颈源性头痛在内的颈部疼痛试验进行了评估。这篇综述将支持使用寰枕关节伸展和运动练习归类为低质量证据，静态和动态颈椎强化和耐力锻炼（包括压力生物反馈）归类为中等质量证据[18]。

表 15.1　偏头痛的急性疼痛治疗[13]

药物	分类
对乙酰氨基酚	非甾体抗炎药
阿莫曲普坦	$5HT_{1B/D}$-激动剂
阿司匹林	非甾体抗炎药
氯丙嗪	止吐药
双氯芬酸	非甾体抗炎药
双氢麦角碱	麦角碱
多潘立酮	止吐药
依来曲坦	$5HT_{1B/D}$-激动剂
麦角胺	麦角生物碱
氟伐曲坦	$5HT_{1B/D}$-激动剂
布洛芬	非甾体抗炎药
甲氧氯普胺	止吐药

续表

药物	分类
安乃近	非甾体抗炎药
萘普生	非甾体抗炎药
纳曲普坦	$5HT_{1B/D}$-激动剂
丙氯哌嗪	止吐药
利扎曲普坦	$5HT_{1B/D}$-激动剂
舒马曲普坦	$5HT_{1B/D}$-激动剂
佐米曲普坦	$5HT_{1B/D}$-激动剂

表 15.2　偏头痛的预防性治疗[14]

药物	分类
阿米替林	抗抑郁药
阿替洛尔	β受体阻滞剂
坎地沙坦	血管紧张素受体阻滞剂
辅酶 Q10	其他
双酚钠	抗惊厥药
小白菊	其他
氟西汀	抗抑郁药
夫罗曲坦	曲坦类
加巴喷丁	抗惊厥药
赖诺普利	血管紧张素转换酶抑制剂
美西麦角	血清素拮抗剂
美托洛尔	β受体阻滞剂
去甲替林	抗抑郁药
纳多洛尔	β受体阻滞剂
肉毒杆菌毒 A	神经毒素
蜂斗菜属	其他
核黄素	其他
噻吗洛尔	β受体阻滞剂
托吡酯	抗惊厥药

表 15.3　紧张性头痛急性疼痛治疗[15]

药物	分类
对乙酰氨基酚	非甾体抗炎药
阿司匹林	非甾体抗炎药
咖啡因	其他
布洛芬	非甾体抗炎药
酮洛芬	非甾体抗炎药
萘普生钠	非甾体抗炎药

表 15.4　紧张性头痛的预防性治疗[15]

药物	分类
阿米替林	抗抑郁药
米氮平	抗抑郁药
替扎尼定	肌肉松弛剂
文拉法辛	抗抑郁药

颈源性头痛的介入治疗

肌筋膜疼痛

肌筋膜疼痛困扰着数百万美国人，是由于肌肉过度紧张或痉挛引起，疼痛最明显的区域可定位于触发点。触发点是小而硬的结节，触诊时会引起软组织牵涉痛。触发点可能由创伤、紧张、功能失调或姿势不当引起，但其确切的发病机制尚不清楚[19-20]。

触发点注射（trigger point injections，TPI）是常用的治疗方法，包括针刺及将药物注射到触发点（图15.1~图15.3）。最常见的触发点注射的注射液由局部麻醉剂组成，有些也会用皮质类固醇[21]。目前尚没有明确的证据证明触发点注射作为肌筋膜疼痛单一疗法的有效性。同时对于头痛的治疗方法，由于缺乏随机对照试验，药物治疗和技术都存在异质性[22]。

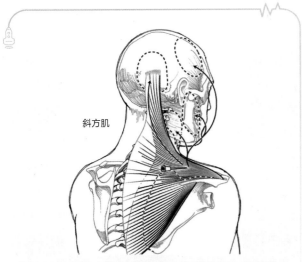

针头：斜方肌内常见的触发点注射位置；实箭头：疼痛转移轨迹；虚线：疼痛转移终点。

图15.1　斜方肌中常见的触发点注射

（Reproduced from Robbins et al. [22] with permission from John Wiley and Sons）

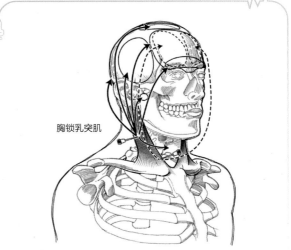

针头：胸锁乳突肌内常见的触发点注射位置；实箭头：疼痛转移轨迹；虚线：疼痛转移终点。

图15.2　胸锁乳突肌中常见的触发点注射位置

（Reproduced from Robbins et al. [22] with permission from John Wiley and Sons）

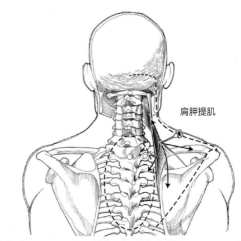

针头：肩胛提肌内常见的触发点注射位置；实箭头：疼痛转移轨迹；虚线：疼痛转移终点。

图15.3　肩胛提肌中常见的触发点注射位置

（Reproduced from Robbins et al. [22] with permission from John Wiley and Sons）

触发点注射治疗头痛最常选择的部位是斜方肌，其疼痛通常呈同侧半个头部分布[22-23]。斜方肌、头颈夹肌、头半棘肌和颈阔肌都构成颈椎旁肌。颈椎旁肌可引起全头型疼痛及肩部、颈部疼痛。肩胛提肌肌筋膜疼痛可引起颈部持续的肌紧张。胸锁乳突肌是另一个常用的注射部位，适用于环形分布的头痛包括颈前部和侧部在内的环形分布的疼痛[22, 23]。其他触发点注射的部位还包括颞肌和咬肌[22]。在一项关于干针（与针灸交替使用）治疗颈源性头痛疗效的系统文献综述中，鉴于对这种治疗方式的研究有限，现有证据被归类为D级（差）[24]。

一项随机、双盲、安慰剂对照试验指出，在治疗应答丰富的人群中，肉毒杆菌毒素A注射治疗颈、肩肌群的肌筋膜疼痛时，可明显减少患者头痛。但该试验不包括头痛患病率、头痛发作频率和头痛诊断的基线数据。在这项研究中，54例在颈部前屈肌和后伸肌初次注射肉毒杆菌毒素后有反应的受试者被随机分配到第二剂量或生理盐水安慰剂组。受试者接受了多达300单位的肉毒杆菌毒素A。将受试者基线和26周时的头痛发作频率、持续时间和疼痛数值评分作为次要结果指标进行比较。结果表明，治疗组最严重发作的疼痛评分呈下降趋势，治疗组每周头痛发作频率也显著减少（$P=0.07$），两组之间的头痛持续时间没有差异[25]。虽然只有一个随机对照试验且没有专门研究颈源性头痛，但这项研究的结果提示，肉毒杆菌毒素超说明书使用可能对伴有颈肩部肌筋膜疼痛的颈源性头痛有益。遗憾的是，这种治疗方法使用受限，因为A型肉毒杆菌毒素不是美国食品药品监督管理局（Food and Drug Administration，FDA）批准的治疗肌筋膜疼痛或颈源性头痛的药物。

枕神经痛、枕神经阻滞及枕神经刺激

枕部疼痛存在于许多头痛疾病中，包括偏头痛和颈源性头痛。一项对64例接受外周神经阻滞治疗头痛患者的回顾性研究表明，近一半的患者存在枕大神经压痛[26]。枕部疼痛可能是通过三叉神经颈复合体从其他部位引起，或者是由枕大或枕小神经分布区域疼痛造成的枕神经痛[27]。枕神经痛可以是单侧或双侧，国际头痛学会描述其性质为阵发性射击样或针刺样痛，随后出现感觉障碍[27]。枕部神经痛的ICHD-V3诊断标准如下。

1.单侧或双侧疼痛，疼痛位于枕大、枕小和（或）第三枕神经分布区，并符合标准2～4。

2.疼痛至少有以下3个特征中的2个：①阵发性，持续几秒到几分钟；②疼痛程度剧烈；③疼痛性质呈"射击样"刺痛或锐痛。

3.疼痛与以下2种情况有关。

（1）在对头皮和（或）头发进行无损伤刺激过程时有明显感觉异常和（或）异常性疼痛。

（2）以下当中的任1个或2个：①受累神经分支压痛；②枕大神经出口或C_2神经分布区域存在触发点。

4.对受累神经进行局部麻醉阻滞可暂时缓解疼痛。

5.其他ICHD-3诊断不能更好地与之关联[3]。

枕神经痛的症状与其他头痛疾病有诸多的重叠表现，其诊断极具挑战性，因此标准4和5尤为重要[27]。

枕神经阻滞是一种非特异性治疗，在许多不同类型的研究中发现这种技术可有效缓解偏头痛[28-31]、丛集性头痛[32-36]、慢性日常头痛[32, 37-38]及颈源性头痛[30, 39-43]，使用的药物涵盖多种类别。现已发现，枕大神经阻滞可即时、中期和长期地缓解颈源性头痛[30, 39, 41]。在一项对180例非挥鞭样损伤诱发的颈源性头痛患者进行的单中心非盲研究中，169例患者在枕大神经和枕小神经注射长效甲泼尼龙后疼痛完全缓解，平均持续23.5天[43]。在一项双盲随机对照试验中，使用利多卡因、布比卡因、肾上腺素、芬太尼及可乐定的混合物进行枕大神经、枕小神经和面神经阻滞，发现患者行枕神经阻滞后疼痛改善50%。与生理盐水安慰剂相比，除了伴随的症状如恶心、呕吐、畏光、恐声、食欲和基本的日常活动外，颈源性头痛发作频率和持续时间都有显著改善[42]。这组的47例患者随后接受了一项在刺激器引导下的前瞻性非对比性神经阻滞试验，在相同的解剖位置进行了治疗。96%的患者在6个月内疼痛可以完全缓解，这些患者中有87%需要重复注射，从2～13次不等。在一项28例颈源性头痛患者的前瞻性研究中发现，枕大神经和C_2/C_3神经阻滞在降低疼痛频率和持续时间方面同样有效。在注射1%利多卡因1周后注射0.25%布比卡因，疼痛缓解的最短持续时间为2个月[40]。

Ashkenazi等在2010年对上述研究进行了系统综述[44]。在此期间，有2个随机对照试验都将布比卡因与生理盐水进行了比较，结果显示，枕大神经阻滞对治疗慢性偏头痛具有显著的疗效[45-46]。

另两项随机对照试验指出，枕下类固醇注射后丛集性头痛的发生率也明显降低[36, 47]。

另一种治疗枕部疼痛的方法是脉冲射频（pulsed radio frequency，PRF）。在一项双盲随机对照试验中，比较枕神经脉冲射频和甲泼尼龙注射治疗伴或不伴有枕神经压痛的偏头痛的效果，发现脉冲射频组42例患者枕部疼痛在6周内明显减轻，而类固醇组则为39例[48]。

关节突源性（关节突关节）疼痛

小关节紊乱最常见于颈椎，患病率为45%～55%[49-50]。这些患者可能会有颈椎轴性疼痛伴有小关节内放射状疼痛和椎旁明显压痛[49]。利用疼痛图对194例颈椎小关节疼痛患者进行的流行病学研究发现，36%的症状关节来自C_2/C_3关节，其次是C_5/C_6（35%的症状关节）和C_6/C_7（17%的症状关节），不到5%的症状关节来自C_1/C_2、C_3/C_4或C_4/C_5[51]。同样，颈部挥鞭样损伤后小关节疼痛患者的症状关节主要来自C_2/C_3和C_5/C_6[52]。

寰枕关节是颈源性头痛的潜在疼痛源，但由于其毗邻重要组织结构，临床上很少进行重点干预。椎动脉第三段从寰椎后方进入寰椎动脉沟内，在该层面，椎动脉由寰椎外侧走行至背侧，此处穿刺会显著增加误伤血管和产生严重后果的风险[53]。寰枕关节下方的寰枢椎外侧也是颈源性头痛的潜在疼痛源，也存在同样的医源性损伤风险。在这两个部位的介入操作都可能导致意外的硬脑膜穿刺、椎动脉破裂、直接神经根损伤及脊髓损伤[54-55]。

C_2/C_3小关节受第三枕神经支配，第三枕神经是C_3背侧支的内侧支[56]。颈部挥鞭样损伤是C_2/C_3小关节病的常见原因。在一项对挥鞭样损伤患者进行第三枕神经诊断性阻滞治疗的双盲、对照研究中发现，在这100例患者中由第三枕神经导致的头痛占27%，而在以头痛为主要症状的患者中则占到了53%。该研究组还进行了另一项关于挥鞭样损伤后关节源性疼痛的流行病学研究，在下颈段进行诊断性颈脊神经背内侧支阻滞（MBB）的双盲、对照试验发现，这52例患者中有31例（60%）的症状关节来自C_2/C_3及以下，以头痛为主要症状的患者有50%的症状关节来自C_2C_3[52]。

第三枕神经阻滞和颈脊神经背内侧支阻滞不仅可以定位患者的疼痛来源，还可以预测患者对射频消融的治疗反应。颈脊神经背内侧支阻滞可以让部分患者长期无痛性生存，而射频消融则适用于疗效欠佳的患者[9, 57]。一项尸体研究对比了超声引导下第三枕神经阻滞的常规注药剂量，发现注射0.3 mL和0.5 mL亚甲蓝，均可使药物的扩散距离大于第三枕神经和枕大神经之间的距离。鉴于药物容量过大可能阻滞临近神经，使评估射频治疗效果的特异度降低，因此建议单次注药少于0.3 mL。

支持射频消融治疗慢性C_2/C_3小关节疼痛的证据有限。过去C_2/C_3小关节射频消融术技术难度一直很高，但这些困难已经通过增加电极直径、放置X射线透视监测电极以及使病损组织发生凝固性坏死来解决。在一项前瞻性观察研究中，对49例C_2/C_3背内侧支诊断性阻滞后呈阳性反应的患者，进行了第三枕神经射频消融术，这49例患者中有43例疼痛完全缓解超过90天，首次成功率达88%[58]。

有2项颈脊神经背内侧支射频消融治疗颈源性头痛的随机对照试验均得出了阴性结果，但这两项试验都没有采用背内侧支阻滞治疗反应来确定射频消融的纳入标准。Stovner等将12名颈源性头痛患者随机分为C_2～C_6背内侧支射频消融术组和假手术组[59]。Haspeslagh等根据查体和必要时做的诊断性治疗结果将纳入的15名受试者随机分为C_3～C_6小关节射频消融术组和背根神经节射频消融术组[60]。其余15名受试者行枕大神经阻滞，治疗药物为局部麻醉剂和类固醇，疗效不佳者行经皮神经电刺激。

神经调节

难治性颈源性头痛可以考虑应用枕神经刺激和高位颈髓刺激进行治疗。枕神经电刺激尚未在颈源性头痛中应用，其主要用于慢性偏头痛，其次是丛集性头痛、持续短暂单侧神经痛样头痛发作伴结膜充血和流泪综合征，以及持续短暂单侧神经痛样头痛发作伴有颅自主神经症状综合征。有3个随机对照试验研究了枕神经刺激治疗难治性慢性偏头痛，所有这些研究都只是少数患者有疗效，没有一项达到了预期，而且失访率很高[61-67]。

一些小型单中心研究显示，高位颈髓刺激治疗顽固性偏头痛和丛集性头痛有一定的应用前景[68]。迄今为止，这两种神经调节方法在颈源性头痛中都没有被研究过。

Adam Nassery and Nathaniel M. Schuster

董静、张兰　译，刘文辉、赵晓静、赵达强　校

参考文献

扫码查看

要点

※ 脊柱炎性自身免疫性疾病是包含许多种类，伴不同程度的外周和关节外结构受累。

※ 累及脊柱的炎性自身免疫性疾病最初易被误诊为机械性腰背痛，尤其是在发病初期。

※ 长期晨僵、夜间疼痛、外周或关节外相关特征、炎症标志物升高的临床病史或有自身免疫性疾病家族史的患者，应疑诊自身免疫炎症性脊柱疼痛。

※ 脊柱炎性自身免疫性疾病的早期诊断和治疗可以显著改善功能预后、提高生活质量、降低疾病进展等有害并发症。

※ 尽管脊柱感染相对罕见，但不及时诊断若耽误治疗，会导致极高的致残率和致死率。

※ 脊柱感染的早期临床表现通常缺乏典型性和特异性。鉴于延迟治疗的有害后果，因此，临床医师诊断的关键初始步骤是在背痛和有脊柱感染风险的患者中，尽早将感染纳入鉴别诊断。

自身免疫性疾病合并脊柱疼痛

脊柱自身免疫性疾病是一组多样化的慢性炎症免疫介导的疾病，伴有不同程度的外周、中轴及关节外组织受累。与脊柱相关的自身免疫性疾病，特别是在疾病早期，通常无特异性临床表现，易误诊为机械性腰背痛。因此该类疾病常不能及时诊断，导致后遗症加重、不必要的诊断流程和错失早期治疗时机。早期识别自身免疫性炎性疾病可显著改善功能预后和提高生活质量，并最大限度地减少疾病相关并发症[1]。本章将回顾与脊柱相关的常见的炎症免疫介导性疾病，包括发病机制、流行病学、临床特征、诊断及治疗。

类风湿性关节炎

类风湿性关节炎（rheumatoid arthritis，RA）是一种累及关节滑膜导致关节畸形、破坏和不稳定的慢性炎症性自身免疫性疾病[2]。类风湿性关节炎是一种最常见的炎性关节病，发病率为0.5%~1%，男女比例为1:（2~3），可发生于任何年龄，但通常始于30~50岁，发病高峰在40~60岁[2]。类风湿性关节炎的病因尚无定论，但在遗传易感个体中，通常认为是基因因素与环境因素综合作用而引发的一种以关节滑膜炎为表现的自身免疫性疾病[3]。受累关节组织学检查显示滑膜炎伴有淋巴细胞、多核细胞及巨噬细胞浸润，巨噬细胞还释放大量炎症细胞因子，包括IL-1、IL-6及肿瘤坏死因子等。随时间的推移，破骨细胞的活化和蛋白酶的产生导致韧带、骨、肌腱及软骨的破坏。

除手、足的小关节外，颈椎是类风湿性关节炎最常累及的部位，也是颈椎最常见的炎性关节炎[4-5]。虽然类风湿性关节炎可累及颈椎的任何部位，但寰枢关节因有丰富的滑膜组织而更易受累[6]。高达49%的类风湿性关节炎患者会发生寰枢椎半脱位，是类风湿性关节炎患者最常见的颈椎病变[5]。类风湿性关节炎患者可能在寰枢关节齿状区形成血管翳（炎性肉芽组织），随着疾病的进展，某些情况下可能压迫脊髓[5]。病程后期可能有下段颈椎受累，关节突关节、棘突间韧带及多个层面的椎体–椎间盘连接受到破坏和侵蚀，将导致颈椎向前半脱位。重度的下颈椎半脱位可导致颈椎失稳并可因脊髓、神经根或椎动脉受压导致神经功能障碍[5]。

• 临床特征

类风湿性关节炎通常表现为晨僵、对称性的炎性多关节炎及全身症状（如乏力、纳差和低热）[2, 7]。临床表现因人而异，多以缓慢而隐匿的方式起病，在数周至数月内常伴随有乏力、低热或纳差等前驱症状[2, 7]。常见受累关节包括手关节（近端指间关节和掌指关节）、肘关节、膝关节、踝关节及跖趾关节[8]。慢性炎症最终将导致软骨和骨的不可逆破坏，造成关节畸形、无力、挛缩，其中，手是最常累及的关节。

尽管颈椎受累可能无症状现，但疼痛最为常见，40%～80%的患者发生疼痛。颈部疼痛的特征性描述为颈深部的酸痛和强直，疼痛可放射至枕骨、眶后或颞区[5]。半脱位患者主诉难以保持头部直立位，或在屈颈时头部向前下落感[5]。据报道，只有7%～34%的患者在查体中发现神经功能障碍，其发生率低于疼痛[5]。神经系统症状和体征具有高度特异性，可能包括神经根性疼痛、局灶性运动无力、感觉功能丧失、肌肉痉挛、病理性反射、步态障碍或脊髓病证据。与大多数脊柱慢性炎性疾病不同，类风湿性关节炎很少累及胸腰椎或骶髂关节。

• 诊断

美国风湿病学会（American College of Rheumatology，ACR）和欧洲抗风湿病联盟（European League Against Rheumatism，EULAR）发布的诊断标准可作为类风湿性关节炎的诊断标准（表16.1）。疾病早期，特征性的对称性多关节炎和典型的血清学表现可能并不明显，因此，在发病早期，就要想到类风湿性关节炎的可能。虽然临床表现多样，但在诊断类风湿性关节炎时，应关注是否有滑膜炎表现（滑液白细胞增多、滑膜炎的组织学改变或骨质破坏的影像学证据）并排除滑膜炎的其他病因[3]。

类风湿性关节炎的实验室检查、组织学检查及影像学检查无特异性，然而一系列临床发现也有助于类风湿性关节炎的临床诊断。33%～60%的类风湿性关节炎患者常规实验室检查提示慢性贫血[3]。类风湿性关节炎活动期常出现红细胞沉降率（erythrocyte sedimentation rate，ESR）增快、C-反应蛋白（C-reactive protein，CRP）升高，但这些炎症标志物对类风湿性关节炎缺乏特异性。虽然约80%的类风湿性关节炎患者类风湿因子阳性，但其他疾病和少数健康人群也可能阳性。抗环瓜氨酸肽抗体对类风湿性关节炎的敏感度为50%～75%、特异度超过90%。

颈椎X线片应为类风湿性关节炎患者的常规筛查项目，包括前后位、侧位、张口位及屈伸位，用于观察有无齿状突的破坏、颈椎半脱位、关节突破坏及椎间盘狭窄[5]。对于需要全身麻醉的患者，为评估颈椎的稳定性，也应常规行颈椎X线片检查。对于合并有神经功能障碍的患者，为全面观察血管翳、韧带、骨质破坏情况，以及对脊髓、神经及骨骼的影响，首选颈椎MRI检查。同时行手和足的X线片检查，以评估受累关节周围的破坏和侵蚀情况[3]。

表 16.1　2010 年 ACR/EULAR 类风湿关节炎分类标准

关节受累情况（0～5）	评分
1 个大关节	0
2～10 个大关节	1
1～3 个小关节	2
4～10 个小关节	3
＞10 个关节	5
血清学指标（0～3）	
RF 和 ACPA 均为阴性	0
RF 和 ACPA 低滴度阳性	2
RF 或 ACPA 高滴度阳性	3
症状持续时间（0～1）	
＜6 周	0
≥6 周	1
急性期反应物（0～1）	
CRP 和 ESR 均正常	0
CRP 或 ESR 异常	1

注：RF：类风湿因子；ACPA：抗环瓜氨酸肽抗体；ESR：红细胞沉降率；CRP：C-反应蛋白。评分≥6分（满分10分）可确诊为类风湿性关节炎。

Adapted from Aletaha et al.[73]

译者注：10 个关节里至少有 1 个小关节。

• 治疗

目标是减轻疼痛和肿胀，尽量减少关节损伤，控制病情和降低致残率[3]。考虑到治疗获益（包括降低致残和致死率、减缓疾病进展和保留关节功能），应在病程早期（通常一经确诊）即开始使用能改善病情的抗风湿药（disease-modifying antirheu matic drug，DMARD），如甲氨蝶呤等。虽然也可用非甾体抗炎药或皮质类固醇控制疼痛和炎症，但并不能防止组织损伤或关节破坏。手术治疗适用于有重度或进行性神经功能障碍体征的颈椎半脱位、颈椎失稳、顽固性疼痛或导致椎动脉损伤疾病的患者，最常见的外科手术是$C_1 \sim C_2$融合术，其次是枕颈融合术[5]。

脊柱关节炎

中轴型脊柱关节炎（axial spondyloarthritis，Axial SpA）是一组累及骶髂关节（骶髂关节炎）和脊柱（脊柱炎）的慢性炎性疾病，具有共同的临床和遗传学特征[9]。中轴型脊柱关节炎属于一组表型多样的、广义的脊柱关节炎中的一类，根据受累的关节和临床表现，脊柱关节炎可分为中轴型和外周型。某些脊柱关节炎表型，如银屑病性关节炎、反应性关节炎及肠病性关节炎，根据于发病的临床表现，可能属于外周型也可能属于中轴型。

中轴型脊柱关节炎的特征性表现为累及中轴骨骼（骶髂关节和脊柱）的晨僵和疼痛、不对称性外周关节炎、附着点炎及各种关节外临床表现，如葡萄膜炎、银屑病或炎性肠病[9]。强直性脊柱炎是一种中轴型脊柱关节炎，随着病程的进展可发生不可逆的脊柱活动受限、关节损伤及功能障碍，严重影响患者生活质量。过去，中轴型脊柱关节炎患者从发病到确诊平均需要10年，这导致疾病后遗症加重、不必要的诊断流程和管理不当和有效治疗的延迟[10-11]。及时诊断和针对性治疗中轴型脊柱关节炎，与改善患者生活质量和功能预后相关[12]。

中轴型脊柱关节炎主要有2个亚型：强直性脊柱炎（ankylosing spondylitis，AS）和放射学阴性中轴型脊柱关节炎（nr-Axial SpA）[13]。强直性脊柱炎诊断的关键是X线片上存在骶髂关节结构变化，而放射学阴性中轴型脊柱关节炎无骶髂关节疾病的放射学证据，但MRI检查提示骶髂关节炎或人类白细胞抗原（human leukocyte antigen）HLA-B27阳性，且具备脊柱关节炎的其他典型临床特征（表16.2）[9]。然而，虽影像学不同，但患者的疼痛程度、疾病活动性、关节外表现及对生活质量的影响相似[14-15]。超过2/3的放射学阴性的中轴型脊柱关节炎患者可能会在未来20年出现骶髂关节炎的影像学证据[16]。目前尚不清楚强直性脊柱炎和放射学阴性中轴型脊柱关节炎是有交叉的两种不同疾病，还是同一个疾病的不同阶段或仅严重程度不同[13]。在临床工作中，中轴型脊柱

关节炎亚型的分类对治疗几乎没有影响，可能在临床研究外就意义不大了[13]。无论亚型如何，临床一旦疑诊脊柱关节炎，都应及时转诊到风湿病科进行早期诊断和适当治疗[9]。

中轴型脊柱关节炎通常从青春期或青年期开始表现为隐匿性、渐进性的脊柱强直，最常发生于20~29岁，强直性脊柱炎的男女发病率之比为（2~3）：1，放射学阴性中轴型脊柱关节病的男女比例为1：1[17]。在美国，中轴型脊柱关节炎的患病率为0.09%~1.4%[18]，潜在发病机制尚不完全清楚，但强有力的证据支持遗传因素与环境触发因素共同在疾病易感性中发挥作用，触发了遗传易感个体中促炎细胞因子的释放[19]。近90%的强直性脊柱炎患者和70%的中轴型脊柱关节炎患者的HLA-B27阳性，在HLA-B27阳性的普通人群中只有约10%的患者会发展为中轴型脊柱关节炎[9]。

表16.2　中轴型脊柱关节炎的ASAS分类标准

背痛≥3个月且年龄<45岁，伴骶髂关节影像学改变[A]加≥1个SpA特征[B]或HLA-B27阳性加≥SpA 2个其他SpA特征[B]

A.骶髂关节炎影像学改变：	B.SpA特征：
MRI检查高度提示与SpA相关的活动性（急性）骶髂关节炎	炎性腰背痛
	关节炎
	附着点炎（足跟）
明确的骶髂炎影像学改变（根据纽约改良标准）	葡萄膜炎
	指（趾）炎
	银屑病
	克罗恩病/溃疡性结肠炎
分类为强直性脊柱炎的临床标准需要SpA临床标准加骶髂关节影像学改变，双侧≥2级或单侧3~4级[a]	服用非甾体抗炎药效果良好
	SpA家族史
	HLA-B27阳性
	CRP升高

注：1.ASAS国际脊柱关节炎评估学会、CRPC-反应蛋白、HLA-B27人类白细胞抗原B27、SpA脊柱关节炎。2.[a]改良自纽约放射影像学骶髂关节炎分级：0正常；1可疑；2硬化和轻度侵蚀；3严重侵蚀，关节间隙变宽，部分关节强直；4完全强直。

Adapted from Sieper et al.[74]

• 临床特征

中轴型脊柱关节炎多见于青少年，早期症状是持续3个月以上的、每天至少1小时的腰骶部和臀部疼痛伴晨僵（由于骶髂关节炎），活动后症状改善[19]。由于在普通人群中腰背痛是一种相当普遍，对临床医师来说，重要的是确诊炎性背痛

并与非炎性背痛相鉴别，见表16.3。炎性腰背痛需要满足上述5项临床特征中的至少4项。脊柱强直和活动度丧失始于腰椎，随着病情进展，整个脊柱可自下而上发生强直，病程晚期甚至可能累及胸椎和颈椎。

表16.3 炎症性与机械性腰背痛临床特征（＞3个月）

特征	炎症性腰背痛[a]	机械性腰背痛
发病年龄	＜40岁	任何年龄
发病类型	起病隐匿	可多样
通过锻炼或活动后改善	是	否
休息后改善	否	是
夜间疼痛（起床后有所改善）	是	否

注：[a] 炎性腰背痛需满足5项临床特征中的至少4项。炎性腰背痛的临床特征还包括晨僵≥60分钟，而机械性腰背痛≤30分钟。

Adapted from Sieper et al.[74]

中轴型脊柱关节炎常见的炎性病变部位是韧带和肌腱附着点（附着点炎），表现为局部疼痛、僵硬和肌腱附着点压痛。中轴型脊柱关节炎最常累及的肌腱附着点包括跟腱的跟骨附着点、足底筋膜、胸壁的肋软骨连接处和肩上方肱骨大结节冈上肌腱的附着处[6, 19]。超过1/3的患者合并有外周关节的炎性病变，以髋关节、肩关节、肘关节、膝关节和踝关节的受累最为常见。趾（指）关节炎（香肠趾sausage digits）、脚趾和（或）手指肿大，可能提示患有强直性脊柱炎或放射学阴性中轴型脊柱关节炎[20]。与中轴型脊柱关节炎相关的关节外症状包括急性前葡萄膜炎、炎症性肠病和银屑病[21]，较少见的关节外病变还包括一些心血管疾病（如心传导系统失常、急性冠状动脉综合征和主动脉根部病变）和肺纤维化[22-23]。

中轴型脊柱关节炎，尤其是强直性脊柱炎，会逐渐改变脊柱的强度和生物力学特性，增加脊髓损伤和神经功能受损的风险，即使是轻微的低能量创伤依然如此[24]。强直性脊柱炎患者与椎体骨质流失和因创伤所致椎体骨折相关，发生率至少是普通人群的2倍[25]。脊柱骨折和脊柱关节自发性半脱位可导致脊髓或神经受压。强直性脊柱炎患者可能会发生创伤后的脊髓损伤和神经损害的未及时诊断，尤其是在轻微创伤后。因此，在评估脊柱关节炎患者的任何外伤时，都需要高度警

惕并进行完善的神经系统检查[24, 26]。

体格检查在中轴型脊柱关节炎患者中缺乏特异性，比起诊断，它更有助于监测疾病进展[6]。查体可能发现腰椎、胸椎或颈椎的活动度下降，但这些变化可能没有特异性。强直性脊柱炎患者的疾病后期可能会出现姿势异常，如颈椎屈曲增加、胸椎后凸增加、腰椎前凸消失及腰椎后凸畸形进而导致驼背。其他表现还包括骶髂关节压痛、髋关节屈曲畸形、外周关节滑膜炎、趾（指）关节炎、皮肤上有银屑病的迹象、眼睛发红或疼痛、末梢部位压痛（最常见于足跟）。

实验室检查对诊断强直性脊柱炎帮助有限，ESR和CRP等炎症标志物可能升高，只能表明炎症处于活动期，但既不诊断无敏感也不特异。对中轴型脊柱关节炎，HLA-B27也是非特异性的，少数普通人群HLA-B27也可能阳性。

从中轴型脊柱关节炎中定性强直性脊柱炎，骶髂关节的X线片改变是诊断的关键性依据，同时还需要结合中轴型脊柱关节炎的其他临床特征（表16.2）[6]。骨盆X线片成本低廉、简单易行，是筛查骶髂关节炎的首选成像方式，但病程早期，难以有阳性发现[6]。如果临床上高度怀疑强直性脊柱炎，但X线片上没有发现骶髂关节的影像学改变，骨盆MRI是一种明显更敏感的影像学检查方法，可能有助于脊柱关节炎的早期诊断。

• 诊断

中轴型脊柱关节炎患者进行性的、不可逆转的脊柱活动度丧失和功能障碍，严重影响生活质量，尤其是当诊断和治疗明显延迟时。从强直性脊柱炎的首次症状出现至首次确诊间存在很大差异。某些研究报道延迟诊断时间有5～10年，甚至更长，女性患者尤甚[6]。中轴型脊柱关节炎，特别在疾病早期，通常缺乏特异性临床表现，易被误诊为机械性腰背痛（表16.3）。因此，HLA-B27阳性患者的临床表现若提示炎性腰背痛或慢性腰背痛的，应考虑转诊风湿病专科以便进一步的诊断评估[6]。

临床诊断需要综合考虑病史、体格检查、实验室检查及影像学检查[27]。根据国际脊柱关节炎评估协会对中轴型脊柱关节炎的诊断标准为：腰背痛≥3个月，发病年龄＜45岁、经MRI或X线片影像学证实为骶髂关节炎，且至少有1项脊柱关节

炎的临床特征或实验室检查特征，包括炎性腰背痛、足跟疼痛（附着点炎）、指（趾）关节炎、眼葡萄膜炎、中轴型脊柱关节炎阳性家族史、服用非甾体抗炎药有效，以及ESR或CRP升高（表16.2）[27]；或者患者HLA-B27阳性，同时有脊柱关节炎的2个特征也提示诊断。

• 治疗

为优化中轴型脊柱关节炎或强直性脊柱炎患者的治疗，推荐由风湿科医师主导的早期多学科联合治疗。针对疼痛的一线治疗包括服用非甾体抗炎药联合物理治疗（姿势、伸展运动）和症状缓解。已证实生物肿瘤坏死因子抑制剂（抗肿瘤坏死因子，biologic tumor necrosis factor inhibitors，anti-TNF）能有效改善症状和日常功能。除非有严重的残疾性脊柱畸形，脊柱矫形手术很少需要。葡萄膜炎、严重关节炎及心肌传导异常等脊柱外表现需要相应的专家进行及时的评估和治疗。

反应性关节炎

反应性关节炎（reactive arthritis，ReA）是一种由泌尿生殖道或胃肠道感染引发的无菌性周围关节炎为特征的炎性关节炎[28]。其可能与炎性背部和/或骶髂关节疼痛相关，是脊柱关节炎的一类。Reiter综合征曾与反应性关节炎同义，后来人们逐渐认识到，Reiter综合征只是反应性关节炎广泛类别中的一个亚型[29]。

现认为反应性关节炎是由感染引发的免疫反应导致了与内源性抗原的交叉反应，从而引起关节和眼睛的炎症。发病率男性患者是女性的3倍，其中大多数是20～40岁的年轻人。与其他类型的脊柱关节炎一样，反应性关节炎也有遗传易感因素，50%～80%的反应性关节炎患者HLA-B27呈阳性[29-30]。泌尿生殖系统和胃肠道的常见致病菌包括（但不限于）衣原体、志贺氏菌、沙门氏菌、耶尔森氏鼠疫杆菌及弯曲杆菌[28]。

• 临床特征

典型的临床表现是在性病感染或肠胃炎后1～4周，出现不对称性关节炎，随后几天会有新的关节相继受累，常见下肢关节先受累，表现为肿胀、压痛、皮肤温度升高、主动和被动活动时疼痛。脊柱关节炎常见的外周和全身症状（如附着点炎、趾/指关节炎、疲劳、全身不适、发热及体重减轻）也可能与反应性关节炎相关。据报道，5%～10%的反应性关节炎患者出现皮肤病表现，包括脓溢性皮肤角化病（一种掌跖鳞屑性皮疹），后表现为类似银屑病的鳞状斑块的皮肤病[30]，30%的患者还报告了结膜炎[30]。

• 诊断

反应性关节炎是一种基于疾病表现和实验室检查结果做出的临床诊断，尤其是在近期泌尿生殖系统或胃肠道疾病后出现的、急性下肢的、从一个关节依次进展到另一个关节不对称性少关节炎（指影响4个或4个以下的大关节或主要影响小关节）的年轻人，应考虑反应性关节炎的诊断。受累关节的滑液分析可以帮助辨别关节炎或结晶的感染源。虽然HLA-B27的检查有助于支持诊断，但不具有普遍特异性。类风湿性关节炎的血清学检查，包括类风湿因子和抗环瓜氨酸肽抗体检查，在反应性关节炎中常为阴性。反应性关节炎没有特定的影像学表现特征，影像学异常通常仅限于与关节炎症相关的非特异性表现，某些患者有骶髂关节炎的影像学证据[31]。

• 治疗

反应性关节炎是一种自限性疾病，通常持续3～12个月，近一半的患者反复发作，15%～30%患者可能发展为慢性骶髂关节炎[28]。现认为非甾体抗炎药是缓解关节疼痛和炎症的一线药物，疗效欠佳时，为缓解症状，可考虑关节内注射类固醇。更某些慢性难治性患者，柳氮磺吡啶和免疫抑制剂（硫唑嘌呤等）可能有效。虽然抗生素治疗衣原体感染的疾病有效，但是，在大多数反应性关节炎患者中长期使用抗生素有争议的，大多数临床研究均未显示有效[28, 32]。

银屑病关节炎

银屑病关节炎（psoriatic arthritis，PsA）是一种在10%～30%的银屑病患者中可能发生慢性炎性关节炎[33-35]。银屑病关节炎是脊柱关节炎的一种，因具有相似的临床症状和遗传特征。在美国，银屑病关节炎的发病率为（6～25）/10 000，无明显性别差异[35]。银屑病关节炎可在儿童时期发病，但最常见于30～50岁[35-36]。与其他类型的脊柱关节炎一样，认为银屑病关节炎是遗传易感个体中由环境因素触发的异常免疫反应。在银屑病关节炎中，免疫反应似乎在关节和皮肤中同步进行。CD4+和CD8+T细胞的炎性浸润表明T细胞在银屑病关节炎和银屑病发病机制中发挥作用，而关节破坏的机制则涉及各种导致关节破坏和破骨细胞形成的炎性细胞因子和趋化因子，包括肿瘤坏死因子、IL-23、IL-17和IL-13[35-36]。

• 临床特征

银屑病关节炎有5种临床亚型：多关节型（受累关节≥5个）、少关节型（受累关节≤4个）、远端指（趾）间关节型、残毁性关节炎型、主要累及脊柱和骶髂关节的中轴型脊柱关节炎或脊柱关节炎型[28, 35]。少关节型最常见，占70%以上[28]。

银屑病的特征性皮肤表现，是在四肢伸侧面出现表面覆盖厚银色鳞屑的红斑斑块，多数患者在皮肤改变数月至数年后出现银屑病关节炎。银屑病关节炎常不对称，主要累及远端关节（近端指间关节和远端指间关节），好发于上肢，这有助于区分银屑病关节炎和类风湿性关节炎。80%~90%的银屑病关节炎患者出现指（趾）甲变化，如凹痕和指（趾）甲脱落[37-38]。超过40%的银屑病关节炎患者出现以晨僵和炎性腰背痛为特征的中轴性脊柱受累[35, 39]。其余临床特征与其他类型的脊柱关节炎类似，如趾（指）炎和附着点炎。

• 诊断

具有典型的银屑病皮损、指甲病变、有炎性关节炎且类风湿因子阴性即可诊断为银屑病关节炎。无银屑病关节炎特异性诊断实验室检查结果、影像学异常或临床特征。在类风湿关节炎患者中常见的阳性的类风湿因子和抗环瓜氨酸肽抗体，95%的银屑病关节炎患者中呈阴性，只少数病例中阳性[35]。外周关节平片显示骨丢失伴偏心性侵蚀、关节间隙变窄及以骨膜炎为特征的新骨形成的证据。与强直性脊柱炎的双侧骶髂关节炎不同，中轴骨关节炎的X线显示单侧骶髂关节炎和缘旁韧带联合骨赘（相邻椎体间的韧带骨化的薄针状骨桥，也见于强直性脊柱炎患者）[35]。对于皮损不典型的患者，皮肤活检有助于鉴别银屑病和其他类型的皮肤病[40]。

• 治疗

银屑病关节炎的治疗应兼顾治疗银屑病皮损和关节炎。关节炎症和疼痛治疗的一般原则与其他脊柱关节炎相似。对于轻度炎性疼痛患者，非甾体抗炎药（偶尔在必要时联合关节内注射）可有效控制大多数患者的初始症状。应避开银屑病皮损区域处行关节内注射，因为受损皮肤可能有葡萄球菌或链球菌定植。对于非甾体抗炎药效果不佳的、症状更持久或更严重的患者，应尽早考虑使用能改善病情的抗风湿药[35]。对抗风湿药治疗无反应的难治性患者或以严重侵蚀性关节损伤为首发症状的患者，可考虑抗肿瘤坏死因子（anti-TNF）治疗[39, 41]。

肠病性关节炎

肠病性关节炎（enteropathic arthritis，EA）是一种是伴随炎性肠病、其他胃肠疾病发生的炎性脊柱关节炎[42]。炎性肠病患者中的风湿病表现很常见，发生率约为17%~39%[42]。肠病性关节炎在成人和儿童患者中同样常见，可同时累及中轴关节和外周关节。尽管某些情况下，中轴脊柱受累和外周性关节炎先于肠道疾病，但肠病性关节炎的症状常发生在炎性肠病期间或之后[28, 43]。肠病性关节炎与其他脊柱关节炎具有相同的临床特征，如外周滑膜炎、炎性腰背痛、外周附着点病和指（趾）关节炎。肠病性关节炎还可能发生在其他胃肠道相关疾病的患者中，如惠普尔病（Whipple disease）、乳糜泻或肠旁路手术后。

虽然肠病性关节炎的发病机制尚不清楚，但关节炎症发生在有遗传倾向的细菌性肠道感染患者中，提示肠病性关节炎的发病可能与肠道黏膜炎症有关[42]。肠病性关节炎与HLA-B27存在相关性，但与强直性脊柱炎等其他形式的脊柱关节炎相比，相关性较低[44]。

• 临床特征

在炎性肠病患者中，外周关节受累比中轴脊柱关节受累更常见。外周关节炎常急性发作，症状高峰48小时内出现，受累关节常常是不对称性的单关节炎或少关节炎，虽上肢关节受累也可能发生，但下肢大关节更多见。外周关节炎的发作具有间歇性和复发性，6个月内症状将自发改善[42]，少数肠病性关节炎患者周围关节疼痛会长期持续。

克罗恩病患者的中轴脊柱受累比溃疡性结肠炎患者更常见[45]，临床表现是典型的脊柱关节炎相关的炎性腰背痛，表现为隐匿起病，伴有晨僵，运动后缓解[43]。中轴脊柱炎的临床症状不依赖于炎性肠病的活跃性，但外周性关节炎的临床症状常与炎性肠病的加重一致[28, 43]。进行性强直性脊柱炎和骶髂关节炎均可发生于肠病性关节炎患者，且在疾病后期可能出现类似的使人衰弱的脊柱制动。肠病性关节炎的关节外表现包括急性前葡萄膜炎、主动脉瓣关闭不全及皮肤病变（如结节性红斑和坏疽性脓皮病）[43]。

• 诊断

肠病性关节炎无特异性诊断标准，其诊断基于临床病史和检查结果。出现提示炎性背痛和/或发生不对称外周关节炎（尤其是下肢）症状的炎性肠病患者，应高度疑诊肠病性关节炎[43]。肠病性关节炎患者无特异的病理学检查或影像学异常，急性期反应物（包括ESR和CRP）只能反映肠道疾病的活动性[43]，大多数病例，类风湿因子阴性，但类风湿因子阳性的类风湿关节炎患者亦有可能患肠病性关节炎。脊柱和骨盆的放射学或MRI可能发现骶髂关节炎或脊柱炎的证据，但这在脊柱关节炎性疾病中缺乏特异性。如果受累关节仅限于单关节或少关节，关节抽吸以排除脓毒性关节炎很重要，尤其免疫抑制剂治疗的患者[43]。

• 治疗

肠病性关节炎理想的治疗模式是由胃肠科和风湿科专家主导的、联合其他学科专家（如基于患者需求的物理和康复治疗师等）顾问进行的多学科共同治疗。对肠病性关节炎患者肌肉骨骼治疗旨在减轻炎症和预防残疾。非甾体抗炎药可能会加重肠道疾病，应慎用。糖皮质激素、抗风湿药及抗肿瘤坏死因子已有效应用于肠道炎症和关节炎，应根据具体的临床表现和并发症合理选用[43]。当脊柱有明显的中轴炎性病变时，物理治疗和康复训练有助于保持活动度和减轻疼痛。

风湿性多肌痛

风湿性多肌痛（polymyalgia rheumatica, PMR）是一种以颈、肩、上臂和骨盆带肌肉疼痛和晨僵为特征的慢性炎症免疫介导性疾病[46]。风湿性多肌痛与巨细胞动脉炎（giant cell arteritis, GCA）有关，而巨细胞动脉炎是老年人中常见的炎症相关性血管炎，若不及时发现和治疗，可能会导致失明[47]。风湿性多肌痛好发于50岁以上的老年人，在70~80岁达到高峰，女性发病率常是男性的2倍[47]，总发病率是巨细胞动脉炎的3~10倍。风湿性多肌痛的发病机制尚不清楚，但遗传和环境因素是导致其易感性和严重性的原因[46, 48]。

• 临床表现

临床表现为50岁以上人群出现颈部、肩胛带和骨盆带肌肉疼痛和晨僵[48]，症状持续时间超过2周，约1/3的患者出现乏力、不适、纳差、低热和体重减轻等全身症状[46-47]。因疼痛所致，体格检查显示颈部、肩部和臀部等活动范围受限，肩部和髋部的黏液囊炎，关节滑膜炎，体重减轻或低热[47]。对诊断为风湿性多肌痛的患者，医师必须仔细评估是否伴有巨细胞动脉炎的临床表现，包括新发的枕区或颞区头痛、头皮压痛、下颌运动障碍、颞部压痛或急性视觉障碍（如视物模糊、失明或视野缺损、复视）[47]。

• 诊断

风湿性多肌痛的诊断需结合临床病史、检查和实验室辅助检查。诊断依据为年龄超过50岁，伴有双侧颈部、肩胛带或骨盆带肌肉疼痛，持续时间超过2周，实验室检查提示全身炎性反应（ESR或CRP升高）和正常红细胞性贫血。没有专门针对风湿性多肌痛的病征学检查，因此重在排除其他具有类似临床表现的疾病，如癌症、活动性感染、系统性红斑狼疮及血清阴性类风湿性关节炎[47]。该病的诊断通常无须影像学检查。

巨细胞动脉炎的诊断需结合临床评估、病史及实验室检查，并由组织病理学证实[6]。50岁以上，临床表现疑似巨细胞动脉炎、实验室检查提示存在急性期反应（如ESR或CRP升高），以及正常红细胞性贫血，应高度怀疑巨细胞动脉炎并行进一步检查。当临床和实验室检查发现有巨细胞动脉炎证据时，应立即进行颞动脉活检组织学评估[47]。

• 治疗

对于风湿性多肌痛和巨细胞动脉炎，皮质类固醇的药物治疗是主要方法，其目的是恢复功能和缓解症状。为最大限度地降低不可逆视力丧失的风险，对于可能有巨细胞动脉炎的患者，医师在等待颞动脉活检期间就应该开始皮质类固醇治疗，因为即使类固醇开始使用2周后，组织病理学检查结果仍存在[6, 49]。

感染性疾病合并脊柱疼痛

脊柱感染主要为椎体、椎间盘和邻近椎旁组织的感染，占所有肌肉骨骼感染的2%~7%[50]。患者通常腰背痛的症状并不典型，很难与其他疾病相鉴别。尽管脊柱感染相对罕见，但不及时诊断后若耽误治疗会导致极高的致残率和致死率。

硬脊膜外脓肿

硬脊膜外脓肿（spinal epidural abscess，SEA）是一种罕见但严重的中枢神经系统化脓性感染。虽然硬脊膜外脓肿不常见，但在过去几十年中，由于MRI检查提高了诊断的准确性、脊柱介入治疗增加、人口老龄化、静脉注射毒品及医源性免疫抑制的使用，其发病率有所上升[51-53]。如未尽早识别和治疗，硬脊膜外脓肿与更高的致残率和致死率相关。硬脊膜外脓肿的预后取决于能否在神经功能障碍前及时干预治疗。但由于该病发病率低且常在初次就诊时常有易误诊的非特异性临床表现，诊断延迟很常见[54]。

硬脊膜外脓肿相关的危险因素包括免疫功能受损的慢性病（如糖尿病、艾滋病、酒精中毒、终末期肾病）、局部或全身感染、可能导致微生物血源性传播的因素（如导管留置、外伤、静脉吸毒、纹身、针灸）及脊柱手术史[50-51]。在手术相关的硬脊膜外脓肿中，危险因素还包括手术时间延长、大量失血、手术类型（后路比前路风险高、腰椎比颈椎风险高）及脊柱治疗次数（脊柱手术或翻修）[50, 55]。

致病菌进入硬膜外腔后就会形成硬脊膜外脓肿，感染源可能是远处的感染灶经血源性传播而来，或者通过相邻部位蔓延（如髂腰肌脓肿或椎体感染）、抑或是直接播散（脊柱穿刺或手术）。血源性传播是最常见的原因，约占所有病例的50%，其次是相邻部位的感染（约占1/3），其余病例无法确定传染源[51, 53-54]。常见的血源性传播主要来源于泌尿道、皮肤、呼吸道感染或心脏瓣膜赘生物。

从解剖学上讲，硬脊膜外脓肿最常发生于脊柱胸腰段，该区域的硬膜外腔最大，且充满更多的易感染脂肪[51]。硬脊膜外脓肿，虽前侧也可能发生，但大多数形成于脊髓背侧，通常位于L_1以下。硬脊膜外脓肿相关神经功能障碍的机制有多种，包括直接压迫导致脊髓缺血和损伤、静脉淤滞导致局部循环受损，以及脊髓动脉血栓形成[54]。

绝大多数硬脊膜外脓肿感染的病原体是细菌，金黄色葡萄球菌占大多数病例（约占确诊病例的2/3）。在过去的20年中，耐甲氧西林金黄色葡萄球菌占比越来越大[54]。其余不常见的致病细菌主要为革兰氏阴性杆菌、链球菌及凝固酶阴性葡萄球菌[56-57]。结核分枝杆菌是硬脊膜外脓肿罕见的致病菌，多见于免疫缺陷患者或发展中地区[58]。真菌（如念珠菌）非常少见，常与脊柱内固定器械有关。寄生虫引发硬脊膜外脓肿非常罕见，但在某些地区已有病例报道[59]。

• 临床特征

硬脊膜外脓肿初期的临床表现不具有特异性，给准确及时诊断带来困难。70%~90%的患者发生局灶性（通常为重度）腰背痛，是最常见的临床表现[59]。典型临床三联征——腰背痛、发热（约50%患者）及神经功能障碍（20%~30%患者）仅少数患者出现[51, 59]。若不及时治疗，神经系统症状的自然病程通常会从局灶性腰背痛逐渐发展到受累脊柱水平的神经根刺激征（"射击"或"电"感觉），随后发展到运动无力、感觉障碍、膀胱或肠道功能障碍，最终导致瘫痪[51, 60]。患者从发病到入院的差异很大，1天到2个月不等[51]。虽然神经功能障碍的顺序不变，但这些神经功能变化的速率具有高度变异性。神经功能障碍可能会在数小时、数天或数周内逐渐恶化[51]。一旦瘫痪，神经功能障碍可能很快不可逆转。

• 诊断

硬脊膜外脓肿的诊断需结合临床表现、体征、实验室检查及影像学检查，确诊只有进行脓肿引流和活检。由于延迟诊断可能对患者的预后产生严重影响，因此，临床医师首先要在腰背痛和具有硬脊膜外脓肿发生风险因素的患者中将硬脊膜外脓肿作为首要的鉴别诊断。临床上腰背痛合并发热或有硬脊膜外脓肿相关危险因素的患者应高度疑诊。此外，接受过脊柱穿刺，如硬膜外麻醉术后的患者，在穿刺后数周内可能都不会出现感染症状或体征。某些病例报告中，硬脊膜外脓肿的首发症状晚到置入硬膜外导管2个月后才出现[61]。

实验室检查可能有助于临床诊断，但可能没

有明显变化。约2/3的患者白细胞计数增多。ESR和CRP等炎症标志物敏感度较高，并且硬脊膜外脓肿患者几乎都升高[51, 54]。约50%诊断为硬膜外脓肿的患者血液培养阳性，因此高度怀疑硬背膜外脓肿的患者应常规血培养，培养结果有助于指导抗生素的使用[54]。可能的情况下，CT引导下脓肿穿刺抽吸是进行细菌培养并根据药敏结果选择抗生素的最佳标本。不常规进行腰椎穿刺脑脊液检查，因其很少增加额外的诊断信息，反而可能增加蛛网膜下腔或硬脊膜下腔感染扩散的潜在风险[51]。

静脉注射钆类对比剂的磁共振血管造影技术是首选的诊断成像方法，对检测硬脊膜外脓肿的灵敏度和特异度超过90%[62]。金属钆在脓肿中的高信号有助于确定感染的位置和范围，并识别其他潜在的感染灶，如脊椎骨髓炎或椎间盘炎[62]。即使局灶性疼痛，也应考虑对整个脊柱进行扫查，因为即使在非疼痛区域，也可能出现多个跳跃性病变。

• 治疗

手术减压和引流，并辅以全身抗生素治疗是大多数硬脊膜外脓肿患者首选的治疗方法[51, 62]。经验性抗生素治疗应该在抽血培养后立即开始，通常使用覆盖葡萄球菌、链球菌及革兰阴性杆菌的广谱抗生素，直到确定致病的病原体后针对性治疗[62]。虽然手术减压是硬脊膜外脓肿的首选治疗方法，但在某些情况下（如脊柱失稳），也可以考虑CT引导下的穿刺抽吸或单纯的药物治疗。无论采用哪种治疗方法，为制订适当的治疗计划，有条件时，建议脊柱外科医师、放射科医师及传染病医师共同介入行多学科管理。

患者的预后和神经功能转归与手术前神经功能障碍的严重程度和持续时间密切相关[51, 62]。一旦出现如运动无力等神经功能障碍，永久性神经损伤的概率会增高。此外，手术减压前患者瘫痪若超过24小时，神经功能几乎不太可能恢复[62-63]。约5%的硬脊膜外脓肿患者死于严重失控的脓毒血症或其他感染相关并发症[51]。这些不良预后再次强调及时诊断和治疗疑似硬脊膜外脓肿患者很重要。

椎体骨髓炎和椎间盘炎

椎体骨髓炎（vertebral osteomyelitis，VO）是一种累及一个或多个脊椎的感染性疾病。椎体骨髓炎（也称为脊柱骨髓炎或椎间盘炎）可能累及相邻的椎间盘间隙，因此术语"椎体骨髓炎"和"椎间盘炎"常互换使用。在大多数的病例中，这两个疾病的临床表现、诊断及治疗相似。椎体骨髓炎的发病率随年龄增长而增加，好发于50岁以上人群[64]。椎体骨髓炎是50岁以上患者中最常见的血源性骨髓炎，占所有骨髓炎病例的3%~5%[65-66]，男性稍多，约60%的患者为男性[67]。椎体骨髓炎具有很高的致残率和致死率，中位住院时间约为1个月[67]。与椎体骨髓炎相关的危险因素主要为接受过脊柱穿刺或手术、静脉注射药物、心内膜炎、糖尿病、使用皮质类固醇、退行性脊柱疾病、血液透析及免疫缺陷者。

根据感染源，脊椎骨髓炎可进一步分为化脓性或肉芽肿性。绝大多数病例是由细菌感染引起的，也称为化脓性椎体骨髓炎（pyogenic vertebral osteomyelitis，PVO）。化脓性脊椎骨髓炎的细菌感染主要通过2种途径：从远处感染部位经血源性传播和直接播散[67]。血源性传播是化脓性脊椎骨髓炎最常见的感染途径，约占50%[67]。约50%的病例可以确定原发性局灶性感染源，最常见的是尿路感染、皮肤和软组织感染、血管通路部位感染、心内膜炎、滑囊炎及化脓性关节炎[68]。血行播散常常累及2个相邻的椎体和椎间盘，这是由于椎动脉血液交叉供应相邻椎体的缘故。直接播散造成的感染占15%~40%，通常发生在如椎间盘造影、腰椎穿刺或脊柱手术后[67]。

第三种比较少见的感染途径是邻近感染区域的毗邻扩散，如咽后脓肿或感染的外科移植物，约占3%[67-68]。

化脓性椎体骨髓炎最常见的致病菌为金黄色葡萄球菌，约50%以上[68-69]。其他常见致病菌因感染的原发部位和患者的并发症而有所不同，包括革兰阴性菌、念珠菌、大肠杆菌、绿脓杆菌及流感嗜血杆菌[67-68]。结核分枝杆菌非常罕见，但致残率和致死率非常高，是肉芽肿性脊椎骨髓炎最常见的致病菌[67]。

• 临床特征

腰背痛是椎体骨髓炎最常见的临床表现。在一项对1008例确诊为椎体骨髓炎患者的系统综述中，86%的患者述说腰背痛[70]。神经系统的改变（如局部无力、麻木或神经根病压迫症状），仅在约1/3的病例中出现，且往往出现在病程后期。发热相对多变，仅有35%~60%的患者出现[68]。脊椎叩压痛不太常见，据报道仅有不到1/5的患者出现[68]。由于大多数化脓性椎体骨髓炎继发于远处感染的血源性传播，因此疾病初期主要是原发性感染的临床表现。患者较少出现体重减轻、不适及盗汗等全身感染症状。

• 诊断

临床发现可疑诊椎体骨髓炎，确诊需有实验室检查和影像学检查的证据。尽管约2/3的患者中可检测到白细胞增多，但ESR和CRP等炎症标志物的敏感度更高，据报告其敏感度分别为98%和100%[68]。对疑似化脓性脊椎骨髓炎的病例应行血培养，30%~78%的病例中都确定了病原体[70]。如果怀疑化脓性脊椎骨髓炎，但血液培养未发现致病菌，建议在影像学引导下行穿刺活检[68]。

影像学检查有助于识别脊柱感染、帮助排除症状的其他病因并发现脊椎骨髓炎的并发症，如硬膜外扩散或椎旁感染[68]。X线片对识别化脓性脊椎骨髓炎敏感性低，并且在感染的早期常无诊断价值。因MRI检查在感染性疾病方面具有很高的准确性（超过90%），故是椎体骨髓炎首选检查[71]。增加钆造影磁共振成像技术提高了诊断的准确性，尤其是在发病的早期阶段。CT对化脓性脊椎骨髓炎的早期诊断不如MRI检查敏感，因此仅适用于禁用或不可用MRI检查时。三相锝骨扫描技术（three-phase technetium bone scan）在发病几天内即可呈阳性，但对脊椎骨髓炎没有特异性。

• 治疗

大多数脊椎骨髓炎和椎间盘炎的患者可成功应用抗菌治疗和全身支持治疗等行非手术治疗。与硬膜外脓肿的治疗不同，除非患者出现循环不稳定、败血症、硬膜外脓肿形成或脊髓压迫症状，否则脊椎骨髓炎患者在开始抗菌治疗前必须通过血液培养或活检来明确致病病原体。抗菌药物的选择应根据培养结果。关于抗生素的选择、用药途径（口服与静脉注射）及用药时间，最好在传染病专家的指导下实施。抗生素治疗通常需要6~8周，甚至更长时间，炎症标志物如CRP可用于跟踪治疗效果。手术治疗仅适用于少数脊椎骨髓炎患者，如非手术治疗失败、局部神经功能障碍、椎旁或硬膜外脓肿、脊柱失稳或脊髓压迫。

椎体骨髓炎的远期并发症主要为脓肿形成（硬膜外、椎旁、椎间盘间隙）、神经功能障碍和脓毒症。尽管椎体骨髓炎的死亡率低于5%，残余神经功能障碍率低于7%，但延迟诊断和治疗仍会给患者带来严重的影响[66]，及时诊断和早期抗菌治疗对改善患者预后非常重要。

肉芽肿性椎体骨髓炎

大多数椎体骨髓炎都是化脓性的，只有少数继发于肉芽肿性感染。椎体肉芽肿性感染的特征是在感染累及椎体或椎间盘周围，导致肉芽肿。肉芽肿是巨噬细胞和其他炎症细胞有组织的局灶性聚集，由各种感染性和非感染性因子启动的慢性炎症反应。尽管病原体可能包括多种细菌、真菌和寄生虫，但大多数肉芽肿性椎体骨髓炎（granulomatous vertebral osteomyelitis，GVO）由结核分枝杆菌感染（波特病）[72]。总体来说，在美国骨结核的发病率占结核病例的2%略多。肉芽肿性椎体骨髓炎的感染累及部位多见于脊柱的下胸段和上腰段，通常始于椎间关节炎症，随后扩散到邻近的椎体[72]。如果未识别，最终会发展为脊椎塌陷、脊柱畸形及脊髓受压。

诊断肉芽肿性椎体骨髓炎的最大难点之一是最初在高危患者的鉴别诊断中将肉芽肿性疾病考虑进去。临床医师应高度关注以下人群，包括获得性免疫缺陷综合征（acquired immune deficiency syndrome，AIDS）患者、有器官移植病史者、无家可归者、有亚洲非洲或南美洲旅居史者，或已知接触结核感染者[72]。

• 临床特征

肉芽肿性椎体骨髓炎最常见的症状是腰背痛，最常见于胸椎，持续数周至数月，患者可能会出现身体不适、盗汗、体重减轻及发热等全身症状。神经功能的障碍（如局部无力、麻木或神经根压迫症状）发生率为10%~61%[72]。白细胞计数增多和炎症标志物（如ESR和CRP的）血清检测对结核性脊柱感染是非特异。MRI检查是肉芽肿性椎体骨髓炎的首选影像学方法[72]，为鉴别感染的其他来源，常使用钆增强的MRI，但即使如此，仅凭MRI检查鉴别细菌性感染和结核性感染很难。已证明以下MRI检查结果更可能提示结核性感染，如异常椎旁信号、光滑的脓肿壁、

T_2WI和T_1抑脂像的横切面和矢状面显示椎旁或椎管内脓肿[72]。建议活动性椎体结核患者进行胸片检查，可显示胸膜受累、节段性浸润和肺门或纵隔淋巴结病。可根据病理检查、影像学引导活检或细菌培养结果明确诊断。

- 治疗

结核分枝杆菌相关的肉芽肿性脊椎骨髓炎需要及时诊断和治疗，少数病例还需要手术干预。

抗结核药物治疗是一线治疗，包括利福平、异烟肼、乙胺丁醇及吡嗪酰胺，根据培养结果治疗时间为6～18个月。药物选择和治疗时间应在传染病专家指导下实施。虽然药物是结核病相关骨髓炎患者的首选治疗，但若出现脊髓压迫、药物治疗后仍存在进行性神经功能障碍或脊柱失稳，仍可能需要外科手术治疗。

Shane J. Volney

董静、张兰　译，刘文辉、赵晓静、武百山、刘岗　校对

• 参考文献 •

扫码查看

第十七章　肿瘤和脊柱疼痛

要点

※ 骨转移致脊柱疼痛临床常见，可显著增加患者的致残率和致死率。

※ 有效控制脊柱疼痛是当务之急，能快速识别即将出现的神经损害症状也必不可少。

※ 多模式、多学科的融合是有效治疗肿瘤性脊柱疼痛的关键。

概述

癌性疼痛（简称癌痛）非常普遍，超过50%的癌症患者在疾病的某个阶段出现疼痛，64%的患者在晚期或转移时疼痛。尽管疼痛治疗技术和药物治疗已进展，超过1/3的癌症患者仍报告其相关疼痛为中重度[1]。癌痛中骨痛最常见，多达40%的癌症患者有骨痛综合征，70%的患者死亡时发现有骨转移[2-4]。发生骨转移最常见的部位是中轴骨，其中椎体、骨盆和肋骨是最常见的部位。骨转移的常见癌症包括前列腺癌、乳腺癌、肺癌及多发性骨髓瘤。

脊柱转移常见，可显著影响癌症患者的发病率和死亡率。肿瘤转移的常见部位是胸椎（70%），其次是腰椎（20%）和颈椎（10%）[5]。除通过趋化因子和细胞因子的肿瘤特异性过程外，癌痛还常通过局部伤害感受性刺激、神经病理性改变和炎症因子的复杂相互作用介导[6]。脊柱转移患者有发生椎体病理性骨折、来自神经根受压的神经根痛或急性脊髓压迫的风险[7]。

鉴于癌症相关的脊柱疼痛综合征的高患病率和导致严重神经后果的可能，有必要对癌症和腰背痛患者采取标准的诊断和治疗。本章将涵盖癌症相关脊柱疼痛的诊断方法，尤其关注可能危及患者生命并可能导致永久神经后遗症的硬膜外脊髓压迫的诊断。然后在介导和维持癌症相关脊柱疼痛潜在机制下，综述药物治疗。最后将探讨癌症相关脊柱疼痛的非药物治疗方法，包括放射治疗、放射性核素治疗、介入疼痛治疗及手术。

诊断方法

脊柱疼痛综合征的性质通常取决于骨转移的位置及相关的脊柱和神经结构。许多骨转移不伴有疼痛，因此识别哪个部位引起疼痛有时很困难。颈部病变可引起颈部的局部疼痛，并伴有相应受累的神经根水平的上肢神经根性疼痛和运动功能受损。例如，C_5椎体上方的损伤会压迫C_5神经根而引起肩痛和手臂外侧的疼痛，查体时肱二头肌深肌腱反射减弱。而C_5椎体下方损伤压迫C_6神经根，就会出现前臂痛和肱桡肌深肌腱反射减弱。胸椎损害会引起中背部疼痛和胸部周围的放射痛。腰骶损伤通常会引起腰痛伴沿下肢向下的神经根性疼痛，并导致步态障碍。值得注意的是，局限于骨而不累及脊髓或神经根的脊柱肿瘤，仅表现为无神经根痛的局灶性痛。而椎体压缩性骨折通常跟体位有关，直立位时疼痛加重。

识别脊柱疼痛综合征的第一步是详细地询问病史和进行体格检查。在有骨转移的前列腺癌患者中，由癌症导致的脊柱疼痛比例很高，而在无癌症史的患者中，并不能立刻想到这一诊断。如果病史中有相关的全身症状（如发热、盗汗、体重减轻）、进行性疼痛超过1个月、新出现的神经病理性或脊髓病变，或者可能与原发癌症相一致的任何新发的病灶（新出现的乳房肿块），则应提高对癌症相关的脊柱疼痛的警惕。尤其是在既往无骨骼肌肉病史（如退行性关节病时）的高龄患者（＞65岁）中的腰背痛更应警惕恶性肿瘤。体格检查有助于识别疼痛可能的位置来源。详细的肌力、感觉、反射和步态检查及整个脊柱的触诊可以缩小范围。对恶性骨痛来说，骨突部位的中心性疼痛比外周软组织疼痛更应警惕，任何新的神经根性症状如痛觉或客观感觉的缺失，都应进行进一步的评估。

疑似转移性脊柱病变的患者，医师在诊断时应选择适当的成像方式[8]。对急性非恶性疼痛的患者来说，则通常不需要。对于有癌症病史的患者，静脉注射造影剂的MRI检查（译者注：为增强MRI检查）是评估腰背痛的首选成像方法，其识别转移性骨病的敏感度为95%、特异度为90%[9]。当临床合理怀疑患者的腰背痛来自骨转移时，其他的影像学方法不足以评估有癌症病史的患者。MRI检查是唯一具有足够高分辨率的影像学诊断方法，可以识别关键的诊断结果，如即将发生的骨折、肿瘤的硬膜外转移、硬膜外脊髓压迫或马尾神经压迫。

脊髓损伤可引起终身病残，未明确诊断时可能会致命。硬膜外脊髓压迫是一种急症，需要立即进行放射肿瘤学评估和手术治疗。及时诊断和治疗脊髓压迫，患者的运动能力和神经功能的恢复及疼痛的缓解机会更大[10-11]。

治疗方法

药物治疗

世界卫生组织（World Health Organization，WHO）在1986年开创了的疼痛管理的三阶梯止痛法。在过去的30年里，成千上万的医师使用该方法成功地治疗癌痛（图17.1）[12]。这是一个基于疼痛的严重程度来选择镇痛药物的治疗模式。对于轻度疼痛（第一阶梯），建议使用非阿片类药物。对于中度疼痛（第二阶梯），建议使用弱阿片类药物，如可待因或曲马多。最后，对于剧烈疼痛（第三阶梯），建议使用强阿片类药物，如吗啡和羟考酮。对于癌痛，世界卫生组织的阶梯疗法已证实有效，而这需要临床医师按照指南积极筛查并治疗疼痛。一项研究表明，只有50%～60%的已知癌症相关性骨痛患者获得了适当的阿片类处方药物治疗。另一项研究表明，只有约10%的癌症相关的骨痛患者仅用强阿片类药物就能镇痛[13-14]。因此，骨痛治疗仍然是一个挑战。

• 非甾体类抗炎药

痛性骨转移灶构成了介导疼痛的趋化因子和炎症细胞因子周围的微环境。长期以来，非甾体抗炎药和糖皮质激素一直治疗与癌症有关的疼痛综合征，已发现相当有效。一项大型的Meta分析表明：足够多的数据支持非甾体抗炎药可用于癌

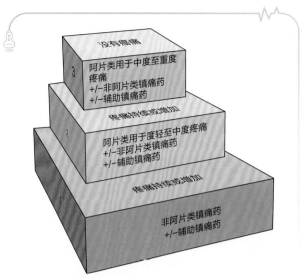

图17.1　WHO开创的癌痛阶梯治疗
（Adapted with permission from WHO stepladder for cancer pain http://www.who.int/cancer/palliative/pain-ladder/en/）

痛的治疗，因此有学者质疑世界卫生组织阶梯疗法的第二阶梯（弱阿片类药物）是否适用于癌痛治疗[15]。非甾体抗炎药的临床应用通常取决于患者的特异性，如肾脏损害、胃肠道出血史、脑卒中风险及心血管疾病[16-17]。抗凝药的使用和血小板减少在癌症患者中较常见。这可能使非选择性非甾体抗炎药的使用复杂化。由于不会增加出血风险，此时选择性环氧合酶-2（COX-2）抑制剂可能是一种选择。

• 糖皮质激素

与非甾体抗炎药一样，有学者认为皮质类固醇通过靶向作用于癌症相关脊柱疼痛的炎症成分来减轻疼痛。类固醇适用于疑似硬膜外脊髓压迫等紧急情况，通过减轻神经周围水肿从而减轻神经根性疼痛综合征[18]。已证实类固醇可预防与放疗有关的暴发痛[19]。若怀疑脊髓受压，在进行MRI检查的同时，尽快给予单剂量静脉注射地塞米松，每天16 mg（通常分为4次，每次4 mg[20]）。无怀疑脊髓压迫的患者，低剂量的地塞米松如2～8 mg/d（单次或分次），可能明显缓解骨痛或神经根性疼痛。而全身使用糖皮质激素有多种潜在的不良反应，包括免疫抑制、高血糖、神经精神症状及失眠。类固醇还可能影响新的免疫抗肿瘤的疗效。因此，非紧急情况时使用类固醇，需要与患者的肿瘤医师讨论。

• 双膦酸盐

已证实双膦酸盐可减少转移性骨痛，并预防病理性压缩性骨折等不良反应。双膦酸盐抑制破骨细胞活动，认为是其减轻骨痛的原因。虽无针对脊柱转移瘤骨痛的具体数据，但双膦酸盐治疗癌症转移性骨痛的数据令人信服。一篇对双膦酸炎治疗骨痛的多个研究的综述发现，有证据表明双膦酸盐可改善疼痛、减少镇痛药的使用并减少不良骨骼事件[21]。最常用的膦酸盐是唑来膦酸和帕米膦酸，通常每3～4周静脉注射一次[21-22]。如果有肾脏损害，双膦酸盐必须慎用，当患者的肌酐清除率＜30 mL/min时禁用。值得注意的是，双膦酸盐的镇痛作用不是立即起效的，但随着时间的推移，确实提供了长期的益处。

• RANK配体抑制剂

已证实RANK配体抑制剂可改善转移性骨痛并预防不良骨骼事件，其功能与双膦酸盐类似。目前没有专门针对脊柱转移性疼痛的数据，但总体上，RANK配体抑制剂用于治疗转移性骨痛效果良好。地诺单抗是一种与NF-kB配体（RANK配体）受体激活剂结合的单克隆抗体，可抑制破骨细胞形成并改善疼痛。一项大型综述发现，地诺单抗在缓解骨痛和预防不良骨骼事件方面优于唑来膦酸[23]。限制其使用的因素之一是费用较高。对于肌酐清除率＜30 mL/min的患者，地诺单抗也是相对禁忌使用的。

• 阿片类药物

阿片类药物仍然是中重度癌症相关脊柱骨痛患者的标准治疗药物。对阿片类药物使用的全面综述超出了本章的范畴，这里只回顾几个关键的原则。首先，尽管有WHO的阶梯指南，许多临床医师在实际的临床实践中还是会避免使用所谓的弱阿片类药物来治疗癌症转移性骨痛。经过复杂的代谢，曲马多和可待因代谢成活性产物，导致明显的镇痛不足或阿片类药物毒性[24]。使用阿片类药物如吗啡、羟考酮、氢吗啡酮、芬太尼及美沙酮，是中重度癌症相关性脊柱疼痛治疗的主要方法。

阿片类药物治疗的基本原则与癌症相关骨痛综合征相似。阿片类药物的选择通常基于患者的特定因素，如既往经验或不良反应、肝/肾损害及给药途径。患者最初应使用短效阿片类药物，以明确镇痛需求和治疗爆发痛。鉴于椎骨转移性疼痛的持续性，大多数患者还需要长效阿片类药物来治疗持续性疼痛。所有阿片类药物治疗的患者都应接受基于指南的治疗，目前包括一套标准的以减轻阿片类药物引起的便秘等肠道反应方案。值得注意的是，与癌症相关的骨痛波动迅速，常需要频繁地冲洗评估和滴定阿片类药物的剂量。例如，急性骨骼不良事件可显著增加疼痛刺激，需要更高剂量的阿片类药物，但在放疗、手术或椎体成形术等介入治疗后，阿片类药物的需求可再次迅速下降。

• 降钙素

在临床实践中，降钙素作为骨转移的辅助止痛药物已有多年。早期一些关于骨质疏松性椎体压缩性骨折的文献研究发现，降钙素有助于此类疼痛综合征的急性治疗，之后降钙素的使用开始普及起来[25]。但是，过去15年的几项系统综述和Meta分析一致发现：无证据表明降钙素在治疗恶性骨痛方面有显著疗效[26-27]。因此，降钙素目前不适用于治疗癌症相关脊柱疼痛。

非药物治疗

• 放射治疗

放射治疗（简称放疗）是治疗累及脊柱的疼痛性骨转移的一线治疗方法。放疗可显著改善疼痛，近一半的放疗是姑息性的[28]。值得注意的是，姑息性放疗对某些类型的癌症缓解作用更强。肿瘤医师能够帮助确定放疗对脊柱转移性疼痛患者的获益程度。

对于预后较差的患者可考虑缩短姑息性放疗的疗程，即低分隔放疗。对于已行最大剂量的传统体外放疗（external beam radiation therapy，EBRT）的脊柱疼痛患者，可考虑进行立体定向放疗（stereotactic body radiotherapy，SBRT）。立体定向放疗允许对肿瘤局部进行靶向剂量的放疗，同时最大限度地减少对邻近正常组织的影响。而最初对EBRT不敏感的脊柱肿瘤患者使用SBRT可能有帮助。

对于担心硬膜外压迫的患者，紧急的放射肿瘤学会诊是必要的。有数据表明，对于年龄＜65岁的硬膜外脊髓受压和脊柱不稳的患者，手术减压联合放疗可获得最理想的预后[29-30]。然而，如果患者因状况不佳或预后不良而不适合手术，应只考虑硬膜外脊髓压迫的姑息性放疗。

• 放射性核素治疗

放射性核素治疗有助于广泛性骨转移过于弥散、不宜局限于单个放射野靶向治疗的患者。放射性核素常被称为"靶向骨示踪剂（targeted bone-seeking agents）"，是一种放射性同位素，被骨转移灶等骨高代谢区吸收。一旦被吸收，可引起癌细胞死亡。钐、锶、镭是研究得最充分、最常使用的放射性核素。有数据表明，这些放射性核素可显著减轻广泛成骨细胞瘤转移引起的疼痛[31]。适应证包括镇痛药和放射治疗难治性弥漫性疼痛、骨扫描阳性、预期寿命超过3个月。

• 椎体增强术

恶性椎体压缩性骨折在肿瘤脊柱转移的患者中很常见。椎体增强术是病理性椎体压缩性骨折疼痛的一种有效治疗手段[32]。其将骨水泥，通常是聚甲基丙烯酸甲酯（polymethyl methacrylate，PMMA）注入骨折的椎体，旨在恢复力学稳定性并改善疼痛。椎体成形术和椎体后凸成形术是两种常见的椎体增强技术。椎体后凸成形术在注射骨水泥前，采用可膨胀球囊在椎体腔内扩张，以减少后凸。椎体成形术是直接向骨折椎体注入骨水泥，但并不使用球囊进行扩张。这两种手术都能迅速减少脊柱恶性肿瘤的压缩性骨折疼痛，由经验丰富的术者实施并保证手术相对安全。一旦骨折稳定后，会经常使用增强后放疗。

• 椎管内给药：硬膜外和鞘内镇痛

椎管内给药包括在脊柱痛觉感受器附近直接给药，鞘内和硬膜外是两种常见的给药途径。通过对脊髓通路的直接作用，椎管内给药在剂量显著低于全身用药时就可以产生更强的镇痛作用。例如，1 mg鞘内吗啡镇痛效果与10 mg硬膜外吗啡相同，与300 mg口服吗啡等效。低剂量增加的效力也可以减少大剂量全身给药所见的阿片类不良反应[33]。

对于预后＞3个月且全身镇痛药控制不良或出现不良反应的患者，可考虑植入鞘内给药系统（也称为"鞘内泵"）。在植入永久性鞘内泵之前，这类患者通常需要住院行经皮临时鞘内或经硬膜外导管椎管内镇痛。虽然只有吗啡和齐考诺肽是FDA批准的鞘内镇痛剂，但是其他药物如氢

吗啡酮、舒芬太尼、可乐定及布比卡因也常用于鞘内注射[34]，如果患者尝试后效果良好，下一步是采用外科手术方法皮下置入永久性鞘内泵。泵的经皮电子程控允许调整剂量，泵内可周期性地补充药物。

对于预后＜3个月的患者，与手术植入药物泵相比，采用隧道式经皮鞘内或硬膜外导管连接外部药物泵可能会降低有创性，但这时感染和导管脱落的风险更大。

沿椎管内特定的进针路径的脊柱后段的肿瘤是脊柱转移患者椎管内给药的禁忌。这时，可以考虑从不同节段进入鞘内或硬膜外间隙。即将发生脊髓压迫的患者应避免置管。对于有明显脑转移的患者应避免鞘内通路，因为存在发生脑疝的风险。

• 脊柱外科手术

脊柱转移疼痛患者的手术适应证包括保守治疗无效的顽固性疼痛、神经功能障碍、不稳定脊柱的脊髓压迫。年龄＜65岁、术前可活动和从出现神经症状到手术时间间隔较短的患者，治疗后更有可能保留走动能力[35-36]。预后不良（＜3个月）、功能状态不佳及高龄的患者，微创姑息治疗可能是更好的选择[37]。

特殊临床病例：硬膜外脊髓压迫

患者女性，71岁，有右侧乳房ⅡB期导管癌病史，因急性腰骶背部疼痛（10/10）且出现从双腿到双足的放射痛而到急诊就医。患者在54岁时确诊为乳腺癌，10年前行乳腺肿块切除手术，放化疗和激素治疗后无复发迹象，其余病史无特殊。患者每天服用的药物包括阿司匹林、他汀类药物及氢氯噻嗪（降压药），手术后未服用过阿片类药物，适龄的体检信息也是最新的。腰背痛发作前，患者能够自由活动且功能正常。体格检查显示双下肢无力、麻木，踝关节背屈肌局灶性无力。

问题：

1. 最合适的即时医疗方案是什么？

2. 最合适的诊断检查是什么？

3. 评估患者必须紧急进行哪些会诊？

答案：

1. 患者有乳腺癌病史，众所周知，即使在癌

症缓解后数十年，仍会复发并伴有脊柱转移。该患者不仅有骨转移的表现（包括急性发作的腰骶痛），也有急性硬膜外脊髓压迫伴客观神经功能缺失的特征，应立即静脉给予地塞米松10 mg，然后每6小时给予地塞米松4 mg，应给予静脉阿片类药物迅速处理该患者的癌痛危象，使疼痛得到控制。对于初次使用阿片类药物治疗的患者，合理的选择是静脉给予5 mg吗啡，并在15分钟内重新评估是否需要重复给药。

2. 需要行静脉造影剂的紧急MRI检查来确诊怀疑的诊断，并为外科手术和肿瘤放疗提供高分辨率的影像学检查。

3. 需要肿瘤医师和脊柱外科医师紧急会诊，评估患者是否需要立即治疗。如果患者有手术适应证，应立即行手术减压和随后的放射治疗是。

总结

累及脊柱的癌症可导致显著的发病率甚至死亡率。临床医师对脊柱疼痛的癌症患者应采用相应的方法进行诊断，必要时进行紧急MRI检查来评估即将发生的脊髓受压或神经损伤，也应熟悉一系列包括阿片类和非阿片类的药物治疗手段。非药物治疗手段包括放射治疗、椎体增强、放射性核素治疗及椎管内给药，应结合患者的预后、功能恢复情况及治疗目标综合考虑。

Daniel K. Partain，Mihir M. Kandar
刘秀芬　译，刘文辉、刘岗、张力　校对

参考文献

扫码查看

第十八章　小儿脊柱疼痛

要点

※ 查明小儿脊柱疼痛的病因需要详细的病史和体格检查，部分患儿需要专门的实验室评估和影像学检查。

※ 儿科脊柱疼痛的诊疗计划制订可能需要儿科、骨科及许多其他专科的协作。

※ 针对小儿脊柱疼痛患者的治疗方案正在不断发展。

病例介绍

患者女性，14岁，有进展性脊柱侧凸和背痛病史，无特殊疾病史。自8岁起，儿科医师就对其进行病情监测，但在手术评估前的6个月里，观察到其脊柱侧凸加重。患儿的症状主要表现为剧烈的肩胛骨内侧疼痛，需服用对乙酰氨基酚、地西泮及羟考酮控制疼痛，未出现无力、感觉异常或肠/膀胱等不适症状。

体格检查

· 所有上肢肌力均为5/5。

· 上/下肢轻触觉完整。

· 上/下肢深肌腱反射2+。

· 协调和平衡力正常。

· 脊柱侧凸测量显示胸椎侧凸15°、胸腰段侧凸12°。

术前影像

术前影像见图18.1。

· 治疗

患儿接受了6个月的支具治疗，但脊柱侧凸仍继续进展，随后进行了$T_4 \sim L_2$内固定脊柱融合。术后患儿疼痛消退，随着脊柱矫正的改善，恢复良好。

术后影像

术后影像见图18.2。

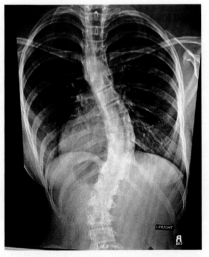

进行性胸腰椎侧凸，支具固定6个月后无变化。

图18.1　该患儿的术前影像

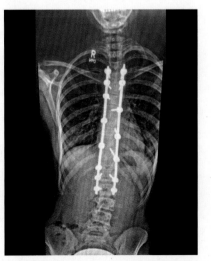

$T_4 \sim L_2$脊柱融合术后，脊柱侧凸明显减轻。

图18.2　该患儿的术后影像

概述

小儿脊柱疼痛是种多病因综合征，虽然疼痛专家可能对其中的某些疾病及其治疗熟悉，但需要筛查儿科人群的多种致痛病因（表18.1）及药物选择和给药（表18.2）。小儿腰背痛的（生物力学）原因包括以脊柱异常弯曲为特征的疾病，即脊柱侧凸和舒尔曼病。疾病状态下，畸形的程度在儿童期加速，但与疼痛的相关性不强。其他机械性疼痛原因有腰椎间盘突出和骶髂关节炎症（成年人很常见），但其最佳诊断和治疗尚未在儿科人群中充分阐明。此外，由机动车事故和运动损伤引起的创伤仍是儿童脊柱疼痛的主要病因，创伤通常导致脊柱损伤伴相关的神经功能障碍和疼痛。不能忽视的是，小儿脊柱疼痛有感染性、肿瘤性及自身免疫性等多种病因，其症状常与更常见的病因导致的症状相似，使其难以诊断。

表 18.1　儿童腰背痛的常见原因

生物力学相关	脊柱侧凸 舒尔曼病 腰椎强直性脊柱炎 椎间盘突出 骶髂关节疼痛
创伤	新生儿（颈椎） 机动车事故 跌倒 创伤相关性脊髓梗死
感染	波特病（脊柱结核） 硬脊膜外脓肿 椎间盘炎
炎症	慢性复发性多灶性骨髓炎 幼年特发性关节炎
良性肿瘤	骨样骨瘤 成骨细胞瘤 骨囊肿
恶性肿瘤	淋巴瘤 神经母细胞瘤 尤因肉瘤 骨肉瘤 朗格汉斯细胞组织细胞增生症 转移性疾病
血管炎	大动脉炎

表 18.2　儿童常用止痛药

药品	途径	剂量	注
羟考酮	口服或舌下含服	0.1～0.2 mg/kg，每4～6小时一次	
吗啡	静脉滴注或皮下注射	0.05～0.1 mg/kg，每2～4小时一次	
	口服、舌下含服或皮下注射	0.15～0.3 mg/kg，每4小时一次	
二氢吗啡酮	静脉注射	15 μg/kg，每4小时一次	
	口服或舌下含服	0.05 mg/kg，每4小时一次	
芬太尼	静脉注射	1～2 μg/kg，每1～2小时一次	
	经皮给药	12～25 μg/h，每72小时一次	
	静脉注射	不定	
美沙酮	口服	口服剂量 =2×静脉注射剂量	
布洛芬	口服	5～10 mg/kg	每天最大量为40 mg/kg
对乙酰氨基酚	口服或静脉注射	10～15 mg/kg，每4～6小时一次	每天最大量为60～90 mg/kg
酮咯酸	静脉注射	0.25～0.5 mg/kg，每6小时一次	每天最多使用2 mg/kg，不超过3～5天
塞来昔布	口服	1～2 mg/kg	

脊柱侧凸

脊柱侧凸定义为脊柱的侧弯角度>10°，并伴有椎体旋转、扭曲及正常的脊柱柔韧性下降[1-3]。脊柱侧凸的严重程度可通过测量Cobb角（图18.3）进行分级，该角通过绘制垂直于受累节段最上端椎体的椎体上缘和受累最下端椎体的椎体下缘的线，依据两线所形成的夹角来判断。脊柱侧弯可分为先天性、特发性及继发性三大类。

先天性脊柱侧凸源于脊柱在子宫内发育异常，最常表现为椎骨形成不完全或椎体节段不能分开，导致先天性融合。

继发性（已知病因的）脊柱侧凸最常见的病因是神经肌肉疾病、结缔组织疾病、类风湿性疾病或舒尔曼病。与脊柱侧凸相关的疾病主要为脊髓性肌萎缩、脑瘫、肌营养不良、脆性X综合征、脊髓空洞症、弗里德赖希共济失调（Friedreich ataxia，FRDA）、神经纤维瘤病及普拉德–威利综合征（Prader-Willi syndrome）。

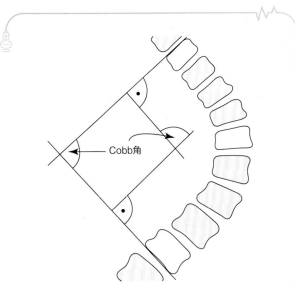

图18.3　脊柱侧凸患者Cobb角的测量方法

特发性（病因不明的）脊柱侧凸是脊柱侧凸中最常见的一种，占所有病例的80%～90%，1%～3%的儿童会在青春期发病[1-2]。发病年龄通常≥10岁，但脊柱侧凸恶化可发生在从出生至骨骼成熟期的任何时间。男性和女性的发病率相同，但相比男性，女性进展为需要治疗的重度侧凸的风险高10倍[4-5]。

治疗是复杂的，通常需要结合密切随访［通常侧凸<（20%～30%）］、支具［侧凸>（20%～30%）］和各种手术技术，如融合、切除及植入生长棒（通常侧凸>40%）。物理治疗和整脊治疗等的辅助治疗方式在减少脊柱侧凸进展方面未显示出任何益处[2, 6]。

在已知腰背痛的儿童中，许多研究表明，脊柱侧凸是最常见的共存病，其次是不同程度的Scheuermann脊柱后凸或脊椎滑脱[7-9]。然而，迄今为止，尚未有文献证明特发性脊柱侧凸和儿童腰背痛之间有明确的因果关系[10]，现有研究的把握度尚不足以检测较小的效应量或相关性。此外，当腰背痛和脊柱侧凸同时存在时，Cobb角与疼痛严重程度之间似乎没有相关性[11-14]，现有研究表明矫正手术减小Cobb角没有明显缓解疼痛程度[15-18]。几项小型研究显示普拉提[19]和脊柱稳定练习[20]对缓解患者疼痛有一定益处。

舒尔曼病

舒尔曼病又称为青少年椎间盘病，是青少年胸背部疼痛最常见的原因。据报告，青春期发病率为0.4%～10%，无性别差异，但有很强的遗传倾向[21-23]。舒尔曼病表现为不断增加的、固定部位的胸或胸腰椎后凸，后凸定义为角度>45°，伴胸椎楔形变和椎间隙变窄[24]。

20%～60%的舒尔曼病脊柱后凸患者有疼痛[25]，最常见的是由触诊、体力活动、长时间坐位、站立、前屈而加重的胸背部钝痛和酸痛。疼痛的严重程度与脊柱后凸的程度或进展无关[26]，随着患者骨骼的成熟，疼痛趋于减轻。患者通常有代偿性腰椎过度前凸、腘绳肌紧绷及前肩胛带僵硬[24]。由此产生的外观上的畸形会给患者带来痛苦。此外，脊柱后凸>85°的患者深吸气量降低。然而，虽然存在一些轻度功能受限，但未接受治疗的舒尔曼病患者认为此病没有严重影响其生活[27]。

治疗方法的选择主要依据骨骼畸形的严重程度和成熟度，所有病例均应邀请骨科会诊以进一步评估。<50°的脊柱后凸可进行治疗性锻炼和间断的影像学监测，而>50°的脊柱后凸可能需要支具。由手法治疗、运动及整骨疗法组成的综合治疗可减少30%的疼痛，并降低疼痛发作频率[28]。手术治疗的适应证包括脊柱后凸>70°、严重疼痛及神经功能障碍。神经功能障碍并不常见，通常继发于椎间盘突出、脊髓牵拉或压缩性骨折[26]。现有研究表明，52%～71%行矫正手术的患儿疼痛得到了一定程度的缓解，但也有许多研究未描述疼痛情况[29]。

腰椎峡部裂

腰椎峡部裂是指单侧或双侧关节突关节连接部骨缺损，可以在孩子开始行走后的任何时间发生，表明直立的姿势在引起或扩大骨缺损中有一定的作用。约90%的峡部裂发生在腰骶关节水平[30]。腰椎峡部裂在儿童期的发病率稳步上升，从6岁时的4.4%增加至18岁时的6%[31]。在骨骼成熟后通常不会出现这种情况[32]。

在需要重复过度伸展的运动（如举重、体操和潜水）中，腰椎前凸增大会导致关节间应力增加，会显著升高峡部裂的发生率[33]。未经治疗的峡部裂可导致椎体相对于紧靠其下方的椎体向前滑脱，这种现象被称为脊椎滑脱。

患儿通常表现为轴性腰部疼痛，活动和长时间站立时加重。脊柱滑脱程度加重时，患者在站立时也可能出现由臀部放射到大腿后部的疼痛及神经功能障碍，最常见的表现为L_5或S_1神经功能障碍。对于重度脊椎滑脱，神经功能障碍可能进展为肠或膀胱功能障碍[34]。

峡部裂的治疗方法取决于疼痛的严重程度、是否有神经功能障碍、患者年龄及相关脊椎滑脱的程度。在儿童和青少年中，大多数病例采用休息、使用非甾体抗炎药、屈曲练习和改善柔韧性为重点的理疗，以及应用胸腰椎矫形器进行为期3~6个月的支撑治疗等保守治疗。虽然单独使用支具可缓解高达80%的峡部裂和0或1级脊椎滑脱患者的腰痛[35]，还可使峡部裂病变完全愈合[36]，但是，最近对治疗峡部裂的保守治疗措施进行的Meta分析（所有研究的总成功率相似，为84%）显示，有无支具治疗没有显著差异，表明支具不是临床症状改善的必须治疗[37]。虽然成年人经椎间孔硬膜外类固醇注射可有效减轻疼痛[38]，但尚无在儿科人群中评价注射、整脊操作或针灸治疗峡部裂有效性的可用研究。

对于脊椎滑脱>50%的成长期儿童、影像学证据显示移位进展及保守治疗不能缓解的持续性腰背痛患者，应考虑手术融合。在一组56例行髂骨植骨融合术的患者中，超过80%报告术后症状明显改善或完全缓解[39]。因为可能出现严重的并发症，高难度的脊柱滑脱手术仍然是个挑战[40-41]。

椎间盘突出症

椎间盘突出症是指椎间盘突出于椎体边界或核内容物突出椎间盘环状缘外，由脊柱的急性运动和（或）慢性结构变化导致椎间盘内压力增加所致。最初疼痛是轴向的，由环状应力引起，但因为椎间盘突出引起周围神经根刺激，可能进展为神经根症状。

症状性椎间盘突出在儿童中较罕见，占所有需治疗的椎间盘突出的0.4%~15.4%。MRI检查显示，许多椎间盘突出症患者无症状。实际上，一项针对青少年网球运动员椎间盘突出的研究显示，高达1/3的椎间盘突出症患者无症状[42]。超过99%的需手术治疗的儿科椎间盘突出发生在腰椎[43]，其中约90%发生在L_4~L_5和L_5~S_1节段[44]。儿童的大多数突出为包容性（无髓核突出）和旁正中突出[45]。

椎间盘突出的风险因素主要为举物、涉及身体接触或跌倒高风险的体育活动[43]，30%~60%的患者报告近期有创伤或运动相关损伤史[44]。最常见的初始主诉是腰痛和神经根性坐骨神经痛[46]。小儿腰痛的肿瘤和感染原因虽罕见，但必须排除，危险症状主要为发热、寒战及体重减轻。有明确危险症状的患者应进行影像学和实验室检查。

在体格检查时，临床医师应评估腰椎的活动度，以及下肢力量、感觉及反射。在一组87例因腰椎间盘突出需要行微创椎间盘切除术的儿童病例中，Cahill等报告26%的患儿有运动障碍、41%的患儿有感觉变化、22%的患儿深腱反射丧失[47]，还应进行直腿抬高检查。报告显示了不同的儿童直腿抬高检查灵敏度，只有41%~95%手术治疗的腰椎间盘突出症患者检查呈阳性[46-47]。

大多数患儿在术前应尝试保守治疗（如休息、限制运动、物理治疗及抗炎药物治疗）。虽然在儿科人群中很少使用，但作为保守治疗的辅助治疗，许多中心已成功使用硬膜外类固醇注射类缓解症状[47-49]，现有证据尚不能充分判断注射治疗对哪些儿童患者有效，以及硬膜外类固醇激素注射治疗是否可以降低手术比例。

骶髂关节疼痛

目前尚不清楚骶髂关节（sacroiliac joint, SIJ）在儿科人群中作为主要疼痛来源的比率，但有病例报告显示，在150例腰痛儿科患者中，约1/3的患者因骶髂关节而出现症状[59]。

确诊骶髂关节疼痛很难，支持将成年患者的病史或体检特征用于儿科人群的敏感度的文献更少。迄今为止，研究显示最可靠的阳性体征是L_5以下剧烈牙痛和骶沟压痛[60-61]，无特征性的病因性疼痛放射模式。骶髂关节阻滞仍然是唯一明确的诊断工具，当疼痛缓解超过75%时，视为神经阻滞阳性[62]。影像学检查与诊断性阻滞结果的相关性较差，影像学检查通常可以发现合并的椎间盘膨出，导致不必要的手术。

治疗方法主要为物理治疗、骶髂关节类固醇注射和以实现关节去神经支配的射频消融。值得注意的是，Stoev等[59]报告了48例通过等长髋关节收缩和伸展进行骶髂关节矫治的儿科患者，在这些患者中，53%症状完全消退，80%症状显著改善。

创伤

创伤是美国儿童和青少年死亡的主要原因[63]。在儿童中，虽然创伤相关的脊柱损伤较罕见，但可导致严重疼痛，某些情况下还可导致神经功能缺损。当儿童出现斜颈、颈部疼痛或神经功能障碍［固定和（或）可变］症状时，应怀疑小儿创伤性脊柱损伤[64]。

机动车事故是所有年龄组最常见的损伤原因[64]，但儿童损伤的机制可随年龄变化。新生儿通常由产科并发症导致颈椎损伤。9岁以下儿童，＞75%的脊柱损伤主要是由跌倒、汽车与行人事故导致的。10～14岁儿童，机动车事故是腰椎骨折的主要原因（40%）。在15～17岁的儿童中，摩托车事故是脊柱损伤的部分原因，当与其他机动车事故合并时，占脊柱创伤的70%以上[65]。运动相关脊柱损伤在儿童人群中也很常见，急诊科因颈椎损伤就诊的儿童约1/4与运动相关[66]。

疑似脊柱创伤的患者，影像学评估损伤类型和范围可能很困难。一项由21家临床研究机构参与的观察性、前瞻性、多中心的国家紧急X射线影像应用研究（National Emergency X-Radiography Utilization Study，NEXUS），评价了超过30 000例有钝性颈椎创伤风险但是生命体征稳定的患者。他们发现，符合临床标准之一（表18.3）[67]的任何患者都需要使用颈椎X线进行影像学评估。这项研究也在儿童中得到了验证。

表 18.3　NEXUS 的临床标准

1	颈椎后侧压痛
2	局部神经功能障碍
3	警觉性降低
4	中毒证据
5	可能会分散人们对颈椎损伤疼痛注意力的明显疼痛

但大多数小儿脊柱损伤本质上是韧带损伤。因此，虽然NEXUS研究为X线片的使用提供了指导，且CT对骨折的评估优于X线，但两者对颈椎

间隙病变都无特异性[68]。MRI检查是评估脊髓和韧带损伤的一种非常有价值的工具，其还可用于插管、神志不清或不合作儿童的颈椎间隙疾病的诊断[69]。

即使是韧带损伤也会随着时间的推移而愈合，所以大多数损伤可以保守治疗。休息和外固定是治疗的主要手段。手术治疗用于严重的不稳定性损伤、神经结构减压及不可复位的脱位[64]。

创伤后脊柱损伤的罕见并发症也必须考虑。即使轻微创伤后，儿科人群也有脊髓梗死的报道。脊髓梗死主要是由跌倒造成的，可导致梗死的纤维软骨栓塞，是一种罕见的、后果严重的轻微创伤后的并发症。尸检时，在脊髓血管内发现了椎间盘物质，提示椎间盘物质进入脊髓血管是病因之一。其他针对死前椎板切除术患者的研究也显示脊髓微血管内有椎间盘物质。

这些患者在影像学检查结果改变前就表现出体格检查的突然变化。经典的MRI表现为T_2信号增强和脊髓增大。治疗目标侧重于脊柱制动和维持血流动力学。另外，还建议采用地塞米松、甘露醇及高压氧等治疗。虽如此，多数报告的病例中没有实质性恢复[70]。

感染

在评估儿童脊柱疼痛时，医师还必须考虑感染性致病因素。病史和体格检查对准确诊断至关重要。小儿脊柱中有许多易受感染的结构，主要为椎骨、脊髓及椎间盘。

脊柱结核是由结核分枝杆菌引起的椎骨感染。这种经血行传播的结核分枝杆菌，可以播散至椎间盘、脊髓及周围组织。除腰背痛外，脊柱结核还可有发热、白细胞增多和神经系统症状。因易误诊和漏诊，当出现这种情况时医师必须保持高度警惕。近期有结核病高风险地区暴露史或家庭成员患有结核病者可能提示该诊断。脊柱影像可能显示椎骨脓肿和（或）破坏[71]。治疗包括TB的标准四联疗法（利福平、异烟肼、吡嗪酰胺、乙胺丁醇），偶尔需在脊柱不稳定时手术清创和减压[71]。

脊髓硬膜外脓肿在儿科人群中罕见，但可能产生神经系统的灾难性后果。椎体感染患者中约7%会发生脓肿，通常发生在有免疫缺陷、癌

症、糖尿病、脊髓麻醉或静脉药物滥用史的患者中[72]。细菌可通过连续扩散（称为原发性脊髓硬膜外脓肿）或血源性扩散进入硬膜外腔。最常见的致病微生物是金黄色葡萄球菌，既可以是甲氧西林敏感型也可以是甲氧西林耐药型。症状可能包括隐匿发作的腰背痛和局部压痛，以及发热、颈痛和神经功能障碍。Heusner将脊髓硬膜外脓肿的临床特征分为4期（表18.4）[73]。实验室检查显示ESR、CRP及白细胞计数明显升高。通过脊柱造影剂增强MRI检查确诊脊髓硬膜外脓肿，其确诊灵敏度和特异度约为90%[74]。治疗包括静脉注射抗生素、神经外科会诊以确认是否需要进行脓肿引流。

虽不常见，但儿童也可发生累及椎间盘或椎体终板炎症感染的椎间盘炎，平均诊断年龄为2~8岁。椎间盘炎逐渐起病，症状为腰背痛和夜间持续性疼痛[75]，可通过在X线片上观察到的椎间隙变窄和骨扫描上椎间盘摄取的^{99m}Tc增加来确诊[76]。金黄色葡萄球菌和*K.kingae*是椎间盘抽吸所获得的样本中最常见的病原体。实验室检查表明炎症标志物（如ESR和CRP水平）增高[77]。在各种研究中都可以看到不同程度的神经损伤，表现为无症状[78]、肌肉张力降低、肌肉无力及深肌腱反射下降[76]。然而，抗生素治疗仍然存在争议。对这些患者的长期随访显示，椎间盘炎的治疗效果良好，但需要严格的保守治疗和专门的小儿骨科监护病房的住院治疗。

表 18.4 脊髓硬膜外脓肿分期

第一阶段	脊柱疼痛，背部疼痛
第二阶段	神经根痛
第三阶段	随意肌无力，感觉缺失，肠、膀胱功能障碍
第四阶段	麻痹

炎症与自身免疫性疾病

慢性复发性多灶性骨髓炎（chronic recurrent multifocal osteomyelitis，CRMO）是一种儿童自身免疫性疾病，常被误认为细菌性骨髓炎。慢性复发性多灶性骨髓炎是无菌的，没有抗生素治疗的适应证[79]。目前尚不清楚该病的病理生理学。该病常伴有其他自身免疫性疾病（如银屑病、炎症性肠病等），表现为骨痛伴或不伴发热，以复发性加重和缓解为标志。虽然多见于长骨的干骺

端，也可发生于胸骨和椎骨。主要在青春期确诊，女性多于男性。值得注意的是，X线片所见明显周围有硬化灶的溶骨性病变[79]。MRI检查可用于慢性复发性多灶性骨髓炎患儿的诊断和随访[80]。实验室检查显示细胞计数正常，炎症标志物（如ESP和CRP）水平正常或升高，抗生素对病程无影响。该病的治疗主要为非甾体抗炎药、甲氨蝶呤、柳氮磺吡啶及TNF-α抑制剂[79]。

幼年特发性关节炎（juvenile idiopathic arthritis，JIA）是一种16岁前发病，且病因不明、形式不一的慢性（持续至少6周）关节炎，是儿童期最常见的风湿病。诊断重点是仔细地询问病史（确定疼痛的性质和严重程度）及检查所有关节。另外，还须获得详细的风湿病史和体格检查，尤其注意皮疹、呼吸系统、心脏检查及是否有肝脾大[81]。

无实验室检查可确诊幼年特发性关节炎。患儿应由儿科风湿病学家评估，并由多学科团队管理。不幸的是，虽然有治疗该病的方法，但大多数患儿仍经历慢性病程伴活动性疾病期。该病的治疗主要为使用非甾体抗炎药、甲氨蝶呤和（曲安奈德）关节内注射。症状发作时多关节受累者可能需要全身类固醇治疗。

肿瘤

小儿脊柱肿瘤罕见，但在评估腰背痛患儿时必须鉴别诊断：良性肿瘤主要为骨样骨瘤、骨母细胞瘤和骨囊肿；恶性肿瘤主要为淋巴瘤、神经母细胞瘤、尤文肉瘤、骨肉瘤、朗格汉斯细胞组织细胞增生症及转移性疾病。

医师应及时鉴别恶性肿瘤的症状包括发热、寒战、盗汗及体重减轻。肿瘤引起的疼痛通常不能通过休息缓解，偶尔会导致小儿夜间哭闹[75]。体格检查可发现局部压痛、坐骨神经痛、非结构性脊柱侧凸及可触及的肿块。当怀疑肿瘤时，MRI检查是最佳的影像学检查方法，因其可显示脊柱及其周围的软组织肿块[75]。

骨样骨瘤和成骨细胞瘤是累及脊柱和长骨的少见骨肿瘤。骨样骨瘤最大不超过2 cm，而骨母细胞瘤较大，这些患者通常表现为脊柱疼痛。虽然骨样骨瘤可以仅通过疼痛控制或射频消融安全治疗[82]，但成骨细胞瘤有可能发生恶变，因此，成

骨细胞瘤的主要治疗方法是局部切除[83]。

朗格汉斯细胞组织细胞增生症又称组织细胞增生症X，是一种累及骨骼的嗜酸性肉芽肿（eosinophilic granuloma，EG）。病变起源于网状内皮系统，属于骨骼系统单灶或多灶性疾病。常见的病变部位主要为股骨、下颌骨、骨盆及脊柱。胸椎最常受累，其次为腰椎和颈椎，椎体是脊柱最常受累的组成部分。朗格汉斯细胞组织细胞增生症患者通常表现为钝痛、局灶性腰背痛，并随着时间的推移而加重。腰部僵硬、神经根病及脊柱活动受限也很常见。影像学检查可见溶骨性病变。这些病变使患者面临椎体塌陷的风险，椎体塌陷在影像学上表现为椎体变平。自MRI和CT检查在临床应用以来，X线片在诊断中的作用减弱。CT扫描可显示受累椎骨的溶骨性破坏，MRI检查对脊柱隐匿性病变的诊断准确性较高[84]。治疗主要为甲氨蝶呤、泼尼松，或在病情严重时进行放疗[85]。

儿童原发性脊柱肿瘤最常发生于儿童晚期和青少年早期，虽然最常见的肿瘤是神经胶质瘤（如室管膜瘤和星形细胞瘤）[71]，但临床症状（如运动无力、步态障碍和腰背痛等）通常不具有特异性。25%~30%的脊柱肿瘤患儿腰背痛反复发作，可表现为脊柱痛（位于肿瘤邻近的骨段，钝痛和酸痛）、根性痛（可酷似椎间盘突出引起的疼痛）或束痛（肿瘤直接浸润脊髓的脊髓丘脑束），可通过MRI检查确诊脊柱肿瘤。由于对整个脊柱进行成像需要较高的辐射剂量，因此，禁忌使用CT检查[86]。脊柱肿瘤的治疗方法是手术治疗[87]。

血管炎

在儿童患者中，腰痛的另一个罕见但重要的原因是血管炎——全身性血管炎[71]。大动脉炎（takayasu arteritis，TA）是一种大血管的慢性、自身免疫性炎症，以主动脉及其主要分支为主。这会导致动脉扩张、闭塞及狭窄。当累及主动脉中段时，大动脉炎可导致牵涉性腰痛[88]，大多数儿童在青春期确诊，平均确诊年龄为13岁。在全球范围内，白种人的大动脉炎发病率为120~260万/年，较东亚人高100倍[89]。大动脉炎是小儿年龄组血管炎的第三大常见原因。

在急性炎症期，以全身症状（包括厌食、发热、盗汗及皮疹）为主，由于这些症状是非特异性的，大动脉炎容易在急性炎症期漏诊。漏诊可导致1/3的大动脉炎儿童出现明显的血管后遗症，表现为高血压、头痛和体重减轻，这种后遗症通常还会随着时间的推移而恶化。一旦血管闭塞导致缺血，就会出现器官特异性功能障碍，肾损伤、四肢脉搏缺如和心脏受累是儿童大动脉炎最常见的表现。

实验室检查可发现ESR、CRP、基质金属蛋白酶升高。已证明基质金属蛋白酶水平与疾病活动度相关[88]。血管造影是诊断的"金标准"，但磁共振血管造影（magnetic resonance angiography，MRA）和CT成像也可用于诊断。本病的药物治疗主要为糖皮质激素、免疫抑制剂、抗高血压药及抗凝剂。

Jaleesa Jackson，Benjamin MacDougall and Lucy Chen
刘岗、仰嘉轩　译，崔旭蕾、张兰、唐元章　校对

● 参考文献 ●

扫码查看

第五部分

脊柱疼痛的治疗

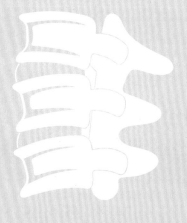

第十九章　阿片类和非阿片类药物治疗

要点

※ 通过结合阿片受体，阿片类药物改变细胞膜电位而起到镇痛作用。

※ 阿片类药物镇痛的特征是具有显著的患者间和患者内变异性。不同的阿片类药物在某些患者中效果更好，但在其他患者中效果不佳，且如何预测药物反应还未得到优化。

※ 虽然阿片类药物在慢性非癌性疼痛的治疗中发挥着重要作用，但是，医师在对这些患者进行随机尿液毒理学、多状态处方监测计划等工作时，必须小心谨慎，应注意个体用药带来的风险。

※ 非甾体抗炎药通过抑制环氧合酶（cyclooxygenase，COX）途径发挥作用，导致前列腺素和血栓素水平降低。

※ 虽然非甾体抗炎药在治疗急性腰背痛方面可能有效，但其长期使用的效果缺乏证据。

※ 非甾体抗炎药可能与胃肠道、血液、心脏及肾脏的不良反应有关。与所有药物一样，在开始治疗前应考虑风险和获益，包括患者的个体差异等。

※ 已有大量研究将抗抑郁药用于治疗神经病理性疼痛，但缺乏评估抗抑郁药对脊柱疼痛的有效性研究。

※ 抗抑郁药主要通过下行抑制伤害感受通路来增强单胺能的抑制作用，其抗伤害感受性作用可能与抗抑郁作用无关。抗抑郁药的抗伤害作用需要5-羟色胺和去甲肾上腺素再摄取抑制的平衡。在治疗疼痛方面，选择性5-羟色胺再摄取抑制剂（selective serotonin reuptake inhibitor，SSRI）的疗效低于三环类抗抑郁药（tricyclic antidepressant，TCA）和5-羟色胺-去甲肾上腺素再摄取抑制剂（serotonin-norepi-nephrine reuptake inhibitor，SNRI）。

※ 医师在决定为腰痛患者使用抗抑郁药治疗前，必须权衡药物相关的不良反应与潜在获益，因为抗抑郁药可能对腰痛的治疗没有帮助。

※ 抗惊厥药可能有助于治疗神经病理性脊柱疼痛，但对于轴性腰痛的治疗效果证据有限且学者们的观点不一致。

※ 加巴喷丁和普瑞巴林是一种可能具有成瘾潜力的管制药物，在有药物滥用风险的患者中使用需谨慎。

※ 骨骼肌松弛药可用于治疗引起急性腰背痛的痉挛，但这些药物不具有长期使用或治疗慢性腰背痛的适应证。

※ 在开始使用骨骼肌松弛药治疗前，必须考虑其不良反应和患者的并发症。

※ 肌安宁（卡立普多）和苯二氮䓬类药物是具有成瘾潜力的管制药物，不应常规用于慢性脊柱疼痛的治疗。

※ 局部镇痛药有局部渗透特性和全身低吸收性，理论上，其不良反应较少，有凝胶、贴片、乳液、乳膏和软膏等剂型。

※ 缺乏使用外用草药治疗腰背痛的证据。

※ 临床研究表明，虽然大麻素（cannabinoids，CB）治疗某些慢性疼痛（尤其是神经病理性疼痛）可能有不同程度的疗效，但是，由于缺乏大麻素治疗慢性轴性或根性脊柱疼痛的潜在疗效评估，所以尚不能确定大麻素治疗这些疾病的潜在益处。

概述

脊柱疼痛（如腰痛）是全球致残的主要病因[1]。虽然脊柱疼痛的病因通常容易识别，但介入治疗并不总是有效，甚至不可能有效。例如，对于许多腰椎间盘源性疼痛的患者来说，微创介入或手术常不能明显缓解疼痛，而腰椎间盘源性腰痛是轴向腰痛的最常见病因之一[2-3]。当无法使用介入治疗或治疗不完全成功时，药物治疗在综合疼痛管理中起着关键性的作用。由于脊柱疼痛的性质可能是伤害感受性的和（或）神经病理性的，因此可以使用不同种类的药物来治疗脊柱疼痛。

第一部分：阿片类药物治疗脊柱疼痛（包括慢性腰痛）

阿片类药物的药理学和基础科学

• 阿片受体

阿片类药物可作用于几种受体和受体亚型。阿片受体由较大的A型或视紫红质样G耦联蛋白受体（GCPR）家族的4种受体组成，介导内源性和外源性阿片类药物作用[4]。这4种受体分别μ受体（MOR，基因OPRM1）、κ受体（KOR，基因OPRK1）、δ受体（DOR，基因OPRD1）及孤啡肽受体（ORL，基因OPRL1）。通过基因组研究和放射性配体结合试验，几乎在所有脊椎动物中均发现了功能性阿片受体，具有明确的跨种属遗传同源性[4]。为与阿片受体有效地相互作用，阿片类药物需要以离子状态存在。此外，只有阿片类药物的左旋对映体能够与受体结合。

天然配体与生理功能

阿片信号系统的主要内源性配体是β-内啡肽、甲硫氨酸-脑啡肽、亮氨酸-脑啡肽及强啡肽[5]。这些神经肽均有YGGFL/MN-端的保守序列，与吗啡在结构上也具有相似性。内源性阿片类药物通过酶促裂解非活性前体（如阿片促黑激素皮质素原、前脑啡肽原和前强啡肽原）转化为活性肽。β-内啡肽和脑啡肽是MOR的天然配体，强啡肽是KOR的天然配体，脑啡肽是DOR的天然配体。

• 下游信号转导过程

阿片受体是Go/Gi抑制性GCPR。阿片类药物可激活内向整流钾离子通道并抑制电压依赖性钙通道，导致突触前和突触后神经元超极化。突触前超极化抑制兴奋性神经递质（如P物质和谷氨酸）释放。中枢神经系统中，约70%的阿片受体位于突触前。阿片类药物还可以调节cAMP信号和丝裂原活化蛋白（MAP）激酶信号级联。激活阿片类受体，还会快速磷酸化细胞内C末端结构域，然后β抑制蛋白与这些磷酸化结构域结合，此过程中的胞吞作用和受体再循环可能造成临床快速脱敏。

阿片受体位于参与伤害性传递和处理的中枢神经系统区域，包括中脑导水管周围灰质、杏仁核、纹状体及下丘脑。在脊髓中，阿片受体在脊髓灰质Rexed2（也称为胶状质）中含量最丰富。

阿片类药物的临床应用

阿片类药物可根据来源（天然还是合成）、化学结构、受体激动谱或生理效应进行分类。

天然存在的阿片类药物，如吗啡和可待因，化学属于菲类物质。阿片类药物中包含苄基异喹诺酮类药物（如罂粟碱和那可丁），但这些药物需要化学修饰才有镇痛活性。半合成阿片类药物（如海洛因、氢吗啡酮、羟考酮及丁丙诺啡）是将这些天然的阿片类物质化学修饰为镇痛药。合成的阿片类药物在自然界中不存在，属于苯基哌啶类化合物，如哌替啶、芬太尼、阿芬太尼、舒芬太尼及瑞芬太尼。

虽然阿片类药物大致可分为"强效"和"弱效"，但在功能上可能并不准确，因为除部分激动剂外，阿片类药物没有剂量上限（药理学术语，即超过该上限再加药物也将无法提供额外的镇痛作用）。在临床实践中，许多阿片类药物因剂量递增时缺乏有意义的叠加镇痛作用，以及因自身不良反应（如重度便秘）或因与其他受体相互作用所致的不良反应（如曲马多的5-羟色胺能效应）而受到限制。实际剂量受限的另一个原因是阿片类药物和其他剂量限制的药物（如对乙酰氨基酚）形成固定剂量的复方制剂。"强"和"弱"作为一种简单的概念化工具并随着各组织制定的指南（WHO癌症镇痛指南等）继续得以强化。WHO尚未或还未打算为肌肉骨骼或神经性疼痛（包括腰痛）制定治疗指南。阿片类药物最具挑战性的特征之一是有效镇痛的剂量范围广。阿片类镇痛药开发的重要日期见图19.1。

  • 治疗的证据

阿片类药物治疗腰痛，人们的态度摇摆不定，在过去的一段时间里甚至认为相对无效，并认为其具有成瘾和低效等严重的不良反应。直到20世纪末，人们才推荐阿片类药物用于癌痛之外的慢性疼痛治疗[6-7]。20世纪80年代中期，在回顾性分析和行业赞助研究所获证据的推动下，阿片类药物开始用于治疗慢性疼痛[8-11]。这种模式转变的原因是疼痛治疗不足，长期使用阿片类药物的潜在获益超过已知风险。2000年，医院组织认证联合委员会（Joint Commission for Accreditation of Hospitals Organizations，JCAHO）公布了其关于疼痛管理的第一项标准，导致治疗慢性疼痛的止痛药（包括阿片类药物）处方反应性增加。对阿片类药物治疗慢性非癌性疼痛有效性的早期研究，激发了医务人员使用阿片类药物治疗的热情，但未能提供在大范围患者中长期使用阿片类药物及其不良反应的数据，仅关注了经过高选择的队列中相对短期使用阿片类药物的数据[12]。

当进行随机对照试验的研究时，虽然已证实阿片类药物治疗慢性腰痛可产生轻度的短期获益[13-15]，但是，缺乏长期使用阿片类药物治疗慢性腰痛或改善身体功能的确切证据[16-17]。阿片类药物在慢性腰痛中的使用率为3%～66%，在亚专科中心的使用率也有所增加[18]。关于阿片类药物对慢性腰痛疗效的研究表明，阿片类药物的疗效未优于安慰剂或其他非阿片类药物（如非甾体抗炎药或对乙酰氨基酚）[13, 15, 17-19]。研究也未能证明使用阿片类药物可以改善慢性腰痛患者的身体功能或使患者尽快恢复工作[18, 20]。多项研究表明，阿片类安慰剂治疗的有效率较高[21]。还需要注意的是，未能证明优于对照组的、最长的前瞻性比较研究只有1年的研究期，而证明优于对照组的、最长的前瞻性比较研究仅有12周的研究期[15, 17]，这可能表明阿片类药物只对短期而非长期疼痛治疗有效。

已证明对阿片类药物治疗慢性疼痛进行系统评估是困难的，因为在确保研究对象使用阿片类药物进行维持治疗方面就存在困难。在一项Meta分析中，有31.4%～61.9%的患者因不良反应而退出，另有3.3%～29.6%的患者因缺乏疗效而退出[15]。

关于阿片类药物治疗腰痛，虽然从何时开始、如何滴定或长期维持尚无共识指南，但是，许多指南建议首先应使用非阿片类镇痛药治疗疼痛。开始使用阿片类药物治疗脊柱疼痛必须

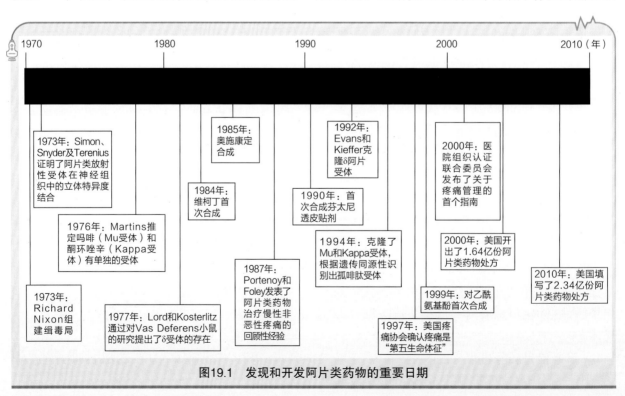

图19.1　发现和开发阿片类药物的重要日期

考虑患者的整个医疗状况，包括疼痛的病理学和预期的临床病程。通过与患者讨论阿片类药物治疗的既往体验、疼痛严重程度及共存疾病，来确定使用哪种药物。一般而言，阿片类药物应使用患者最方便的给药形式。与适用于慢性疼痛治疗的较低滴定频率相比，急性疼痛的治疗需要更频繁的药物滴定。治疗慢性非癌性疼痛时，无限剂量递增可能并不适合。增加的剂量可能得不到相应的镇痛效果，每增加一个对数剂量只能减少12%的疼痛[15]。应频繁监测和评估镇痛的疗效和不良反应，如果阿片类药物的疗效欠佳，医患应准备寻求替代治疗。此外，任何情况下，都应考虑其他可能减少阿片类药物使用或具有相似疗效的替代疗法（如非阿片类药物、物理治疗和介入性手术），以减少充分镇痛所需的阿片类药物用量[15, 22-23]。

• 与阿片类药物治疗相关的不良反应

从程度和发生率上看，每种阿片类镇痛药的不良反应各不相同，但也有许多共同的不良反应。

中枢神经系统效应

阿片类药物在尚未完全缓解疼痛时即可缓解疼痛引起的痛苦和焦虑。抗焦虑治疗后患者可伴有欣快感或烦躁不安，对于同时存在抑郁症的慢性疼痛患者，抗焦虑治疗后初期可能改善其情绪症状，但随后抑郁症会不可避免地恶化。这种变化似乎与其镇痛作用无关，阿片类药物还对大脑的奖赏通路起到强大的正性强化作用，这可以解释其成瘾性[24]。因此，已观察到行为不良反应的发生率较高，主要为药物成瘾性和耐受性[15]。

长期使用阿片类药物经常观察到垂体性激素释放激素分泌减少，并可导致性腺功能减退的临床证据。

瞳孔缩小是阿片类药物对Edinger-Westphal核的兴奋作用，并导致动眼神经兴奋性增加，Edinger-Westphal核对阿片类药物导致的瞳孔缩小的耐受很少发生〔译者注：阿片类药物长期使用会导致的恶心、瘙痒、呼吸抑制等不良反应，人体都会耐受，但对瞳孔缩小和肠蠕动减慢（便秘）不良反应的耐受往往不会发生〕。

其他不良反应

一般而言，虽然吗啡和其他阿片类药物不会引起低血压或心脏抑制，但可抑制交感神经系统。吗啡还可刺激大脑孤束核，导致迷走神经张力增加和心动过缓。吗啡可直接抑制窦房结，进一步促进心动过缓。有证据表明，阿片类处方药与女性心血管疾病死亡风险增加相关[25]。吗啡的独特之处在于其可引起组胺的释放和随后的低血压、静脉回流减少及静脉容量增加。

由于直接刺激延髓呼吸核腹侧和背侧的阿片受体，所有阿片类药物均可引起通气量的剂量依赖性和性别特异性的变化。阿片类药物可降低通气频率，常引起呼吸暂停。随之出现高碳酸血症，但潮气量不完全性代偿。阿片类药物还可降低中枢化学感受器对高碳酸血症的敏感度，导致女性（而非男性）静息CO_2升高和CO_2通气应答曲线右移。相反，阿片类药物可提高男性（而非女性）的呼吸暂停阈值。临床上，长期使用阿片类药物可能会引起各种呼吸异常[26]。

阿片类药物可剂量依赖性降低纤毛活动，还可引起气道阻力的增加，这并非通过释放组胺，而是通过刺激支气管平滑肌或因胸壁僵硬引起。与左旋对映体的镇痛作用不同，阿片类药物的右旋对映体可影响延髓咳嗽中枢，从而镇咳。

通过引起Oddi括约肌和胰管平滑肌等挛缩，阿片类药物导致胆管内压力非剂量依赖性增加，使得阿片类药物治疗胰腺炎导致的疼痛更为复杂。

在使用阿片类药物的情况下，胃排空延迟是由于胃十二指肠交界处张力增加。小肠和大肠的蠕动均减少。排便时间的延长导致水分重吸收的增加，便秘进一步恶化。对阿片类药物导致的便秘的耐受很少发生。阿片类药物诱导的便秘可通过纳洛酮或特异性外周拮抗剂（如甲基纳曲酮或纳洛酮）逆转。

恶心和呕吐是阿片类药物常见的剂量限制性不良反应之一，由刺激第四脑室底部的化学感受器触发区引起。在血脑屏障对应的化学感受器触发区窗口可检测到大量的药物，包括阿片类药物[27]。

与阿片类药物对胃肠道系统的作用相反，阿片类药物可引起输尿管蠕动增加和逼尿肌张力升高，导致尿急。然而，阿片类药物也会增加膀胱括约肌的张力，这可能使排尿困难，并引起尿潴留。

长期使用阿片类药物治疗慢性疼痛可能导致广泛的感官知觉变化。阿片类药物诱导的痛觉过敏（opioid-induced hyperalgesia，OIH）是一种获得性神经病理性疼痛状态，其特征为痛觉敏感和随着阿片类激动剂剂量的增加而反常增加的疼痛[28]。痛觉过敏的发生和维持与神经病理性疼痛具有共同的细胞内通路[29-31]。

越来越多的证据表明，通过与白细胞表面的许多阿片受体直接相互作用，阿片类药物抑制先天和后天获得性免疫[32]。

• 个体阿片类药物药理学研究

如果医师准备对患者进行阿片类药物治疗，则需要与患者确定阿片类镇痛药的选择，以确定最方便的给药途径和频率。不同的药物，给药方案不同，在某些情况下，具有特殊的获益和不良反应。个体差异可归因于阿片类药物的化学特性和药代动力学的差异，见表19.1。

吗啡

吗啡是最常用的阿片类药物之一，是其他阿片类药物的参照药物。吗啡有许多剂型，如速释片和控释片剂、水溶剂、混悬剂、凝胶，可通过静脉注射、硬膜外注射和鞘内注射等方式给药。口服吗啡几乎被完全吸收，但首过代谢快速且变化较大，因此有效生物利用度报告在

表 19.1 临床使用的阿片类药物的药理学特性

药物	生物利用度	前体	pKa	vd_ss（L/Kg）	蛋白结合率（%）	镇痛起效时间（分钟）	t1/2_ss（小时）	代谢	活性代谢产物	肾调节	肝调节
吗啡	静脉 100% 口服 10% ~ 45%	无	8.2	1 ~ 4.7	30%	60	2 ~ 4	UGT-2B7 10% 未代谢	有	有	无
可待因	变化较大	有	8.2	2.6	极少	30 ~ 60	4 ~ 6	经 CYP-2D6 转化为吗啡	有	有	有
曲马多	80% ~ 90%	有	9.41	2.6 ~ 2.9	20%	30 ~ 60		CYP-2D6、CYP-3A4	有	有	有
美沙酮	41% ~ 99%	无	8.94	1 ~ 8	90%	60	8 ~ 80	CYP-3A4、CYP-2B6、CYP-2C19	无	无	无
氢吗啡酮	24%	无	8.6	1.22	20%	15 ~ 30	2.3 ~ 2.5	UGT-2B7	有	有	无
他喷他多	32%	无	9.34 ~ 10.45	7.7	20%	3 ~ 60	4	UGT-2B7、UGT-1A、CYP-2C9、CD2C19	无	无	无
羟考酮	50% ~ 87%	无	8.3	2.6	45%	10 ~ 30	3 ~ 5.7	CYP-3A4、CYP-3A5、CYP-2D6	较少	有	有
哌替啶	50%	无	8.7	3.84	65% ~ 75%	45	3 ~ 5	CYP-2B6、CYP-3A4、CYP-2C19	有	有	有
芬太尼	贴剂 92%	无	7.3	3 ~ 8	84.4%	5 ~ 15，贴剂要 24 小时	3.1 ~ 6.6	CYP-3A4	无	无	无
氢可酮	70%	无	8.23	3.3 ~ 4.7	极少	10 ~ 20	3 ~ 4	CYP-2D6、CYP-3A4	较少	有	无
丁丙诺啡	10% ~ 15%	无	8.31	2.7 ~ 5.1	96%	30	6 ~ 9	CYP-3A4、CYP-2C8	无	有	有

10%~45%。约30%的吗啡与血浆蛋白结合，在pH为7.4时大部分吗啡离解。血浆吗啡峰浓度比脑脊液峰浓度和生理峰效应提前约15分钟。（呼吸性）酸中毒不仅增加吗啡离解，还增加脑血流量，与正常碳酸浓度相比，脑脊液中吗啡含量净增加。这表明在吗啡向中枢神经系统的转运过程中，组织灌注的重要性大于溶解度。速释吗啡的预期镇痛持续时间通常为2~4小时，控释制剂的预期镇痛持续时间为8~12小时。控释制剂主要为美施康定、Kadian和Oramorph。吗啡的抗滥用制剂主要为Embeda和Arymo ER。目前，吗啡是唯一获得批准用于鞘内给药系统（intrathecal drug delivery systems，IDDS）的阿片类药物。

一项对103例非神经根性腰痛受试者随机行缓释吗啡滴定至起效或安慰剂的研究显示，患者疼痛减轻44%，自我报告功能增加31%。需要注意的是，在30天治疗期结束时，观察到阿片类药物的镇痛效力降低了42%，表明耐受迅速出现[33]。

根据收集的代谢产物尿标本，75%~85%的吗啡被UGT-2B7代谢为吗啡-6-葡糖苷酸（M6G），5%~10%被代谢为吗啡-3-葡糖苷酸（M3G）。与吗啡相比，M6G的持续时间更长，效力更强，而M3G缺乏显著的阿片受体活性。UGT-2B7的遗传变异似乎对镇痛或用药过量风险无任何临床相关性[34]。此外，已报告孤立性肝损伤不会显著影响吗啡的药代动力学，这可能是由于肝脏对葡萄糖醛酸化有很大储备[35]。肾功能下降将导致吗啡代谢产物蓄积，吗啡可通过血液透析清除。

可待因

可待因是一种天然的前体药物，内在镇痛疗效有限。约10%的可待因通过肝脏CPY-2D6发生O-去甲基化，并转化为吗啡，从而提供镇痛作用。约10%的美国白种人是"弱代谢者"，因其不能有效地将可待因向吗啡转化，从而导致镇痛效果较差[36]。相反，也有一小部分患者为"超快速代谢者"，CYP-2D6过度活跃，因经常达到危险的高吗啡血清浓度，通常伴有不良临床预后[37]。通过UGT-2B7-葡萄糖醛酸化和CYP-2D6N-去甲基化，可待因代谢为去甲可待因，约80%的非代谢可待因被消除。便秘是可待因的主要剂量限制性不良反应。在低剂量（15 mg）下，可待因

是一种有效的镇咳药。

氢吗啡酮

氢吗啡酮是一种半合成阿片类药物，起效时间较短（30分钟），作用持续时间约为4小时。氢吗啡酮在上消化道吸收良好，但会有广泛且变异性较大的首过代谢，导致生物利用度较低。氢吗啡酮被UGT-2B7和UGT-1A3代谢为氢吗啡酮-3-葡萄糖醛酸苷（H3G）和氢吗啡酮-6-葡萄糖醛酸苷（H6G）。与吗啡相似，在肾衰竭的情况下观察到活性代谢物蓄积。无论是CYP系统还是UGT系统的孤立性功能障碍或肝功能障碍，都不会显著影响氢吗啡酮的临床药代动力学。已有CR制剂（如Exalgo）可用，无防腐剂的氢吗啡酮偶尔也用于鞘内给药系统。

在一项氢吗啡酮的研究中，有266例腰痛患者随机接受每日12~64 mg氢吗啡酮（n=133）或安慰剂（n=133）治疗，并随访12周。氢吗啡酮组共有60%的受试者缓解了至少30%的疼痛，而安慰剂组只有42%的患者实现了这一点[38]。

氢可酮

氢可酮常与对乙酰氨基酚联合使用，并作为固定复方制剂上市销售。与对乙酰氨基酚的联合使用，限制了氢可酮的每日最大剂量。氢可酮被CYP-2D6代谢形成氢吗啡酮，被CYP-3A4代谢形成去甲氢可酮。在一项研究中，有252例腰痛患者随机接受缓释氢可酮（每日20~100 mg，n=151）或安慰剂治疗。结果显示，至少减轻30%疼痛强度的患者，缓释氢可酮组有68%，而安慰剂组为31%[39]。市售的Hysingla ER是氢可酮的防滥用制剂，而Zohydro是氢可酮的缓释制剂。

海洛因

海洛因（二乙酰吗啡）是一种前体药物，无内在μ阿片受体活性。首先被代谢为6-单酰基甲吗啡（6-MAM），然后代谢为吗啡。毒理学家可根据6-MAM区分患者是使用了吗啡还是海洛因。在美国，海洛因被认为是一种高风险的Ⅰ类药物，但在加拿大、英国及其他几个国家，海洛因主要用于姑息治疗。尚未正式评估海洛因用于脊柱疼痛（如腰痛）的情况。

羟考酮

羟考酮是蒂巴因的半合成衍生物，是目前美国和全球使用最广泛的阿片类药物，有短效速释

和长效控释两种剂型，也有防滥用的制剂。其生物利用度为50%~87%，2小时后达血浆峰浓度。速释羟考酮的镇痛持续时间为3~5.7小时，控释羟考酮的镇痛时间约为4.5小时。由于半衰期较短，羟考酮控释剂在使用24~26小时后即可达到稳态血药浓度。羟考酮已有抗滥用制剂（如改良奥施康定和Xtampza）。

一项研究将83例慢性腰痛患者随机分配至羟考酮联合纳洛酮组（10/5 mg、20/10 mg及40/20 mg BID，n=39）和安慰剂组（n=44）治疗8周。对完成8周随访的54例患者进行意向治疗分析显示，羟考酮组疼痛减少20%，安慰剂组疼痛减少8.3%[40]。另一项研究比较了羟考酮QID（n=206）与安慰剂（n=101）及羟考酮和纳洛酮固定剂量复方制剂（Oxytrex，n=412）的效果。在第12周时，安慰剂组的疼痛减轻了32.2%，而羟考酮组则减轻了46.2%，Oxytrex的镇痛作用与羟考酮相似，但瘙痒较轻[41]。

约80%的羟考酮通过CYP-3A4和CYP-3A5介导的N-去甲基化代谢为去甲羟考酮，20%通过CYP-2D6介导的O-去甲基化代谢为羟吗啡酮，抑制其中一条代谢途径通常会代偿性增加另一条途径的活性，而羟考酮的代谢产物对其镇痛的作用极小。抑制CYP-2D6和CYP-3A4可导致未代谢的羟考酮蓄积[42]。有临床意义浓度的羟考酮代谢物蓄积罕见。羟考酮常与对乙酰氨基酚（Percocet，Norco）以固定复方制剂或控释制剂的形式联合使用。因为羟考酮的潜在欣快感及用药普及，所以存在滥用，这也是该药的主要问题。

曲马多

曲马多的作用机制除转化为阿片激动剂，具有镇痛作用，还抑制中枢5-羟色胺和去甲肾上腺素再摄取。相对于其他阿片类药物，这种还抑制中枢5-羟色胺和去甲肾上腺素再摄取的作用机制使一些学者更支持用曲马多治疗神经病理性疼痛。

曲马多在CYP-2D6和CYP-3A4介导下发生O-去甲基化，形成O-去甲基曲马多，也称为M1。虽然M1激动MOR更明显有效，但与母体化合物不同，其缺乏显著的单胺再摄取抑制活性。CYP-2D6和CYP-3A4的遗传变异可能改变M1的生成，而儿茶酚氧位甲基转移酶（COMT）的变异可能影响母体药物的临床活性。曲马多的每日最大剂量通常为600 mg，但很少得到临床报道的支持。据报道，曲马多的不良反应（尤其是恶心和呕吐）发生率与其他阿片类药物大致相同，或可能略微降低。7项关于曲马多（单用或与对乙酰氨基酚联合使用）治疗腰痛的前瞻性研究（n=2641）表明，长期使用曲马多的获益不明显[15]。

他喷他多

他喷他多具有MOR激动剂和中枢去甲肾上腺素再摄取抑制剂的活性。他喷他多被UGT-2B7和UGT-1A代谢为非活性化合物，不与细胞色素系统相互作用。一项对965例腰痛患者随机分为他喷他多缓释片组（100~250 mg/BID，n=313）、羟考酮组（20~50 mg/BID，n=322）或安慰剂组（n=313）的研究表明，他喷他多组和羟考酮组在第15周时的镇痛效果相似。与羟考酮组相比，他喷他多组的便秘、恶心和呕吐较少，但比安慰剂组增加[43]。

哌替啶

哌替啶是一种合成的阿片类药物，有MOR激动、胆碱能受体拮抗及电压门控钠通道拮抗的作用。哌替啶的抗胆碱能特性可引起轻度心动过速的"阿托品样"效应。抑制钠通道使其具有局部"麻醉样"特性。哌替啶通过CYP-2B6、CYP-3A4和CYP-2C19代谢为去甲哌替啶，可经尿液排泄。该代谢物在肾衰竭患者中的蓄积与CNS兴奋相关，可导致患者躁动、肌阵挛及全身性抽搐。

丁丙诺啡

丁丙诺啡是蒂巴因的半合成类似物，是一种长效、高亲脂性的部分MOR激动剂和KOR拮抗剂，DOR活性极小。部分激动作用和高生物利用度扩大了丁丙诺啡在阿片类药物替代和维持治疗计划中的应用。丁丙诺啡通常在30分钟内起效。据报道，丁丙诺啡的镇痛作用持续时间为6~9小时，每日3次给药。有2项随机研究（n=620）比较了丁丙诺啡贴剂与安慰剂，1项研究（n=660）比较了丁丙诺啡与羟考酮。这些研究发现，虽然第12周时羟考酮在减轻疼痛方面比丁丙诺啡略有效，但丁丙诺啡比安慰剂更有效[15]。丁丙诺啡的透皮制剂可连续给药72小时。与美沙酮不同，丁丙诺啡不会延长QTc间期。丁丙诺啡通过CYP-3A4和CYP-2C8的代谢产物大部分无活性。肾衰竭可导致去甲丁丙诺啡蓄积，但无临床意义。

芬太尼

芬太尼是一种人工合成的阿片类药物，起效快，停效快。因其低分子量、亲脂性高，芬太尼具有高效、起效快、作用时间短等优点。临床上芬太尼的制剂主要为舌下溶解条、72小时透皮制剂和口腔黏膜（含片）制剂，已证明这些制剂在儿科人群中非常有用。舌下含服透皮芬太尼起效时间为5～15分钟，由于避免了首过代谢，生物利用度＞50%。肺血管作为芬太尼药理学惰性贮存库，贮存了约75%的芬太尼给药剂量。

一项680例随机接受芬太尼25 μg/72（n=338）或口服吗啡30 mg/BID（n=342）腰痛患者的研究显示，在13个月的随访中，两组的镇痛效果相似，而芬太尼组的便秘较少[44]。

芬太尼透皮贴剂常用于不再需要剂量滴定患者的持续镇痛。大部分（92%）透皮贴剂中的芬太尼可进入体循环。贴剂贴敷后12～24小时可观察到芬太尼血浆峰值浓度，皮下储藏效应导致芬太尼在贴剂停药后约24小时仍进入体循环。有报道显示，在芬太尼透皮贴剂治疗的癌痛患者中有急性中毒性谵妄。不幸的是，芬太尼也越来越多地被确定为可滥用药物[45]。芬太尼主要通过CYP-3A4代谢为无活性代谢物。同样，芬太尼衍生的阿片类药物（如舒芬太尼、阿芬太尼和瑞芬太尼）也可通过不同的途径代谢为无活性的产物。芬太尼有高度的蛋白结合率，因此，疾病引起循环中α-1-糖蛋白变化，并导致芬太尼药代动力学的显著变化。

美沙酮

美沙酮是一种合成的阿片类药物，具有多种特性，能够治疗疼痛。在阿片类药物中，美沙酮是唯一一种临床使用的二苯胺类药物。其生物利用度高、作用时间长、成本低，即使肝肾衰竭也无重要的活性代谢产物。美沙酮通过μ阿片受体激动、NMDA受体拮抗及抑制5-羟色胺再摄取发挥镇痛活性。与其他阿片类药物相比，美沙酮多部位的药理作用机制使其成为治疗神经病理性疼痛的首选药物。

因为美沙酮的药代动力学特点，所以其在治疗脊柱疼痛方面具有挑战性，需要高度关注。美沙酮具有极好的生物利用度（41%～99%），有报道显示其生物利用度＞85%。美沙酮与α-1-糖蛋白和急性期反应物蛋白高度结合，导致其血浆水平随疾病状态波动。美沙酮的肠外起始剂量推荐为口服剂量的50%～80%。美沙酮的半衰期范围非常广泛，为8～80小时。美沙酮的半衰期最初受从血浆到组织缓慢再分布的影响，随着组织饱和，半衰期主要与药物的代谢相关。半衰期延长的临床后果是用药10天后才能达到稳定的血药浓度。此外，由于组织结合率高于血浆结合率，美沙酮的分布容积较大，因此，美沙酮的作用在停药后可持续数小时。非密切监测条件下尝试剂量滴定的频率不应超过每10天1次。

据报道，美沙酮的效力为吗啡的4.4～16.4倍，效力似乎与美沙酮的剂量有关。治疗慢性腰痛时，美沙酮可每日给药2次或3次，而维持治疗则采用每日1次给药。

美沙酮可延长QTc间期，可引起潜在的致死性心律失常，如尖端扭转型室性心动过速。然而，这通常在剂量＞80 mg/d时被观察到[46]。因此，建议在开始美沙酮治疗时检查QTc基础值、然后在1周及每年进行EKG检查。男性和女性QTc间期延长的界值分别为450毫秒或470毫秒。QTc＞500毫秒或较基线增加40毫秒是尖端扭转型室性心动过速的高风险。在管理美沙酮时，建议进行基线和随访EKG检查。美沙酮经过复杂的代谢，生成无药理活性的产物。

美沙酮主要通过CYP-3A4的N-甲基化代谢，CYP-2D6和CYP-1A2对美沙酮的代谢作用较小，还可能涉及其他几种细胞色素酶，包括CYP-2B6、CYP-2C8、CYP-2C9和CYP-2C19[47]。美沙酮本身也可激活CYP-3A4，使其代谢增加，在清除率受损时，也可稳定血浆浓度。其代谢物最终主要是肝胆清除，其次是肾清除

阿片类药物的流行病学

阿片类药物广泛使用代表了一系列正在进行的医学和社会事件，即在现代社会中与阿片类药物的大量使用相关的事件。从2000年至2010年，仅美国用于治疗慢性疼痛的阿片类处方药物的数量就增加了104%，从4380万次增加至8920万次[4]。从2010年到2015年，使用阿片类处方药物的数量进一步增加[5]。目前，约4%的美国人定期使用阿片类处方药来治疗疼痛[5-6]。许多因素造成了治疗非恶性疼痛的阿片类处方药使用量的

增加，如政府要求对疼痛进行定量和治疗、鼓励根据短期临床试验的证据来支持其使用、制药公司的积极营销、公众要求立即缓解疼痛，以及对长期使用阿片类药物的不良反应教育不足。在阿片类处方药物使用增加的同时，美国观察到阿片类药物过量和阿片类药物相关死亡的发生率急剧升高[48-50]。美国已经实施了几项策略来解决执业医师应该意识到的情况。2017年10月，美国联邦政府宣布阿片类药物危机为"突发公共卫生事件"，多个州宣布进入局部紧急状态。

美国联邦政府已采取政策来解决阿片类药物相关死亡的增加问题。Richard Nixon于1973年创建了禁毒署（Drug Enforcement Agency，DEA），来执行1970年的管制物质法。DEA在阿片类药物危机中的作用是深远的，包括监测疼痛诊所超量地、无节制地开阿片类药物处方的做法（广受诟病的"黑诊所"），并阻断从国外带入阿片类药物（如海洛因、芬太尼及卡芬太尼）[51]。美国食品药品监督管理局尚未将纳洛酮制剂作为非处方药。但是，截至2017年，有35个州允许患者和第三方在没有处方的情况下获得纳洛酮。许多州还实施了保护医疗专业人员免于纳洛酮相关责任和旁观者起诉的《善良的撒玛利亚人法》（Good Samaritan Laws）。最后，许多州都有处方药监测项目（prescription drug monitoring programs，PDMP），可以跟踪一个州已开具的处方，来监测"医师购药"。许多州的PDMP现在正在连接中，但目前还没有全国的PDMP。

2016年，疾病控制和预防中心（Centers for Disease Control and Prevention，CDC）制定并发布了其关于阿片类处方药治疗慢性疼痛的指南，该指南为初级医疗机构的患者提供了阿片类疼痛药物的处方建议[52]。值得注意的是，目前已有10余项指南强调了阿片类药物治疗慢性疼痛管理的各个方面[53]。

同时还应努力对医师和规培学员（包括医学生）进行适当的疼痛管理和阿片类处方药的教育。调查显示，在美国和加拿大的多个医学院中，很少提供关于疼痛管理的正式指导，即使有但提供的时间也很简短[54]。除提供疼痛管理选项教育外，还应指导学员识别阿片类药物使用障碍、适当的初始治疗和转诊至专科医师进行更明

确的治疗方法[55]。另外，还应尽量对公众进行教育，因为公众对疼痛病理、治疗和预期结果的认知仍欠缺。公共教育的目标是通过提供更适当的、可替代的非阿片类药物来维持患者的功能[55]。

总之，阿片类药物是治疗脊柱疼痛（包括腰痛）的潜在药物。但是，临床要安全有效地使用阿片类药物需要了解其药理、预期获益、潜在风险及解决相关的不良反应和不良预后（如成瘾、滥用和用药过量）。

慢性腰痛的非阿片类药物治疗

非甾体抗炎药

非甾体抗炎药是治疗急慢性脊柱疼痛最常见的镇痛药之一[56-57]，也是全球医师最广泛使用的药物之一，基于其镇痛特性和抗炎活性，通常用于治疗腰痛[58]。另外，非甾体抗炎药还具有解热特性。

• 非甾体抗炎药的药理学

非甾体抗炎药是一组由一个或多个连接到酸性基团的芳香环组成的化学异质性药物。非甾体抗炎药传统的且最被广泛接受的作用机制是抑制环氧合酶（cyclooxygenase，COX）途径。1976年，Hemler从绵羊的精囊腺中分离出COX，其注意到分离出的COX负责催化反应，通过插入所需的两个氧分子催化多不饱和脂肪酸形成前列腺素和血栓素[59-60]（图19.2）。

非甾体抗炎药可抑制前列腺素H和G合成酶（这些合成酶是花生四烯酸转化为前列腺素的催化剂）的COX活性[61]。另外，前列腺素H是血栓素、前列腺素G、许多其他疼痛和炎症调节剂的前体。已证明，前列腺素通过使伤害感受器对机械或化学刺激敏化而引起痛觉过敏[62]。COX-1通常被称为"结构型亚型"，而COX-2通常被称为"诱生型亚型"[59, 63]。通过COX-1诱导产生前列环素，COX-1参与包括抗血栓形成和胃黏膜保护等重要的生理功能。当内皮释放前列环素时，前列环素具有抗血栓形成和细胞保护特性[59, 64]。COX-2则诱导炎症及相关细胞因子。因此，非甾体抗炎药的抗炎特性与COX-2抑制相关，而大多数不良反应（胃黏膜刺激）主要归因于COX-1抑制。老一代非甾体抗炎药（双氯芬酸、布洛芬、吲哚美辛、萘普生和吡罗昔康）通过抑制COX-1和

COX-2来抑制前列腺素的产生。与传统的非选择性非甾体抗炎药相比，新一代药物（塞来昔布、依托度酸、美洛昔康和萘丁美酮）更针对性地阻断COX-2，理论上引起的不良反应更少[56, 62]。美洛昔康对COX-2的选择性高于萘丁美酮，而塞来昔布对COX-2的选择性高于美洛昔康、依托度酸和萘丁美酮[65-66]。

• 疗效证据

2016年，Cochrane发表了一篇关于非甾体抗炎药的综述[67]。该综述包括13项研究，其中10项研究被认为存在"低"偏倚风险；有6项（共1354例受试者）比较了非甾体抗炎药与安慰剂[68-73]。该综述的作者得出结论，低质量证据表明非甾体抗炎药在腰痛治疗中比安慰剂更有效。疼痛强度的平均差异为-6.97（VAS量表0～100，中位随访56天）。根据Roland Morris残疾问卷评估，在纳入的4项研究中，残疾被认为是效果衡量指标。与疼痛强度一样，该综述的作者得出结论，低质量证据表明，非甾体抗炎药在减少残疾方面比安慰剂更有效。与基线的平均差异为-0.85（评分0～24，中位随访84天）。当比较非甾体抗炎药与安慰剂的不良反应特征时，所有6项安慰剂对照研究均表明：与安慰剂组相比，非甾体抗炎药组的不良反应的发生率无统计学的显著增加（RR为1.04，95% CI为0.92～1.17）。但是，该综述作者提醒：考虑到纳入的大多数研究的样本量偏小和随访持续时间较短，可能不足以代表不良事件的真实发生率。

有2项研究比较了各种非选择性非甾体抗炎药（布洛芬与双氯芬酸、吡罗昔康与吲哚美辛）的疗效[74]。在这些规模相对较小的研究中，未发现不同非甾体抗炎药之间的差异。综述中的另

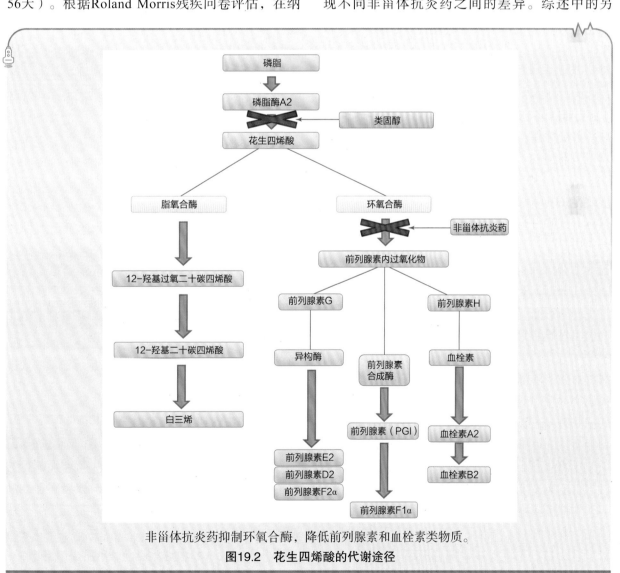

非甾体抗炎药抑制环氧合酶，降低前列腺素和血栓素类物质。

图19.2　花生四烯酸的代谢途径

一项研究显示，选择性与非选择性非甾体抗炎药治疗组之间疼痛强度无差异[75]。另一项关于二氟尼柳与对乙酰氨基酚的研究显示，两个治疗组之间疼痛评分的降低无统计学上的显著差异[76]。一项研究发现，塞来昔布在总体改善方面的结局优于曲马多[77]。一项研究比较了非甾体抗炎药与家庭锻炼患者的结局[78]，运动治疗组显示残疾领域改善更大，疼痛评分无显著差异[78]。这项系统综述纳入的13项随机对照试验中有6项表明，非甾体抗炎药在腰痛治疗中比安慰剂更有效[68-71, 73, 79]。然而，当考虑非甾体抗炎药对残疾的影响时，其仅比安慰剂略有效。研究者判断这些效应的幅度较小，证据等级较低。当仅考虑偏倚风险较低的研究时，非甾体抗炎药和安慰剂之间的效应差异不太明显。此外，未发现非甾体抗炎药类型之间（包括COX-2抑制剂和非选择性非甾体抗炎药之间）的疗效差异。鉴于该综述仅纳入了样本量较小且随访持续时间相对较短的随机对照试验，研究者无法得出关于非甾体抗炎药的长期安全性或不良反应发生率的确切结论。

- **非甾体抗炎药的不良反应**

基于选择性COX-2比非选择性COX抑制剂可降低胃肠道的不良反应风险的概念，人们对选择性非甾体抗炎药的研发给予了广泛关注。然而，随着时间的推移，人们开始关注到使用选择性COX-2抑制剂后有相关的心血管不良反应增加的潜在风险。一项安慰剂对照研究证明了与COX-2选择性非甾体抗炎药罗非昔布相关的不良心血管预后的证据，导致其于2004年退出市场[80]。已进行了塞来昔布与布洛芬或萘普生综合安全性比较的前瞻性随机评估试验，来比较塞来昔布与另外两种非选择性非甾体抗炎药（萘普生和布洛芬）对心血管、胃肠道、肾脏和其他预后的风险[81]。该研究表明，主要就心血管预后而言，中等剂量的塞来昔布与萘普生或布洛芬相比并不逊色。与萘普生或布洛芬相比，塞来昔布的胃肠道不良反应发生率较低，且与布洛芬相比，塞来昔布的肾脏不良反应发生率较低。

在胃肠道系统方面，非甾体抗炎药与胃肠道损伤（包括溃疡、出血、狭窄和穿孔）有关。过去，认为这些不良反应的部分原因是COX-1（在一定程度上是COX-2）抑制导致前列腺素分泌减

少，从而减少微循环而引起胃肠道缺血。最近，胃肠道相关不良反应的COX非依赖性机制受到关注[82]，包括非甾体抗炎药与管腔和黏膜接触的直接作用。当COX抑制与线粒体氧化磷酸化解耦联时，可通过级联反应增加胃肠道黏膜的通透性，从而损伤胃肠道[82]。胃肠道损伤的其他机制包括非甾体抗炎药诱导的中性粒细胞黏附分子内皮表达增加，这可能进一步损害微血管循环。然而，COX-2选择性非甾体抗炎药不会引起线粒体氧化磷酸化的显著解耦联，也不会增加胃肠道的损伤。胃酸也与非甾体抗炎药相关的胃十二指肠损伤有关，可通过联合使用质子泵抑制剂或H2受体阻滞剂减少损伤频率而得到支持。现认为肉眼可见的损伤是由于非甾体抗炎药相关局部效应导致胃酸通过受损屏障扩散所致[82]。

最近发布了一项针对5项队列分析进行的系统综述和Meta分析，比较了非甾体抗炎药使用者与非使用者在不同个体中急性肾损伤（acute kidney injury，AKI）的风险[83]。7种传统非甾体抗炎药（吲哚美辛、吡罗昔康、布洛芬、萘普生、舒林酸、双氯芬酸和美洛昔康）和2种COX-2抑制剂（罗非昔布和塞来昔布）的总风险比相似。COX-2选择性抑制剂和传统非甾体抗炎药中COX-2选择性最强的两种制剂（双氯芬酸和美洛昔康）的急性肾损伤总风险比也与其他传统非甾体抗炎药相当。长期使用非甾体抗炎药时肾损伤的机制解释可以追溯到COX介导的前列腺素生成减少。正常时，肾血流动力学对前列腺素的依赖并不显著。然而，当慢性肾病或血容量不足时，通过降低肾小球血管阻力，前列腺素对维持肾血流量和肾小球滤过率非常重要[83]。鉴于这些风险，研究者提出了在尽可能短的时间内以尽可能低的剂量使用非甾体抗炎药治疗的实用建议。

治疗慢性脊椎疼痛的抗抑郁药

抗抑郁药疼痛调节的主要作用机制是抑制5-羟色胺和去甲肾上腺素再摄取，从而增强下行的单胺能抑制途径。抗抑郁药已用于神经病理性疼痛状态的治疗，并取得了不同程度的成功[84]。然而，在慢性轴性脊柱疼痛的治疗中使用抗抑郁药更具争议性[85]。抗抑郁药用于治疗脊柱疼痛的一个原因是疼痛与抑郁情绪经常共存。然而，已证

实抗抑郁药降低疼痛强度的作用可能与其抗抑郁的功能无关[86-87]。疼痛抑制通路由5-羟色胺能和去甲肾上腺素能神经元调节。因此，与仅作用于5-羟色胺能神经的药物（如SSRI）相比，调节去甲肾上腺素和5-羟色胺水平的药物可能效果更佳[88-90]。实际上，已证明5-羟色胺能下行通路通过其对5-羟色胺（5-HT）2型和3型的激活而具有一定的促伤害性作用[91-93]。比较去甲肾上腺素与5-羟色胺再摄取抑制剂的比值有助于解释SNRI、TCA与SSRI相比疗效增加的原因，西酞普兰（0.002∶1）、去甲文拉法辛（0.09∶1）、文拉法辛（0.1∶1）、度洛西汀（0.2∶1）、阿米替林（1.1∶1）、米那普仑（3∶1）和去甲替林（38.2∶1）[94-95]。

抗抑郁药的其他可能抗伤害机制包括α_1受体和N-甲基-D-天冬氨酸（NMDA）受体拮抗作用、部分离子通道的（钠和钙通道阻断、钾通道激活）阻断或激活作用、腺苷利用度增加、B型-γ-氨基丁酸（$GABA_B$）受体功能增加、μ和δ阿片受体激动，以及继发于前列腺素E2（PGE_2）和肿瘤坏死因子-α（TNF-α）生成减少的抗炎作用[96]。

由于抗抑郁药过去用于治疗神经病理性疼痛，可能会质疑在神经损伤不明显时（如轴性脊柱疼痛）其使用的合理性。有学者认为，伤害性输入可导致中枢伤害性通路神经元兴奋性延长增强，从而导致疼痛敏化的改变[97]。因此，中枢敏化可能是纤维肌痛、骨关节炎及一些肌肉骨骼疾病等患者疼痛的重要因素。有趣的是，Cohen和Hooten发现近一半的慢性颈痛患者表现出神经病理性和伤害性混合症状，或以神经病理性症状为主[98]。

当考虑到抗抑郁药在神经根性病变的作用时，某些证据支持度洛西汀的使用。一项旨在比较度洛西汀治疗腰痛和相关神经性腿痛（神经根病）疗效的随机、双盲、安慰剂对照交叉研究[99]中，虽然参与者数量较少（21例患者完成了研究的两个阶段），但意向治疗分析（$n=25$）显示，度洛西汀治疗第4周的视觉模拟量表（VAS）评分显著低于安慰剂（4.1 ± 2.9 vs. 6.0 ± 2.7；$P=0.001$），平均疼痛减轻32%，Pain DETECT量表显著降低（17.7 ± 5.7 vs. 21.3 ± 3.6；

$P=0.0023$）。两个阶段之间未观察到不良事件的显著差异（度洛西汀65% vs. 安慰剂62%）。

选择性5-羟色胺受体抑制剂

选择性5-羟色胺受体抑制剂（SSRI）包括艾司西酞普兰、氟伏沙明、舍曲林、西酞普兰、帕罗西汀、氟西汀和齐美定，如抗抑郁药类别名称所示，它们可阻断5-羟色胺的再摄取。与三环类抗抑郁药（tricyclic antidepressant，TCA）等其他抗抑郁药相比，它们的继发性不良反应往往较少[96, 100]。SSRI通过作用于5-羟色胺转运体（5-HTT）发挥作用，从而阻止5-羟色胺的突触前再摄取，并增加其在突触间隙的利用率[100-101]。虽然SSRI已用于治疗慢性疼痛，但其主要通过调节情绪，而不是通过抑制性伤害性通路，导致人们更加关注去甲肾上腺素和5-羟色胺调节药物，如三环类抗抑郁药和5-羟色胺去甲肾上腺素再摄取抑制剂（serotonin-norepinephrine reuptake inhibitor，SNRI）[100]。Atkinson进行的一项双盲、控制浓度的研究发现，与安慰剂和任一浓度的氟西汀（一种SSRI）相比，无论低还是高浓度地昔帕明均导致疼痛强度更大程度地降低[102]。2016年，对SSRI治疗慢性疼痛的专题综述显示，虽然SSRI对许多疼痛疾病有一些疗效，但需要更多偏倚风险低和方法学良好的研究来得出关于其治疗慢性疼痛疗效的更可靠结论[100]。在SSRI对慢性腰痛作用的研究中，虽然帕罗西汀治疗的患者更有可能减少镇痛药的使用，但帕罗西汀对疼痛的缓解作用并不优于安慰剂。另一项研究比较了马普替林、安慰剂、帕罗西汀对腰痛的作用，未发现相比安慰剂，帕罗西汀可显著降低平均疼痛强度[103]。一项研究发现，SSRI艾司西酞普兰对慢性非神经根性腰痛有效，与度洛西汀相比无显著差异[104]，但是该研究的持续时间相对较短（13周），只有少量患者（艾司西酞普兰组39例、度洛西汀组41例）。

总的来说，大多数文献不支持使用SSRIs治疗慢性腰痛，可能需要更多低偏倚风险、更长治疗时间和更多患者参与的研究，才能对这些患者的疗效做出结论性的声明[96]。

三环类抗抑郁药

TCA的核心结构由3个环组成，末端胺的不同决定其具体分类，如叔胺、仲胺及季胺[105]。叔胺有阿米替林、多塞平、氯米帕明、曲米帕明和丙咪嗪。它们可能进一步代谢为仲胺（包括地昔帕明、去甲替林和普罗替林）。去甲替林是阿米替林的副产物，地昔帕明（去甲丙米嗪）是丙咪嗪的代谢副产物。由于经过去甲基化的代谢，仲胺的镇静特性不如叔胺对应物高。这主要与仲胺去甲肾上腺素的再摄取抑制作用大于5-羟基色氨酸（5-羟色胺合成的中间体）有关[105]。

目前，三环类抗抑郁药作为镇痛药的有效性机制包括增强下行抑制通路（皮质脊髓、脊髓和脊髓上），其中去甲肾上腺素和5-羟色胺是此通路上重要的神经递质。这样，来自外周神经系统的伤害性输入在其进入中枢神经系统的路径中减少[105]。此外，5-羟色胺可能参与了内啡肽相关活性的调节[106]。

关于腰痛，在57例男性受试者中进行了一项去甲替林与无效安慰剂的随机、对照研究[107]。去甲替林组的疼痛评分降低更显著（疼痛评分相应降低22% vs. 9%）。与安慰剂组相比，神经根痛患者的疼痛减轻幅度更大。有趣的是，这些患者均未有抑郁症，有4例患者因不良反应退出。研究者的结论是，考虑到在该患者中去甲替林的适度获益，处方医师应平衡不良反应的风险与潜在获益。

一项系统性综述评价了包括口服抗抑郁药治疗的慢性腰痛患者中进行的随机、安慰剂对照的7项研究[86]。在这7项研究中，5项研究使用了包括四/三环类抗抑郁药的去甲肾上腺素再摄取抑制剂[103, 107-109]。一项研究显示，与安慰剂相比，去甲替林组的患者疼痛强度降低，但健康相关生活质量、情绪或医师评定结果无显著差异[107]。如上所述，另一项研究比较了马普替林与安慰剂和帕罗西汀[103]。

5-羟色胺去甲肾上腺素再摄取抑制剂

虽然TCA是治疗疼痛的最著名和历史上使用最多的抗抑郁药物之一，但鉴于TCA是通过去甲肾上腺素和5-羟色胺对疼痛通路的联合作用，最近的研究主要集中在SNRI上，包括米那普仑、文拉法辛和度洛西汀。推测这类抗抑郁药对5-羟色胺和去甲肾上腺素再摄取的影响更平衡，由于受体相互作用较少，其不良反应更少[110]。

低剂量时，文拉法辛表现出更多的5-羟色胺能活性，去甲肾上腺素能活性以剂量依赖性方式增加[111]。由于这些药物对缓解疼痛的作用不强，且与药物相关的不良反应发生率限制了剂量，因此临床医师在面对处方决策时了解这些药物的作用机制非常重要[110]。

虽然文拉法辛可阻断去甲肾上腺素和5-羟色胺的再摄取，但通常无抗胆碱能、组胺能和α肾上腺素能效应，这可能解释了其更少的不良反应[110]。度洛西汀是一种强效SNRI，2010年11月美国食品药品监督管理局批准将其用于治疗慢性腰痛[111]，其不良反应与文拉法辛相似，包括恶心、血压升高、嗜睡、头晕和口干[110]。

一项在慢性腰痛患者中进行的为期12周、随机化、安慰剂对照试验，比较了每天应用60 mg固定剂量度洛西汀与安慰剂的疗效[111]。值得注意的是，纳入的放射性疼痛患者只有那些疼痛仅放射到下肢近端的患者，而符合神经根痛的患者被排除。这项研究由礼来制药公司资助，主要预后指标为平均疼痛强度，度洛西汀组改善程度显著大于安慰剂组。本研究的局限性包括研究持续时间短，排除了使用常用处方镇痛药的患者，这不能代表通常同时使用一种以上镇痛药的典型疼痛患者，并且缺乏可能允许度洛西汀与常用处方镇痛药比较的药物。

抗惊厥药治疗慢性腰背痛

过去已评价了抗惊厥药治疗神经性疼痛疾病的有效性，如使用卡马西平治疗三叉神经痛、使用普瑞巴林治疗带状疱疹后神经痛和纤维肌痛。然而，这些药物在脊柱疼痛治疗中的应用研究较少。与这些药物相关的不良反应需要在开始治疗前仔细权衡风险与获益。以下是各种抗惊厥药的概述，并讨论了它们在治疗慢性脊柱疼痛中的作用。

• 加巴喷丁类

加巴喷丁是一种抗惊厥药，通过与电压敏感性钙通道的α_2/δ亚基结合发挥其抗惊厥和镇痛作用[112]。FDA批准加巴喷丁为癫痫和带状疱疹后神经痛的辅助治疗[113]，批准普瑞巴林为癫痫、纤维肌痛、糖尿病周围神经病变相关性疼痛、带状疱疹后神经痛和脊髓损伤相关神经病理性疼痛的辅助药物[114]。虽然加巴喷丁和普瑞巴林在结构上相似，对相同的钙通道亚基发挥作用，但两种药物有一定的药代动力学和药效学差异。加巴喷丁吸收缓慢，呈非线性、零级动力学。因此，加巴喷丁的血浆浓度不与剂量成比例增加。普瑞巴林呈一级动力学，吸收相对较快，并在1小时内达到最大血浆浓度，而加巴喷丁在3~4小时内达到最大血浆浓度[115]。

加巴喷丁治疗腰痛时，头晕、疲劳或嗜睡、视力障碍和精神障碍的不良反应发生率更高[116]。近期研究的注意力集中在滥用加巴喷丁类似物可能对多巴胺能奖赏系统的间接或直接影响方面[117]。一项观察性、回顾性研究检查了2002年1月1日至2011年12月31日电子中毒中心的数据库，确定有116例加巴喷丁和23例普瑞巴林过量的病例[118]。

2017年对腰痛药物治疗的系统评价发现，只有6项使用抗惊厥药物治疗腰痛和根性疼痛的研究质量较好，总结如下[119]。

一项比较普瑞巴林与安慰剂治疗结果的随机对照研究，将双盲期反应丧失的时间作为慢性腰骶神经根病患者的主要终点[120]。虽然普瑞巴林对大多数患者有效，但两组间至疗效消失的时间无显著差异。研究者无法得出任何明确的结论，并强调需要进一步研究普瑞巴林治疗慢性腰骶神经根病相关的疼痛。

一项实用性双盲随机对照研究比较了他喷他多单药缓释剂（500 mg/d）与低剂量（300 mg/d）他喷他多联合普瑞巴林治疗合并有神经症状的慢性腰痛患者的有效性和耐受性[121]。两组患者在疼痛强度和生活质量方面的差异在研究结束时没有统计学意义，但他喷他多单药治疗组患者不良反应更少，因此研究者认为他喷他多单药治疗可能有利于这类患者的治疗。

最近的一项解释性双盲、交叉随机对照研究将29例神经源性跛行患者随机分为两组，或者安慰剂（苯海拉明）后使用普瑞巴林，或者安慰剂（苯海拉明）前使用普瑞巴林治疗[120]。主要预后变量是至首次中度疼痛症状（发生神经跛行性疼痛）的时间（定义为15分钟平板运动试验期间数字评定量表评分≥4），两组间至首次中度疼痛症状的时间未观察到差异。两组间的各种次要预后指标（如静息时的疼痛强度或步行距离）相似。

一项单盲随机对照研究，将首次使用透皮丁丙诺啡治疗3周的慢性腰痛受试者随机分为丁丙诺啡+普瑞巴林组或丁丙诺啡+安慰剂组，分组后再治疗3周，最终纳入44例患者。治疗的第一周，所有丁丙诺啡治疗的患者疼痛均明显减轻，随机分组后，试验组的疼痛指数进一步降低，补救药物使用发生率更低。研究者得出结论：在本研究使用的剂量下，透皮丁丙诺啡联合普瑞巴林可显著改善疼痛和睡眠质量。然而，他喷他多/普瑞巴林研究和丁丙诺啡/普瑞巴林研究均因方法学缺陷而受到批评，导致"证据不足"，无法确定普瑞巴林联合另一种药物与另一种药物单药治疗相比的效果[119, 121-122]。

一项前瞻性、随机研究将36例为期4周、连续3次治疗的混合性慢性腰痛患者，随机分为塞来昔布+安慰剂组、普瑞巴林+安慰剂组和塞来昔布+普瑞巴林组[117]。由设盲研究者使用视觉模拟量表（visual analog scale，VAS）和Leeds神经病理性症状和体征评估（Leeds Assessment of Neuropathic Symptomsand Signs，LANSS）评分。汇总分析了LANSS评分，塞来昔布和普瑞巴林联合治疗的有效性高于任一药物单药治疗，统计学差异显著。塞来昔布和普瑞巴林联合治疗的患者VAS评分降低百分比最大（LANSS评分＞12的患者为51.8%），也具有显著的统计学差异。在不良反应方面，塞来昔布联合和普瑞巴林组和单药组相似。

另一项随机对照研究，将55例腰椎管狭窄症和显著间歇性神经源性跛行（腰椎管狭窄症的一个特征症状）患者随机分为两组[112]。两组均行锻炼、腰骶束带支撑和非甾体抗炎药治疗，而实验治疗组患者还接受加巴喷丁治疗。在4个月的随访中，与标准治疗组相比，加巴喷丁组的步行距离增加（P=0.006），感觉障碍恢复（P=0.04）。该研究的局限性包括没有65岁以上的患者、缺乏长期治疗且无法通过安慰剂对照的双盲研究来消除安慰剂效应。

• 托吡酯

托吡酯是一种抗惊厥药物，具有多种不同的作用机制，包括电压门控性钠通道阻滞、γ-氨基丁酸激动剂样效应、α-氨基-3-羟基-5-甲基-4-异恶唑丙酸或卡因酸谷氨酸受体阻断和电压门控性钙通道调节中，一项系统综述中，研究者发现了两项评估托吡酯治疗慢性腰痛疗效的研究[119]。这两项研究对托吡酯疗效的报告并不一致[123]。

骨骼肌松弛剂

另一类可用于治疗脊柱疼痛疾病的药物是骨骼肌松弛剂。虽然可用的骨骼肌松弛剂众多，但很少有文献支持其在急性脊柱疼痛以外时常规使用。实际上，大多数肌肉松弛剂只用于治疗急性腰痛。在某些情况下，它们的不良反应可能是有限的。多项研究显示，高达50%的患者发生与骨骼肌松弛剂给药相关的显著镇静[119, 124-126]。关于颈痛，支持使用肌肉松弛剂治疗肌肉痉挛相关亚急性颈痛的证据不足[98]。下面就常用肌松药治疗腰痛作一探讨。

• 苯二氮䓬类药物

苯二氮䓬类药物是通过与GABA受体结合而间接发挥缓解肌肉痉挛的作用[124]。苯二氮䓬类药物本身就是CNS抑制剂，其活性也会作用于边缘系统、脑干网状结构和皮质[124]。一项对肌肉松弛剂治疗非特异性腰痛的系统评价包括两项高质量研究，这两项研究显示了每日3次口服50 mg四氢西泮在短期疼痛缓解和总体改善方面比安慰剂有更有效的"强有力的证据"[127]。另一项高质量的研究表明，对于短期减少肌肉痉挛，四氢西泮比安慰剂更有效。如上所述，这类骨骼肌松弛剂在慢性疼痛中的长期疗效未得到证实。再加上中枢神经系统效应的潜在效应和已知的成瘾潜力，没有循证依据证明长期应用苯二氮䓬类药物治疗慢性腰痛的合理性。

• 环苯扎林

环苯扎林是一种作用于中枢的骨骼肌松弛剂，结构上与三环类抗抑郁药密切相关。使用其在中枢神经系统中的作用机制来解释其在腰痛中应用的机制，即动物研究显示其可降低γ和α运动神经元活性[128-129]。此外，不良反应特征（包括困倦、口干、头晕和恶心）可能与抗胆碱能药物相似，应谨慎使用该药物[130]。2016年进行的环苯扎林治疗腰痛的综述考虑了该药物的多项研究，但主要集中在一个由独立小组进行的系统性综述中[125, 130]。该综述得出结论，基于10天时症状整体改善需要治疗的数量（number needed totreat，

NNT）为3，伤害的NNT为4，使用环苯扎林治疗这种情况的获益尚不清楚。考虑到这些数字接近，需要谨慎并仔细权衡使用该药物的风险和获益。

• 替扎尼定

替扎尼定是一种通过激动肾上腺素能α₂受体而发挥作用的骨骼肌松弛剂，对运动神经元产生突触前抑制，从而减少痉挛。虽然替扎尼定的咪唑啉结构类似于其他α肾上腺素能激动剂，如通常用作抗高血压药物的可乐定，但动物研究发现替扎尼定降低血压的能力是可乐定的1/50～1/10。长期使用替扎尼定与肝毒性相关，需要对长期用药患者进行肝功能监测[131]。在最近一项评估肌肉松弛剂治疗腰痛的疗效和耐受性的系统综述和Meta分析中发现，纳入替扎尼定的3项研究的综合评估未显示临床显著获益[131-134]。

• 巴氯芬

巴氯芬是一种抗痉挛药物，主要用于治疗上运动神经元（包括多发性硬化症）的相关痉挛。其有效性与其激活GABA_B受体有关，虽然其机制尚不完全清楚，但它能够抑制脊髓水平和可能的脊髓上的单突触和多突触反射。与巴氯芬相关的最常见不良反应是嗜睡，10%～63%的患者有嗜睡。因为巴氯芬的戒断反应可能是致命的，故应避免突然停用巴氯芬。在肌肉骨骼疾病中使用抗痉挛药物（如巴氯芬）的证据很少[135]。

• 肌安宁

肌安宁（卡立普多）可用于治疗与肌肉骨骼疾病相关的急性疼痛，但无证据支持其使用超过2～3周。根据动物研究，其作用被认为是由脊髓水平和脑内下行网状结构的中间神经元活性改变介导的。肌安宁的代谢产物甲丙氨酯具有成瘾性，在美国被列为受管控药。在美国的许多州，肌安宁也被列为Ⅳ类管制药[136]。虽然一些研究显示肌安宁有效[96]，但该药物的滥用潜力提示应考虑替代药物，尤其是在有药物滥用风险的患者中。

局部止痛药

局部药物用于治疗疼痛性疾病已有几个世纪的历史。但是，很少（译者注：原文为spare，译者认为是sparse的误写）有文献支持其在脊柱疼痛疾病中的常规使用。局部镇痛药因其能够穿透

局部组织而减少了全身吸收，理论上不良反应较少。常用的一些局部药物如非甾体抗炎药、辣椒素、水杨酸盐和局部麻醉剂。

· 局部非甾体抗炎药

如本章已讨论的，非甾体抗炎药通过抑制COX-1和COX-2同工酶可能使腰痛患者获益，局部可用的非甾体抗炎药主要为双氯芬酸（凝胶、溶液或贴片）和酮洛芬。已进行了一项外用非甾体抗炎药治疗成年人慢性肌肉骨骼疼痛是否安全和有效的系统性综述[137]。这项综述中的大多数随机对照研究纳入的是膝骨关节炎患者，一些研究纳入了疼痛诊断更不明确的患者。但系统评价的数据仅足以汇总分析双氯芬酸和酮洛芬，研究者得出结论：仅对少数骨关节炎患者，局部双氯芬酸和酮洛芬可提供超过载体产生的良好疼痛缓解水平。尚缺乏其对其他慢性疼痛性疾病的疗效证据。某些证据表明，局部用药载体本身产生的安慰剂效应具有长期获益，非甾体抗炎药可能会增强这种获益[137]。但是，Hohmeister的一项对颈腰背痛患者的研究显示，治疗组用3%氟芬那酯加2%水杨酸凝胶每日给药3次，持续3周，与安慰剂凝胶进行比较，局部非甾体抗炎药组患者总体评价为非常好或良好的患者数量（44/49）高于安慰剂组（4/51）[138]。

· 辣椒素

辣椒素是辣椒中提取出的活性化合物，曾广泛用于治疗疱疹后神经痛相关的疼痛，也被研究用于治疗其他神经病理性疼痛。其镇痛效用被认为来源于瞬时性受体电位通道香草酸1（TRPV1）通道的激动作用，该通道在伤害性感受中发挥重要作用[139]。现认为参与伤害性感受的感觉神经末梢脱敏是辣椒素治疗神经性疼痛的机制[140]。虽对这种脱敏发生的机制知之甚少，但某些证据表明在表达TRPV1的神经纤维中P物质的耗竭，以及细胞外的钙内流均对疼痛脱敏起了一定作用[141-146]。2013年的一项回顾性分析研究了采用8%辣椒素贴剂治疗包括腰椎手术失败综合征（failed back surgery syndrome，FBSS）在内的各种神经性疼痛疾病患者，其结果表明：使用辣椒素贴剂的患者报告治疗后12周疼痛评分较基线降低高达43.4%（使用了11分数字疼痛评定量表）[147]。虽然腰椎手术失败综合征患者也占该研

究的一部分，但研究者也意识到该研究方法无法证明其等效性。局部应用时，辣椒素与某些患者的严重烧灼感有关，这可能导致患者不耐受辣椒素的治疗。

· 利多卡因

利多卡因是一种通过阻断钠通道发挥作用的局部麻醉剂，可通过许多途径给药，但其主要用于治疗背痛的剂型是外用凝胶、乳膏或贴剂，这些制剂可通过不同浓度的非处方（over the counter，OTC）或处方形式提供。不幸的是，乳膏和凝胶通常不能提供长时间的止痛作用，可能需频繁给药，使将其应用于治疗慢性腰痛患者不切实际。虽然局部麻醉剂利多卡因以处方贴剂形式提供，但大多数保险公司承保的唯一适应证是疱疹后神经痛，而且这些贴剂对使用者来说通常存在报销障碍。因为利多卡因不能即刻起效，最新的进展是将薄荷醇加入含利多卡因的非处方贴剂中，以增加其渗透性，并为患者提供即刻舒缓的感觉[148]。最近的一项随机对照试验，以双盲方式比较了非处方药利多卡因+薄荷醇联合贴剂与处方药5%利多卡因贴剂+安慰剂的疗效[149]。58例腰背疼痛时间≥3个月的患者纳入最终统计，结果显示，在治疗的第10天，3.6%利多卡因配伍1.25%薄荷醇的非处方药在疗效、安全性和生活质量方面不逊于5%利多卡因贴剂的处方药。

· 发赤剂或抗刺激剂

另一类外用药物主要为含有发赤物质的外用水杨酸盐类，这些药物在局部给药时作为皮肤刺激物，可致血流量增加[150]，有非处方制剂和处方制剂。最近的一篇综述审查了含发赤物质的水杨酸盐治疗急性和慢性疼痛性肌肉骨骼疾病的有效性[150]。在所研究的慢性疾病中，有4篇论义使用了这类药物治疗慢性腰痛。虽然有限的数据表明，这类药物可能在短期内有帮助，但研究者未发现支持使用含水杨酸酯的外用药物治疗急性损伤或慢性疾病（如腰痛）的证据。

草药

在纳入的专门研究慢性疼痛疾病如颈部和（或）腰部疼痛的综述中，至少有2篇专门研究了草药与安慰剂或活性安慰剂对比的治疗[115-116, 151-152]。草药的外用制剂也在一定程度上被用于治疗腰痛，

但没有大量大样本、设计良好的随机对照研究来评估其疗效，这样就无法确定其在治疗脊柱相关疼痛中的作用。2010年的系统综述纳入了治疗颈椎退行性椎间盘疾病（如神经根型颈椎病）引起的慢性颈部疼痛的中草药的治疗[151]，此综述纳入了200例受试者，但未有足够的信息来判断草药（包括外用）的疗效。同样，纳入200例受试者的另一项综述显示，草药组未能提供充分的腰痛疗效信息，按照循证等级评估标准，其证据质量非常低[152]。

大麻类药物治疗慢性腰痛

大麻植物又称大麻，在中国古代、印度和埃及已有数千年的栽培和药用历史。大麻治疗腰痛和头痛的说法可追溯到6～7世纪[153]。该药物随后被引入西方文明，并因其镇痛和其他特性而被使用[154-155]。到19世纪中期，大麻已经药剂化，可在美国药房购买。20世纪初，由于大麻的精神活性和娱乐用途，对大麻的审查越来越多，所以在1942年将大麻从《药典》中删除[156]。1976年，大麻在美国被列为第一类药物，这意味着滥用的可能性很高，且没有可接受的医疗用途[157]。但是，过去半个世纪的新药理学发展重新燃起了人们对大麻医疗用途的兴趣。药用大麻的使用在全球越来越被接受。截至2017年11月，美国29个州、哥伦比亚特区、关岛和波多黎各通过了允许医用大麻的法律[158]。

内源性大麻素系统

内源性大麻素系统（endocannabinoid system，ES）由大麻素受体（CB1和CB2）、内源性大麻素受体配体〔以花生四烯酰乙醇胺（AEA）和2-花生四烯酸甘油酯（2-AG）为代表〕及其降解酶组成。水解AEA的酶有3种，即脂肪酸酰胺水解酶（FAAH）、FAAH-2和N-酰基乙醇胺酸酰胺酶（NAAA）。2-AG主要被单酰基甘油脂肪酶水解，其次是ABHD6和ABHD12[159]。

CB1和CB2受体均位于突触前，通过G蛋白复合体的相互作用抑制腺苷酸环化酶。大麻素激活这些受体导致钾通道开放和N/P/Q型钙通道阻断。前者引起突触前末梢超极化，而后者抑制储存的兴奋性和抑制性神经递质的释放，这可以解释大麻素的镇痛作用和许多其他作用[160]。CB1受体广

泛分布于中枢和周围神经系统，不仅分布于中脑导水管周围灰质（periaq ueductal gray，PAG）、延髓头端腹外侧区（rostral ventrolateral medulla，RVM）、脊髓背侧初级传入和胶状质、脊髓中间神经元、周围神经等解剖疼痛通路，也存在于许多脑区。主要由免疫细胞表达的CB2受体参与了产生某些抗炎和抗痛觉过敏作用的免疫调节[161]。内源性大麻素在突触后末梢"按需制造"，并通过神经活动增强其制造能力。AEA对CB1具有更高的亲和力，据报道可产生抗伤害刺激、低动力和降低记忆效应。CB2受体在抗伤害刺激中的作用已在炎症和神经病理模型中得到证实。内源性大麻素的某些止痛作用可以通过与其他神经递质的相互作用及大麻素-阿片类药物的相互作用来解释[162-163]。

植物大麻素

大麻含有500多种化合物，其中约107种被称为大麻素[164]。迄今为止，虽然还有许多其他的大麻素，研究最多的与抗伤害感受有关的两种大麻素是Δ-9-四氢大麻酚（THC）和大麻二醇（CBD，图19.3）。THC是CB1和CB2部分激动剂，但与CB1受体结合的效力至少是CB2的10倍。THC的CB1激动活性解释了其精神活性作用，认为是通过抑制谷氨酸和GABA释放介导的。这种大麻素在中脑导水管周围灰质中也显示

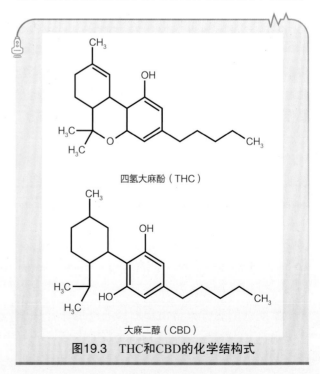

四氢大麻酚（THC）

大麻二醇（CBD）

图19.3　THC和CBD的化学结构式

出镇痛作用[165-166]。THC的其他潜在药物作用主要为解痉和抗炎。

与THC相反，CBD几乎没有精神活性，其对CB1和CB2的亲和力均较低，但可能是AEA灭活系统的抑制剂，这就增强了此种内源性大麻素的镇痛作用[167]。CBD还与5-HT1a、TRPV1、µ和δ-阿片受体及多种离子通道和酶相互作用，解释了其潜在的镇痛、抗癫痫、止吐、抗炎、抗焦虑、抗精神病和抗缺血特性[168-171]。THC和CBD均具有较强的抗氧化活性，可降低NMDA和红藻氨酸受体介导的神经毒性[172]。

其他已研究的植物大麻素（如大麻酚、四氢大麻素等）也具有不同程度的镇痛、抗炎和抗惊厥的特性[173-175]。在大麻的各种化合物中，萜烯不仅具有大麻的独特性质，同时也具有如抗炎、抗焦虑、抗氧化、抗肿瘤、抗菌及抗疟能力等其他特性[176]。

合成大麻素

合成大麻素（synthetic cannabinoids，SC）又称为拟大麻素，已研发出来，希望通过对特定大麻素受体实现更高的选择性来提高药用价值，其目标是合成具有更高的药物活性和最小不良反应的制剂。动物研究表明，合成大麻素的药理作用是THC的2～100倍。合成大麻素具有广谱的潜在治疗特性，包括镇痛、抗癫痫、抗炎、抗癌和减重作用。在美国有几种合成大麻素可用于医疗，但均未被FDA批准用于疼痛管理。因此，无论这些药物用于何种镇痛目的，均为适应证外使用。屈大麻酚是以Marinol®或Syndros®（液化屈大麻酚）的名称上市的合成THC。最常用于化疗引起的恶心、呕吐及AIDS相关厌食[161]。Nabilone是THC的半合成类似物，效力是THC的10倍，持续时间更长，以Cesamet®的名称上市销售，仅适用于常规止吐药治疗失败的癌症相关恶心、呕吐[177]。Nabiximol（Sativex®）是一种含约等量的THC和CBD的口腔喷雾剂，目前正在美国进行阿片类药物控制不佳的癌痛患者的Ⅲ期临床试验。在加拿大、英国及以色列，Nabiximol用于治疗多发性硬化引起的神经病理性疼痛[178]。

不幸的是，合成大麻素也会产生比THC更强的不良生理反应。限制合成大麻素的临床使用的一系列不良反应，如恶心、呕吐、呼吸抑制、高血压、心动过速、胸痛、肌肉抽搐、急性肾衰竭、焦虑、激越、精神病、自杀意念及认知障碍。合成大麻素的生理和精神活性作用均可能导致医学和精神急症。

在过去的10年中，秘密实验室生产的大量合成大麻素出现在美国市场。它们与草药产品混合，以不同的品牌名称在互联网销售。由于其高效价可导致强烈的精神活性作用，并且常规的尿液药物筛查中检测不到，故此类合成大麻素已成为大麻的常用替代品[179]。因食用未经美国食品药品监督管理局批准的合成大麻素引起症状而被送至急诊科就诊的患者数量急剧增加。由于有限的人体药理学数据和记录的严重不良反应，合成大麻素可能存在公共健康和安全性问题。根据美国《受控物质法》（Controlled Substance Act）的规定[180]，其中许多合成大麻素被认定为Ⅰ类药物。

大麻素的抗伤害作用机制

CB1受体在中枢神经系统的许多部位表达，包括参与疼痛调节和传递的区域。在动物研究中，向PAG、丘脑腹后外侧核和脊髓或鞘内注射CB1激动剂可引起镇痛反应[159]。许多研究已证实，大麻素通过CB1和CB2机制能有效减轻神经病理性疼痛实验模型中痛觉过敏和异常性疼痛[181-184]。CB2激动剂也可能通过其抗炎作用抑制疼痛，包括减少中枢神经系统中小胶质细胞活化的能力[185-186]。已证明THC可刺激脂氧合酶并抑制前列腺素E2合成[178]。

大麻素的一些镇痛作用涉及非大麻素受体。已证明非大麻素活性植物大麻素以瞬时受体电位通道为靶点[187]。CBD作为完全5-HT1a激动剂、5-HT2a部分激动剂和非竞争性5-HT3a拮抗剂发挥作用[168, 188]。在实验研究中，该植物大麻素还通过抑制腺苷受体转运蛋白增强腺苷受体A2A信号来发挥作用[189]。已证实AEA、TCH及SC能够抑制谷氨酸能神经传递并抑制NMDA受体，而NMDA受体被认为在慢性疼痛疾病的发展中作用关键[172]。

大麻素和内源性阿片系统之间也发生另一种重要的相互作用。给予大麻素可诱导内源性阿片肽释放，长期使用THC可增加参与疼痛表达的结构中内源性阿片前体基因的表达[190]。如果与阿片类药物联合使用，大麻素可能发挥相加甚至协同的镇痛作用[191]。也有一些证据表明，它们可能具有减少阿片类药物使用的作用，防止阿片类药物耐受和戒断，并在阿片类药物失效后重新恢复阿片类药物的镇痛作用[163，177，192-193]。

大麻类药物在慢性疼痛治疗中的应用

过去的20年中，评价大麻素在慢性疼痛管理中的疗效和有效性的随机对照试验的数量呈指数增加。自2001年以来，已发表了至少11篇评价这些研究的系统性综述，甚至1篇系统评价综述[194]。迄今为止，尚无研究评估大麻素在慢性轴性腰背或神经根疼痛治疗中的有效性。关于癌痛的研究很少，且大多不是近年来的研究。总体而言，由于方法学缺陷（如脱落率高、使用未经验证的预后指标及缺乏随机化和设盲），研究提供的证据不足[195]。这些研究中的一项最近的也是最大的研究纳入了360例晚期癌症患者，研究报告，初步分析的不同剂量的nabiximols组的30%有效率与安慰剂组相比并不显著，虽然次要预后指标（连续有效性分析、平均疼痛和最严重疼痛评分相对于基线的变化分析）显示nabiximols组改善更多[196]。

几项研究评估了大麻素治疗慢性非癌症非神经性疼痛的结局。两项研究入组了类风湿性关节炎和骨关节炎患者，两项研究评价了纤维肌痛患者，一项研究纳入了腹痛患者，一项研究纳入了混合性疼痛患者。这些研究的局限性包括缺乏随访、分配隐藏不充分、选择偏倚和高流失率[197]。对这些研究结果的详细分析得出结论，没有一致的研究结果证明大麻素优于安慰剂[198]。基于现有证据，德国纤维肌痛指南和欧洲抗风湿病联盟对大麻素用于纤维肌痛治疗给出了否定建议[199-200]。以色列指南也提到，缺乏支持大麻素治疗纤维肌痛的疗效和安全性的证据[201]。但是，加拿大指南建议在明显睡眠障碍的纤维肌痛患者中可考虑尝试大麻素治疗[202]。

大麻素在神经病理性疼痛中的治疗可能研究的最多，共有25项随机对照试验评价了大麻素在广泛中枢和周围神经病理性疼痛（包括糖尿病神经病理性疼痛、HIV相关神经病理性疼痛和化疗诱导的多发性神经病，以及与多发性硬化和脊髓损伤相关的中枢疼痛）患者中的作用。Andreae等对来自5项高质量双盲、安慰剂对照RCT的个体患者数据进行了系统综述和Meta分析，评估了吸入大麻治疗周围神经痛患者的预后[203-208]。其中一项研究采用平行设计[204]，另外4项研究采用交叉设计。研究者汇总了178名参与者的数据，得出的结论是，当把成功定义为疼痛评分至少降低30%，吸入性大麻提供了短期缓解，NNT为5.6。对11项随机对照试验进行的另一项系统综述和Meta分析显示，大麻素的获益大于安慰剂，并表明该治疗可能对不同的神经性疼痛疾病有效[209]。虽然国际疼痛研究协会神经病理性疼痛特别兴趣小组（Special Interest Groupon Neuropathic Pain，NeuPSIG）推荐大麻素不要用于神经病理性疼痛治疗（推荐等级弱），但加拿大疼痛协会推荐这些药物作为潜在的三线用药[210-211]。美国神经病理学会指出，THC/CBD口腔喷雾剂或口服THC可能有效，可尝试用于减轻与多发性硬化相关的疼痛和痉挛[212]。

大麻类药物的不良反应

关于大麻素的不良反应的信息通常来自评价娱乐性吸毒者的研究，而不是治疗性随机对照试验。CB可能影响人体的几乎所有生理系统，但最常报告的不良反应涉及中枢神经系统和胃肠道系统及精神疾病。最常见的中枢神经系统相关不良反应为头晕和嗜睡，而一些常报告的胃肠道相关的不良反应为恶心和呕吐（大麻素剧吐综合征）[213-215]。大麻素与抑郁和自杀、记忆和认知损害，甚至精神病和精神分裂症相关[216-218]。大麻素的某些严重心血管并发症包括心肌梗死、心肌病、心律失常、卒中及心脏骤停[219]。吸食大麻可能引起呼吸道症状（如哮喘）或诱发其他过敏反应（尤其是呼吸系统过敏反应）[220]。严重感染（如结核病和曲霉病）也与吸食大麻有关。据估计，在每日使用大麻的患者中，10%～20%发生依赖[221-223]。长期使用大麻可能导致易感个体成瘾。在一项大型前瞻性队列研究中，报告发生大麻使用障碍校正后的比值比为9.5[224]。

虽然大麻使用者报告了过多不良反应，但大多数研究表明，在治疗时，大麻很少产生严重的医学问题。静脉注射THC的估计人体致死剂量为30 mg/kg，但迄今为止尚无证据表明，死亡完全是因大麻过量[225]。一项量化与常用娱乐物质相关的死亡风险的评估表明，大麻的致死率比酒精低约114倍[226]。

Dermot P. Maher，Bunty J. Shah and Yakov Vorobeychik
刘岗、仰嘉轩　译，张兰、张力、唐元章　校对

● 参考文献 ●

扫码查看

第二十章　脊柱疼痛的手术干预

要点

※ 对特定患者群体，脊柱手术治疗是一种有效的治疗选择。

※ 精通脊柱解剖知识对优化手术效果至关重要。

※ 脊柱的手术干预措施包括对骨和软组织的减压、融合及重建手术。

※ 未来脊柱手术的发展重点集中在微创技术和保留运动功能。

概述

手术也能有效治疗脊柱相关疾病，获得临床满意疗效的关键因素包括把握适应证、掌控手术时机及选择患者。除脊髓病变、神经损伤及畸形加重外，所有择期脊柱手术的患者都应完成一个疗程的非手术治疗，包括抗炎药（非甾体抗炎药、类固醇）、理疗及阻滞药物注射（硬膜外、椎间孔、选择性神经根）的联合治疗。一旦所有保守治疗均无效，决定是否手术前应该详细告知经过医学优化的患者手术的风险和收益。手术最常见的风险是疼痛、出血、感染、神经损伤、硬膜撕裂、假关节病及邻近节段疾病等合并症。

脊柱手术是一个涵盖很多内容的广泛话题，本章将脊柱手术分为三大类：减压术、融合术及重建术。

减压术

根据位置和严重程度，脊神经受压会产生各种临床症状。颈髓和胸髓的中央型压迫可导致慢性脊髓损伤或急性完全/不完全性损伤。腰椎管狭窄压迫硬膜囊，可造成下肢神经源性跛行。四肢神经根性疼痛则可由全脊神经根中任一压迫造成的。这种压迫可源于椎间盘、周围骨性结构、黄韧带，以及植入物或异物。

为有效解除脊髓压迫，缓解患者的疼痛，当考虑手术治疗时，术者必须对相关解剖及病理学知识十分熟悉（图20.1，图20.2）。

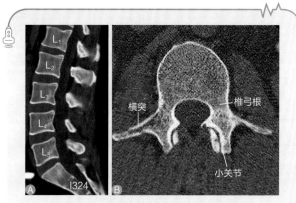

图20.1　腰椎矢状位和轴位CT检查

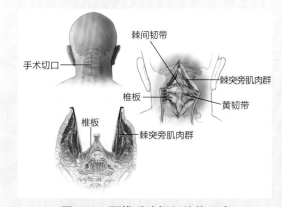

图20.2　颈椎后路解剖结构示意

骨性减压术

正常椎体骨性结构的变形，包括退行性变（骨赘形成、进行性脊柱滑脱）、先天性病变（椎管或椎间孔狭窄）、创伤及病理性因素（如肿瘤），均可压迫神经。文献表明，对手术指征合适的患者，减压后预后的改善更快也更好[1-2]。

可能造成神经压迫的是椎体后方的骨性结构（包括椎板和关节突关节）。关节突关节是由上位椎体下关节突与下位椎体上关节突形成的。术中行中央管减压时，为达到脊髓和硬膜囊减压，需要切除部分或全部椎板。有时为彻底减压，也经常切除黄韧带。因此，椎板切除术必须达到黄韧带头尾端骨性附着点，头侧达到上位椎板峡部，尾侧达到下位椎板上缘。由于椎板切除术或椎板切开术在更外侧进行，当显露出更多的侧方结构时，术者能触及椎弓根边界和椎间孔的边界，以便椎间孔切开减压神经根；也可行关节突关节切除对侧隐窝进行减压（关节突关节切除术）（图20.3）。

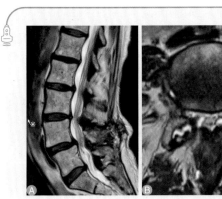
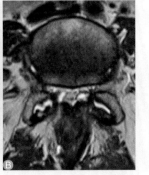

图20.3 腰椎MRI矢状位（图A）和轴位（图B）显示L$_2$～L$_3$、L$_3$～L$_4$、L$_4$～L$_5$节段严重腰椎管狭窄。

后路骨性减压时，需避免破坏脊柱的稳定性。通常，单节段双侧小关节各切除一半以上或切除单侧全部小关节时会导致脊柱不稳。此外，在腰椎减压时，为保持脊柱的稳定性，减压范围应控制在椎体峡部外侧边界内侧至少达1 cm[3-4]。在颈、胸椎椎板切除时，一般很难保留上述结构的稳定性，常需脊柱融合。对于颈、胸椎脊髓病变，可行单开门椎板成形术。单开门椎板成形术是指一侧椎板被完全切开，另一侧椎板作为铰链，并用钉板支撑，从而扩大椎管内容积，为脊髓提供更多的空间。这是一种有效保留运动功能的后路减压术，对轻症脊柱强直有效。与椎板切除融合术相比，有数据表明单开门椎板成形术并发症发生率较低[5]，现认为是一种破坏性较小

的手术（图20.4）。

神经成分的前方压迫通常由累及椎体的病变引起，可见于创伤和肿瘤。为减压，可行椎体次全切除术，或部分或完全切除病变椎体。颈椎椎体切除术可以通过标准的Smith-Peterson前入路行椎体次全切术[6]。此外，颈椎前后路手术方式的选择还需要考虑患者颈椎的前/后凸的程度。若颈椎后凸角大于10°～13°，由于缺乏颈椎前凸不允许减压脊髓"向后漂浮"，一般推荐前路手术[7]。在胸椎手术中，前入路会受到肋骨、肺及心血管等结构的阻碍，而后入路则受到脊髓本身的阻碍。脊柱外科医师采用的手术入路取决于脊髓受压的位置及所需切除椎体的数量。腰椎手术中，前入路通常需要普外科医师协助分离腹部肌肉和血管直至椎体，而后方入路则需小心回缩的硬膜囊和神经根（图20.5）。

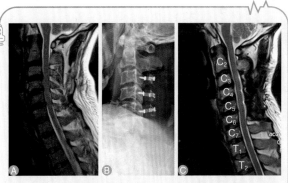

图20.4 A. 术前颈椎MRI显示先天性颈椎管狭窄伴C$_3$～C$_4$至C$_5$～C$_6$节段颈髓受压；B.C$_3$～C$_5$后路椎板成形术后侧位X线片；C. 术后颈椎MRI显示颈椎管直径明显增加，颈髓压迫被解除。

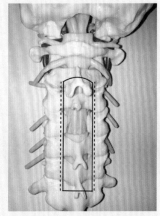

图20.5 颈椎后路椎板切除术的范围（C$_2$～C$_7$）

椎间盘切除术或椎间盘微创切除术

在椎间盘突出症和椎间盘源性背痛伴退行性椎间盘疾病的情况下，椎间盘病变可造成神经压迫。虽然大多数椎间盘突出症的症状可通过保守治疗得到缓解，但症状持续的患者仍可从手术切除椎间盘组织中获益[8]。要理解病变间盘的手术入路，术者必须掌握椎间盘的解剖结构及其周围的骨骼和神经结构。

椎间盘分两层：外层的纤维层称为纤维环，内层的凝胶状物质称为髓核。当内层的髓核成分通过外层的纤维环的缺损突出或脱出椎间盘时，就会发生椎间盘突出症。椎间盘突出会压迫神经根、脊髓、硬膜囊和马尾结构。手术入路的选择取决于受压结构和椎间盘突出的位置。

腰椎间盘突出症可选择前方或后方入路，而颈椎和胸椎的间盘突出症，则根据部位选择前方或侧方入路。胸椎椎间盘的后外侧和外侧入路，通常需要切除单侧的肋骨头来暴露椎间盘。在腰椎手术中，为显露足够的硬膜囊和神经根并安全地推开神经组织通过椎板切除或单侧椎板切开术，从后方显露椎间盘。椎间盘显露后，通常用手术刀片切开纤维环，然后联合使用刮匙、髓核钳和Kerrison咬钳小心地切除髓核。为了避免损伤脊髓和重要血管，该步骤须小心操作，无论对侧纤维环是否完整，都勿使器械穿透。如需行椎间融合，为显露骨性终板，必须彻底细致地切除椎间盘，尽可能多地去除椎间盘组织。若未行椎间融合，为充分神经解压，则需去除足够的椎间盘组织，通过术中直视和手术器械的操作感觉来评估椎间盘减压是否充分。

融合术

椎体不稳定或退变造成的脊柱异常活动会引起疼痛、神经损伤和（或）进行性畸形。这种情形下，为阻止椎体的异常活动，患者需行脊柱融合术。

随着医学技术和医疗器械的不断进步，脊柱融合术也发生了巨大进步。脊柱融合术可通过不同的内固定器械，从脊柱前或后入路完成。除具有稳定椎体、防止椎体活动的作用，某些内固定技术和内植物还能矫正脊柱畸形，达到间接减压

神经的效果。手术方式的选择取决于病变位置、特点及患者自身的情况。

无论选择何种手术方式和内植物，融合术的基本原则是：首先，去除拟融合的两节椎体间的软组织及软骨组织；其次，将暴露的椎体表面去骨皮质至出血；再次，将2个椎体表面彼此接触；最后，将自体骨、同种异体骨或其他骨生长刺激材料放置在跨越待融合椎体的出血面上。随着6~12周后，椎体之间将形成融合骨块，视情况可能就不需要内固定来保持脊柱的稳定性。

后路融合

脊柱后路融合时，椎板、峡部、关节突关节和横突均可去骨皮质用以植骨融合，并可从中线入路融合。如不切除椎板，椎板可为面积最大的融合结构。对于椎板切除术或椎板开窗的患者，为暴露其他骨性成分，需进一步剥离椎体侧方的骨性结构，将骨移植物放置于椎体两侧剥离好的峡部及横突，从而达到横突间植骨融合。部分执业医师建议进行关节突关节植骨融合术，因上下关节面相互持续接触和压缩，可达到较好的融合效果。若行关节突关节植骨融合术，在去皮质前，关节突关节周围软组织和关节软骨必须被仔细去除。

后外侧融合也可以通过中线外侧的椎旁肌间隙入路（Wiltse入路）进行。这一入路能够避开中线结构（棘突、椎板），通常切口更小，剥离更少，失血也就更少[9]（图20.6）。

在椎体融合时，可利用脊柱内固定物固定脊

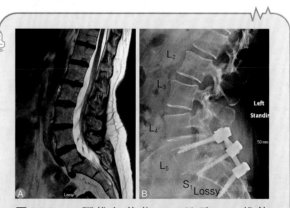

图 20.6 A.腰椎矢状位 MRI 显示 L_5/S_1 椎体滑脱伴椎间隙塌陷；B.腰椎术后 X 线显示 $L_5 \sim S_2$ 椎体后路融合、椎弓根钉内固定。

柱。过去，骨科医师曾使用钢丝、椎板钩及螺棒固定。现在大多数骨科医师在胸腰椎手术中使用椎弓根螺钉固定，其优点是能够固定椎体的前、中、后三柱结构。研究认为，与无内固定的脊柱手术相比，采用椎弓根钉固定的胸腰椎手术，术后椎体融合率显著增高[10]。颈椎的椎弓根较小，椎弓根螺钉损伤椎动脉和脊髓的风险高，可在C_3~C_7椎体使用侧块螺钉；在C_2和C_7椎体上使用椎板螺钉；在C_2处上使用峡部螺钉；在C_1~C_2交界处使用经关节螺钉[11]。在创伤时，有时需要融合至枕骨，可以利用枕骨钢板将厚枕骨与颈椎融合（图20.7）。

椎间融合相比于后方融合的优势在于：椎体提供了一个更大、更可靠的融合表面，且直立负重时重力垂直作用于椎体表面。此外，为恢复椎间隙高度，改变脊柱的冠状位、矢状位力线，还可以对椎间融合器的高度和形态塑形。最常见的是用椎间融合器恢复颈椎和腰椎的生理前凸。

由于脊髓的阻挡，颈椎后路手术无法安全地切除椎间盘和制备终板。因此，颈椎常进行前路椎间盘切除+植骨融合术（anterior discectomy and cervical fusion，ACDF）。与其他椎间融合一样，颈椎椎间融合可分为自体植骨、同种异体植骨及合成材料椎间融合器。研究表明，颈椎钢板可提高融合率，也可以防止椎间植入物前移[12]。文献表明，超过3个节段的ACDF将增加颈椎术后假关节的发生率[13]。在胸段脊柱，通过后外侧入路或外侧入路处理胸椎间盘和椎体，可使用钢板或钉棒在椎间融合过程中稳定胸椎（图20.8）。

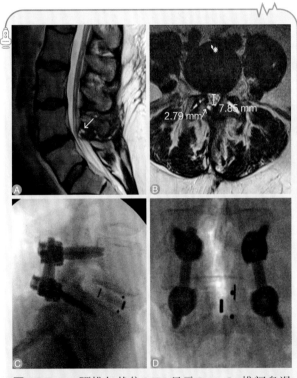

图20.7　A.腰椎矢状位MRI显示L_4~L_5椎间盘退变伴轻度椎管狭窄；B.腰椎轴位MRI显示小关节囊肿（箭头）；C.腰椎术后侧位片显示L_4~L_5椎间减压、椎弓根螺钉固定和椎间植骨融合术后侧位X线片；D.腰椎术后正侧位片显示L_4~L_5椎间减压、椎弓根螺钉固定和椎间植骨融合术后前后位X线片。

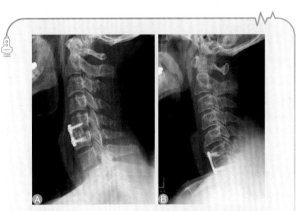

图20.8　A.C_5~C_6节段的ACDF术后侧位X线片；B.C_6~C_7节段的ACDF术后侧位X线片。

椎体间融合

椎体间融合术，首先切除相邻椎体间的椎间盘，然后去除任一终板面的软组织和软骨，最后将植骨材料放置于两椎体之间。为减少术后假关节的发生率，通过钢板、螺钉及钉棒等内固定器械辅助椎体间融合。

由于腰椎处硬膜囊的可移动性，且腰椎前、侧方解剖结构区别于颈胸椎，可采用多种不同的方法和入路进行腰椎椎间融合。前路腰椎椎间融合术（anterior lumbar interbody fusion，ALIF）通常需要普外科或血管外科医师配合脊柱外科医师完成显露，而后进行椎间盘切除及椎间植骨融合。直接外侧腰椎椎间融合/极外侧腰椎椎间融合（direct lateral lumbar interbody fusion/extreme lateral interbody fusion，DLIF/XLIF）和斜外侧腰椎椎间融合（oblique lumbar interbody fusion，OLIF）均是基于侧入路的手术方法。DLIF/XLIF手术入路会受肋骨和髂嵴的阻挡，而OLIF从斜外侧入路避开了上述结构。腰椎后方入路可进行后路腰椎椎间融合术（posterior lumbar interbody fusion，PLIF）和经椎间孔腰椎椎间融合术（transforaminal lumbar interbody fusion，TLIF）。PLIF的操作通道位于椎体正后方，通过切除中央椎板并牵拉硬膜囊可从一侧或双侧放置1~2个椎间融合器。而TLIF手术需要切除椎板和部分小关节，然后将一个椎间融合器从单侧椎间孔置入已制备好的椎间隙中并跨越中线，这种方法存在损伤神经根的风险。椎间融合通常需要椎弓根螺钉和钉棒的辅助固定[14-15]（图20.9）。

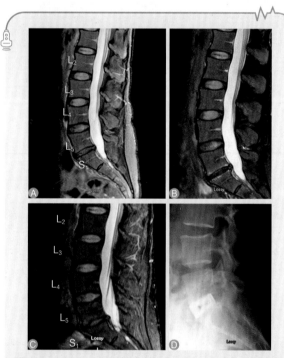

图20.9　A~C.腰椎矢状位 MRI 显示 L_5/S_1 间盘退变进展，最终导致椎间隙高度塌陷；D.L_5/S_1 前路腰椎椎间融合（ALIF）术后侧位 X 线片。

重建术

虽然脊柱异常弯曲所导致的不美观足以成为许多患者接受手术的理由，脊柱冠状位和矢状位对线的临床意义在脊柱外科医师中仍存争议。文献也表明，脊柱冠状位和矢状位失衡将导致腰背部疼痛，且远期预后较差。

脊柱序列的对线对位是与前面讨论过的多种融合技术同时进行的。本节将讨论脊柱外科医师用于矫正脊柱对线的方法，还将描述椎间盘置换及其在恢复运动中的作用。

截骨术

脊柱截骨矫形术的主要为可弯曲的或固定僵硬的脊柱畸形提供额外的脊柱前凸。经典的截骨术至少去除椎体后方部分骨性结构对脊柱后凸进行矫形，而后通过融合技术来维持脊柱的矫形位置。在脊柱截骨术中，Smith-Peterson截骨术（Smith-Peterson osteotomy，SPO）创伤最小，其仅切除脊柱后柱的韧带及小关节结构。这种术式为脊柱后伸提供了更多的空间，并减少了脊柱后凸畸形。此术式可在脊柱多个节段进行，每个节段的SPO截骨可提供10°~20°的后凸畸形。由于增加了腰椎的椎间隙和活动度，这一术式对腰椎更加有效。

接下来的椎弓根截骨术（pedicle subtraction osteotomy，PSO）是包括椎体前、中、后三柱的楔形截骨，从椎体中取出与SPO相似的小关节以及椎弓根。此术式可为腰椎提供约30°的前凸矫正。椎体切除术（vertebral column resection，VCR）是指完整切除一个或多个椎体。脊柱外科医师可通过这个术式最大限度地矫正脊柱后凸畸形，恢复脊柱的前凸。最后通过前/后入路植入包含自体骨或异体骨的椎间融合器来填充椎体间的空隙[16]（图20.10，图20.11）。

椎间盘置换术

由于肋骨和胸骨的相对刚性固定，胸椎通常不适合椎间盘成形或置换。但为解决椎间盘源性疼痛，并保留手术节段的运动功能，颈椎和胸椎可行椎间盘关节成形术或置换术。颈椎间盘置换术的成功率常更高。手术包括像椎体间融合一样切除椎间盘，但不是在椎间放入融合器，而是放

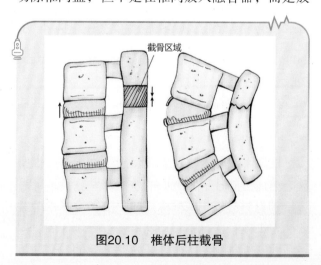

图20.10　椎体后柱截骨

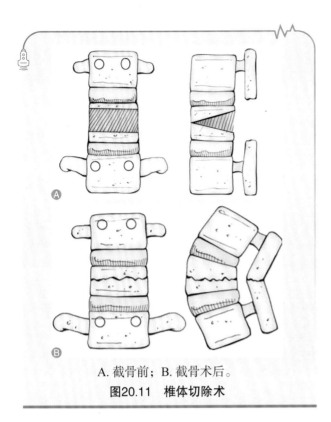

A. 截骨前；B. 截骨术后。

图20.11 椎体切除术

入人工椎间盘，保证手术节段术后的活动性和柔韧性。目前，颈椎手术有两种植入物适用于多达两个节段的手术。有文献显示，该术式在治疗颈椎间盘突出症方面与ACDF疗效相似[5]。

微创手术

微创手术（minimally invasive surgery，MIS）广泛用于脊柱外科，是指任何通过小切口进行的手术操作。这些手术通常在透视和套管等设备的辅助下进行，允许脊柱外科医师在不完全开放和不完全可见的区域内使用手术器械，并在需要时置入固定物。不同的外科医师对MIS手术特征定义不同，但无论如何，这对大多数患者具有积极意义。理论上，MIS手术创伤较小，术后患者痛苦更少、恢复更快。但临床实践中，并不是所有的脊柱病变都可以在微创方式下可视，若无明确的手术指征，MIS手术可能导致医源性损伤和不良预后[17-18]（图20.12，图20.13）。

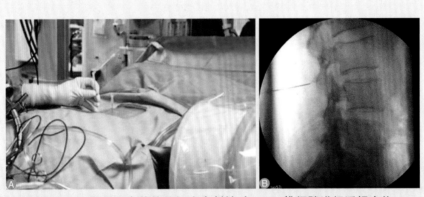

图20.12 微创手术前使用经皮穿刺针对L$_3$~L$_4$椎间隙进行透视定位

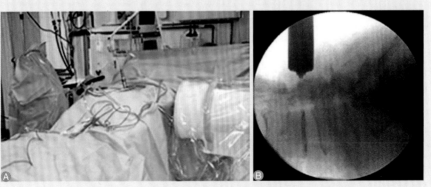

在透视下确认，手术工具和仪器通过工作套管到达脊柱。

图20.13 采用微创手术在L$_3$~L$_4$椎间隙放置工作套管

总结

脊柱外科领域广阔，历史悠久。随着时间的推移，脊柱外科医师已经开展了大量治疗脊柱疾病相关的技术。这些技术大致分为三类：神经减压、病变节段融合及固定和柔性畸形的重建。未来，希望能够开发出更多的工具和方法，使脊柱外科医师能够在保留运动节段的同时通过更小的创伤解决脊柱疾病。然而，外科医师在为合适的患者和病变选择合适的治疗方法时，最重要的工具仍是自身的临床判断。

Andrew B. Pham and Louis G. Jenis

董华钧、祝斌　译，孙凤龙、林增茂、刘岗　校对

● 参考文献 ●

扫码查看

第二十一章　脊柱疼痛的微创手术

要点

※ 脊柱微创（minimally invasive spine，MIS）手术的患者术后活动更早，失血量更少，麻醉药物用量更低。

※ 对于需要标准手术患者而言，MIS手术能减少对组织的破坏。

※ MIS手术，可以是后侧入路，也可以是外侧入路。

※ MIS技术正不断发展，切口也更小。

※ 机器人技术将会增加MIS手术的复杂性。

概述

目前，腰椎微创手术有相当强的代表性，通常可分为减压手术和减压内固定手术。腰椎微创手术或微小入路的概念，已经有相当长的历史。Burman等在11具新鲜尸体标本中进行解剖学研究，首次记录了这些技术和发现[1]。Pool等于1938年最早记录脊柱微创技术，尝试使用脊髓镜帮助诊断脊髓神经病变[2]。该团队于局部麻醉下，通过侧卧位经棘间入路，将膀胱镜进行改装并连接到电池供电的耳镜光源后进行操作[2]。几十年后，日本研究小组也报道了一种类似的技术[3]。虽然这些技术已被证明能够完成观察性研究，但要通过这些技术治疗脊柱疾病仍有很长的路要走。之后，脊柱外科医师开始尝试多种脊柱微创手术包括化学治疗（凝乳蛋白酶）、内镜下椎间盘切除术、椎间孔镜及激光技术。20世纪40年代，凝乳蛋白酶被分离出来，并发现其可以消化兔的椎间盘组织[4]。随后凝乳蛋白酶应用于人体上，在早期的欧洲研究中发现此酶相当有效，但在美国的研究中没有得到证实[4]，因而退出了美国市场。1982年，因改用不同配方，凝乳蛋白酶暂时重新进入美国市场，后又因争议较多而最终被迫退出。这项技术的基本前提是通过微创技术解决椎间盘突出的问题，将凝乳蛋白酶直接注入椎间盘内来实现的。蛋白酶将消化椎间盘内的髓核，并降低椎间盘内的压力，使脱垂的椎间盘回弹或被消化。虽然进行了多项临床试验，但由于

治疗后出现伴或不伴有运动障碍的化学性脊神经根炎、慢性背痛、神经根症状缓解不足、症状缓解时间短等问题，这项技术最终被放弃[4]。椎间盘内激光治疗是与蛋白酶注射类似的概念，旨在通过气化髓核来减少椎间盘的体积和压力。这种方法并不总能达到预期效果，且常导致椎间盘组织萎缩。上述两种技术的疗效都不可靠，且因无法处理游离髓核（从椎间隙脱出的椎间盘组织）而受到限制。此外，这两种技术都属于间接减压法，且都无法有效地解决与椎间盘突出并存的钙化等骨性病变。最早尝试使用微创技术机械性处理椎间盘突出症的治疗方法之一是显微内镜椎间盘切除术。从本质上说，这与开放显微手术技术非常相似。通过剥离旁正中肌肉置入内镜，抓钳通过内镜通道抓取突出的椎间盘[5-6]。多项研究回顾分析了显微内镜椎间盘切除术，一些研究还对显微内镜与开放椎间盘切除术进行了比较，结果认为虽然两者症状改善相似，但显微内镜组的成本和并发症更高[5-6]。与手术放大镜下开放椎间盘切除术和显微镜下椎间盘切除术不同，显微内镜技术依靠可视化的二维摄像机。这是该技术与立体成像技术的根本区别，虽然内镜技术有丰富的临床经验，但仍会导致更多的神经根和硬脊膜的损伤。

凯文·弗利（Kevin Foley）于1997年发表了微创椎间盘切除术，该技术通过一个16～18 mm的通道撑开器直达腰椎，并在显微镜下进行操

作，保留了立体视觉，可进行半椎板切除术，在需要时可行显微镜内椎间盘切除术[7-9]。这种技术可直接减压侧隐窝的神经根，并同时处理突出的椎间盘。随后的多项研究评估了这项技术的临床疗效、风险状况及成本效益。最近的一项文献综述和分析提示，一级证据表明对于脊髓液漏、椎间盘突出复发率和神经根损伤而言，开放手术和微创手术在风险或预后方面没有差异；二级证据表明微创组的手术时间更短，而出血量与开放组相似[7]。另一项研究回顾了这项显微镜内椎间盘切除术的成本效益，在手术时间和手术费用方面与开放手术相比没有差异，且微创组的总住院费用为5453美元，低于开放组[8]。值得注意的是，微创组镇痛药用量明显低于开放组[7]。

随着通道撑开设备的发展，脊柱外科医师可以使用通道撑开器进行更复杂的操作。通道撑开系统现已常规应用于单侧入路双侧腰椎板切除和椎间融合术，也应用于经椎间孔腰椎融合术（transforaminal lumbar interbody fusions，TLIF）。单侧入路双侧腰椎减压术是通过切除同侧及对侧半椎板、去除黄韧带、扩大椎管，以达到直接对神经减压的目的。其减压范围与开放手术基本相同，但对组织的破坏更少。一项来自欧洲的研究回顾分析了这项技术的中期结果，该研究通过匹配病例对照研究。对接受1级和2级椎板切除术且腿部和腰背部视觉模拟评分（visual analogue scale，VAS）相似的患者进行了26个月的随访[13]。经过随访发现，这些患者的Oswestry残疾指数、腰背部和腿部的VAS评分获得了持久且显著的临床改善，具有统计学差异[13]。从广义上说，该技术和开放性椎板切除术已被广泛研究。数篇Meta分析及主要研究概括了上述结果[14]。此外，综述还比较了微创椎板切除术和开放性椎板切除术的疗效差异。最近的一项包含随机对照试验和非随机对照试验的Meta分析比较了微创与开放手术治疗腰椎管狭窄症的疗效。结果显示，与传统开放手术相比，虽然微创手术出血更少、住院时间更短，但两者的并发症发生率无差异[10-11]。图21.1和图21.2是单侧入路双侧减压的理想的镜下视野示意图。在通道下进行后方椎板及黄韧带切除后，可以清楚地看到同侧和对侧走行的神经根及硬膜囊。该Meta分析还评估了各研究

的操作偏倚和发表偏倚，发现偏倚为低风险[10]。总的来说，这项Meta分析认为微创椎板切除术出血量更少、患者满意度更高、VAS疼痛评分更低；而硬脊膜撕裂和伤口感染的并发症发生率与开放手术相似；手术时间略长于开放手术，但相关住院天数明显缩短[10, 12]。图21.3和图21.4是同一患者术前和术后的轴位T$_2$WI检查。图21.3提示严重的中央管和双侧侧隐窝狭窄。图21.4显示通过一个18 mm的通道完成双侧椎板切除，实现了中央管及双侧侧隐窝的扩大重建。图21.5为术后CT横切面图像，显示右后方椎板被切除，并证明单侧通道能够完成双侧椎板切除。图21.6和图21.7分别是术前和术后矢状位T$_2$WI检查，显示了L$_4$～L$_5$椎管的扩大重建的情况。值得注意的是，微创手术对软组织的损伤较小。

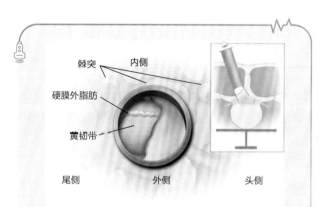

图21.1 将一个18～19 mm通道撑开器置于管状扩张器外并牵开，在显微镜下暴露椎板下缘、棘突下缘及棘突基底部。

（Reprinted with permission from Alimi et al.[13]）

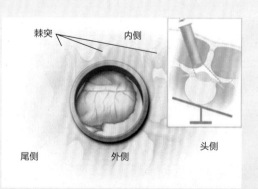

图21.2 通过切除黄韧带，显露和减压硬膜，可通过潜行通道看到对侧神经根出口和走行的神经根并进行减压。此图可清楚地发现对侧减压效果似乎比同侧减压效果显著。

（Reprinted with permission from Alimi et al.[13]）

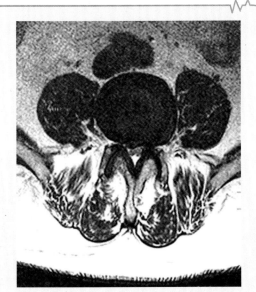

图21.3　术前横切面T$_2$WI检查

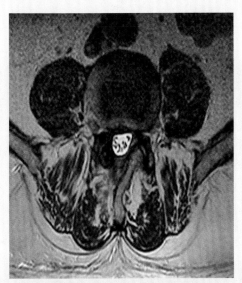

图21.4　术后横切面T$_2$WI检查

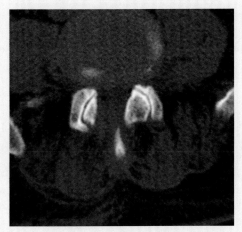

图21.5　术后CT检查

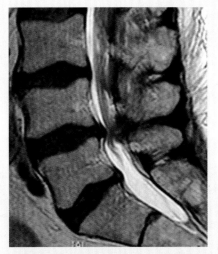

图21.6　术前矢状位T$_2$WI检查

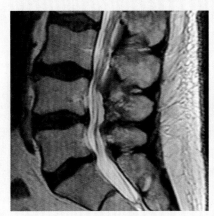

图21.7　术后矢状位T$_2$WI检查

随着微创减压技术的发展，微创椎弓根钉技术也引起了广泛的关注。经皮椎弓根螺钉可以减少开放手术螺钉固定的相关并发症，包括严重失血、严重的局部组织损伤及较长的住院时间。Wiltse旁正中入路开放手术与传统后正中入路开放手术相比具有上述部分优势，但在减少组织损伤方面仍有限。经皮椎弓根螺钉固定技术也可以利用Wiltse入路。最早的经皮螺钉固定尝试始于1982年，直到2001年才最终开发出一套便于使用的经皮螺钉固定系统[15]。早期的经皮螺钉通过外固定支架进行固定，但受限于相关并发症，如高感染率和长力臂造成的固定不良等。2001年，Foley等描述了一种完全经皮螺钉和钉棒置入系统。结合12例患者的临床和影像学结果，采用改良的McNab标准进行评估，其中绝大多数患者预后结

脊柱疼痛治疗临床指南

果为优秀或良好。通过12个月的随访，结果显示，经皮螺钉置入可以安全有效地促进骨融合，而不会出现传统开放手术相关的并发症[16-17]。在经皮椎弓根钉固定和经通道微创减压的基础上，进一步将椎间融合器置入椎间隙进行椎体前方融合，以治疗更为复杂的腰椎退行性疾病，如Meyerding 1级和2级的腰椎滑脱等。这些技术的结合最终形成了微创经椎间孔腰椎间融合术（minimally invasive transforaminal lumbarinter body fusion，MIS-TLIF），这项技术是大多数微创脊柱融合的主要技术。2005年Schwender等和2008年Park等分别报道了MIS-TLIF技术治疗退行性椎间盘疾病与滑脱相关退行性椎间盘疾病的初步结果。两项研究均对手术队列进行了至少2年的随访，结果显示，患者的Oswestry残疾指数和VAS评分在术后显著且持久的下降[18-21]。MIS-TLIF与小通道经椎间孔腰椎间融合术（MAST-TLIF）不同，后者目前主要采用扩张管道进行减压和椎间融合。目前，还有其他手术技术通过后正中入路提供尽可能微创的手术通道，但均无法达到MIS-TLIF技术提供的微创通道。由于肌肉剥离、棘突及椎板暴露，MAST-TLIF手术与开放TLIF手术有类似的通道相关并发症。图21.8～图21.10是同一患者因腰背痛伴双侧L_5神经根放射痛，行$L_5～S_1$ MIS-TLIF的术前、术中和术后影像。术前X线片显示$L_5～S_1$两侧椎弓根峡部裂，在过屈位图像上显示L_5椎体向前Ⅱ度滑脱。图21.9是术中透视图像，显示腰椎滑脱已复位，经皮置

入钉棒和椎间融合器的位置满意。图21.10是术后4周的手术伤口图像，通过旁正中小切口和置棒的小切口即可完成手术。

因不能达到与开放手术相同程度的减压效果、手术时间长、成本增加、并发症发生率较高，通道MIS-TLIF常受苛责。虽然微创技术学习曲线较为陡峭，但并未阻止这项技术的发展。在技术起步时，学习曲线较长是一个大问题，随着手术器械的发展，现在情况有所不同。2014年的一篇系统综述纳入26项研究，共计1600多例患者，比较了微创技术与开放腰椎融合术之间的差异，发现二者手术时间相似，术后Oswestry残疾指数和VAS评分结果相似；而微创手术具有住院时间短、出血量少、并发症发生率低的特点[24-25]。虽然存在批评意见，微创脊柱手术除了出血少，

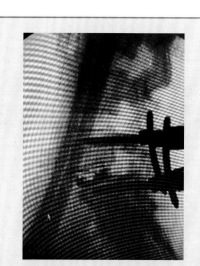

图21.9　术中透视图像

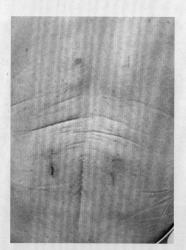

图21.10　术后4周的手术伤口图像

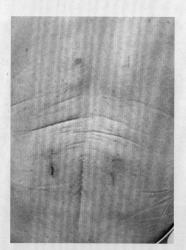

图21.8　术前腰椎X线侧位片显示$L_5～S_1$Ⅱ度滑脱

还具有其他显著的优势。2011年的一篇综述报道，微创手术术后感染的发生率约为0.6%，比开放手术减少约3.4%，且每100例微创TLIF手术可节约直接成本98 974美元[26]。此结果与此前脊柱侧凸研究学会（Scoliosis Research Society）对108 000例脊柱手术的分析结果一致，微创脊柱外科手术感染发生率较低[27]。与开放TLIF手术相比，接受MIS-TLIF手术的患者不仅住院时间更短，而且麻醉药用量更少、复工时间更短[23]。微创与开放TLIF疗效类似。值得注意的是，微创TLIF在2年内使医疗成本降低了9295美元且获得了类似的质量调整寿命年（quality-adjusted life year，QALY）。总的来说，通道MIS-TLIF的使用和发展大大提高了微创技术的安全性和有效性。

脊柱外科医师一直追求更微创的通道、更完美的手术，因此在不断探索腰椎不同的微创通道。传统的腰椎前路椎间融合术（anterior lumbar interbody fusion，ALIF）是在保护腹膜后脏器的情况下，通过前入路直达脊柱前方。手术需要通过白线或旁正中线对腹直肌等腹前壁肌肉进行分离，这与术后重度腹部疼痛相关，并可导致术后持续性腰背痛。虽然此方法存在一些劣势，但可从前方置入一个大且坚固的椎间融合器，能够有效地促进椎间融合。与ALIF手术相似，侧方经腰大肌入路也可以通过腹膜后间隙置入一枚较大的椎间融合器。2006年，Ozgur和Pimenta首次报道了这一术式[28]，并在此基础上不断改良，以更好地放置椎间融合器。该术式的患者取侧卧位，在腰部和腹部侧方手术区规划切口，与ALIF手术相同，需要保护腹膜后脏器。该术式的优点包括切口小、肌肉剥离少、能够置入较大的椎间融合器[28]。通过腹部或胸部的腹侧小切口进入不同的组织层面。进入腹膜外间隙后，可用手指做钝性分离以触及椎体、保护腹膜后脏器。随着技术的发展，对解剖学的理解也随之加深，因腰丛穿过并环绕腰肌使其容易受损。腰丛从头侧向尾侧延伸时，存在由后向前的移行[29]。$L_4 \sim L_5$处的股神经特别容易受损。术中常用神经监测以识别腰丛。虽然如此，神经仍可在此水平损伤，原因可能与长时间肌肉牵拉有关。侧路腰椎融合术联合椎弓根螺钉内固定及直接减压可用于治疗腰椎退行性疾病。目前，研究旨在确定该技术的局限性和远期术后运动功能、生活质量和影像上脊柱平衡性的改善。图21.11是一例$L_3 \sim L_4$和$L_4 \sim L_5$腰椎滑脱致神经性跛行的患者接受了侧路椎间融合及经皮椎弓根钉内固定术的术前、术后X线片。

脊柱外科医师致力于通过更小的手术通道来维持与开放手术相当的疗效。目前，管道扩张微创技术是最常用的方法之一，能够通过椎体后方实现减压、置入椎间融合器并完成经皮椎弓根钉固定，以实现椎间融合；也可以通过侧入路实现直接减压和内固定。微创手术随着微创手术工具的进步，得到了长足的发展。经验丰富的脊柱外科医师可通过这种小切口切除脊柱肿瘤，进行长节段脊柱畸形矫正。随着微创手术种类的增加、手术器械的发展，手术切口也在逐渐变小。随着

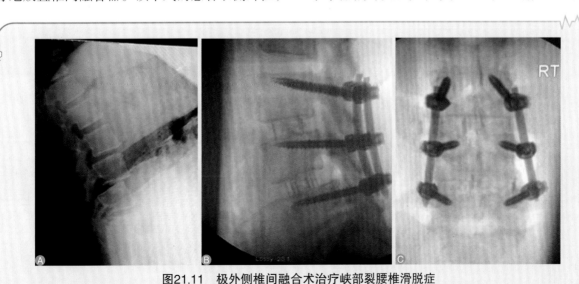

图21.11　极外侧椎间融合术治疗峡部裂腰椎滑脱症

内镜的摄像技术的改进，可提供高分辨率和接近三维的手术视野图像，脊柱外科医师已经探索内镜下椎间盘切除及椎间融合术。随着脊柱微创领域的不断成熟和对手术效果的深入研究，将驱动部分疗效较好的手术不断进步，并淘汰部分疗效欠佳的手术。

Hamid M. Shah and David A. Edwards
董华钧、祝斌　译，梁惠、林增茂、赵达强　校对

• 参考文献 •

扫码查看

第二十二章 硬膜外类固醇激素注射治疗

要点

※ 无论是工业化还是发展中国家，脊柱疾病相关的根性疼痛越来越常见。

※ 硬膜外注射是治疗脊柱和其他疾病引起的急慢性根性疼痛最常用的干预措施。目前已有多篇系统综述阐明硬膜外注射的有效性、安全性及成本效益。

※ 硬膜外注射的效果取决于多种因素，包括选择合理的适应证、医师的知识（技能和经验）、合理地应用影像学和其他技术，以及医师辨别和处理危险因素和并发症的能力。

※ 必须根据患者的治疗效果，包括疼痛缓解持续时间和功能改善情况，决定是否需要重复注射和重复注射的时间间隔。

※ 颈、胸、腰和骶椎硬膜外注射有多种入路选择，包括经椎间孔、正中、旁正中和骶裂孔入路，注射入路的选择取决于病变的位置和性质、患者的解剖变异、医师的操作技能，以及风险和获益评估。

※ 合理地应用成像引导技术、及早地发现针尖位置是否偏离预定目标，对于降低血管内注射、神经内意外注射及其并发症至关重要。颗粒形类固醇激素的使用也与硬膜外注射后严重并发症发生有关。

背景

无论是工业化还是发展中国家，腰痛或颈痛越来越普遍[1-2]。虽然大多数患者会在合理的时间内恢复，但许多患者会进展为慢性或复发性疼痛[3]。无论对个人还是所居住的社区，这些疾病都会造成重大的负担。根据2015年全球疾病负担研究，腰痛和颈痛较其他疾病更易引起的残疾[4]。慢性腰部和颈部肌肉骨骼疾病最常与病假和提前退休相关[5]。这些问题给全球经济造成了巨大的经济负担[6-7]。此外，颈腰背疼痛的新发及确诊病例正在迅速增加[8]。

硬膜外注射治疗腰背疼痛已有几十年的历史。1901年，首次描述了对一位腰痛和坐骨神经痛患者行硬膜外注射治疗[9]。之后的50年，医师不断利用这种给药途径开发治疗方法。氢化可的松开始使用[10]及其最终用于治疗根性疼痛[11]，为如今的临床实践奠定了基础。硬膜外类固醇注射已经成为轴性和根性脊柱疼痛治疗中的一个不可或缺的组成部分。实际上，在美国，硬膜外类固醇注射已成为最常见的急慢性腰椎根性疼痛的介入治疗[12]。

随着医师对解剖认识的深入，医疗和成像设备的进步，导致腰部之外的硬膜外类固醇注射的应用迅速扩大。介入治疗医师越来越多地在颈椎、胸椎和骶椎等部位进行注射来治疗各种脊柱源性疼痛。根据医疗保险服务收费数据显示，2000—2011年，颈椎和胸椎硬膜外注射治疗数量增加超过100%[13]。硬膜外类固醇注射在颈椎和胸椎疼痛患者治疗中作用不断扩大导致了这种增长[14-15]。给药途径也对硬膜外类固醇注射的日益增长产生影响。诊断性的硬膜外类固醇注射可用于明确疼痛来源和疾病解剖定位，这可能使经椎间孔硬膜外类固醇注射迅速增加。在同一时期，颈/胸椎和腰/骶椎经椎间孔硬膜外类固醇注射分别增加了142%和665%[13]。已证明经椎间孔注射在定位引起症状的脊神经根，并可能在影响手术治疗效果方面发挥作用[16-17]。

本章的目的是讨论硬膜外类固醇注射治疗的适应证和禁忌证、术中的操作要点和解剖注意事项、循证数据及可能的并发症。

适应证和禁忌证

硬膜外类固醇注射有多种适应证。硬膜外类固醇注射可能有助于治疗神经根病、椎间盘退变性疾病、椎间盘突出症、顽固性盘源性疼痛、脊神经受压、脊神经根刺激或炎症、椎间孔或中央管狭窄、椎体压缩性骨折、带状疱疹和带状疱疹后遗神经痛、椎板切除术后综合征、复杂区域疼痛综合征、周围神经病变、幻肢痛、癌症相关疼痛。此外，胸椎硬膜外类固醇注射还有助于治疗心绞痛、胰腺疾病、开胸或乳房手术后的切口神经痛。骶管硬膜外注射可使骶尾神经痛、间质性神经炎，以及盆腔、直肠、会阴、阴茎或睾丸疼痛的患者受益。

绝对禁忌证包括血流动力学不稳定、患者拒绝治疗、局部恶性肿瘤、局部感染、因抗凝药或出血疾病所导致的未矫正的凝血功能障碍、急性脊髓压迫、颅内压增高、对注射液的严重过敏及患者在手术过程中无法制动临床医师应参考美国麻醉和疼痛医学协会（American Society of Regional Anesthesia，ASRA）发布的介入性疼痛手术抗血小板和抗凝指南[1]。

相对禁忌证包括全身感染、对药物或造影剂过敏、免疫低下、孕妇或手术安全性难以保证的复杂解剖结构。

患者选择的注意事项

为确保患者的安全和尽量减少并发症，应个体化硬膜外注射类固醇。临床医师必须采集详细的病史，进行体格检查，并询问每个患者的过敏史和药物史。出血病史和抗凝药物的使用可影响手术入路和穿刺针的选择。对于出血风险轻微升高的患者，应在遵循美国麻醉和疼痛医学协会抗凝和疼痛操作指南的前提下，首选更高型号（更小）的穿刺针和经椎间孔入路[18]。此外，为评估解剖结构及其变异，并确定最适合和最安全的入路，应进行详细的影像学检查。新出现的或逐渐加重的运动或感觉障碍需要进一步影像学检查和（或）外科会诊。已有的内固定器械使得椎间孔硬膜外穿刺困难，则需要更倾斜的进针角度。既往脊柱手术留下的瘢痕组织使得正中椎板间硬膜外注射难以安全地进行。这种情况下可采用旁正中入路或经椎间孔入路，从而避开瘢痕组织。由

于解剖改变（如既往脊柱手术继发瘢痕、硬膜外后腔脂肪缺失或钙化）导致无法安全穿刺，临床医师可能需要调整穿刺路径，即从靶间隙的上方或下方进针。医师也可以考虑将Racz导管用于目标节段的给药。例如，对于有严重腰椎管狭窄和神经根病的患者，可采用骶椎间孔入路或骶裂孔入路，并考虑使用Racz导管将药物输送到$L_5 \sim S_1$水平。

介入技术的选择

颈椎硬膜外类固醇注射

颈椎硬膜外类固醇注射通常适用于继发于椎间盘侧方突出或椎间孔和椎管狭窄刺激或卡压颈脊神经根而出现神经根性疼痛成分的颈痛患者。颈椎硬膜外类固醇注射技术于1986年首次在文献中报道[19-21]。该技术最初是在无透视引导下，在伴或不伴神经根病的慢性颈部疼痛患者中进行，通过阻力丧失来判断是否到达硬膜外间隙。但这种方法已经过时了，为确保正确针尖位置和给药靶点，目前硬膜外类固醇注射通常在透视引导下，通过硬膜外造影来进行[22]。此外，在进行经椎间孔硬膜外穿刺时，为帮助避免血管内注射所继发的严重并发症，数字化减影技术可与实时透视技术联合使用。经椎间孔入路通常用于单节段椎间孔椎间盘突出或症状仅局限于特定节段神经根分布区域。它可以用来诊断和明确症状起源的节段和帮助制定进一步的手术计划。由于经椎间孔硬膜外类固醇注射的疗效仍缺乏强有力的证据支持，以及文献中报道的灾难性并发症[23-24]，大多数医师已摒弃了这一做法。然而有限的证据表明，20%～80%的患者经椎间孔硬膜外类固醇注射治疗后疼痛得到长期缓解，避免了进一步的颈椎手术[25-30]。为比较了颈椎硬膜外类固醇注射、保守治疗（如药物治疗、物理治疗）及联合使用治疗颈部根性疼痛的有效性，一项169例患者的迄今为止规模最大的多中心、随机、对照研究，主要观察术后1个月时近1周的平均手臂疼痛评分[12]。研究发现，这三组之间在统计学上虽然没有显著差异，但是，联合治疗使一部分患者获得了显著的疼痛改善和更持续的疼痛缓解。虽然越来越多的证据表明颈椎硬膜外类固醇注射在短期和长期内均可有效地缓解疼痛并改善功能，但仍需要更大规模的对照研究提供证据支持。

腰椎硬膜外类固醇注射

腰椎硬膜外类固醇注射是最常见的类型，通常用于由椎间盘侧方突出或椎间孔和椎管狭窄刺激或卡压腰椎神经所引起的神经根性疼痛。有大量关于腰椎硬膜外类固醇注射疗效的研究和系统综述，总体共识是，腰椎硬膜外类固醇注射可为伴有根性症状的腰痛患者提供短期获益[22, 31-34]。其在轴向性腰背痛或椎管狭窄中的应用，仍缺乏有力的证据[35]。在治疗神经根性疼痛方面，与经骶裂孔和椎板间硬膜外注射相比，已证明经椎间孔硬膜外类固醇注射（lumbar transforaminal epidural steroid injections，TFESI）更优[36-37]。研究显示，对于继发于腰椎间盘突出症的腰骶神经根性疼痛患者，经椎间孔硬膜外类固醇注射在3个月时具有中等程度获益[38-39]。另一项系统综述显示（中度证据），经椎间孔硬膜外类固醇注射可长期（超过3个月）缓解椎管狭窄或腰椎间盘突出引起的疼痛。与注射局部麻醉药或生理盐水相比，经椎间孔硬膜外类固醇注射并没有减少注射后1～3个月内的肢体残疾或12个月内的手术概率。而另一项系统综述进一步支持了使用经椎间孔硬膜外类固醇注射行腰椎间盘突出症的根性疼痛的长期（6个月以上）管理[40]。

操作和解剖方面的注意事项

经腰椎椎间孔入路

俯卧位，使用X线正位片来定位穿刺节段。C-臂机向同侧旋转20°～30°，直到斜视图中矢状面上节段椎弓根与下节段的上关节突重叠。将上关节突置于上终板前后边界之间的中间，同时确保上下节段的上终板重叠。最好通过调整C-臂机头尾倾斜使透视中上终板排成一条直线，这样穿刺时针尖朝向头侧，最终抵达于神经上。一旦获得最佳切面，在上椎体椎弓根正下方外侧（6点钟方向）和峡部下方外侧沿X线束透视方向逐渐推进22 G或25 G 3.5～5英寸（8.9～12.7 cm）穿刺针（图22.1）。一些术者主张首先使针尖接触椎弓根基底部，然后滑入神经孔，但如果多平面成像（正位、斜位和侧位），则无须上述操作。

下一步是在正位和侧位片中确认针的位置。正位片中，棘突应位于中线，两侧椎弓根应与中

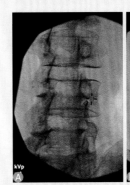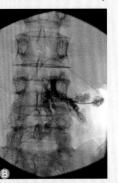

斜位视图（图A）显示与X线束透视方向一致的针放置，前后位视图（图B）显示造影剂硬膜外扩散。

图22.1 经腰椎间孔硬膜外注射

线等距离。穿刺目标位置应该在安全区或"安全三角区域"。其上边界为椎弓根、外边界为椎体外侧缘和内（斜边）边界为脊神经出口位置。安全三角进针可以避开神经结构。为避免穿破硬脊膜，针尖不应超过椎弓根的中线。在侧位透视视图中针尖应位于神经孔正中上部分。通过实时造影成像和多平面成像技术来明确针尖位置。

回抽阴性后通过延长导管注入0.5～1.0 mL非离子造影剂，在透视下观察造影剂扩散和血管摄取情况。造影剂应能显示出近端腰神经根轮廓，并通过神经孔向内侧扩散至硬膜外间隙（图22.1）。一旦确认，可注射局部麻醉药和类固醇混合液。确认针尖位置很重要，因为这里可能有给脊髓前动脉供血Adamkiewicz动脉，这条动脉最常位于T_{12}至L_3节段的左侧，高度解剖变异，这也是临床医师在实时透视下（甚至使用数字减影技术）注射造影剂的原因。在拔出针头之前，用生理盐水或局部麻醉药冲洗针头和导管确保无类固醇药物残留。

经胸椎椎间孔入路

胸椎经椎间孔入路的方法与腰椎经椎间孔入路几乎相同，但是由于解剖差异（胸椎弓根位于横突后上方、每个胸椎椎弓根的下外侧都有一个上肋凹、每个横突的外侧端都有一个横突肋凹），为获得最佳斜视图，C-臂机可向同侧旋转约20°。

经颈椎椎间孔入路

常见的体位是患者取仰卧位，直视前方。C-

臂机向同侧倾斜旋转45°~65°，直到获得神经孔的最佳、最大横切面。从C_2~C_3神经孔向足侧计数，确定目标节段。C-臂机向头侧或足侧倾斜，确保上终板重叠。为便于穿刺，可要求患者将头转向对侧（斜位），用枕头或楔形物抬高同侧肩，但应注意的是这种姿势会改变颈椎神经孔和骨骼的解剖位置和对线。

获得最佳颈椎神经孔视图后，沿X线束透视方向朝上关节突方向进22 G或25 G穿刺针，当针尖接触到上关节突时，继续缓慢地沿着上关节突腹内侧（前方）推进至椎间孔中后方，为避免损伤椎动脉，针头只能推进几毫米。在正位片中明确穿刺针位置，并将针推进到关节突柱的一半。为避免蛛网膜下腔注射、颈脊髓损伤或椎动脉注射意外的发生，针尖应处在小关节突内侧，不应超过其中点。并告知患者，针尖接触到神经根后会出现肩胛骨或上肢疼痛或感觉异常，若出现疼痛或异感，应该将针轻微地拔出，停止操作，直到患者的感觉消失。

通过实时造影增强和多平面成像来明确针尖位置。使用数字减影技术排除误入血管。回抽后通过延长导管注入0.5~1.0 mL非离子造影剂，在透视中造影剂应能显示出近端颈神经根的轮廓，并通过神经孔向内侧扩散至硬膜外腔。若造影剂扩散至血管或蛛网膜下腔，应中止操作。一旦明确针尖位置正确，可注射局部麻醉药和类固醇混合液。地塞米松磷酸钠的给药剂量一般为4~15 mg。拔出针头前，确保用生理盐水或局部麻醉药冲洗针头和导管内的类固醇药物。

经骶后孔入路

患者俯卧位，使用X线正位片来定位穿刺节段。C-臂机应向头侧倾斜，与骶骨终板对齐。为优化骶后孔的视图，C形臂可能需要向同侧轻微倾斜旋转。倾斜入路可以减少了操作时间、放射暴露和血管内注射的发生率[41-42]。S_1骶后孔位于S_1椎弓根正下方和骶外侧线内侧。一旦获得最优的骶后孔视图，为避开向外下方走行的神经、有利于造影剂有效地扩散和减少误入血管的发生率，沿X线方向推进22 G或25 G 1.5~3.5英寸穿刺针至骶后孔内侧[43]。然后在侧位片中核对该位置，确保针尖刚好到达腹侧硬膜外腔前方。负压回抽后

通过延长导管注入0.5~1.0 mL非离子造影剂，在透视中造影剂应能显示出骶神经根的轮廓，并通过神经孔向内侧扩散至硬膜外间隙（图22.2）。一旦明确针尖的正确位置，可注射局部麻醉药和类固醇混合液。拔出针头前，确保用生理盐水或局部麻醉管内的类固醇药物。

颈椎椎板间入路

患者俯卧位，将一个折叠的枕头或泡沫垫置于肩水平的胸下方。抬高胸部可使介入医师获得适当的颈椎屈曲，增加及时安全注射的成功率。患者将手臂置于身体两侧，肩膀向后缩。使用正位片来定位穿刺节段，最常用的穿刺节段是C_7~T_1或T_1~T_2。为最大化显示椎板间隙，C-臂机可向头侧或尾侧倾斜。然后为避开棘突，C-臂机向患侧倾斜5°~10°。一旦确定最优位置，充分局部麻醉。最常见的是，沿X线束透视方向，选择Tuohy针向椎板间或下节椎板上方进针，为确保针持续处于中线入路，间断透视引导，当针尖到达黄韧带或下节段椎板时，行侧位或对侧斜位（大约60°斜位）视图评估进针的深度或偏离椎板情况。穿刺针接上装有2 mL生理盐水的玻璃/塑料注射器或将Tuohy针注满生理盐水形成"悬滴"，随着针头的推进，继续监测注射器在Tuohy针头末端显露的液面是否有"阻力丧失"或明显的呼吸变化。一旦针进入硬膜外腔，在给药前，注射0.5~1 mL非离子造影剂，用正位和侧位/对侧斜

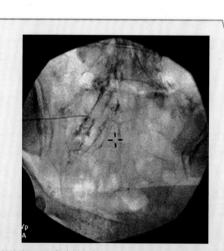

正位视图显示穿刺针穿过S_1骶后孔进入，造影剂在硬膜外腔内并沿S_1神经根扩散。

图22.2　经骶后孔硬膜外注射

位视图（图22.3）明确造影在剂硬膜外腔的扩散情况。实时透视可用于明确无误入血管或蛛网膜下腔。一旦确认位置正确即可用药。然后拔除针头，并贴膜压迫止血。

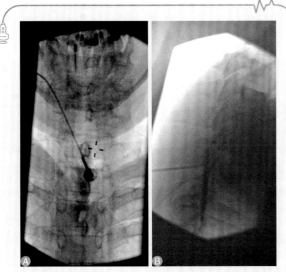

正位视图（图A）显示沿X线束透视方向视图中的进针位置，斜位视图（图B）显示后硬膜外腔中进针的深度和造影剂扩散。

图22.3　经颈椎椎板间硬膜外注射

腰椎椎板间入路

俯卧位，为减少腰椎的生理前凸，可放置枕头或折叠的毯子在腹下方。然后使用X线正位片定位穿刺节段。为使椎板间隙最大化显示，C-臂机可向足侧或头侧倾斜，也可向患侧倾斜，使椎板间隙显示最大化，也可向患侧倾斜5°～10°。一旦明确最优的目标位置，充分局部麻醉。然后沿X线束透视方向，引导Tuohy针向椎板间隙进针。间断透视引导通常用于确保穿刺针保持中线入路。当针接近硬膜外腔时，会遇到更致密的组织，如黄韧带。此时可以使用侧位透视视图来评估针的深度和与硬膜外腔距离。在进一步推进前，可以在Tuohy针上放置一个装有2 mL生理盐水或空气的玻璃或塑料注射器。一旦连接，通过注射器内阻力是否消失来判断针尖是否进入硬膜外腔。进入硬膜外腔后，可注射1 mL非离子造影剂，侧位和正位透视视图（图22.4）明确造影剂硬膜外腔扩散情况。实时透视可用于明确有无误入血管或蛛网膜下腔。一旦明确针尖的正确位置后，就可以用药。然后拔除针头，贴膜止血。

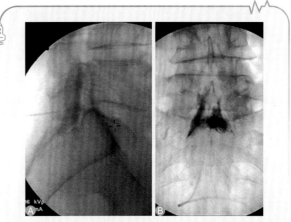

侧位视图（图A）显示了针的深度和硬膜外后腔内造影剂的扩散，正位视图（图B）显示了沿X线束透视方向视图中的针放置和硬膜外腔内造影剂的扩散。

图22.4　经腰椎椎板间硬膜外注射

胸椎椎板间入路

胸椎椎板间注射技术与颈椎椎板间注射技术非常相似，但胸椎上节段叠瓦状棘突，容易遮盖椎板间隙，所以旁正中入路更为常用。由于胸椎生理性后凸有利于椎板间隙打开，患者俯卧位通常不会影响椎板间隙的打开。为适应生理性后凸，C臂向足侧成角更大。C-臂机向尾部倾斜以适应这种生理曲度。胸椎椎板间注射的其他事项包括针头选择、硬膜外入路技术、造影和实时透视来确认穿刺针的位置，都与颈椎注射相似。同样，侧位和正位透视视图（图22.5）用来明确造影剂在硬膜外腔的扩散情况。

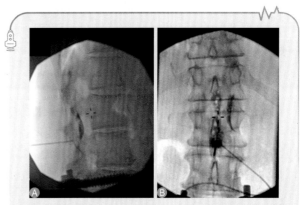

侧位视图（图A）显示了针的深度和造影剂在后硬膜外腔内的扩散；正位视图（右）显示了针沿X线束透视方向的视图中的放置和造影剂扩散，填充了硬膜外套管和硬膜外脂肪（气泡样充盈缺损）。

图22.5　经腰椎椎板间硬膜外注射

骶管硬膜外注射

患者俯卧位于透视台上，介入医师可以触诊识别骶裂孔。正位透视图识别骶骨的中线，确保穿刺针处于正中位置。可将不透射线的标记物放置在患者身上，作为定位的参照物。侧位透视可用于确认骶裂孔的位置并明确进针点和进针方向。为正确进入硬膜外腔，穿刺针至少以45°进入骶裂孔至关重要。使用触诊和透视技术均可以识别穿刺点。进行充分的局部麻醉，注射针的选择取决于所需的达到的靶节段。大多数情况下，25 G针头就足够了。注射10 mL通常可以扩散到骶和腰椎硬膜外腔。如果还需向上扩散，则可以使用Tuohy针，并且可以将导管置入硬膜外腔并指向所需靶点（图22.6）。一旦进针，可利用侧位透视进行引导向骶裂孔（图22.6）。进入硬膜外腔后，注入1~2 mL非离子造影剂，侧位和正位片明确造影剂在硬膜外腔的扩散情况。给予药物，然后拔除穿刺针，检查该部位是否有出血，如果有血肿，则可以使用绷带压迫止血。

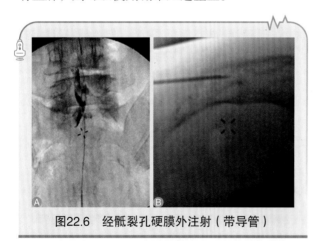

图22.6　经骶裂孔硬膜外注射（带导管）

并发症

与任何介入性操作一样，硬膜外类固醇注射时可能会发生并发症。并发症的严重程度和发生率取决于诸多因素，包括穿刺入路（经椎间孔 vs. 椎板间）、位置（颈椎 vs. 腰椎等）和所选择的注射液（造影剂、颗粒类固醇 vs. 非颗粒类固醇、局部麻醉药的浓度和剂量等）。并发症包括类固醇使用问题、感染、组织损伤及错误位置给予注射剂导致的后果。

糖皮质激素与多种并发症相关，包括肥胖、胰岛素抵抗、糖尿病及骨质疏松[44]。虽然大多数医师都知道激素对人体的影响，但硬膜外注射激素的效应程度一直存在争议。传闻相对低剂量和低频率注射是不太担心硬膜外激素注射会导致并发症的原因。临床上，提高认识和加强监测后发现，对注射后的全身性影响目前依然认识不足[45]。一项研究对硬膜外或肩关节内激素注射治疗后的葡萄糖和皮质醇水平进行了3周的跟踪，得出结论：在注射后21天，在硬膜外注射类固醇后糖尿病患者的皮质醇水平显著下降[46]。另一项研究发现，硬膜外类固醇注射后，收缩压会短暂升高[47]。在一项回顾性分析中描述了绝经后妇女骨密度下降与频繁硬膜外类固醇注射间的关系[48]。因此，应根据患者个人的临床需要和基础伴发病来选择治疗入路和治疗频率。

几个病例报告描述了硬膜外类固醇注射后的感染情况。这些感染的发生率为1%~2%，严重病例发生率接近0.1%~0.01%[49]。严重程度从单纯蜂窝织炎到更严重的脑膜炎[50]、硬膜外脓肿[51]及骨髓炎[52]。患者通常表现为严重的背部或颈部疼痛、发烧及寒战。危险因素包括糖尿病、吸烟史及其他免疫缺陷疾病。虽然金黄色葡萄球菌仅占皮肤菌群的1%~2%，但却是与硬膜外脓肿最相关的病原体[53-54]。一般来说，在硬膜外注射类固醇后出现这些症状时，临床医师应该高度怀疑感染的可能。

不正确的针尖位置和随后的注射可导致各种并发症，包括异感、疼痛加重[55]、意外硬膜穿破和穿破后的头痛[56]及罕见的严重并发症（如动脉内注射和直接损伤导致中风、癫痫或脊髓损伤）。文献报道的并发症发生率存在一定差异，但经椎间孔和椎板间硬膜外注射中常见并发症的发生率约为2.4%[55]。由于数据收集和报告的不一致，难以针对罕见的并发症进行研究[57]。颈椎和胸椎椎板间硬膜外类固醇注射导致的直接脊髓损伤并不常见，但也有报道[58-59]。将颗粒皮质类固醇注射到重要血管（如椎动脉或神经根延髓动脉）所引起的并发症包括脊髓和脑干梗塞，将导致严重的缺血和功能丧失[60-63]。虽然有已知和未知的并发症，但是经椎间孔和椎板间硬膜外注射仍经常应用。

许多并发症可以通过严格执行无菌操作、仔细选择患者、充分的技术培训及适当的成像引导技术来避免。临床医师能够在手术过程中识别危险因素和在手术后早期发现并发症并及时恰当地处理也非常重要。临床实践中必须采取各种预防措施来防止并发症的发生。一些回顾性研究分析了多年来的一些临床数据，得出结论：透视引导下硬膜外类固醇注射是一种安全且耐受性良好的介入操作[55, 64-65]。

Thomas Suchy，Jack Diep and Jianguo Cheng

李水清　译，梁惠、徐明民、柳垂亮、刘岗、武百山　校对

参考文献

扫码查看

第二十三章　神经阻滞和射频消融

要点

※ 通过化学和物理方法，能射频消融神经。

※ 了解神经射频消融、神经退行性变及神经再生的原理是正确使用神经射频消融术的必要条件。

※ 了解不同类型的射频消融术、使用适当的技术、了解相关治疗的循证证据，对于提高治疗安全性和预后不可或缺。

※ 慢性疼痛患者是个复杂的、非普遍性的人群，这使得疼痛介入治疗（包括射频消融）效果相关研究开展起来比较困难。

※ 选择合适的患者是射频消融术成功的关键。

※ 即便使用最严格的标准筛选患者，慢性疼痛的复杂性使得任何单一的治疗不能完全缓解疼痛。

※ 保守治疗失败的慢性疼痛患者，在了解射频消融术潜在的风险和获益后，可选择射频消融术以缓解许多亚急性和慢性疼痛。

※ 射频消融术包括多种方法，可以用于治疗许多不同部位的疼痛，以帮助患者提高生活质量。

神经阻滞术的类型

神经消融术可以通过化学和物理方法（如乙醇、热、电等方法）来实现破坏神经元结构。局部神经元损毁使损毁部位远端的神经纤维和髓鞘变性，这一过程称为沃勒变性（图23.1）。神经细胞并没有完全被破坏，施万细胞的基底层得以保留，并允许轴突再生[2-3]。

乙醇神经阻滞术

通过乙醇、丙三醇或酚类的方式进行神经阻滞，可中断疼痛信号传递3~6个月。这些化合物引发神经损伤的机制是通过蛋白质变性和神经细胞去脂溶性物质。这种局部神经元损毁可导致病变远端的沃勒变性[2]，虽然这些腐蚀性化学物质适量地使用可产生局灶的神经消融，但如果不是集中在治疗的靶区域，就会对周围的其他结构造成损害[4]。正因如此，2010年美国麻醉医师学会慢性疼痛管理工作组（American Society of Anesthesiologists Task Force on Chronic Pain Management）和美国区域麻醉与疼痛医学会协会（American Society of Regional Anesthesia and Pain Medicine）建议，非癌症患者不应常规使用化学性去神经方法[5]。

神经再生

根据损伤程度不同，神经修复可通过髓鞘再生、轴突侧支生长、轴突近端到远端的再生来实现。当轴突受损不到1/3时，剩余的健康轴突就会通过轴突侧支生长方式进行神经修复。当大多数轴突受损时，采用轴突近端到远端的再生方式进行神经修复，轴突再生速度约为1 mm/d[6]。在细胞水平，神经损伤后，巨噬细胞向损伤部位移动，降解损伤部位的远端轴突，并启动施万细胞增殖。施万细胞产生层黏连蛋白和纤维连接蛋白，两者有助于形成新轴突的细胞基膜。神经生长因子是轴突再生的关键因子[7]。当再生轴突未能沿着先前轴突路径进行再生时，神经再生出现异常，包括非靶向组织重新支配和神经瘤形成[2]。图23.2概述了这一过程。

射频消融术

传统的射频消融术通过交流电施加恒定的电场来诱导组织中的离子分子振荡从而产生热量。超过60℃可通过不可逆的蛋白变性对靶区造成热损伤[2]。与乙醇神经阻滞术相比，射频消融术后的神经再生更快，损伤部位更局限，周围其他组织损伤也更少[4]。如果这种热损伤针对的是错误

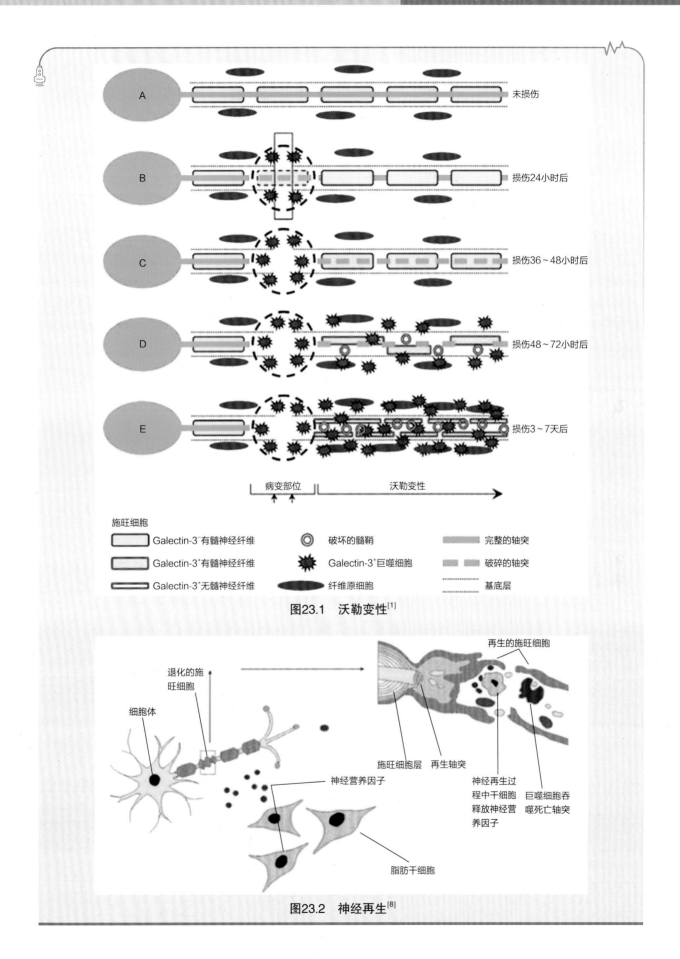

图23.1 沃勒变性[1]

图23.2 神经再生[8]

的区域，可能会导致不必要的神经损伤、运动功能障碍和去神经传入性疼痛[9]。非恒定或高压脉冲射频可防止被加热的目标及其周围蛋白质的变性，而是通过产生一个电磁场，在细胞器超微结构水平发挥作用，特别是线粒体、微丝、轴突中的微管[2]。

射频基本原理

射频所用的波频在20 kHz ~ 300 GHz之间（图23.3）。250 kHz ~ 1 MHz脉冲射频治疗在临床上已成为一种治疗心律失常、肿瘤和慢性疼痛的技术[11]。在疼痛治疗中，热损伤以感觉神经为目标，阻止伤害性信号传入到中枢神经系统。射频消融系统包括交流无线电波发生器、射频电极及接地电极。

射频电极本质上是一个金属圆柱体，其内包含射频探头和热电偶，热电偶用于测量靶组织温度（图23.4）。该电极近端用聚四氟乙烯绝缘，使能量局限在电极远端周围区域。水冷射频电极远端是一个有进水口和出水口的密封装置，以便水在电极内循环。

在射频消融过程中，电极施加电磁场、产生热量（焦耳），能量传递到周围组织，射频探头接触的组织内带电粒子振荡，进而产生热量。最靠近射频电极的组织产生的热量最多，热量通过传导和对流方式重新分配到局部较冷的组织。

具有较高电导率的组织允许较高的电流传输。组织通常具有较高的电阻（与电极相比）以便吸收传输的能量，从而产生热量，使温度升高。骨骼肌的电导率最高，其次是脂肪和结缔组织，骨的电导率最低。表23.1是人体内许多组织

和不同浓度的NaCl溶液相对组织电导率列表。实际上，如果远端电极周围的组织（骨或结缔组织）由于导热性差而成为绝缘体，电流就不能流向远端组织，导致能量集中在远端电极周围较小的范围[11]。

表23.1 相对组织电导率

组织类型	电导率（S/m）
正常肝脏	0.36
肝肿瘤	0.45
心肌	0.54
脂肪	0.10
骨	0.03
血液	0.70
汽化组织	~ 1e–15
NaCl 0.1%	0.30
NaCl 0.2%	1.00
NaCl 0.5%	2.70
NaCl 1.0%	4.50
NaCl 5.0%	25.00
NaCl 36.0%	45.00

Reproduced with permission from Ball.[11]

人体细胞在50 ℃左右时会发生不可逆转的损伤，该温度被称为临界损伤温度。损伤区是达到临界损伤温度的组织。当电极–组织交界的组织被烧焦（通常在100 ℃左右），成为绝缘体，并可阻止形成更大的病变区域，此时的温度称为电极界面破坏温度[11]。当靶组织区域局限于某感觉神经的支配区域时（如内侧支消融），这种治疗可能是有益的，但如果靶组织区域涉及其他神经支配区域时（如外侧支消融以切断骶髂神经），这种治疗的临床疗效可能有限。在水冷式射频消融中，水在电极远端内部循环，目的是将电极–组织交界处保持在电极界面破坏温度以下，同时增加射频信号强度，以便通过传导和对流方式将能量分配到更大的范围[12]。

脉冲射频消融术以非恒定或脉冲方式施加高压脉冲。该方法可以防止靶组织和周围组织被加热到蛋白质变性，从而防止靶组织和周围组织达到电极界面破坏温度和临界损伤温度，近年来在临床上得到了广泛的应用。

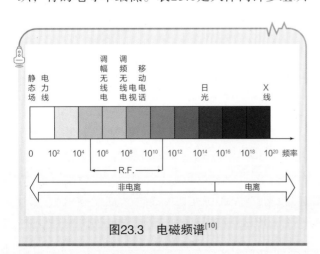

图23.3 电磁频谱[10]

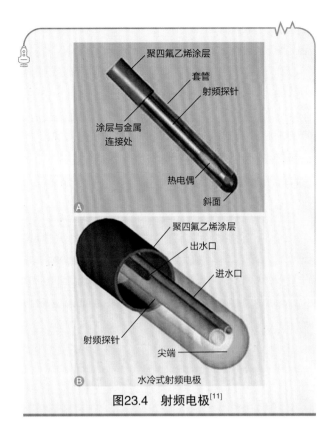

图23.4　射频电极[11]

脉冲射频消融术作为一种神经调节方式，主要通过创造一个电磁场引起细胞器水平的超微结构损伤，特别是靶组织轴突中的线粒体、微丝及微管。脉冲射频消融术减少了治疗的并发症，如神经损伤、运动功能障碍及去神经传入性疼痛[2, 9]。

临床应用

背景

射频消融术已作为对疼痛保守治疗无效的一种微创治疗选择，可以防止远端有害性刺激信号传入中枢神经系统，从而避免产生疼痛感觉。一些持续数月至数年的疼痛患者可出现神经异常重塑，使神经传导通路敏化，导致治疗效果下降，尤其是在没有多学科综合治疗的情况下。

以下描述了射频消融术治疗疼痛的最常见用途及其背后的基本原理和循证证据。慢性疼痛患者是一个复杂的非普遍性人群，且有神经解剖学差异，这使得针对疼痛的介入治疗（包括射频消融术）效果的相关研究开展起来比较困难。即便使用最严格的标准筛选患者，慢性疼痛的复杂性也使得任何单一的治疗方法都不能完全有效。保守治疗失败的慢性疼痛患者，在了解射频消融术潜在的风险和获益后，可选择进行射频消术以缓解许多亚急性和慢性疼痛。

头面部疼痛

全世界有近50%的人曾患过头痛，26%的人患过面部疼痛[13-14]。头面痛可影响人体机能、限制工作及影响正常生活。头面痛的病因复杂且因素众多。对于存在药物和保守治疗效果不佳、药物禁忌证、由于副反应或不良反应不能耐受药物的患者，介入治疗对改善头面痛具有很好的疗效。最近发表的多篇综述指出，目前尚无对枕神经、蝶腭神经节及三叉神经节的介入治疗的高质量随机、安慰剂对照、双盲的临床研究。尽管如此，以蝶腭神经节为靶点，使用阻滞、射频消融术和神经电刺激来治疗丛集性头痛、三叉神经痛、慢性偏头痛及其他头面部疼痛，其临床疗效尚可。此外，颈源性头痛的射频消融治疗也缺乏高质量的证据支持，仍有待进一步研究[15-16]。

颈源性头痛主要指颈部活动受限的单侧疼痛（也可出现双侧疼痛）。疼痛通常会随着颈部运动和患侧上颈部或枕部区域的触诊而加重[13]。经典偏头痛药物对典型的颈源性头痛只有轻微的作用[17]。$C_2 \sim C_3$小关节病是颈源性头痛最常见的病因，受第三枕神经支配（图23.5）[19-20]。第三枕神经内侧支是颈源性头痛阻滞和射频消融的治疗目标。常规和脉冲射频消融治疗颈源性头痛的证据有限，仍需要高质量的随机对照试验来评估其疗效[21-22]。

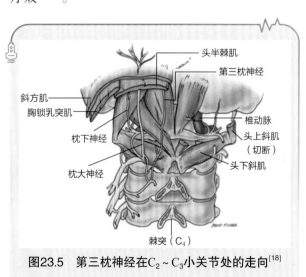

图23.5　第三枕神经在$C_2 \sim C_3$小关节处的走向[18]

蝶腭神经节是颅内脑组织以外最大的神经元集合，包含感觉、交感和副交感神经纤维，独特之处在于可以通过鼻黏膜连接外部环境[15]。感觉信号通过上颌神经传入，副交感神经、交感神经信号分别通过面神经的岩大神经和岩深神经传入[15]。翼腭神经节支配泪腺、鼻窦、鼻腔、咽和硬腭。蝶腭神经节及其分支的解剖结构见图23.6。虽然大多数蝶腭神经节阻滞治疗的证据都来源于个案报道和病例系列，但蝶腭神经节阻滞和射频消融术已被成功地用于治疗多种疾病，包括丛集性头痛、三叉神经痛、偏头痛、带状疱疹后神经痛、不典型面部疼痛及顽固性癌痛。蝶腭神经节阻滞经鼻入路见图23.7。蝶腭神经阻滞治疗丛集性头痛、三叉神经痛及偏头痛的研究很少。目前只有一项评估蝶腭神经阻滞治疗偏头痛

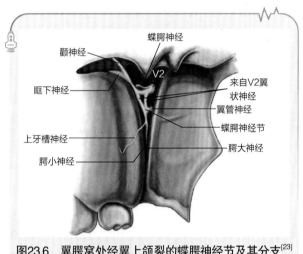

图23.6 翼腭窝处经翼上颌裂的蝶腭神经节及其分支[23]

的双盲、安慰剂对照临床研究，研究显示蝶腭神经阻滞能使患者短期获益，而非长期获益[15-25]。与神经阻滞相比，蝶腭神经节射频消融术或神经调节治疗可延长丛集性头痛的缓解时间[26]。虽然有研究报道了三叉神经节阻滞术和射频消融术可用于治疗头面痛，但是微血管减压术仍然是与三叉神经相关的头面痛患者的主要治疗方法，其成功率接近90%。

关节突关节

小关节或关节突关节，是相邻椎体后部相连的关节，由来自头端椎体的下关节突、尾端椎体的上关节突的骨，以及关节囊、滑膜和透明关节软骨组成[27]。小关节属于真滑膜关节，关节腔内液体容量为0.5 ~ 1.5 mL[28]。小关节由脊神经后支和中间支的末端分支支配。后支也支配多裂肌和棘间韧带。寰枢关节受C_2脊神经前支支配[29]。C_2 ~ C_3小关节由C_3后支中较大的分支和第三枕神经共同支配[30]。C_4到C_7 ~ T_1各小关节受同水平以及上下节段后内侧支支配。T_1 ~ T_2至L_5 ~ S_1各小关节受同水平和上节段内侧支支配。

在脊柱源性疼痛中，颈椎、胸椎及腰椎小关节源性疼痛的患病率分别为36% ~ 67%、34% ~ 48%及16% ~ 41%[31]。小关节伤害性感觉通常是由小关节增生、椎间盘退变导致的机械性压迫和刺激引起[32-34]。慢性疼痛患者中枢敏化和疼痛阈值降低[35]。这种疼痛本身被形容为一种深在的、定位模糊、疼痛方式持续不变的酸痛，有其

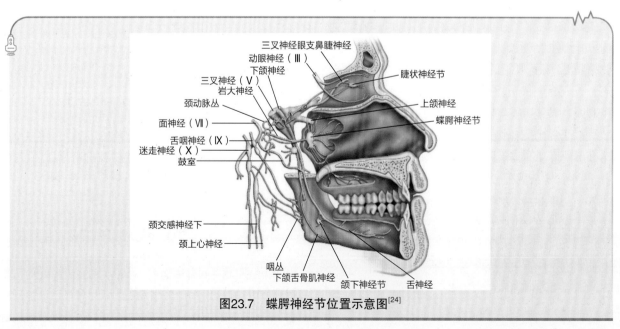

图23.7 蝶腭神经节位置示意图[24]

相对明确的疼痛放射部位（图23.8）。疼痛通常会向患侧放射，侧弯和旋转时加重，屈曲可缓解症状[37]。与神经根性疼痛不同的是，颈椎小关节源性疼痛与相对应的肌节、皮节的反射、肌力或感觉的变化无关[32, 38-39]，而且小关节源性疼痛没有特异性的体征或症状。

虽然缺乏小关节源性疼痛保守治疗效果相关的证据支持，小关节源性疼痛初始治疗主要为物理治疗和其他保守治疗。如果患者保守治疗失败，可以采用介入治疗。透视引导下的后内侧支阻断或小关节腔内局麻药注射可用于小关节源性疼痛诊断[41]。内侧支射频消融术成功率很高，几

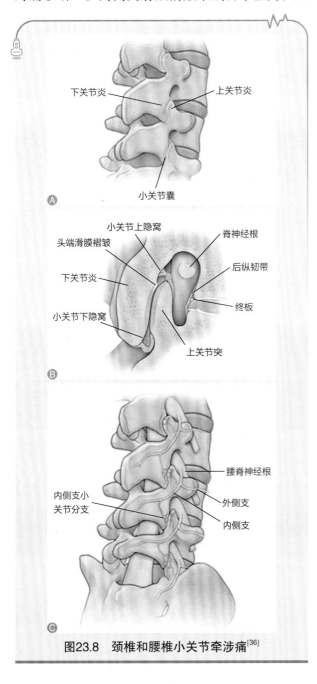

图23.8　颈椎和腰椎小关节牵涉痛[36]

乎所有患者在治疗后病情均有所好转[42]。最近的一项系统综述发现，颈内侧支阻滞和射频消融治疗小关节源性疼痛的有效性差异很大[40]。在一项与安慰剂治疗随机对照的双盲试验中，Lorde等证实，颈椎内侧支射频消融组疼痛缓解（至少缓解50%）持续了263天，而安慰剂组缓解持续了8天[43]。Macvicar等的一项非随机试验显示，颈椎小关节源性疼痛患者经射频消融治疗后中位缓解时间为20～26个月。诊断性局部阻滞后疼痛缓解80%～100%，被用作诊断性阻滞成功的标准。

Manchikanti等[45]的一项系统综述提示，目前缺乏胸椎内侧支阻滞和胸椎内侧支射频消融治疗的高质量证据，目前也没有胸椎内侧支阻滞或射频消融治疗效果评估的随机、双盲、安慰剂对照试验。胸椎后内侧颗粒类固醇或非颗粒类固醇注射治疗均具有一定的短期和长期疗效[46-47]。Stolker等的一项前瞻性预后研究[48]表明，行胸椎后内侧射频消融术后，84%的患者疼痛减轻超过50%，超过60%的患者有良好的长期效果。Speldewinde研究显示，68%的患者治疗是成功的（成功定义为至少50%的疼痛缓解，维持至少2个月），65%的患者疼痛缓解了85%，且持续了9个月[49]。这些结果表明，在保守治疗失败的胸椎源性疼痛和小关节源性疼痛患者中，内侧支阻滞和射频消融可获得较好的短期和长期疗效，但是仍需要进行随机双盲安慰剂对照试验来提供高质量的证据支持。

最近公布的一项多学科的腰骶疼痛指南指出，虽然腰椎内侧支传统射频消融术后患者功能改善的随机对照试验较少[50-53]，但研究显示患者腰椎内侧支常规射频消融术3～12个月后可获得良好的治疗效果，且在术后3～6个月其功能会得到一定程度的改善[37]。由于腰椎内侧支常规射频消融术获益明显大于风险，建议当保守治疗失败后，可以常规进行腰椎内侧支射频消融治疗。随机对照研究显示，腰椎内侧支常规射频治疗比脉冲射频消融治疗带来更多的疼痛缓解，因此，该研究不建议在腰椎小关节源性疼痛患者中使用脉冲射频消融治疗[53-54]。

Juch等最近发表的一篇有关"多结构新辅助疗法研究"的论文[55]，在小关节、骶髂关节、椎间盘或上述组合所引起的慢性腰痛患者中，与康

复训练治疗组相比，康复训练治疗联合射频消融治疗组并没有获得更多的疼痛改善。之后，Provenzano等发表了一篇评述，认为该研究在许多方面存在缺陷。在研究设计方面应该采用更贴合实际的设计，避免纳入标准过于严格，应使用更宽松的纳入标准来评估干预措施，以便最大限度地提高研究的可推广性。该评述还指出，使用22 G穿刺针并垂直放置，电流刺激时间为90秒，这是另一个明显缺点。需要使用一根较大规格的穿刺针平行放置，在某种程度上可以克服小的解剖变异，并实现内侧支消融。该文章最后呼吁加强以下方面的培训工作：合理选择患者、射频力学及正确实施射频消融术。

骶髂关节疼痛

骶髂关节连接骶骨外侧和髂骨内侧，是人体最大的轴向关节。滑膜和韧带是其重要组成部分。骶髂关节将重量从脊柱传递到下肢[57-58]。骶髂关节的稳定性由骶髂后长韧带、骶髂后短韧带、骶髂前韧带、骶结节韧带、骶棘韧带及髂腰韧带维持（图23.9）。人体没有任何直接控制骶髂关节运动的肌肉，但通过腰椎、骨盆及臀部的肌肉间接地限制了骶髂关节的旋转和滑动。骶髂关节的后方由$L_4 \sim L_5$后内侧支和$S_1 \sim S_3$后支支配。骶髂关节的前方主要受L_5前支支配，10%的人受L_4前支支配，另外10%的人同时受L_4和L_5前支支配[60-61]。

骶髂关节疼痛无法通过单一体格检查或单一影像学表现来明确诊断。患者可有单侧或双侧腰痛，并可放射至臀部、腹股沟或腿部（图23.10）。在体格检查中，FABERE检查（屈曲、外展和外

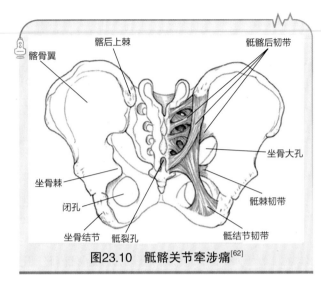

图23.10　骶髂关节牵涉痛[62]

旋）、Gaenslen试验、Yeoman试验、牵张试验、压迫试验、骶骨压力试验及骶骨推力试验是检查骶髂关节源性疼痛的方法。研究表明，当上述任意三种体格检查呈阳性时，骶髂关节疼痛诊断的敏感度为94%、特异度为78%[63]。影像学检查可以帮助鉴别关节炎、骶髂炎或骨折，但如果没有这些体格检查，影像学检查与骶髂关节疼痛的相关性较差[64]。

L_4和L_5后内侧支和$S_1 \sim S_3$后支的神经阻滞已用于诊断骶髂关节疼痛，并指导进一步的射频消融治疗。传统的后支射频消融术（图23.11）有几种不同的技术类型，包括单个多电极、三针穿刺技术、导向阻滞法及水冷和脉冲射频消融术[66-70]。由于技术的不同及骶髂关节神经支配的变异，关于射频消融术的有效率，研究结果各异。2010年的一项Meta分析指出，射频治疗骶髂关节疼痛是有效的（术后3个月和6个月）[71]。另一项针对骶

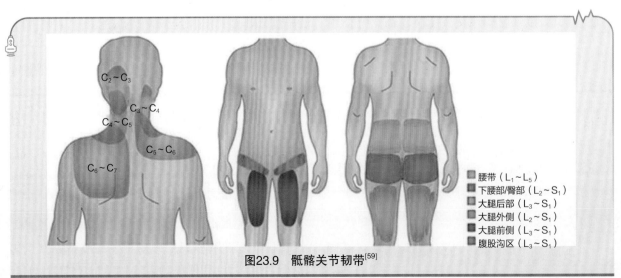

图23.9　骶髂关节韧带[59]

腰带（$L_1 \sim L_5$）
下腰部/臀部（$L_2 \sim S_1$）
大腿后部（$L_3 \sim S_1$）
大腿外侧（$L_2 \sim S_1$）
大腿前侧（$L_3 \sim S_1$）
腹股沟区（$L_3 \sim S_1$）

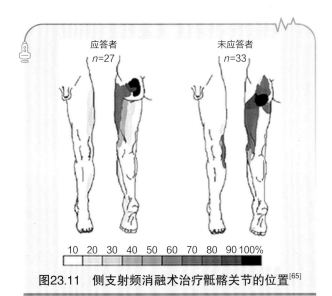

应答者
n=27

未应答者
n=33

10 20 30 40 50 60 70 80 90 100%

图23.11 侧支射频消融术治疗骶髂关节的位置[65]

髂关节介入治疗的系统综述为骶椎后支水冷射频消融治疗提供很好的证据[72]，该系统综述纳入两个随机对照试验和两个观察性研究。上述两篇综述都指出需要更多高质量的研究来进一步明确其疗效。在既往研究中，骶髂关节射频消融的治疗效果好坏参半，研究类型包括个案报告、病例系列及回顾性研究，但仍需要更多的随机、双盲、安慰剂对照试验来进一步阐明该介入治疗的有效性[73-75]。

根性疼痛

"神经根病"一词来源于拉丁词"RADIX"，意思是"根"。神经根病可来自结构性压迫，常见于椎间盘突出和小关节病变，以及炎症、感染或梗死。神经根病导致相应的神经根功能丧失，导致神经根支配皮肤感觉丧失或异常，同时脊神经根支配肌肉的反射减弱和肌力下降。在体格检查中，直腿抬高试验呈阳性、放射性疼痛、感觉丧失、反射减弱及肌肉无力可以引起临床医师怀疑神经根病。然后，可以通过MRI和EMG检查进一步证实，如果患者保守治疗（如物理治疗）失败，则可以采取介入治疗。

对于年轻患者，椎间盘突出导致局部炎症，是神经根病变的主要原因，硬膜外类固醇注射可减少神经根周围的肿胀和炎症[76]。对于大多数慢性疼痛患者，神经压迫与小关节病有关，并导致椎间孔狭窄，或者存在硬膜外类固醇注射禁忌证，背根神经节射频则是一个不错的治疗选择。背根神经节是位于双侧硬膜外间隙背根远端的躯体和内脏神经细胞的集合，起着将外周信息传递

到中枢神经系统的中转作用，并在伤害感觉传导中起重要作用。

2013年，Pope等进行了一项系统综述[77]，分析了背根神经节各种介入治疗的证据，其中包含4项背根神经节的传统射频消融术的随机、前瞻性对照试验（其中2项包含假手术对照组）[78-81]。Pope及Geurts等的研究，均提示传统的背根神经节射频不应该在腰椎和颈椎区域进行，因为他们发现背根神经节射频消融术并不比单纯的局部神经阻滞带来更多获益。然而Niv、Chayen及Stolker等[82]证实，传统射频消融术可带来短期和长期的治疗效果。

与传统射频消融术和42 ℃以上射频消融术相比，脉冲射频消融术有较低的加热温度，去神经传入性疼痛的风险降低，具有较高的安全性，并且越来越受欢迎[83-84]。虽然缺乏随机对照试验，但是Pope和Liem等学者对脉冲射频消融术的前景持乐观态度。Van Kleef等开展了一项颈部背根神经节脉冲射频消融术的双盲、随机、安慰剂对照试验，与假处理对照组相比，在射频消融术后第3个月和第6个月，脉冲射频组获得更好的疼痛缓解效果[78, 81, 83-84]。此外，Choi等[86]对21例经椎间孔硬膜外类固醇注射治疗失败的颈根性疼痛患者进行了脉冲射频消融术，在治疗12个月后有2/3的患者疼痛至少缓解50%。

虽然迄今为止尚无对腰骶神经根性疼痛进行脉冲射频消融治疗的相关双盲随机安慰治疗对照试验，但腰椎背根神经节脉冲射频消融术已应用于腰骶神经根性疼痛治疗[77, 85]。Sluijter等[87]用脉冲射频治疗了60例各种原因导致的腰神经根性疼痛患者，与传统射频消融术相比，在治疗6周后脉冲射频组86%的患者疼痛改善了50%，而传统组改善了12%。此外，15例腰椎术后失败疼痛综合征患者，背根神经节射频消融治疗6个月和1年后，分别有53%和40%的患者VAS至少降低了2分。Tsou等[88]对腰椎间盘突出或腰椎术后失败综合征患者L2背根神经节进行脉冲射频消融治疗，发现约一半的患者在治疗1年后腰痛和腿痛得到缓解。

盘源性疼痛

任何起源于髓核、纤维环、终板的疼痛都被

认为是盘源性疼痛。盘源性疼痛是超过1/3腰痛患者的疼痛原因，并与椎间盘退变有关[89-90]。基因和吸烟史都是盘源性疼痛的明确影响因素[91-93]。不同的体位对椎间盘施加的压力不同，体位也是盘源性疼痛的影响因素。

　　椎间盘由中央的髓核和周围的纤维环组成。椎间盘前部受交感神经链交通支支配，后部受窦椎神经支配（图23.12）。健康椎间盘纤维环外1/3由这些神经支配[95]。当机械损伤时，纤维环可产生裂缝，导致新生血管和神经向内生长，超过椎间盘外1/3，并且暴露的髓核引起炎症反应。新生血管和炎症反应被认为是盘源性疼痛发生的主要机制[96]。

　　盘源性疼痛患者在轴向应力增加的体位会主诉疼痛加重，即站立或坐位时加重，尤其是腰部屈曲，而躺下后缓解。影像学检查可以显示椎间盘退变，但在无症状的患者中也可以偶然发现椎间盘退变。侵入性椎间盘造影术虽然有争议，但被认为是最具有特异性的诊断盘源性疼痛的方法[97]。虽然研究结果存在争议，但多篇研究报道了射频消融术在治疗盘源性疼痛中的应用。最近的一项系统综述[98]发现，椎间盘内射频消融术不会使患者获益，该综述还指出，与椎间盘内注射（亚甲蓝、皮质类固醇）、椎间盘内电热治疗、手术等其他治疗方式相比，交通支射频消融术在减轻疼痛和恢复功能方面有较好的疗效。因此，对于盘源性疼痛患者，交通支射频消融术可能会提供一些益处[99-100]。

姑息治疗

　　10%～15%的癌症患者对镇痛药物会产生耐药性[101]。癌痛的病理生理机制是多种多样的，包括伤害感受性、内脏性和神经病理性疼痛机制。神经病理性疼痛和肿瘤骨转移相关的疼痛患者通常对传统镇痛药物具有耐药性[102]。当止痛药物无效或药物本身的不良反应限制其使用时，可以使用介入治疗。以下是神经阻滞和射频技术的几种常见用途，以帮助缓解耐药性癌症患者的疼痛。

头颈部癌痛

　　在头颈部癌症患者中，癌痛的患病率高达85%[103]，其中93%的患者经历了伤害感受性和神经病理性的混合疼痛[104]。疼痛可发生在头部、面部、黏膜部位、耳朵、颈部和肩部等部位[105]。因为头颈部神经密集，以及语言、吞咽功能与这些神经之间的紧密关系，所以头颈部癌痛很难治疗。诊断性和治疗性神经阻滞有助于在神经消融或神经调节治疗之前确定正确的靶点。在头颈部癌症中，通常阻滞的靶神经包括舌咽神经、枕神经、三叉神经、迷走神经、蝶腭神经节及颈丛。当患者颅底有转移癌时，枕大神经和枕小神经通常是神经消融手术的目标[106]。舌咽神经包含运动纤维和感觉纤维，在诊断性阻滞明确诊断后，可以使用舌咽神经脉冲射频术对舌、咽或扁桃体疼痛进行非消融性神经调节[107]。同样，因为三叉神经的上颌支和下颌支是混合型神经，所以选用脉冲射频来缓解其相应支配区域的疼痛[107]。

胸壁癌痛

　　转移癌侵犯胸壁引起的疼痛通常药物治疗效果不佳，需要肋间阻滞和射频消融术。连续节段的诊断性肋间神经阻滞是必要的，以便区别受累的神经节段范围（存在重叠支配）。诊断性肋间神经阻滞可延长某些胸壁癌痛患者的治疗效果[108]。可以使用射频消融或6%～10%苯酚进行肋间神经松解、阻滞，患者的疼痛通常可以立即得到缓解[109]。神经炎、去神经传入性疼痛、气胸是阻滞和松解肋间神经的不良后果[110]。

上腹部癌痛

　　超过80%的胰腺导管腺癌患者会侵犯局部神经，且大部分胰腺癌患者以严重腹痛为主要症状[110-112]。这种疼痛通常发生在上腹部，但也可能是弥漫性的，并可以向背部放射，具有痉挛性疼痛的特点，仰卧时加重，前屈时缓解[113]。

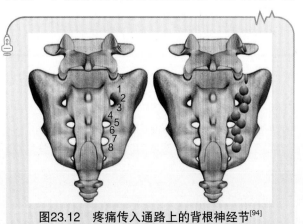

图23.12　疼痛传入通路上的背根神经节[94]

来自于胰腺、胆囊和胃肠道的内脏伤害性感觉通过腹腔神经丛从胃的远端传递到横结肠，腹腔神经丛神经节位于膈肌下方，其内包含内脏传入感觉纤维[102]。内脏疼痛信号从腹腔神经丛，到$T_5 \sim T_{10}$、$T_{10} \sim T_{11}$、T_{12}内脏神经，然后到交感神经链，再传递到中枢神经系统[114]。

腹腔神经丛阻滞可通过多种途径进行。患者可取俯卧位或仰卧位，入路可采用前入路或后入路，影像引导可选择透视或超声。乙醇（50%～100%）是血管结构亲和力仅次于酚类的神经化学溶解剂[115]。腹腔神经丛阻滞是一种非常有效的治疗上腹部内脏疼痛的方法，腹腔神经丛阻滞治疗效果已经在3个不同的随机对照试验中得到验证，能显著缓解疼痛并减少阿片类药物用量（腹腔神经丛阻滞4周后）。一项Cochrane系统综述建议，在给予腹腔神经丛阻滞治疗的同时，应给予阿片类药物治疗[113, 116-119]，治疗效果可持续到6个月，且胰腺癌患者治疗成功率接近85%[115]。腹腔神经丛阻滞最常见的并发症是短暂性腹泻和体位性低血压，发生率分别达25%和42%，更严重的并发症如十二指肠炎、气胸及肩痛比较罕见[120]。

盆腔癌痛

支配盆腔器官的神经主要包括上腹下神经丛和下腹下神经丛，后者支配盆腔下部器官。外生殖器、会阴和肛周的传入纤维汇入奇神经节。这些结构的位置见图23.13～图23.17。

盆腔内脏疼痛、癌性疼痛、慢性非癌性盆腔疼痛及难治性阴茎疼痛都可以通过上腹下神经丛阻滞来治疗，70%～90%的患者可以获得满意的疼痛缓解效果[125]。下腹下神经丛阻滞是一种相对较新的方法，可减轻盆腔下部器官相关的疼痛和减少阿片类药物的消耗，但仍需要较大的前瞻性RCT试验验证[126]。奇神经节阻滞有助于治疗交感神经型会阴疼痛。这些患者通常主诉排尿困难和肠、膀胱窘迫[127]。奇神经节阻滞也可用于直肠疼痛、尾骨痛、里急后重和会阴出汗过多[128]。并发症包括血管损伤、神经根损伤（特别是L_5神经根，在上腹下神经丛阻滞时）、肠和直肠穿孔及椎间盘炎（经椎间盘入路时）。正确的操作步骤和影像引导可以减少这些并发症。目前已有射频消融术治疗盆腔疼痛的病例报道，与苯酚和乙醇阻滞相比，虽然射频消融术有助于减少相关的并发症，但有待进一步证实[129-130]。

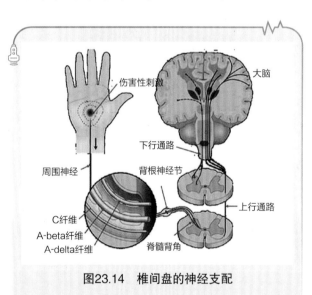

图23.14　椎间盘的神经支配

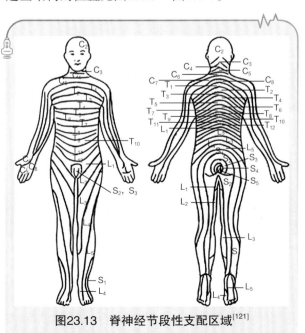

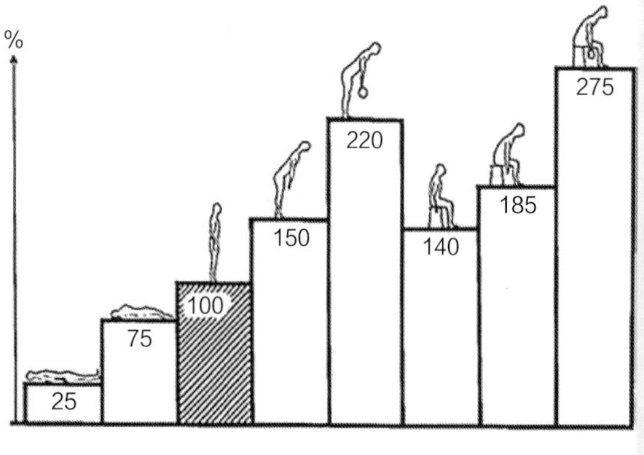

图23.13　脊神经节段性支配区域[121]

图23.15　不同姿势下椎间盘承受压力[122]

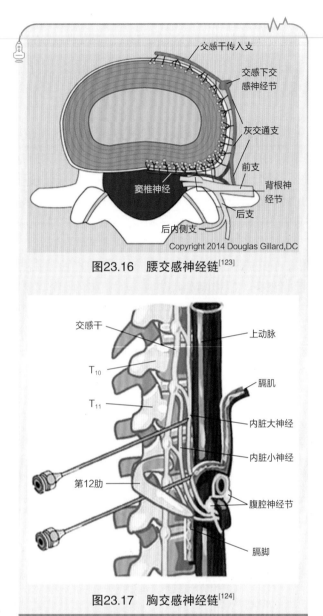

图23.16　腰交感神经链[123]

交感干传入支
交感下交感神经节
灰交通支
前支
背根神经节
窦椎神经
后支
后内侧支

Copyright 2014 Douglas Gillard,DC

图23.17　胸交感神经链[124]

交感干
T₁₀
T₁₁
第12肋
上动脉
膈肌
内脏大神经
内脏小神经
腹腔神经节
膈脚

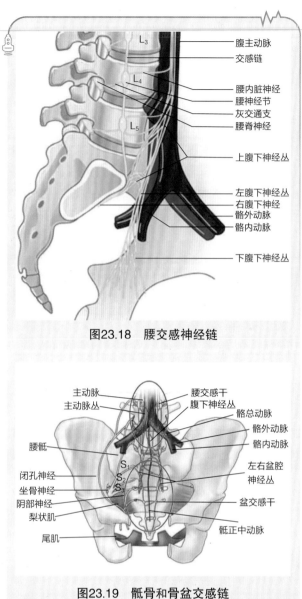

L₃
L₄
L₅
腹主动脉
交感链
腰内脏神经
腰神经节
灰交通支
腰脊神经
上腹下神经丛
左腹下神经丛
右腹下神经
髂外动脉
髂内动脉
下腹下神经丛

图23.18　腰交感神经链

主动脉
主动脉丛
腰骶
闭孔神经
坐骨神经
阴部神经
梨状肌
尾肌
腰交感干
腹下神经丛
髂总动脉
髂外动脉
髂内动脉
左右盆腔神经丛
盆交感干
骶正中动脉
S₁
S₂
S₃

图23.19　骶骨和骨盆交感链

Joel Castellanos and Krishnan Chakravarthy

李水清　译，孙凤龙、徐明民、柳垂亮、田园　校对

● 参考文献 ●

扫码查看

第二十四章　脊柱源性疼痛的神经调控治疗

要点

※ 脊髓电刺激疗法（spinal cord stimulation，SCS）首次应用于慢性疼痛治疗已历时50年。近10年来，人们对于神经调节治疗慢性疼痛，尤其脊柱相关性疼痛产生了新的兴趣。

※ 研究表明，脊髓电刺激疗法可在节段性脊髓和脊髓上水平调节疼痛，但有关神经调节的潜在机制仍有待深入研究。

※ 脊髓电刺激疗法主要有两大类：一类会产生异感（疼痛区域有刺痛感），另一类则是使用更高的频率而不产生任何感觉（无异感）。

※ 脊髓电刺激疗法主要应用于脊柱手术后持续性疼痛（如腰腿痛），以前称为脊柱手术失败综合征（failed back surgery syndrome，FBSS）。现在，脊髓电刺激疗法已显示出有望解决脊柱相关性轴性疼痛，以及更多的局灶性疼痛（如腹股沟或远端肢体疼痛）的潜力。

※ 在植入脊髓电刺激疗法装置之前，患者必须接受全面的心理评估，并已验证临时性脊髓电刺激疗法的有效性。

※ 为更好地了解脊髓电刺激疗法的真正疗效和持久性，非常需要设盲的、随机对照研究及长期随访。

简史

应用电疗法治疗疼痛历史悠久。史学家认为电疗法首次在医疗领域的应用可追溯到罗马帝国时代。公元46年，一名叫Scribonius Largus的医师通过在身体的各个部位放置活的黑电鳐，用来治疗头痛和痛风等疾病。这种鱼接触皮肤时会放电产生电击效应，因此可放在头痛患者的前额或痛风患者的脚下。此后多年，John Wesley牧师在他的著作《迫切要求》中记载了用电击来缓解疼痛的尝试："一位名叫William Tyler的风湿痛患者，开始电击时就尖叫起来，像一个临产的妇女……第二次电击后，他感觉到了一些变化，第三次电击后，他能站起来了……又两次之后，他站起来在房间里走来走去……"[2]。

几个世纪后，Melzack和Wall提出了他们关于疼痛传递的开创性理论，该理论认为从外周传入大脑的伤害性信号可以在脊髓背角进行调节[1, 3]。虽然这一理论在当时尚不完善，但它基于两种外周感觉传入纤维（传导触觉信息的大直径的Aβ纤维和传递伤害性信息的小直径的Aδ和C纤维）均投射到同一类型的神经元（脊髓背角的抑制性中间神经元）的事实。抑制性中间神经元接收这些信号，并通过投射将信号传递到背角的称为广动力范围（WDR）神经元的传递细胞。Melzack和Wall将抑制性中间神经元的作用比作"闸门"，即该"闸门"既可允许也可阻止广动力范围神经元沿着神经通路传递伤害性信号最终到大脑。换言之，如果这一"闸门"关闭，理论上可以阻止伤害性信号传入大脑。

虽证明疼痛信号处理过程复杂，但这种"闸门控制理论"启动了几十年的研究，并衍生出了新的治疗方法[1, 3]。1967年不久，C.Norman Shealy及其同事报告电刺激脊髓背柱Aβ神经纤维可激活抑制性神经元，从而减少疼痛信号通过广动力范围神经元的传递。他们首次介绍了利用脊髓电刺激进行疼痛治疗的病例，为减轻转移性肺癌患者的右侧胸壁疼痛，通过椎板切除术将电极放置在T_3脊髓背柱上[4-5]。1968年，美敦力®发布了首款用于控制疼痛的植入式脊髓电刺激设备"Myelostat"[6]。1981年Cordis®推出了首台植入式内部脉冲发生器（internal pulse generator，IPG）[6]。2004年，波士顿科学®率先推出了可充电内部脉冲发生器[7]。

近10年来，科技的重大进步，如MRI兼容系统、无线程序控制、充电电池、加速器技术及脊髓电刺激疗法不同波形和频率的出现，为满足患者个性化治疗需求提供了希望。

脊髓电刺激治疗疼痛的基本原理

脊髓电刺激疗法缓解疼痛的潜在机制尚不完全清楚。Melzack和Wall的"闸门理论"为传统的低频强直性脊髓电刺激疗法如何工作提供了最初的生物学基础，即通过脊髓背柱电场激活Aβ纤维，从而关闭"闸门"，阻止伤害性信号通过广动力范围神经元上传[8-9]。然而，临床医师和研究人员观察到，脊髓电刺激疗法不能有效地缓解伤害性疼痛，但控制神经病理性疼痛较有效，表明目前对疼痛传导机制的认识尚不完善[10]。

在神经病理性疼痛状态下，广动力范围神经元过度兴奋，导致兴奋性物质（如谷氨酸）的基础释放增加，并抑制局部GABA信号传导[10-11]。临床前研究显示，在神经病理性疼痛的动物模型中，脊髓电刺激疗法可降低广动力范围神经元的兴奋性，从而阻止疼痛的上传[12, 13]。动物实验显示，脊髓电刺激疗法可通过调节脊髓传导通路（包括GABA[14]、谷氨酸[11]、腺苷[15]和乙酰胆碱[16]的信号通路）来减轻动物的神经病理性疼痛。另外，还可能激活脊髓上行通路，从而释放参与下行抑制疼痛的物质，如5-羟色胺和去甲肾上腺素（图24.1）[3, 17-18]。

在脊髓电刺激疗法镇痛机制中可能起重要作用的另外两个系统是下行阿片通路（可导致内源性阿片类物质释放的）[19]和免疫调节系统。免疫调节系统是一个新兴的研究领域，但免疫系统、某些疼痛疾病（如CRP）和脊髓电刺激疗法间似乎有某些联系[20]。

功能磁共振成像（functional MRI，fMRI）提供了脊髓电刺激如何影响大脑处理疼痛信号的证据。例如，Rasche等证实了脊髓电刺激疗法通过影响多个区域参与FBSS患者疼痛信号的传递与抑制[21-22]。另有研究显示，脊髓电刺激疗法治疗后的患者表现出体感皮层和边缘系统关联性降低，这表明脊髓电刺激疗法可能减少与疼痛相关的负面情绪的形成和延续[23]。

综上所述，目前可以知道，疼痛调制可发生

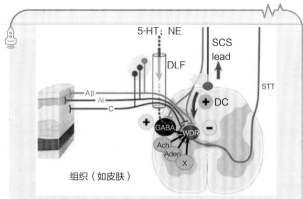

临床前研究发现，多种神经递质参与了SCS对神经病理性疼痛的调控。SCS可增加GABA的转化率，从而可能减少谷氨酸等兴奋性神经递质的释放。一个重要的脊髓上机制可能涉及起源于脑干中枢的背外侧索（DLF）激活5-羟色胺能（5-HT）和去甲肾上腺素能（NE）介导的下行抑制通路。目前许多机制仍然未知（X）。WDR：广动力范围神经元；DC：背角；STT：脊髓丘脑束。

图24.1 脊髓电刺激疗法通过节段性脊髓和脊髓上调制介导疼痛缓解

（Reproduced with permission from Linderoth and Myerson.[18]）

在脊髓和脊髓上水平；脊髓电刺激疗法也可通过抑制皮质疼痛信号处理和导致脊髓水平上结构的重塑，不仅仅影响疼痛，还可影响对疼痛的心理、情感和认知反应[24-25]。

当用于外周血管疾病患者时，脊髓电刺激疗法可能通过调制外周神经系统来减少或消除组织缺血，从而减轻缺血性疼痛。其机制包括释放血管扩张因子，导致平滑肌细胞松弛和血管阻力降低，以及减少交感源性血管收缩和疼痛传递[26, 27]。类似的机制也可以解释脊髓电刺激疗法为何可用于缓解心绞痛[28]。

脊髓电刺激模式（SCS）

脊髓电刺激模式有两种，这两种模式的根本区别在于是否诱发异感（刺痛感）。传统脊髓电刺激在疼痛区域引发异感（图24.2）。最近，基于异感的神经电刺激的进展有：一是三维神经靶向技术，其改进了脊髓电刺激电极在脊髓上的放置；二是背根神经节电刺激——可为难治部位提供靶向性更强的疼痛缓解。脊髓电刺激疗法的另一项重要进展是只产生一点点或完全无异常感觉

（不产生或只有较轻异感）的刺激系统，包括高频脊髓电刺激和爆发脊髓电刺激系统[29]。

脊髓刺激器包括3个基本参数设置：振幅、

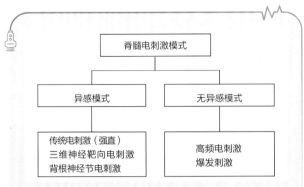

异感模式包括低频、强直传统电刺激，背根神经节电刺激和三维神经靶向刺激等新算法程序；无异感模式包括高频电刺激和爆发刺激。

图24.2　根据是否引起感觉异常（刺痛）可将脊髓电刺激分为两种模式

频率及脉宽（表24.1）。振幅影响异感的强度和幅度，根据患者对异感的耐受程度设定振幅的阈值。频率或每秒脉冲数量影响异感的性质，脉宽是单次刺激的持续时间。增加脉宽可以刺激更多的神经纤维。传统的异感刺激模式下，3个参数均可进行设置。而在无异感的刺激系统中，只能调节振幅。

传统脊髓电刺激模式

传统脊髓电刺激也称为强直脊髓电刺激，在与疼痛部位相重叠的解剖区域产生持续异感（图24.3A）。通过植入电极，脊髓电刺激器可产生频率在2～100 Hz的电刺激，常用频率为40～60 Hz。

三维神经靶向电刺激模式

三维神经靶向电刺激是基于异感的脊髓电刺激技术，旨在为个体的解剖结构定制电流量。传

表 24.1　脊髓电刺激装置（先根据制造商后按植入式脉冲发生器对脊髓电刺激装置进一步分类）

制造商	内部脉冲发生器	模式	是否可充电	脉冲宽度（us）	频率（Hz）	幅度（mA）	容量（mL）	MRI 检查
Nevro	Senza	HF	是	20～1000	2～10,000	0～15	40	头部及肢体，1.5 T 和 3 T，经皮电极[a]
Nuvectra	Algovita	T	是	20～1500	2～2000	0～30	20～21	提交中
St.Jude Medical	Proclaim	T, B	否	20～1000	2～1200	0～25.5	30.4～38.6	全身[a]
	Prodigy	T, B	是	50～500	2～1200	0～25.5	＜18	全身[a]
	Proclaim DRG	DRG	否	40～1000	4～80	0～6.0	32	头部及肢体[a]
BosSci	Montage	T,B,3D	是	20～1000	2～1200	0～25.5	19.8	全身[a]
	Spectra Wave Writer	T,B,3D	是	20～1000	2～1200	0～25.5	21.2	头部[a]
	Precisionspectra	T,B,3D	是	20～1000	2～1200	0～25.5	22	头部[a]
Medtronic	Intellis	T	是	60～1000	2～1200	0～25.5	13.9	全身，1.5 T 到 2.0 W/kga
	Prime Advanced	T	否	60～450	2～260	0～10.5 V	39	1.5T 到 2.0 W/kg 经皮电极或电极片[a]
	Restore Sensor	T	是	60～1000	2～1200	0～10.5 V	22	全身，1.5 T 到 2.0 W/kga

注：1.电刺激模式可分为传统或强直模式（T）、爆发刺激（B）、三维神经靶向技术（3D）、背根神经节（DRG）、高频（HF）电刺激。不同电刺激装置在技术、模式、具体刺激方式上存在一定差异。

2.HF 指刺激频率为 10 000 kHz。

3.[a] 指安全 MRI 检查条件下，本表中内容为常见神经刺激装置，具体内容需参考设备说明书。

统电刺激模式以一种反复尝试的方式，多次开关电极，使异感区域接近疼痛区域。而三维神经靶向电刺激通过附加算法，将电极和脊髓背柱之间解剖变异计算在内。例如，脑脊液的深度随脊髓位置变化而变化，从而使电阻抗发生改变[30]。此模式下能够计算出每个电极需要的电流强度[31]。

背根神经节电刺激模式

背根神经节电刺激是另一种基于异感的刺激模式，解决了传统模式下某些特定解剖位置（尤其是腹股沟、手、足）的疼痛难以充分缓解的不足[32-33]。背根神经节位于躯体特定区域，即位于椎间孔内硬膜外间隙侧方，内含向大脑发出伤害性信号的初级感觉神经元细胞体。与传统脊髓刺激模式的组件相同，它由硬膜外导线和内部脉冲发生器组成。硬膜外导线从椎间孔穿过，与传统脊髓电刺激相同方式植入内部脉冲发生器。放置电极通常需要额外的培训。

高频脊髓电刺激模式

异感可能在部分患者引起不适，尤其当体位改变时异感强度不断变化时。一项研究显示，高达71%的患者在变换体位时感到不适，以至于关闭电刺激设备[34]。另外，传统脊髓电刺激对根性疼痛治疗有效，但对轴性背痛则效果欠佳[35]。高频脊髓电刺激（HFSCS）以超生理强直频率（通常为10 kHz）释放能量，缓解疼痛而不引起异感[36]（图24.3B），改善了轴性腰背痛的疗效，于2015年获得FDA批准，用于治疗慢性难治性躯干和（或）肢体疼痛。然而，高频设备因需频繁充电而受到限制。目前，对于HFSCS如何缓解疼痛而不引起异感的机制尚不明确，动物研究显示刺激频率增加与更强的机械超敏抑制相关[37]。

爆发式脊髓电刺激模式

传统强直电刺激是持续不断的，而爆发式电刺激是间歇性的间隔紧密的高频刺激（图24.3C）。虽然爆发刺激通常不伴有异感，但部分患者仍有异感[29]。常用40 Hz的爆发模式，每个爆发刺激包含5个频率为500 Hz的脉冲，脉冲宽度为1毫秒。爆发刺激被静止周期（爆发间期）分开，爆发间期通常为1毫秒，在爆发间期完成被动复极化过程。爆发和强直曾用于表示神经元细胞（尤其是海马区）对刺激的反应，目前则作为神经调制方式，研究其缓解疼痛的作用[38]。与强直刺激相比，部分研究（神经病理性疼痛小鼠[39]和人体[38]研究）显示脊髓爆发电刺激可更有效缓解疼痛。

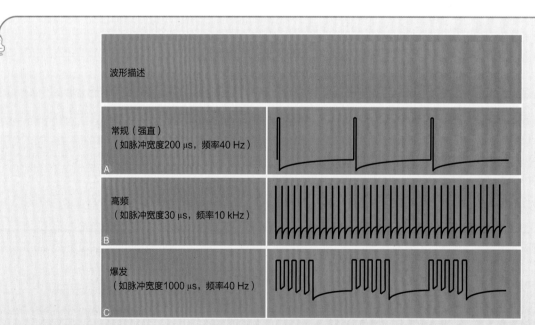

波形描述

常规（强直）
（如脉冲宽度200 μs，频率40 Hz）
A

高频
（如脉冲宽度30 μs，频率10 kHz）
B

爆发
（如脉冲宽度1000 μs，频率40 Hz）
C

A. 传统或强直刺激由相似幅度的低频脉冲组成，一个脉冲宽度组成一个脉冲波；B. 相比之下，为适应更高的频率（通常 ≥ 1000 Hz），高频刺激的脉冲宽度通常更短；C. 与上述两种波形不同，爆发刺激由一簇簇的脉冲波组成，也称为一串串的爆发刺激，间隔期无刺激。

图24.3　不同类型脊髓电刺激波形在频率、幅度、脉冲宽度上的差异

适应证及疗效

脊髓电刺激最常用于肢体疼痛，尤其是脊柱术后引起的持续性下肢疼痛（以前称为腰椎手术失败综合征）。随着新技术（特别是高频脊髓电刺激疗法）的出现，轴性腰背痛的治疗开始受到关注。脊髓电刺激用于其他疼痛治疗的相关研究也已开展，并提供了一些疗效数据。然而，在美国，FDA仅批准脊髓电刺激用于治疗慢性难治性躯干和（或）肢体疼痛。

肢体疼痛

下肢根性疼痛是美国SCS治疗最常见的适应证，用于传统药物治疗失败的患者，具有很高的证据等级（Ⅰ～Ⅱ级）。研究显示，传统SCS优于传统药物治疗（CMM）或再次手术，疗效可维持24个月[40-43]。在2005年的一项前瞻性随机对照研究，50例腰椎手术失败综合征患者分别进行SCS或再次手术，结果显示SCS组中47%的患者疼痛缓解＞50%，而再次手术患者组中仅有12%[40]。评估传统SCS疗效规模最大的研究是ProCESS研究，这项含100例腰椎手术失败综合征患者的前瞻性多中心随机对照研究对比了SCS联合传统药物的疗效与单纯传统药物疗效的差异，发现SCS联合传统药物组治疗的疼痛缓解显著优于传统药物治疗组，且疼痛持续缓解可长达2年[44-45]。

随着无异感的脊髓电刺激的出现，用于治疗慢性腰背痛和腿痛，研究显示HFSCS的证据等级为中级（Ⅱ级），而爆发刺激的研究证据有限[41, 46]。对于HFSCS，研究发现，与传统SCS相比，疼痛缓解改善，以疼痛缓解超过50%为观察指标，HFSCS治疗组的患者中为70%，而传统电刺激治疗组中仅为49%[17 51]。然而，目前唯一一项真正的"盲法"研究中，对于33名使用传统SCS治疗有效的患者，再将其分为5 kHz高频刺激和假刺激组，两组在疼痛缓解方面并未显示差异[52]。在这项随机、双盲、两期交叉研究中观察到显著的周期效应（患者倾向于对首次的治疗反应更好，与治疗方式无关），该研究的批评者指出该研究中使用的5 kHz与常用的10 kHz刺激可能并不等效，且患者已经接受过基于异感的治疗，研究可能存在偏倚。一项最新的小型研究也显示传统

刺激和HFSCS在1年后疗效无明显差异，但研究中未对患者采用盲法，并且两组患者疼痛缓解程度（约25%）均小于目前大多数其他研究[53]。

SUNNBURST研究是目前最大规模的比较爆发式SCS和强直式SCS用于治疗腰背、腿部神经性疼痛的随机对照的研究，在之前接受过传统SCS治疗的96例患者中，爆发式SCS治疗后1年的疗效不亚于或优于传统SCS，并且随访1年后68.2%的患者更倾向于选择爆发式SCS[38, 46]。

最后，背根神经节电刺激模式最终成功地应用于既往传统刺激的难治性肢体疼痛，尤其是足部疼痛。在一项腰背部和肢体疼痛研究中，60%的患者疼痛缓解超过50%，其中足部疼痛缓解程度可达80%[32]。

轴性腰痛

传统脊髓电刺激对孤立性或轴性腰痛患者无效[54]，实际上，许多传统SCS的研究排除了以腰痛为主要症状的患者[44-45]。一些新技术，包括高频脊髓电刺激、脉冲刺激和三维神经靶向，较好地改善了这种情况。初步的概念验证性研究表明，HFSCS可以减轻轴性腰痛患者的疼痛、减少阿片类药物的使用和改善睡眠障碍[48-49]。目前比较SCS和HFSCS疗效最大型的临床研究（198例患者）——SENZA研究显示，HFSCS组在12个月时约75%的患者轴性腰痛减轻＞50%，24个月时达到近80%，优于在同一时点仅有50%的患者达到相同的疼痛缓解程度的传统SCS组[47]。Al-Kaisy等对21例患者的最新研究证实了应用HFSCS 36个月对轴性腰痛缓解的疗效[49]。虽然这些数据为临床医师和患者带来了希望，但研究结果还有待进一步验证。SUNBURST研究证实了爆发性刺激轴性腰痛患者的治疗效果，该研究表明，爆发性刺激对腰痛的减轻效果显著优于强直性刺激（优20%～40%）[38]。

LUMINA研究纳入了213名患者，分别接受传统SCS和新的基于解剖学方法的三维神经靶向刺激。在这项研究中，近80%的患者患有轴性腰痛（伴或不伴有肢体疼痛）。2年时，三维神经靶向组中71%的患者腰痛缓解超过50%，而传统SCS组中只有41%。同时还发现，无论是单独轴性腰痛还是腰背痛合并肢体疼痛，其结果没有差异[31]。

复杂区域疼痛综合征

复杂区域疼痛综合征是一组以患肢疼痛、肿胀和皮肤改变为特征的症候群。其确切病因尚不清楚，可能的相关因素包括交感神经失调、小纤维受损、炎症及患肢缺氧等，可能导致皮质区域重塑及中枢敏化[55]。与物理疗法相比，已证明SCS在缓解复杂区域疼痛综合征患者的疼痛方面更有优势，但尚未证实能改善功能状态[56]。不幸的是，疼痛缓解的优势随着时间的推移而减弱，植入3年后，两组的效果并无差异[57]。还有研究表明，虽然SCS可以改善复杂区域疼痛综合征的持续性疼痛，但不能改善触诱发痛（非疼痛刺激诱发疼痛反应）[58]。

ACCURATE研究是一项在152例复杂区域疼痛综合征患者中比较背根神经节电刺激和常规SCS刺激的前瞻性、多中心随机对照研究，结果显示背根神经节刺激具有优势，对于3个月时疼痛缓解＞50%，背根神经节组有81%，而传统CSC组约50%，这种效应可维持12个月[59]。

在复杂区域疼痛综合征患者中，HFSCS的应用仅有少量个案报道。一项病例报告显示，HFSCS为右腿复杂区域疼痛综合征的患者提供了优质的疼痛缓解[60]。

外周血管疾病

缺血致疼痛（如循环系统障碍）的患者，可能受益于SCS，特别是那些保肢手术失败或有大手术禁忌证的缺血患者可以尝试SCS[27]。已证明SCS可缓解疼痛、促进缺血伤口的愈合、提高运动耐受力，并可能挽救患肢[26-27]。根据皮肤微循环的指标［如经皮氧（$tcpO_2$）］及SCS尝试治疗期间这些指标的改善来选择SCS适应证患者，预后可能更好。因此，有学者建议在SCS植入前使用$tcpO_2$筛选。

其他致神经病理性疼痛的疾病

除神经性病理性和缺血性疼痛外，一些小型临床研究和病例报告证实了SCS对腹股沟区域慢性疼痛、盆腔和腹部疼痛及一些周围神经病变有疗效[61]。慢性腹股沟、盆腔和腹部疼痛可发生在外科手术（如疝手术）术后[62]，或作为内脏盆腔疼痛综合征（如阴部神经痛、间质性膀胱炎和慢

性前列腺炎）的一部分。令人关注的是，在一个病例报道中描述了逆行放置电极治疗难治性盆腔疼痛[63]。使用SCS治疗的周围神经病变包括继发于糖尿病、艾滋病及化疗后的周围神经病变[64]。

植入过程

禁忌证

神经刺激治疗委员会（neurostimulation appropriateness consensus committee，NACC）列出了以下SCS植入的禁忌证：活动性感染、持续抗凝或抗血小板治疗、无法配合SCS治疗，以及精神状态异常[35, 65-66]。对于慢性抗凝治疗患者，尚无明确的植入SCS指南[67]，其他禁忌证包括怀孕、免疫抑制及严重脊柱不稳。

术前心理评估

SCS是一种能产生异物感的植入物，植入前的心理评估至关重要，特别是慢性疼痛患者普遍存在抑郁和其他精神健康状况。与不良预后相关的因素包括躯体化症状、严重精神疾病、应对能力差、药物成瘾或药瘾行为、认知障碍和社会支持不足[65-66, 68]。因此，虽然目前没有标准化的评估方法，但是患者在植入前必须进行心理评估。关于心理评估的更多信息，请参阅第35章。

尝试性置入

在永久置入之前，为确定疼痛缓解的有效性，所有拟实施SCS的患者必须经过镇痛效果测试。虽然没有标准的指南，但目的是记录治疗对日常功能和睡眠的影响，以及疼痛缓解的程度。Stojanovic等最近发表的疼痛和功能评估方法提供了一项快速评估，可分别用于尝试性治疗开始和结束[69]。通常情况下，患者的疼痛缓解程度须≥50%，才考虑实施永久性置入。

通常，经皮尝试置入在门诊进行。在X线透视引导下，通过Tuohy针（硬膜外穿刺针）置入一根细的硬膜外导联线。导联线与外部发电机和程控器相连。然后患者返回家中使用该设备3～8天，再返回医院随访并移除临时导联线。这项尝试性置入通常显示50%～70%的患者SCS治疗会有长期良好的效果[70]。如果评估经皮置入困难，脊柱外科医师可通过椎板切除术或椎板切开术放置导联线。如果该尝试性置入是在住院患者

中进行，并确认了治疗有效，就可以在住院期间进行永久置入。

永久置入

永久性留置SCS系统由放置在硬膜外腔的一根或多根导连线和放置在皮下囊袋内的内部脉冲发生器组成，导连线穿过皮下隧道，直接（或通过延长线）与内部脉冲发生器连接。导联线主要有两种类型：一种是远端带有顺序间隔电极的圆柱形导管的经皮导联线；另一种是包含多列电极、呈桨叶形状的外科手术或桨式导联线。桨式导联线的置入需要椎板切除或椎板切开，因此需要外科医师的帮助。还有一种导联线，即混合经皮导联线，类似于桨式导联线，但比桨式导联线细很多，可以在引导管的辅助下经皮置入。将内部脉冲发生器置入皮下囊袋内，置入前需要标记其位置。内部脉冲发生器置入的囊袋区域大多数选择在臀上部，也可选择在腹壁、锁骨下区域，或背部的上腰段或下胸段附近。通常，内部脉冲发生器位于患者的优势侧。

在笔者所在机构，对洁净神经外科手术的患者应用抗生素的建议，遵循2013年的ASHP/IDSA/SIS/SHE指南[71]（表24.2）。

并发症

脊髓电刺激疗法的相关并发症可分为机械性、生物性及技术性并发症（表24.3）。机械性并发症包括导联偏移、导联断裂、不必要的刺激、导联连接故障、硬件故障及内部脉冲发生器故障。虽然最常见的导联偏移报道的发生率高达27%[33, 44-45, 72-74]，但最新的研究显示，显著的导联偏移（需要干预）发生率不到5%[47]，经皮电极比桨式电极更容易偏移[75]。这些并发症可以通过技术改进和减少置入后3个月内患者的活动量来降低，活动可使得导联周围形成瘢痕[33, 76]。

生物性并发症包括感染、皮下血肿或血清肿、置入部位疼痛、硬膜外血肿，以及非常罕见的神经损伤或过敏反应[72-74, 77]。最常见的并发症是感染。据报道，脊髓电刺激疗法置入后的感染率为3%~8%[33, 42, 78]，多数为浅表感染[35, 73, 79]。最近发表的一项回顾性研究显示，在近3000例置入的感染率为2.45%[80]。术前消毒手术区域、术前使用抗生素、在手术室应用封闭敷料，以及术后使用抗生素，似乎可以降低感染率，但是操作时间延长可能会增加感染的发生率[72, 80]。

据报道，该技术的相关并发症（最主要的是

表24.2　在手术置入脊髓电刺激器前30~60分钟使用头孢唑林作为预防用药（根据体重计算剂量）

推荐药物 < 80 kg	推荐药物 ≥ 80 kg	β- 内酰胺过敏患者用药 < 80 kg	β- 内酰胺过敏患者用药 ≥ 80 kg	推荐重复给药的时间间隔（小时）
头孢唑林 2 g	头孢唑林 3 g	克林霉素 900 mg（作为单次给药剂量，如需重复给药，则为 600 mg） 或者 万古霉素 1 g	万古霉素 2 g	头孢唑林，4 克林霉素，6

注：对于甲氧西林耐药的金黄色葡萄球菌感染患者，将万古霉素添加到该方案中。β- 内酰胺过敏症患者的替代药物为克林霉素和万古霉素。

表24.3　脊髓电刺激疗法的并发症包括机械性、生物性及技术性并发症，以植入次数的百分比表示

脊髓电刺激的并发症					
机械性（%）		生物性（%）		技术相关（%）	
导联偏移（需要修复）	2.1 ~ 27	感染	3.0 ~ 8.0	无意的硬脊膜穿破	0.3 ~ 7.0
导联偏移（需要修复）	5.0	皮下血肿	3.1 ~ 9.0		
导联断裂或掉线	0.0 ~ 10.2	内部脉冲发生器部位疼痛	0.9 ~ 12.0		
不必要的刺激	2.4 ~ 6.8	移植部位疼痛	0.9 ~ 12.0		
导联连接失败	9.5	硬膜外血肿	0.2 ~ 0.3		
硬件故障	1.7 ~ 10.2	瘫痪	0.03		

注：数据来自多个研究，当研究结果不一致时用范围表示，可参阅更多的参考资料。

硬膜外穿破导致脑脊液渗漏）的发生率为0.3%～7%[33, 72, 74]。

总结

SCS是一个不断发展的领域。本章节旨在阐述该技术的发展史、机制、疗效数据、操作过程及其并发症。在过去的10年里，对机制的研究强调了这是一个脊髓和脊髓上结构间信号的相互作用，从而解释了脊髓电刺激缓解疼痛的原理。对于多种疼痛性疾病，包括腰痛、肢体疼痛和复杂区域疼痛综合征，已证实SCS的安全性与有效性。随着HFSCS和其他无异感刺激系统的出现，最终有望进行一项大型、随机、双盲对照研究，以确定这种有创的、昂贵的但可能缓解疼痛、改善生活质量的治疗方法的真正疗效。

Alexandra R. Adler，Mark C. Bicket and Shihab U. Ahmed

崔旭蕾　译，张兰、刘文辉、刘岗　校对

● **参考文献** ●

扫码查看

第二十五章　鞘内药物输注

要点

※ 鞘内药物输注可使难以耐受其他镇痛途径或效果不佳的患者获益，该方法的患者依从性高，但费用及长期维护要求也高。

※ 通过靶向作用于疼痛受体，进入脑脊液的鞘内药物直接调节伤害性信号传导，从而使用极小剂量的镇痛药就可缓解患者疼痛。

※ 谨慎选择适应证患者是鞘内治疗的关键。

※ 鞘内治疗的适应证包括伤害性疼痛、神经病理性疼痛或混合性疼痛。

※ 鞘内治疗测试可在永久植入术前为患者和医师提供评估鞘内镇痛即刻效果和不良反应的机会，但对于进展期疾病和生存期有限的患者，鞘内测试并非必需。

※ 鞘内装置的最常见并发症之一为导管故障。

※ 2017年，多学科鞘内镇痛共识会议（Polyanalgesic Consensus Conference，PACC）提出了鞘内治疗应用的专家建议。

概述

慢性疼痛很常见且治疗难度较高。既往调查显示，19%的美国成年人受到慢性疼痛（包括癌性和非癌性疼痛）的困扰[1]。疼痛造成劳动力丧失、失能、医疗资源使用增加，从而导致经济成本增加，同时还会导致生活质量降低[2]。

阿片类药物是治疗重度慢性疼痛的基石，通常以口服或经皮途径给药。这类给药方式虽然有效，但部分患者会产生难以耐受的不良反应（如恶心、呕吐、便秘、镇静、呼吸抑制），且其成瘾性和致幻性导致广泛的滥用、误用和倒卖，由此引发阿片类药物相关的不良预后和负面社会影响。此外，部分重度慢性疼痛患者全身应用阿片类药物后并未获得充分镇痛，现认为这类患者被认为存在难治性重度慢性疼痛，需要通过其他方式进行有效镇痛。

鞘内输注药物靶向作用于疼痛神经冲动传导路径，发挥神经调控作用，用于治疗伤害性、神经病理性或混合病因性疼痛综合征的患者，如与神经损伤、癌症或其他神经系统疾病相关的疼痛综合征。相较于全身用药，鞘内治疗具有包括更强的效能及更低的用药剂量（不良反应减少）等

多种优势。需要注意的是，美国食品药品监督管理局（Food and Drug Administration，FDA）只批准了两种药物应用于鞘内镇痛：一种为非阿片类，即选择性N型钙通道阻滞剂齐考诺肽；另一种为μ-阿片受体激动剂吗啡。然而，目前已有多种药物应用于鞘内治疗伤害性或神经病理性疼痛药物有多种[3]。

历史回顾

1898年，德国外科医师August Bier第一次应用可卡因对自己和助手实施鞘内麻醉。此后，Bier和他的助手在这些实验后又第一次描述了硬脊膜穿破后头痛，由此Bier被公认为鞘内麻醉之父。1899年，Rudolph Matas成为美国应用鞘内麻醉的第一人，也可能是腰穿鞘内注射吗啡的第一人。几年后的1908年，罗马尼亚人Thomas Jonnesco于1908年将鞘内麻醉应用于多种外科手术。1919年，Thomas在巴黎出版了第一本关于鞘内麻醉教科书，名为*La rachianesthesie generale*《鞘内麻醉概论》[4]。

1971年人类发现阿片受体，并于1973年成功将其分离提取。继这些进展之后，对脊髓内特异

阿片受体的识别催生了新的疼痛治疗理念。动物研究表明鞘内输注阿片类药物可用于诱导选择性镇痛，且感觉、运动或自主神经相关不良反应较少[5-8]。1979年，Wang报道了第一例鞘内镇痛的人体研究，并成功确认了鞘内注射吗啡可以缓解疼痛[9]。

1940年，William T. Lemmon首次在临床中实施了连续鞘内麻醉。Lemmon在梅奥诊所使用了一种可塑形的留置针[10]。1944年，梅奥诊所的Edward Tuohy使用15 G定向鞘内穿刺针将一根尼龙输尿管导管置入鞘内。Tuohy提出了连续鞘内麻醉的概念，并记录了其相对安全性[11]。

鞘内药物输注系统（intrathecal drug delivery systems，IDDS）的使用始于永久性可植入的鞘内导管（连接在内置或外置输注港、储药器和程控泵）的研发。1969年，明尼苏达大学（University of Minnesota）首次将鞘内药物输注系统应用于临床。1982年，第一台用于人体的临床植入鞘内程控泵问世[12]。1988年，FDA批准美敦力公司生产的第一台程控电池驱动鞘内泵用于治疗癌症相关性疼痛。1991年，该产品又获得批准用于治疗慢性疼痛[13]。

适应证

除了经过更多保守治疗后失败的难治性疼痛，FDA批准的鞘内治疗适应证还有中重度躯干和肢体疼痛。重度慢性疼痛患者，若经口、经皮或经静脉使用的阿片类药物在剂量滴定后，出现较显著的不良反应可以考虑鞘内治疗，增加阿片类剂量仍不能获得充分镇痛的患者亦应考虑。2017年多学科鞘内镇痛共识会议指南中纳入了多种鞘内治疗适应证（表25.1，表25.2）。

当考虑鞘内治疗时，包括保险覆盖范围在内的协调保障问题也需解决。对于一般情况较差或者有不良预后风险因素（如精神心理问题或阻塞性睡眠呼吸暂停）的患者，由可靠的家庭成员或照护者对其进行充分的监护是十分重要的。

表 25.1　鞘内药物输注的疾病适应证

无手术指征的轴性颈部或背部疼痛
多发性压缩性骨折
椎间盘源性疼痛
椎管狭窄
弥漫性多节段性脊椎病
腰椎手术失败综合征
腹部 / 盆腔疼痛
内脏疼痛
躯体疼痛
四肢疼痛
根性疼痛
关节疼痛
复杂性区域疼痛综合征
躯干痛
带状疱疹后遗神经痛
开胸术后疼痛综合征
癌性疼痛（直接侵犯和化疗相关性疼痛）
全身阿片类药物镇痛有效，但无法耐受其不良反应

表 25.2　根据美国预防医学工作组（USPSTF）标准，由 PACC 建议的鞘内治疗推荐证据级别

观点陈述	证据等级	推荐级别	共识程度
活动性癌症相关疼痛应用鞘内阿片类药物治疗	I	A	强
活动性癌症相关疼痛应用鞘内齐考诺肽治疗	I	A	强
非癌症相关疼痛应用鞘内阿片类药物治疗	III	B	强
非癌症相关疼痛应用鞘内齐考诺肽治疗	I	A	强

禁忌证

- 局部或全身感染。
- 控制不佳或未治疗的凝血功能障碍。
- 脊柱植入物或解剖结构异常致使导管无法置入鞘内。
- 出现脑脊液漏这一颅内变化时有引起小脑疝的风险。
- 存在活动性精神疾病、自杀倾向、杀人倾向、躯体化症状、酒精或药物依赖、重度抑郁或神经行为障碍、认知障碍。
- 心肺功能差或严重心肺系统并发症，包括慢性阻塞性或中枢性睡眠呼吸暂停。
- 患者口服中枢作用的药物，这些药物可能与鞘内输注药物相互作用从而增加阿片类药物引起的镇静、昏迷或呼吸抑制风险。

指南

为向治疗难治性重度慢性疼痛的临床医师提供指南和专家建议，推动鞘内治疗的安全和适当使用，2000年成立了PACC[14]。2012年以来，随着新器械的开发、新证据的提出和临床经验的不断积累，鞘内治疗的应用逐渐增加，为缩小医疗服务者的水平差异，改善患者预后，指南需不断更新。最新版指南中的专家共识均基于证据级别，而非个人主观分析[15]。新版专家共识主要阐述了患者和药物选择、神经病理性疼痛和伤害性疼痛的鞘内治疗、推荐的起始剂量和心理考量相关问题。既往观点认为，鞘内治疗多作为口服大剂量阿片类药物效果不佳的补救治疗，或作为疼痛治疗流程的终末治疗，但新版指南指出，如果其他治疗失败，应更早考虑鞘内给药[15]。

技术

植入前测试

在决定植入鞘内泵时，患者能否成功完成鞘内的尝试性治疗对于临床医师做出植入鞘内泵的决定至关重要。植入前的尝试性治疗可用于评估疼痛评分变化、功能的改善、口服镇痛药依赖情况的减少，或阿片类药物相关的不良反应[16]。尝试治疗可用单次鞘内注射、多次鞘内注射或通过经皮鞘内或硬膜外导管持续输注，但可惜的是目前没有普遍接受的有关尝试治疗操作的指南。PACC认为，对于非癌性疼痛，尚无研究显示持续鞘内输注的尝试治疗优于其他鞘内给药的尝试治疗。单次注射、多次注射和持续输注尝试治疗的证据等级相同[17]。尝试治疗前是否等全身应用的阿片类药物作用消除干净，目前尚存争议，然而，PACC推荐无论在尝试治疗前或测试中，或植入鞘内药物后都可完成全身阿片类药物作用的消除。应考虑将齐考诺肽替代阿片类药物及作为神经病理性疼痛的一线治疗用药，除非另作说明。PACC建议，尝试治疗时应达到可接受的疼痛缓解，现认为可接受的疼痛缓解为30%～70%。目前尚无长期前瞻性研究确定最佳缓解比例或全身阿片类药物的减少程度。尝试治疗前，临床医师应与患者及其照护者探讨疼痛缓解的预期目标。对于生存期有限、操作风险高，或尝试治疗过程

中具有较高出血/感染风险的患者的晚期疾病患者，无须进行植入前的尝试治疗，但完全缓解期的癌性疼痛患者应考虑尝试治疗[17]。

术前准备

鞘内药物输注系统的永久植入最常在监护镇静下完成，也可在全身麻醉下、脊髓麻醉下或局部麻醉下完成。常规术前检查包括全血细胞分析和白细胞分类、凝血酶原时间或活化部分凝血活酶时间、电解质、尿常规、心电图和胸片。术前准备过程中，患者应了解其将接受的治疗、个人的责任、预期疼痛缓解程度、可能的不良反应和并发症。术前宣教和知情同意过程中应说明的主要问题包括但不限于植入操作过程、术前准备、术后流程、术后注意事项和自我护理、术后疼痛或不适、随访、何时加药和具体操作。

术前，医师应与患者商议确定鞘内泵皮下囊袋的合适位置，患者的舒适度非常重要。为避免不适和摩擦，鞘内泵必须远离骨性突起，如髂嵴和肋骨。紧身衣、支具、矫形器和（或）轮椅的侧面可能会刺激鞘内泵，因此需避免放置于这些区域。皮下脂肪也是一个重要因素。平均体型的患者，侧腹空间和组织可能不够。但病态肥胖患者，腹部皮下脂肪可能过多。坐位确定皮下囊袋的位置有助于确保舒服的鞘内泵皮下放置位置，因为术中皮肤组织可能发生了较大移位。了解患者的睡眠习惯，评估计划放置的鞘内泵侧是否在其睡眠侧。如确实如此，将鞘内泵放置于对侧腹部。在大多数病例中，最合适的鞘内泵放置位置是左或右下腹。若鞘内泵放置处感染后需植入新泵，为最大限度地降低再次感染风险，多选择新的部位，如对侧腹部。不推荐在瘢痕组织内放置鞘内泵，因为瘢痕组织血供不良，从而限制植入过程中的抗生素到达该区域。

术中准备

预防伤口感染最重要的两点是严格无菌操作和预防性使用抗生素[18-19]。一项评估鞘内泵植入术治疗痉挛和疼痛的多中心前瞻性研究[20]，发现最常见的并发症为感染，发生率为7%。多数清洁手术后术区感染都源于皮肤表面微生物。除了使用聚维酮碘溶液或氯己定乙醇消毒患者手术区域

皮肤，仔细清洁术者的手可降低表皮细菌数量。部分研究显示，氯己定乙醇手消毒的效果优于聚维酮碘[21-22]，但该观点尚存争议。少数研究和Meta分析综述显示，氯己定乙醇或聚维酮碘溶液术前皮肤消毒会影响术后感染的发生率[23-24]。其他可降低感染风险的方法包括：①将鞘内泵浸泡在混合聚维酮碘的盐水中；②使用浸泡有聚维酮碘的海绵填塞伤口几分钟；③伤口周边涂抹聚维酮碘溶液，并在植入鞘内泵之前在伤口周围再次铺巾；④切口解剖分离后，置入鞘内泵前，换手套[25-26]。

手术方式

患者侧卧位，储药盒侧在上。操作开始前先放置导管。通常情况下，穿刺点多选择L_2~L_4椎间隙，除非患者存在解剖学异常或既往手术史提示该入路不可行。穿刺针沿旁正中入路，向硬膜囊方向进针直至刺破硬脊膜。旁正中入路角度较小，减少了对导管的剪切力和过度应力，最大限度地降低导管打结风险，使导管更易置入到所需水平。通过穿刺针应观察到脑脊液外流通畅，应在透视引导下放置导管。保持患者术中清醒并实时交流能提高安全性。患者如果出现异常感觉或运动功能变化，应停止操作。

导管应置于"产生疼痛的节段"水平。导管尖端穿出针尖远端后，如需撤出导管需格外小心（可能会剪切或损伤导管）。如从穿刺针内撤出导管时感受到轻微阻力，则应将穿刺针和导管一起撤出，之后从穿刺步骤开始重新操作。

一旦导管尖端到达目标节段，应使用不可吸收缝线（0号丝线）将导管固定在足侧棘上韧带。接下来开始制作鞘内泵储药盒的皮下囊袋，沿术前标记切开前腹壁、斯卡帕氏筋膜，到达皮下脂肪层。向切口的足侧做钝性分离形成一个较深的皮下囊袋，尺寸应适合鞘内泵。如囊袋过大，鞘内泵引起血肿、移位和翻动风险增加，如囊袋过小，可能导致组织张力大、血供减少、增加伤口裂开和损伤的风险。做好囊袋后，应用不可吸收缝线将鞘内泵固定于筋膜层。

通过将背侧固定的导管穿过皮下隧道连接到腹侧放置的储药盒，鞘内导管和泵最终连接。为防止患者弯腰和扭身时出现导管牵拉和打结，过长部分的导管可盘起放于鞘内泵下。使用2-0或4-0单丝可吸收缝线按层次缝合切口。然后设置程序，输注药液。

并发症/处理

鞘内治疗的并发症可从植入装置的当天至植入物移除或患者生命结束的任何时间出现。并发症主要与操作技术、装置和药物相关。下面将主要阐述几种特定的并发症。

脑脊液漏是最常见的技术相关并发症。提示脑脊液漏的特征性主诉是硬脊膜穿破后头痛。脑脊液漏主要源于操作过程中硬脊膜穿刺孔的扩大。脑脊液漏多为自限性，可考虑保守治疗。需注意的是，如果症状和脑脊液漏持续存在，为避免导管损伤，可在透视引导下行硬膜外血补丁。

严重的脑脊液漏可能在导管部位皮下囊袋后区出现积液。如果血补丁未能治愈脑脊液漏，可于硬脊膜穿破处注射1 mL纤维蛋白胶。少数脑脊液漏是由于导管和鞘内泵断开导致，这时脑脊液多漏入放置鞘内泵的皮下囊袋。患者多表现为经皮引流后反复或持续性鞘内泵囊袋积液。透视下经皮侧孔注入造影剂可诊断该并发症。如确定导管断开，则需要更换新的导管。

随着随访时间的延长，医师常发现鞘内导管尖端形成肉芽肿。肉芽肿是一种炎性肿物，为单核细胞、中性粒细胞、巨噬细胞和肉芽组织组成的炎性肿块。肉芽肿是一团非感染性炎性组织，可能无症状或导致镇痛效果消失，甚至引发明显的迟缓性肌无力。肉芽肿形成的危险因素包括高剂量和高浓度的阿片类药物输注，吗啡是最常见的相关药物，其他阿片类药物虽也会但较少见。动物研究显示，可乐定联合阿片类药物可预防肉芽肿的形成[27]。增强MRI或CT脊髓成像有助于评估疑似肉芽肿。治疗取决于神经系统症状及其严重程度。治疗选择包括将鞘内泵的输注液体更换为盐水、移除导管或手术切除肿物。

导管故障是与鞘内装置相关的最常见的并发症之一，具体包括导管穿孔、折断、移位、断开和从鞘内脱出。导管移位最常见，多是导管与筋膜的固定不良所致。导管故障可表现为脑脊液漏、镇痛不足，或阿片类药物戒断症状。首先通过侧孔的评估可能有助于评价导管故障。如果可以顺利抽出脑脊液，在透视引导下注射造影剂以确定导管渗漏的位置；如不能抽出脑脊液，为避免大剂量药物的鞘内注射，应将鞘内泵注满盐水，抽出导管内所有药物后注射造影剂。如果造影剂检查未发现导管断裂、泄漏和扭结，可通过侧孔注射造影剂并行CT脊髓造影寻找故障。

总结

鞘内药物输注是一种有创介入操作，可治疗难治性慢性非癌性疼痛和癌症相关疼痛。20世纪60年代以来，由于技术的进步，鞘内治疗已成为一种很有前景的治疗方法。系统应用鞘内镇痛泵治疗癌症和慢性非癌性疼痛逐渐增加。在合理的患者选择和对该技术主要问题的细致关注下，患者预后令人满意。与鞘内系统植入相关的主要风险为导管故障。植入术中良好的导管固定可使相关风险降至最低。镇痛药的药理、新的导管材料和新鞘内泵技术的发展可进一步完善鞘内治疗。除了材料和药物，研发新的鞘内泵技术的相关建议将解决与配方、化学/材料稳定性和兼容性、药代动力学和毒理学有关的问题[28-31]。除使用作用于疼痛传导和调控通路受体系统的活性药物外，研发更先进的鞘内治疗技术和药物，也可能有助于减轻许多顽固性疼痛患者的痛苦。

Saiyun Hou and Salahadin Abdi

崔旭蕾　译，赵晓静、武百山、窦智、刘岗　校对

● 参考文献 ●

扫码查看

第二十六章　椎体成形术和椎体后凸成形术

要点

※ 椎体压缩性骨折是骨质疏松症和脊柱恶性肿瘤的常见并发症。通常保守治疗可获得满意的效果，但仍有部分患者会出现疼痛和行动受限。对于这部分患者来说，椎体充填扩张术将是一种有效的治疗方案。

※ 椎体充填扩张术包括椎体成形术和椎体后凸成形术，这两种手术均涉及将骨水泥经皮注入压缩性骨折中。椎体成形术是直接将骨水泥注射到椎体中，而球囊椎体后凸成形术先用球囊在骨内产生一个空腔，再用骨水泥填充。

※ 随着时间的推移，椎体充填扩张术的证据不断发展。早期的阳性结果之后是两项引人注目的椎体成形术研究，与阳性药物对照组相比，该研究发现手术组无更多受益。最近一项对急性椎体骨折行椎体成形术的随机研究显示，患者的疼痛和生活质量均有所改善。与现阶段的保守治疗比较，椎体成形术比椎体后凸成形术更具优势。

※ 椎体充填扩张术安全，并发症的风险很低。椎体外的骨水泥渗漏是最常见的并发症，虽然绝大多数渗漏无症状，但未确认骨水泥渗漏可能导致严重并发症（如神经、脊髓损伤或肺栓塞）。椎体成形术或椎体后凸成形术的死亡率极低。

病例介绍

患者男性，76岁，腰痛加重4周，表现为腰深部疼痛，疼痛区域位于腰部中线，站立时加重，平卧时缓解。疼痛评分为10/10，需要麻醉性镇痛。Roland-Morris腰痛和残疾问卷（Roland-Morris low back pain and disability questionnaire，RMDQ）评分为22/24，表明重度腰痛相关性失能。患者需要妻子的帮助才能穿上裤子，步行距离明显缩短。临床检查显示腰椎中线压痛，但无下肢神经功能障碍。

脊柱MRI显示L_3椎体急性压缩性骨折，T_2WI高信号改变提示骨髓水肿。T_2WI高信号符合骨髓水肿、T_1WI低信号的骨折线、椎体高度压缩50%的改变。使用单光子发射计算机断层显像（SPECT CT）相关的另外^{99m}Tc骨闪烁扫描显像证实L_3椎体周围相应断裂面具有线性放射性示踪剂摄取，证实成骨细胞活性强烈增加。在与患者及其家属讨论阿片类镇痛药、卧床休息或矫形支具等保守治疗方案后，决定在骨折确诊6周后行L_3椎体成形术。

采用11 G套管针经单侧L3椎体椎弓根入路穿刺，并在透视影像系统引导下推进至中线位置。

连续透视引导下，经单根套管针注入骨水泥。术后L_3椎体内填充良好，无明显骨水泥后漏及静脉外渗，无手术并发症。

椎体成形术后7天的随访显示患者腰背部疼痛明显减轻，评分为1/10，麻醉镇痛药需求减少。在30天的随访中，疼痛评分为1/10，RMDQ评分为4/24，表明疼痛明显改善，与腰背痛相关的失能明显减少。活动能力改善，恢复正常步行距离，由基层医师继续进行抗骨质疏松治疗。

概述

椎体压缩性骨折（vertebral compression fracture，VCF）是骨质疏松症最常见的并发症，在美国每年150万例骨质疏松性骨折，其中椎体压缩性骨折的患者约70万例[1]。虽然多数有症状的患者可通过止痛药和卧床休息获得满意的疗效，但仍然有一小部分患者在保守治疗后有剧烈疼痛和功能受限等情况，或重度疼痛需要大剂量止痛药或住院治疗。这部分患者往往更适合行椎体充填扩张术。

椎体充填扩张术包括椎体成形术和椎体后凸成形术，均需要在透视图像引导下将骨水泥注入骨折的椎体中。椎体成形术采用的是经皮入路，直接将骨水泥注入骨折的椎体；而椎体后凸成形术需要先创建空腔，后再将骨水泥注入其中，最常见的造腔方法是给椎体内填塞的球囊充气（图26.1）。这些操作的目的是减轻患者的腰背疼痛，增强椎体的功能状态、患者的活动能力及生物力学稳定性。对于有症状的肿瘤性椎体压缩性骨折也可以行椎体充填扩张术。在多发性骨髓瘤患者中，高达70%可出现溶骨性或成骨性骨病变，30%的患者会在病程中出现椎体压缩性骨折[2-3]。脊椎骨转移瘤也可削弱椎体的结构强度，导致骨折风险升高。放射治疗引起的骨坏死、雄激素缺乏或雌激素抑制剂引起的骨量减少也会导致椎体压缩性骨折。

本章将概述椎体成形术和椎体后凸成形术的背景、适应证及操作技术，并回顾目前关于这些手术有效性和安全性的文献。

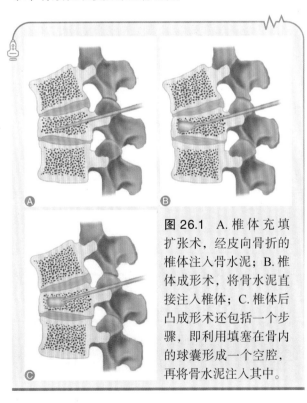

图26.1　A.椎体充填扩张术，经皮向骨折的椎体注入骨水泥；B.椎体成形术，将骨水泥直接注入椎体；C.椎体后凸成形术还包括一个步骤，即利用填塞在骨内的球囊形成一个空腔，再将骨水泥注入其中。

背景

椎体压缩性骨折的保守治疗

保守治疗仍然是症状性大多数椎体压缩性骨折患者的主要治疗方法，目标是缓解疼痛（使用镇痛药并减少一段时间的体力活动，通常需要卧床休息）、改善运动和功能水平（使用矫形支具和物理治疗），以及预防可能出现的椎体压缩性骨折（使用双膦酸盐、补钙和维生素D）。症状较轻的患者可以通过上述方法获得满意的疗效。而疼痛严重或功能受限的患者，保守治疗可能不够，长期保守治疗可能对患者有害。长期制动会导致骨质流失（估计每周1%~2%）[4]、下肢力量丧失（每周10%~15%）[5]。制动还增加压疮和血栓栓塞性疾病的风险。而镇痛若使用阿片类镇痛药，其不良反应包括淡漠和躁狂，也增加了额外风险。总之，卧床休息和麻醉性镇痛药的并发症可导致机体进行性失调，随后增加未来骨折的风险。

历史背景

1984年，Galibert等首次进行了椎体成形术，其将骨水泥注入部分被椎体血管瘤破坏的椎体[6]。成功后，该手术用于治疗与骨质疏松性和肿瘤性椎体压缩性骨折相关的疼痛[7]。1997年，在Jensen的29例患者共计47处骨质疏松性椎体压缩性骨折研究中，90%的患者术后24小时内疼痛和活动能力改善[8]。这些喜人的结果使椎体充填扩张术的数量增加。2006年，一项2086例患者的椎体成形术研究的汇总分析报道：评估疼痛预后的19例学生的术后疼痛显著减轻[9]。

2001年，Lieberman等首次描述了椎体后凸成形术，他们假设在椎体内放置球囊膨胀并使其填充，有可能恢复椎体高度，还可以使骨水泥渗漏率低于椎体成形术[10]。在含26项1710例患者椎体后凸成形术研究中的汇总分析中，患者在术后疼痛缓解、功能水平提高、椎体高度和后凸减轻等方面改善显著[11]。

适应证和禁忌证

行椎体充填扩张术前应对患者进行全面评估，包括病史、检查、影像学和潜在禁忌的评估。

适应证

（1）急性（≤6周）症状性骨质疏松性椎体压缩性骨折，药物治疗无效。

（2）脊柱肿瘤引起的症状性椎体压缩性骨折，药物治疗无效。

药物治疗失败的定义：虽药物治疗，但疼痛仍持续影响其活动能力和生活质量。达到镇痛剂量会出现无法忍受的药物不良反应（如过度镇静、躁狂或便秘）。合理的药物治疗时间是2～4周，但对于那些需要麻醉性镇痛、静脉给药镇痛或因疼痛住院的患者，可以考虑早期手术治疗。

（3）高级影像学检查为亚急性（6～12周）和慢性（＞12周）骨折，且临床与影像有严格的相关性。

绝对或近绝对禁忌证

- 脓毒症或脊柱感染。
- 已知对骨水泥严重过敏。
- 无法纠正的凝血异常。
- 因椎体骨折后碎片移向椎管内或硬膜外肿瘤扩大导致的进行性脊髓病。
- 由于心脏或肺脏疾病的风险，患者无法耐受手术镇静或麻醉。

相对禁忌证

以下情况最好只由经验丰富的医师操作。

- T_5节段以上的手术。
- 椎体压缩≥75%。
- 椎体壁的实性肿瘤破坏。
- 椎体后皮质断裂。
- 硬膜外肿瘤延伸到中央椎管或神经孔。

病史和体格检查

椎体压缩性骨折的特征性症状是位于脊柱中线区深在的疼痛，可能发生在创伤很小或无创伤的情况下。通常，负重和运动会加重疼痛，尤其是屈曲时。椎体压缩性骨折影响患者长时间站立或坐的能力，只能代之以平卧位。体格检查通常显示椎体棘突的中线区压痛。为排除脊髓疾病，应对下肢行神经检查。

术前影像学

为确认骨折节段、评估骨折急性程度及潜在的禁忌证或技术难度，所有患者均需脊柱成像。虽然初级的影像学检查包括常规的X线正侧位片和CT检查，但是这些方法评估骨折急性程度的能力有限，最适合的检查方法是MRI检查。未愈合的新鲜骨折最好在液体敏感的短时间反转恢复序列和T_2加权脂肪饱和快速自旋回波序列显示：

T_2高信号代表骨髓水肿，T_1低信号偶可见骨折线（图26.2）。MRI可评估椎体后皮质、椎管和神经孔的情况，并可评估椎体骨折后碎片移向椎管内和硬膜外肿瘤扩大的情况，还可以识别常规的X线片检查无法显示其他椎体的骨折情况。CT是术前成像有用的辅助检查手段，可以帮助评估椎体后皮质的完整性。

不能耐受MRI检查或有禁忌证的患者（如不相容的心脏起搏器或动脉瘤夹），可以进行^{99m}Tc核素骨显像。未愈合的骨折可通过对放射性示踪剂的高吸收情况来确定。骨扫描结合单光子发射计算机断层扫描（single-photon emission computed tomography，SPECT）意义重大，除可以通过CT行解剖学评估还可以三维成像（图26.3）。

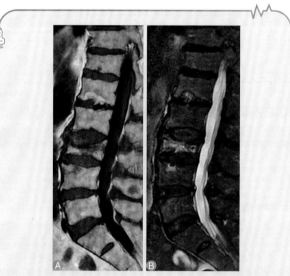

A. 矢状位T_1WI信号强度降低，由于骨髓水肿和骨折面，L_3椎体中央线性低信号；B.T_2WI脂肪抑制成像显示L_3因骨髓水肿而呈现高信号。

图26.2　本章开篇介绍的患者的腰椎MRI检查

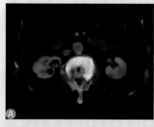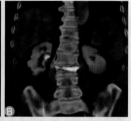

图26.3　文中病例的核素骨扫描与SPECT扫描的相关性，用于评估L_3椎体压缩性骨折，轴位（图A）和冠状位（图B）视图。放射性示踪剂在L_3椎体的摄取增加，在冠状位上呈线性构型，符合骨折部位成骨细胞活性增加。

实验室检查

常规的术前检查包括感染、凝血和异常代谢的筛查。根据病史情况决定是否进行心电图或胸片等额外的术前检查。

手术过程

手术材料

术中穿刺针通常是中空和直的，有菱形、单斜面或多斜面穿刺针。菱形针尖最易穿透皮质骨，而斜面针可操作性优越。具有最大弯曲度高达90°曲面针头系统也可使用，允许进入直针难以到达的位置。球囊椎体后凸成形术利用可通过针管插入的充气填塞物。虽骨水泥有多种类型，但PMMA仍然是最常用的。

手术室应提供监护设备（如心电图、血压监测）及心肺复苏的设备。应在手术室行术前成像，重要的是要确保在手术过程中发生罕见并发症时，能及时进行MRI和CT检查。

填充材料

虽市售的骨水泥的种类繁多，但PMMA仍是治疗骨质疏松性和肿瘤性椎体压缩性骨折最广泛使用的[12]。PMMA的制备包括将粉末状的聚合物与液体结合，使骨水泥稠化[13]。聚合PMMA是一种放热反应，可使水泥温度提高到80～120℃。这个温度可对肿瘤细胞产生细胞毒性作用。然而一旦骨水泥外渗，则会损害周围健康的组织[12]。

其他骨水泥包括复合骨水泥和磷酸钙骨水泥，都具有较高的生物相容性。复合骨水泥的黏度低，导致渗漏风险升高；磷酸钙骨水泥成本较高，且在射线下显影差，所以使用受限[12, 14]。

PMMA应在穿刺针放置到位后制备，尽管有经验的操作员可能更愿意让第二个人在放置穿刺针时同时制备。调制好的PMMA稠度应与牙膏相似，外观无光泽，有光泽表明骨水泥太稀，不能使用。建议调制后进行"滴落"试验，即骨水泥应在针的末端聚集，而不是向下滴[15]。骨水泥的起效时间通常为10～20分钟，具体取决于温度和制备过程。推送工具从1 mL注射器到专门的推送系统各不相同。为优化推送控制，同时尽量减少辐射暴露，研究者推荐使用长带有柔性输送管的螺旋注射器[16]。

影像引导

椎体充填扩张术通常需要在X线引导下进行。高质量的影像可以实时、连续地监测穿刺针定位和骨水泥注射。建议使用更高影像质量和较低辐射暴露的固定式透视设备而不是移动式C形臂。推荐使用可以满足影像位置之间的快速振荡（译者注：Oscillation振荡指在立体成像引导下，快速地在两个不同的成像平面之间切换。这个技术可以在不需要移动设备或重新对准投影的情况下，快速地在两个不同的方向进行成像），而无须移动设备或重新校正投影的双平面荧光透视（该透视同时使用2个垂直的图像探测器）。影像引导策略可以是"前后位"或"沿枪筒方向"［译者注：down-the-barrel"（end-on）指的影像增强器的同侧斜角旋转使得针道和透视线相互平行，从而提高了手术的准确性］。对于"沿枪筒方向"，将影像增强器向同侧倾斜旋转使针道和透视光束彼此平行。CT是影像引导的潜在辅助工具，由于其更优越的造影剂分辨率可用于微小骨水泥渗漏的检查。但CT不能用于实时监测针放置或骨水泥注射[17-18]。

镇静和麻醉

大多数椎体充填扩张术是在局部麻醉加强化下进行，尽管某些术者采用全身麻醉的方式进行。中度镇静可时时了解患者的反馈（如疼痛恶化或神经症状恶化），可提醒术者关注并发症。通常沿着针道和骨入点局部浸润麻醉药物（利多卡因或布比卡因）到皮肤、皮下组织和骨膜。患者在注射PMMA时可能会感到不适，这时可能需要静脉镇痛。当手术禁忌局麻的罕见情况时（如因严重的疼痛，麻醉镇痛要求高，或是无法耐受长时间俯卧位的患者）可全身麻醉。患者需要通过心电图、脉搏血氧饱和度和心电监护来心肺监测。为确定是否需要额外的麻醉监护，有严重心肺疾病的患者需要麻醉医师详细评估。患者在术前至少6小时禁食和水。

体位

胸腰椎的椎体成形术和椎体后凸成形术通常采取俯卧位进行。为提高患者术中的舒适度，也可以采用侧俯卧位。由于上手术台时患者体位变换可能会导致疼痛加剧，因此应在定位前镇痛。

为避免老年患者或晚期骨质疏松患者在摆体位时新发骨折，应小心。在下腹和上胸部用垫子支撑，这使得脊柱入路更容易、减少后凸、并延伸了骨折节段，从而扩大了骨折裂缝，利于骨水泥的渗透。患者的手臂应该朝向头部，远离成像光束的路径。

预防性抗生素

虽然支持或反对常规使用的数据很少，但抗生素预防通常用于椎体充填扩张术。虽然感染并发症较为罕见，文献报道仅有少数病例[19]，但考虑到脊柱严重感染的潜在风险，多数医师还是预防性使用抗生素[20]。对于青霉素过敏的备选方案为头孢唑啉（1~2 g）或克林霉素（600~900 mg）。

穿刺针放置

椎体充填扩张术过程：先在背部做一小切口，将穿刺针穿过皮下组织并推进至目标椎体。为防止针头进入椎管或神经孔，必须保持穿刺轨迹在椎弓根内侧皮质的外侧和下皮质的上方，此举可有效降低脊髓或神经根损伤的风险。理想的进针位置应尽可能靠近中线，尤其是在单椎弓根入路的情况下，最终使骨水泥在椎体的中线扩散。

胸腰椎的椎体充填扩张术，可经椎弓根或椎弓根旁入路进针（图26.4）。经椎弓根入路包括从椎弓根后表面进针，穿过椎弓根，然后进入椎体。这种较长的骨内入路降低了周围组织受损的风险。由于椎弓根的形状，可能很难达到中线位置。椎弓根旁入路可使穿刺针更靠近内侧，这在胸椎等较小椎弓根时治疗时有用。该方法是沿椎弓根外侧面进针，穿透椎弓根或在椎体与椎弓根交界处穿透椎体。

手术可采用单侧单针（单椎弓根）或双侧双针（双椎弓根）进行。通常，单侧入路足以达到中线位置，但如果单侧单针达到中线困难，可在对侧放置第二针。单针入路与双针入路的临床疗效无明显差异，这两种方法均有优劣[21]。单针法可减少手术时间和降低骨水泥的泄漏率[22]。双针法能注入更多的骨水泥[23-24]，具有潜在的生物力学优势。

进针

- 通过对准椎弓根间中线处的棘突，将

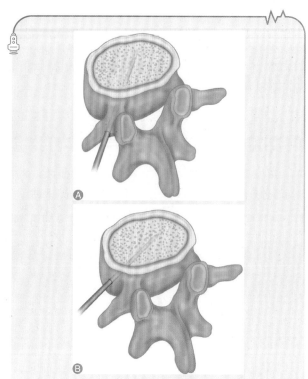

A. 经椎弓根入路，将针头从椎弓根后表面沿椎弓根走行一段后进入椎体；B. 椎弓根旁入路，沿椎弓根外侧表面进针，并在其与椎弓根交界处穿透椎体，当椎弓根较小时可以达到更内侧的位置。

图26.4　经椎弓根和椎弓根旁入路

透视影像探测器旋转至真正的前后位（图26.5）。该位置可见椎体上下终板，椎弓根呈卵圆形。通过调整头尾端的角度，使椎弓根位于椎体边缘中心。侧位透视图有助于向头侧、足侧调整。

- 如果使用"同轴透视"，看到的图像在同侧椎弓根旋转了20°，使椎弓根皮质在椎体的中1/3。穿刺针应位于由椎弓根皮质形成的圆的点状中心。

- 计划穿刺路径，并可以根据实际进针情况进行调整。经椎弓根入路穿刺针对准椎弓根外侧缘。进针位置为右椎弓根3点钟位置或左椎弓根9点钟位置。而椎弓根旁入路的最佳位置在3点钟或9点钟的外侧。

- 用22 G针头沿预期针道对皮肤局部麻醉。根据椎体节段和手术入路在皮肤行小的直切口。

- 推进穿刺针（通常采用装在套管中的11 G或13 G菱形针头）到骨表面时，确认针头位置。然后将针头刺入椎体。在初始进针过程中，要对整个针头轨迹进行外延，以获得最佳的针头放置位置（图26.6）。在柔软的骨质疏松骨中，针头可以轻松穿过，并且可以通过钻孔运动和控制正向压力来推进。对于非骨质疏松的椎体，可以使用骨锤来推进。

- 如果使用"同轴透视"，则通过椎弓根放置针头时，针应该始终保持为一个点，并在侧

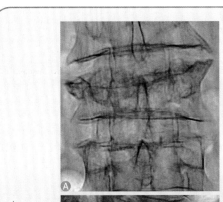

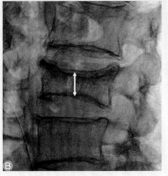

行前后位（图A）透视和侧位（图B）透视，注意L₃椎体的中心高度（箭头）降低。

图26.5 L₃椎体成形术

位成像上显示穿刺针通过了整个椎弓根前，应始终位于内侧椎弓根皮质的外侧。

- 菱形针芯是穿刺椎弓根的最佳选择。一旦进入椎体，为提高可操纵性，可更换为斜面穿刺针。通过侧位成像，将针头推进至椎体前1/3处。注射骨水泥前，应在正侧位成像上确认最终针位。如果针头在椎体后缘前方，证明椎管已安全。

椎体成形术

穿刺成功后，拔除针芯，为防止空气注入引起空气栓塞，将套管内充满生理盐水。将骨水泥输送系统与套管针连接。当骨水泥达到最佳使用稠度时，即可注入。持续透视监测下的缓慢注射是避免骨水泥外渗中央管的关键。注入开始时，骨水泥的黏性越小，渗出的风险可能越高。如果发现骨水泥渗漏到静脉中，应暂停手术，使骨水泥凝固，然后重新注射，以观察骨水泥是否安全地进入椎体。如果患者诉出现新的疼痛，应停止手术，并通过透视观察情况。

骨水泥注入量

骨水泥的最佳注入量一直有争议。理论上，更完整的充填可以恢复椎体的生物力学强度和椎体的高度。然而，骨水泥注入量越多，渗漏的风险也越高[22, 25]。有研究显示，以减轻疼痛为主要目标时，较少量的骨水泥注入与较多量的骨水泥临床疗效相似。然而最近的VAPOUR研究发现注入更大体积（平均7.5 mL）骨水泥的结果更好，这一结论支持充分填充[26]。因此，在无明确共识

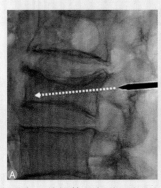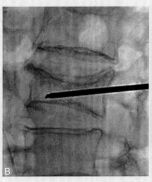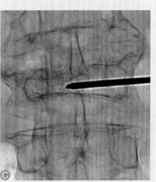

A.椎体成形术，前椎体的侧位透视图，在最初的经椎弓根入路过程中，为获得最佳的最终针位（虚线箭头），对整个针的轨迹进行外延；B.将针推入椎体；C.前后透视图显示最终针位于中线。

图26.6 腰椎单侧经椎弓根入路的针道轨迹

的情况下，目标应该最大限度地填充骨水泥，并仔细监测，以确保在并发症发生前停止注射。建议当骨水泥在侧位成像上到达椎体后1/4或骨水泥超过椎体空间时停止注射。注射的最终目标是在前后投影上呈现为跨中线的从一个椎弓根到另一个椎弓根的骨水泥柱（图26.7）。关键是避免在注射结束时留下骨水泥的"尾巴"，可以通过重新插入套管针芯来分配留在套管中残存骨水泥来实现。

椎体后凸成形术

椎体后凸成形术还包括额外创建空腔的过程。通常，先将穿刺针放置到位，然后插入球囊填塞器并充气膨胀，创建一个供骨水泥注射的空腔。无论单椎弓根还是双椎弓根入路，在穿刺针到达位置后，将套管针轻轻拉回至椎体后部，取

出探针，通过套管送入球囊填塞器，然后用造影剂缓慢充盈球囊。将带有压力计的充气注射器连接到球囊上，通过压力传感器和透视仔细监测充气过程。直到系统达到最大压力或最大球囊容积，或直到进一步充气引起患者不适为止。然后，球囊放气并取出，在椎骨内留下一个空腔。

理论上，相比椎体成形术，椎体后凸成形术的空腔内可注入更黏稠的骨水泥，必须留出足够的时间使骨水泥去光泽，并达到松软的稠度。椎体后凸成形术中的骨水泥注射可以通过注射器系统或手动骨填充装置进行。在输送系统与套管连接后，骨水泥在连续透视监测下缓慢注入。空腔被骨水泥填充且当骨水泥填充超过空腔体积后，会进入周围骨小梁（图26.8）。

术后监护

注射完毕后取下针头，对穿刺部位压迫止血

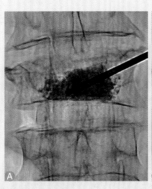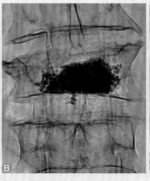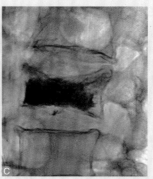

A.PMMA慢慢渗入椎体；B.骨水泥形成一个横跨椎体中线的柱；C.侧位片上，骨水泥填充了椎体的前3/4，无后路骨水泥渗漏。

图26.7 椎体成形术中注射骨水泥的透视图像

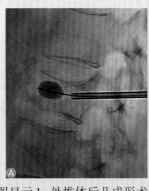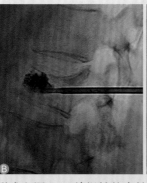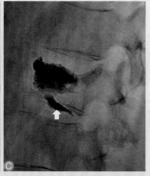

侧位透视图显示 L_1 处椎体后凸成形术形成空洞。A.单根针的内针芯已从针轨上取下，球囊填塞已被引入针轨并充气，在椎体内形成空腔；B.将骨水泥注入空腔；C.注入骨水泥的最终结果。注意：骨水泥填充空腔并延伸到空腔之外，以填充相邻的骨小梁。有轻微的椎间盘骨水泥渗漏（箭头），但未发生后路或静脉渗漏。

图26.8 椎体后凸成形术中注射骨水泥的透视图像

5~10分钟。一般可即刻采用翻滚将患者转移到担架床上。如果患者有椎体劈裂骨折，在转移前应俯卧15~20分钟。一旦恢复，患者就应仰卧；在前2小时，患者应平卧，2小时后床头抬高30°，持续1小时。几天内的疼痛通常与手术有关，表现为手术穿刺部位的中度不适，可予对乙酰氨基酚来对症处理，通常会在24~72小时内缓解。持续性的剧烈疼痛、不同性质的新发疼痛、椎管狭窄体征及胃肠或膀胱功能改变，应立即CT检查，以评估是否有骨水泥渗漏到椎管或神经孔的可能。迟发性疼痛可能提示椎体再次骨折，应行MRI检查。但在解释任何已证实的骨髓水肿时，应谨慎，因为骨髓水肿可能是术后6个月正常的MRI表现[27]。

门诊随访应在3~4周后进行，此时医师应检查疼痛缓解的持久性及是否有可能提示并发症的任何相关特征。医师应重视引起骨折的根本原因如缺钙和维生素D，通过补充钙和维生素D来治疗骨质疏松症，以及双膦酸盐或其他靶向药物治疗[28]。

特别注意事项

扁平椎体

椎体扁平即椎体高度几乎完全丧失，扁平椎的椎体穿刺困难。在扁平椎中，通常会看到"领结"结构，其中心被最大限度地压缩。因此需要采用双侧针放置法时更外侧的进针[29]，并且通常只需少量的骨水泥即可缓解疼痛[30]。

多节段治疗

通常骨质疏松症或脊柱肿瘤患者可能有多个椎体压缩性骨折，这些椎体压缩性骨折均可从椎体充填扩张术中获益。虽然理论上它们可以在一次手术内完成，但是，多节段手术治疗具有风险和局限性，包括手术时间延长（及俯卧的相关风险）、潜在的PMMA毒性或由于放置多针而增加的术后疼痛。虽然没有明确的指南来确定治疗节段的最大数量，但超过8个椎体数量治疗的患者中有2例死亡报告[31]。建议一次手术不超过3个椎体[32-33]。

椎体充填扩张术的临床预后

疗效证据

椎体充填扩张术疼痛缓解的确切机制尚不清楚，但认为与改善骨折节段生物力学、PMMA直接的细胞毒性作用和热效应有关[34]。关于椎体充填扩张术的疗效及临床应用一直存在争议。几项大型随机双盲对照研究了比较了椎体充填扩张术、保守治疗及假手术，虽目前发表的所有研究均有局限性，但最新的高质量数据表明，椎体成形术、椎体后凸成形术是骨质疏松及肿瘤性椎体压缩骨折疼痛的安全而有效的治疗方案。

第一个关于椎体充填扩张术的随机对照研究是2007年的VERTOS研究，该研究比较了椎体成形术与骨质疏松性椎体压缩骨折的药物治疗[35]。纳入34例患者，标准为：虽然患者接受了至少6周的药物治疗，但仍有严重背痛、骨折时间<6个月、查体存在局灶性压痛、MRI检查显示骨髓水肿。患者随机接受椎体成形术（n=18）或药物治疗（n=16）。主要预后为术后1天和2周时的疼痛评分［采用视觉模拟评分（VAS）测量］及镇痛要求。椎体成形术组在术后1天可观察到明显的疼痛缓解，虽然这一结果没有维持到2周。椎体成形术组的镇痛药物使用情况、残疾和生活质量评分也减少了。VERTOS研究的不足包括样本量小、未设盲和长期随访。

2009年《新英格兰医学杂志》发表的2项约200例患者的随机对照椎体成形术与假手术的研究。这些研究的结果与早期数据形成了对比，发现椎体成形术无临床获益。评估椎体成形术安全性及有效性的INVEST研究将131例患者随机分为椎体成形术组（n=68）和假手术组（只在椎弓根骨膜上注射局部麻醉药）[36]。初始纳入较低后扩大的纳入标准为：年龄>50岁、NRS评分≥3/10、骨折时间<1年。无须高级影像学检查，但对于骨折时间无法确定的患者需行MRI或骨扫描以确认骨折时间。INVEST研究的局限性在于只纳入了1年以内的骨折患者。假手术（如注射麻醉剂）可能减轻邻近结构（如椎弓根或软组织）的疼痛。

第二个假对照随机研究由Buchbinder等于2009年发表。研究的纳入标准包括：MRI检查证实的骨折持续时间<1年的腰背痛[37]。共有78例患者接受椎体成形术（n=38）或假手术（n=40）。假手术为在椎板上插入钝针，轻敲椎体。术后随访（1周、3个月或6个月）显示组间疼痛评分、残疾或生活质量均无显著差异。与INVEST研究一

样，Buchbinder研究也有局限性：骨折时间＜12个月（只有32%的患者骨折时间＜6周），并缺少体格检查部分。

几位研究人员发表了对这些研究的反馈，提及了对纳入标准过于宽泛和缺乏长期随访结果的担忧[38-40]。INVEST的研究者回应称，对研究队列进行了为期12个月的随访[41]。他们发现椎体成形术组在12个月时有适度的疼痛缓解，但在残疾指标方面没有差异。INVEST研究中的假手术作为一种"阳性药物对照组"混淆结果的可能性也引起了关注[42-43]。

2010年，VERTOS Ⅱ随机对照研究将椎体成形术和保守治疗进行了比较[44]。纳入标准比以前更加严格：骨折时间≤6周、疼痛强度≥5/10、体格检查显示局部压痛、MRI显示骨髓水肿。该研究共有202例患者入选，被随机分为椎体成形术组和保守治疗组。在治疗1个月时，椎体成形术可显著减少腰背痛，并在1年的随访时维持了这种效果。椎体成形术组的生活质量（采用几份标准化问卷调查）也有所改善。本次研究的关键是未设盲。随后，该研究者又设计了VERTOS Ⅳ，一项多中心的随机对照研究，将椎体成形术与假手术进行了比较，同时采用了与VERTOS Ⅱ相似的严格纳入标准。这项研究的结果即将公布。

2016年实施的经皮椎体成形术治疗急性疼痛性骨质疏松性骨折（VAPOUR）的随机对照研究比较了椎体成形术与假手术的结果，同时还重点设计了更严格的方法来解决先前研究的局限性[26]。纳入标准包括：疼痛强度≥7/10（之前的标准是INVEST≥3，VERTOS Ⅱ≥5）、MRI或SPECT显示骨折时间≤6周。120例患者分为椎体成形术组（n=61）和假手术组（n=59）。术后2周，椎体成形术组疼痛缓解显著（44%患者的疼痛评分降低到≤4/10），该效应在1个月和6个月时保持。椎体成形术还改善了椎体功能，减少了止痛药的使用，增加了椎体高度。

肿瘤性椎体压缩性骨折椎体成形术的报告较少。2011年的一项系统性综述，汇总了30项研究（987例患者）的结果，发现椎体成形术在1个月时疼痛减轻了20.3%～78.9%，在6个月时减轻了47%～87%[45]。2016年，一项系统性综述报告了78项评估椎体成形术治疗多发性骨髓瘤、脊髓

血管瘤或脊柱转移瘤的研究中2545例患者的结果[46]。总体而言，椎体成形术能迅速缓解疼痛（48小时内）、减少残疾、并减少麻醉镇痛药的需求。

2009年，大型多中心随机对照的骨折复位评估（Fracture Reduction Evaluation，FREE）研究，比较了椎体后凸成形术与保守治疗椎体压缩性骨折的结果[47]。研究虽然也纳入了肿瘤性椎体压缩性骨折，但96%的骨折都与骨质疏松症有关。总共纳入300例患者（149例椎体后凸成形术，151例保守治疗）。纳入标准为：3个月内的腰背痛评分≥4/10，查体时局部压痛，MRI检查显示骨折且椎体高度损失至少15%。结果显示，1个月时，简明健康调查量表SF-36评分结果显示椎体后凸成形术显著改善了生活质量，该效应持续到3个月和6个月时，但12个月时这种改善消失。椎体后凸成形术还导致1周和12个月时腰背痛减轻，1个月和6个月时的止痛药使用减少。在两年的随访时，虽然SF-36评分或残疾预后组间没有差异，但椎体后凸成形术组的腰背痛仍有显著减轻。

癌症患者骨折评估（CAFE）研究旨在比较椎体后凸成形术与保守治疗恶性肿瘤椎体压缩性骨折的效果[48]。纳入标准为：腰背痛评分≥4/10、Roland-Morris残疾问卷（RMDQ）评分≥10、脊柱X线片或MRI检查显示骨折。研究将134例入组的患者随机分为椎体后凸成形术组（n=70）和保守治疗组（n=64）。1个月时，椎体后凸成形术组的RMDQ评分显著降低（组间差异8.4，支持椎体后凸成形术）。椎体后凸成形术还可降低腰背痛和麻醉镇痛的需求，改善SF-36评分。CAFE研究的不足在于缺乏对骨折病因的组织学确认。虽然仅纳入脊柱肿瘤患者，但椎体压缩性骨折是由肿瘤引起还是由骨质疏松或放射性坏死等其他原因引起尚不清楚。该研究的不足还在于未设盲。

2014年，KAVIAR研究旨在直接比较椎体成形术和椎体后凸成形术治疗骨质疏松性椎体压缩性骨折[49]。纳入标准为：急性（≤6个月）疼痛性椎体压缩性骨折、所有骨折经MRI检查证实骨髓水肿、骨扫描摄取增加、CT或X线片上证实椎体高度丧失。该研究共有381例患者接受椎体成形术（n=190）或后凸成形术（n=191）。研究由于入组率低而提前终止，但研究发现，两种手术在长

期减轻疼痛和改善残疾方面相似。虽然椎体成形术术时间短，椎体后凸成形术骨水泥渗漏率低，但二者安全性是相似的。

安全证据

椎体成形术和椎体后凸成形术严重并发症的风险较低，严重不良事件已在文献中报道[50-53]。在骨质疏松性骨折椎体充填扩张术随机对照研究中，主要不良事件的发生率约为1%，没有手术死亡报告。虽罕见，但文献报道的潜在并发症包括神经或脊髓损伤、骨水泥栓塞引起的肺栓塞、PMMA过敏反应（包括1例过敏反应死亡）、感染、血肿、椎体或肋骨新发骨折[31, 54-59]。

在VERTOS Ⅱ研究中，与椎体成形术相关的唯一并发症是1例无症状的PMMA漏入节段性肺动脉和1例尿路感染。在INVEST研究中，1例未预防性抗生素治疗的患者报告了骨髓炎，而Buchbinder研究报告了1例硬膜损伤。在VAPOUR研究中，椎体成形术组唯一的严重并发症是1例镇静后的术前呼吸停止和1例患者翻身中出现的肱骨骨折。在VAPOUR研究中保守治疗组出现了2例椎体塌陷和脊髓受压，1例遗留截瘫。FREE研究仅报告了1例尿路感染和1例软组织血肿。

椎体充填扩张术"并发症"的主要来源是骨水泥的渗漏。虽然这相对常见，但绝大多数渗漏是无症状的，不会导致重大问题[28, 31]。在VERTOS Ⅱ研究中，72%的治疗椎体在术后CT上显示有渗漏。所有的渗漏均无症状的，大多数发生在椎间盘或小节段静脉，未渗漏到椎管。VAPOUR研究报告称骨水泥外渗率为34%。

因为骨水泥被注射到由球囊膨胀产生的空腔中，理论上椎体后凸成形术骨水泥外渗的风险较低。在FREE研究中，只有27%的椎体在透视和X线片检查中发现渗漏，均有症状。在CAFE研究的70例患者中，仅报告了2例渗漏。1例患者无症状，而另1例则在术后第一天出现了邻近椎体水平的骨折。

椎体充填扩张术后相邻节段骨折的风险不太可能高于保守治疗。Zhang等在2017年对12项研究（1328例患者）进行了meta-分析[60]，比较了椎体充填扩张术与保守治疗后新发椎体压缩性骨折的发生率，两组间新发相邻椎体骨折的数量无显著差异。Anderson等和Shi等分别进行了类似的meta-分析，均发现椎体充填扩张术和保守治疗在新发骨折上无差别[61-62]。

总结

虽然属于保守治疗，但是椎体成形术和椎体后凸成形术仍是骨质疏松或恶性椎体压缩性骨折安全有效的治疗选择。通过对技术的细致关注，在正确的患者人群中可以实现疼痛缓解、改善运动能力和功能。虽然椎体充填扩张术的数据随着时间的推移而不断发展，最近的高质量研究支持了手术的有效性。椎体充填扩张术后并发症的风险低，发生后续椎体压缩性骨折的风险也未增加。

Nicole S. Carter，Hong Kuan Kok，Julian Maingard，Hamed Asadi，Vinil Shah，Thabele Leslie-Mazwi，Joshua A. Hirsch and Ronil V. Chandra

顾柯　译，孙凤龙、于德军、刘岗　校对

● 参考文献 ●

扫码查看

第二十七章　脊柱手术的透视图像与放射安全

要点

※ 掌握脊柱的透视解剖（包括可视和非可视化的结构）是正确、安全地实施脊柱介入手术的基础。

※ 通过对脊柱、椎体、椎间盘、关节和（或）肌筋膜的干预来治疗轴性腰背痛。

※ 因神经刺激或神经轴附近受压引起的神经根性疼痛，可通过硬膜外注射或神经调控来治疗。

※ 交感神经维持性疼痛，可对脊柱附近的神经节或神经链进行靶向治疗。

概述

透视有助于治疗脊柱相关性疼痛疾病。该技术应用于疼痛介入治疗中时，既需要了解可观察到的不透射线的解剖，又需要了解相关的可透射线的解剖。本章展示了脊柱附近最常见的介入镇痛手术的解剖学表现。

透视

透视是利用X射线以连续的方式对运动中的结构进行成像。例如，在介入手术时，有助于术者的穿刺针可视化、器械（如脊髓电刺激电极）的植入和可视化造影剂扩散以确定穿刺针的正确位置。X射线的吸收使组织中的原子电离。任何剂量的射线吸收都可能对组织产生有害的影响，吸收的量决定了放射的危害程度。吸收剂量以J/kg组织计量，相当于格雷（Gy），0.01 rad等于1 Gy。因此，在透视过程中必须监测积累的组织放射剂量，应知道在房间内患者或临床医师的放射剂量何时会达到大量的、潜在的不安全水平。

对透视和放射安全原理的大致了解可帮助医师有效地使用透视来获得所需的图像，同时将放射风险降至最低。现代的荧光透视有几种运行模式。常规连续模式每秒拍摄30张照片。脉冲模式能以1/2的速度（每秒15帧）、1/4的速度、1/8的速度等来拍摄图像。在实时图像质量可接受时，首选脉冲模式，因其可以显著降低整体X射线剂量。

X光机（如疼痛介入医师常用的C-臂机）通过X-线球管（射线源）透过患者身体向接收器发射X线来获得图像。以峰值千伏电压来测量的高能量光束，通过患者后被接收器接收并处理成数字图像。低能量光束也由球管产生，若未过滤，这些光束将被患者完全吸收，不会形成图像。因此，低剂量的光束通常在离开放射源前进行过滤，以降低患者暴露剂量。推荐在可接受的图像对比度的前提下使用最高能量射线束（峰值千伏电压）进行透视。

限制患者的放射剂量

医师有责任在每次手术中竭尽所能地来减少患者的放射剂量暴露，并在患者可能接近大剂量辐射水平（substantial radiation dose level，SRDL）时限制或调整以后的暴露。限制患者的辐射剂量见表27.1。应控制光束能量和过滤掉低剂量光束，以确保获得可接受的图像质量。应将脉冲模式和低帧率（2.0～7.5）设置成首选的默认值。术者应该对成像操作进行规划，以减少不必要的成像。参考之前的图像和图像序列，而不是重复成像。应限制长数字减影血管造影（digital subtraction angiography，DSA）序列和点片成像（spot imaging）[1]，谨慎使用放大和细节模式。图像应准直，使光束缩小局限于感兴趣的区域。放射源附近的辐射强度最高，根据平方反比定律，其衰减速率与距离的平方成反比（1/d²）。因此，在保证介入手术能正常进行时，X光机的放射源球管应该尽可能地远离患者，而图像接收器应尽可能地靠近患者。如果不影响介入手术，患者身体敏感部位应用铅罩（性腺保护罩）覆盖。放射人员和临床医师应监控透视的时间和测量患者的辐射吸收量。

表27.1　透视时限制放射量的方法

针对医师	针对患者
穿戴个人防护装备（PPE） 　铅手套 　甲状腺保护罩 　铅背心和围裙 　防辐射眼镜 采用保护屏障 　安装手术台护帘 　铅衬眼镜 放射监测 　佩戴放射计量测定仪 　审查累积放射计量 　报告 调整身体姿势，尽量减少放射暴露量 　站在图像接收器一侧 　不要站在放射源管附近 透视机（C-臂机） 　若可能，采用脉冲模式透视 　参考既往图像，减少重复透视	尽可能提供个人防护装备 　若不妨碍放射手术，须采用性腺保护罩 监测放射剂量 　记录辐射量次数 　在病历中记录辐射时间 　限制患者暴露于高辐射累积剂量的操作 透视机（C-臂机） 　避免长时间透视 　若可能，采用脉冲模式透视 　参考既往图像，减少重复透视

单次透视时患者暴露量增加很小，然而随着时间的推移，累积放射剂量导致辐射的不良反应产生。患者可能在较短时间内因暴露于其他影像学研究或治疗（CT、标准X线诊断或放射治疗）而导致不良反应的发生。在透视治疗中继续限制X射线是明智的。在美国，每人每年的背景辐射剂量约为3 mSv，终生累积平均辐射剂量约为250 mSv[2]。背景辐射剂量以上、100 mSv以下的累积辐射剂量对患者的健康影响不显著[2]。辐射单位及其定义见表27.2。

表27.2　放射暴露的单位

单位，等效 *SI*	定义
放射吸收剂量（rad）；gray（Gy）[a] 1 Gy=100 rad	进入组织的能量数目；导致1 kg组织吸收1 J能量的放射剂量
放射人体当量（rem）；sievert（Sv）[a] 1 rad=1 rem=100 Sv	职业暴露量

注：[a]*SI*国际单位制。

术者的放射剂量限制

临床医师通过佩戴放射计量仪来监测其累积的辐射剂量。这些计量仪通常戴在甲状腺保护罩上（颈部）或背心口袋（胸部）以测量外部放射暴露，还可穿戴在个人防护装备（PPE）下。限制医师和患者辐射暴露的方法见表27.1。*最大允许辐射剂量*（maximal permissible dose，MPD）是指组织在出现不良反应之前可能受到的最大辐射剂量（表27.3）。医师每年的MPD是50 mSv。透视时，遵循的原则是尽可能地低暴露（as low as reasonably possible，ALARA）。

表27.3　不同组织的最大允许辐射剂量

组织类型	放射人体当量（mSv）	放射吸收剂量（mSv）
全身	5	50
眼晶状体	15	150
甲状腺	50	500
性腺	50	500
四肢	50	500

脊柱的透视解剖

脊柱由7节颈椎、12节胸椎、5节腰椎、融合在一起的5节骶椎及尾椎组成。每个区域的椎体在X线上都有独特的形态。

颈椎

第一颈椎（C_1）是寰椎，第二颈椎（C_2）是枢椎。在下颌平面的颈椎后前位（posterior-anterior，PA）透视可观察到寰枢椎（图27.1）。张口位片更容易观察到C_2齿突。侧位透视较容易观察到$C_2 \sim C_5$，但C_6和C_7通常部分被肩部遮挡。向下牵拉手臂可能有助于改善这些下段颈椎的侧位图像。值得注意的是，椎动脉穿过$C_2 \sim C_6$横突的横突孔。在横突孔附近穿刺时，必须识别横突和椎动脉的位置以避免发生并发症（图27.1）。颈椎侧位片可显示长的颈椎棘突，与X线方向平行时呈平行四边形的关节柱，以及前方的椎体。韧带组织、椎间盘和肌肉可透过射线。斜位片可见椎间孔。

胸椎

颈椎和胸椎之间的$C_7 \sim T_1$接合处可以通过与T_1连接的第一肋骨来识别（图27.2）。图27.2显示锁骨也附着在胸骨上。胸椎很容易辨认，因为每节胸椎都与一根肋骨相连。与椎体水平相对应的神经根（译者注：脊神经前支）形成肋间神经，沿着肋骨向远端走行。在前后位（anterior posterior，AP）透视图像上，确认和调整透视机（C-臂机）以确保棘突在中线位，这样可以评估脊柱的对称性。

腰椎

5个大而宽（图27.3）的腰椎负重了体重的大

部分，使脊柱能够进行大范围的活动。因此腰椎容易退变。透视影像上常可观察到椎间盘高度下降和关节突（小关节）关节炎（脊椎病）。在L_4水平，可在侧位片上观察到髂嵴。

骶椎

骶骨由5节骶椎组成，在出生后的30年内会发生骨化和融合（图27.4）。

轴性腰背痛

轴性腰背痛来源于组成脊柱轴的结构，包括

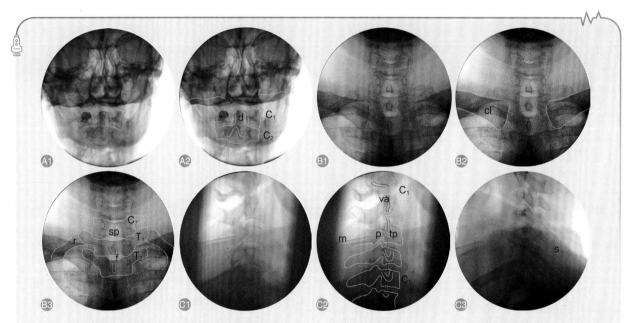

A1.患者仰卧位、后前位（PA）透视显示面部和上段颈椎；A2.识别C_1颈椎（寰椎）、C_2颈椎（枢椎）和C_2齿突（d）的轮廓。值得注意的标志是眼眶、鼻窦、牙齿和下颌骨；B1.下段颈椎和上段胸椎的AP位透视图像，显示对颈椎手术十分重要的透视学标志；B2.俯卧位AP透视时，连接胸骨柄的锁骨（cl）因靠近C-臂机的显像管而呈巨大显像；B3.显示了中线的棘突（sp）、椎板间隙（f）、第一肋骨（r），标出C_7、T_1、T_2；C1.颈椎侧位像；C2.标记图像显示$C_1 \sim C_6$椎体，标记（m）指出C_3关节柱（p），标记轮廓显示单个颈椎的形状和椎动脉（va）通过横突（tp）的位置；C3.颈椎结构显示不清示例；患者的肩部（s）部分遮挡了$C_5 \sim T_1$。

图27.1 颈椎的透视解剖

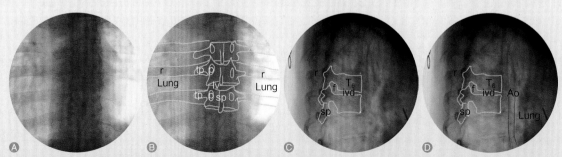

A.后前位（PA）透视显示胸椎的典型形态；B.轮廓标记的是相对较长而倾斜的棘突（sp）、与肋骨（r）相连的短横突，以及狭窄的椎间隙（iv），外侧是肺（lung）；C.胸椎的侧位透视图；D.标记图像显示$T_3 \sim T_9$胸椎、椎间孔（f）、肋骨（r）、棘突（sp）、椎间盘（ivd）、降主动脉（Ao）和肺（lung）。

图27.2 胸椎的透视解剖

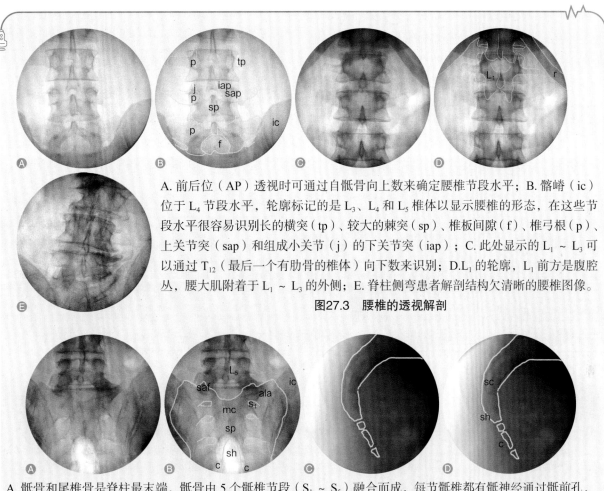

A. 前后位（AP）透视时可通过自骶骨向上数来确定腰椎节段水平；B. 髂嵴（ic）位于L₄节段水平，轮廓标记的是L₃、L₄和L₅椎体以显示腰椎的形态，在这些节段水平很容易识别长的横突（tp）、较大的棘突（sp）、椎板间隙（f）、椎弓根（p）、上关节突（sap）和组成小关节（j）的下关节突（iap）；C. 此处显示的L₁~L₃可以通过T₁₂（最后一个有肋骨的椎体）向下数来识别；D.L₁的轮廓，L₁前方是腹腔丛，腰大肌附着于L₁~L₃的外侧；E. 脊柱侧弯患者解剖结构欠清晰的腰椎图像。

图27.3 腰椎的透视解剖

A. 骶骨和尾椎骨是脊柱最末端，骶骨由5个骶椎节段（S₁~S₅）融合而成，每节骶椎都有骶神经通过骶前孔，每个骶椎节段（S₁~S₅）也有骶后孔；B. 骶骨在L₅/S₁关节突关节与L₅椎体相连，骶骨的侧翼（骶骨翼）向外侧延伸到骶髂关节，标记图像显示髂嵴（ic）、骶骨翼、正中嵴（mc）、棘突（sp）、骶角（c）和骶管裂孔（sh）；C. 骶骨和尾椎的侧位像；D. 标记图像显示的骶管裂孔（sh）、尾骨（c）及硬膜囊和硬膜外间隙最尾端部分的骶管（sc）。

图27.4 骶椎的透视解剖

椎体、关节突关节（小关节）、椎间盘及支配这些结构的小神经，可能提示这些结构的病理变化。椎骨支撑着身体框架及其运动。关节突关节是由上位椎体下关节突和下位椎体上关节突组成的滑膜关节。脊柱小关节由脊神经后支的内侧支支配。脊椎病（关节炎）或关节突关节紊乱会引起疼痛。通过关节突关节注射或脊神经后内侧支阻滞术麻醉小关节或后内侧支，可确认这些结构是疼痛的来源。诊断性治疗阳性（在阻滞后患者感觉腰背痛减轻）时，脊神经后内侧支射频消融术可延长疼痛缓解时间（图27.5A，图27.7A，图27.7B）。

病例介绍

患者女性，54岁，既往有颈椎间盘退行性疾病伴神经根病的病史，主诉右侧进行性颈源性头痛。椎间孔挤压试验（Spurling试验）阴性，但颈部向后或向右运动（右轴向负重）时疼痛。医师准备在既往前路融合手术节段之上的C₂、C₃和C₄内侧支施行诊断性阻滞治疗（图27.5）。若能成功地减轻疼痛，则可实施相同节段水平的神经射频消融术。

根性腰背痛

脊神经的受压、损伤或疾病导致根性腰背痛。这通常是椎间盘向后突出到椎间孔所致。关节突关节的进展性关节病也可缩小椎间孔，导致椎间孔狭窄和根性痛。在狭窄的椎间孔水平注射治疗可减轻神经根性腰背痛（图27.5B，图27.5C，图27.6，图27.7C，图27.7D，图27.8）。

病例介绍

患者男性，67岁，转移性肺癌，预后不佳，开胸术后慢性胸神经根性疼痛。疼痛按皮节支配区分布且日益严重。诊断性肋间神经阻滞减轻了75%的疼痛，下一步将采用射频消融术毁损该肋间神经。

肌筋膜性腰背痛

腰背痛不一定都是X线透视所见的组织结构导致的，也可能是因为腰大肌和腰方肌的痉挛。当透视引导下介入时，可见的脊柱结构可作为肌内注射的标志（图27.7E）。

病例介绍

患者男性，48岁，运动员，2年前因创伤事故行腰椎融合术，髋关节屈曲时仍有严重的持续性腰背痛，查体表现为主动或被动的腰大肌伸展会诱发疼痛。目前单纯的物理疗法无法缓解疼痛，计划实行腰大肌注射治疗。

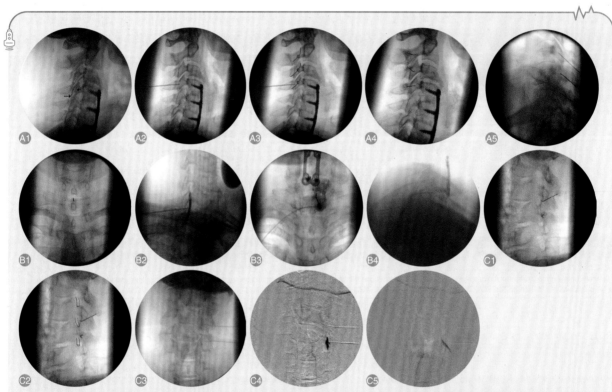

A. 颈神经后内侧支阻滞和射频消融术。关节突关节（小关节）紊乱导致的颈椎疼痛的治疗从颈神经后支内侧支的诊断性阻滞开始，通过将穿刺针置于颈神经后内侧支走行的关节柱上来完成阻滞，安全的穿刺针放置要求椎体边缘对齐，以便明确靶点。A1. 颈椎侧位透视像显示 $C_4 \sim C_7$ 节段前路融合，C_4 关节柱的后缘（箭头）未对齐，表明在穿刺进针前需进一步旋转 C-臂机使其对齐；A2. 该标记显示 C_4 关节柱后缘对齐良好；A3. 蓝线显示颈神经后内侧支向关节柱下方走行支配关节突关节时的轨迹，交叉的圆圈表明穿刺针放置在关节柱中心时的理想位置；A4. 针尖置于 C_2、C_3 和 C_4 关节柱上；A5. 患者肩膀部分遮挡下颈椎，图像欠清晰，针尖位于关节柱平行四边形的中心。B. 椎板间入路颈椎硬膜外激素注射。B1. 俯卧位，显示 $C_7 \sim T_1$ 节段硬膜外腔颈椎椎板间入路的前后位（AP）透视，已穿刺 22 G Tuohy 针；B2. 侧位像注射造影剂证实针尖位于硬膜外腔；B3.Tuohy 针略向右放置于 $C_7 \sim T_1$ 硬膜外腔，造影剂扩散也主要是向右的，内固定物表明该患者之前做过前路融合手术；B4. 侧位像注射造影剂透视显示针尖位置不够理想，患者之前行过 $C_6 \sim C_7$ 椎体的前路融合术。C. 颈椎椎间孔入路硬膜外激素注射。C1. 左侧介入手术，患者仰卧位，C-臂机向患者左侧倾斜旋转，直至椎间孔显示清楚，穿刺针置于椎间孔后方以避免刺伤椎动脉和神经根，并在该位置将穿刺针刺入硬膜外腔；C2. 勾勒线显示了颈神经根的位置；C3. 后前位（PA）透视图像确认穿刺针的位置；C4.DSA 证实造影剂扩散至硬膜外腔的外侧组织；C5. 轻微调整穿刺针后，DSA 显示造影剂沿着硬膜外腔扩散，勾勒出颈神经根的轮廓。

图27.5 颈椎疼痛的治疗

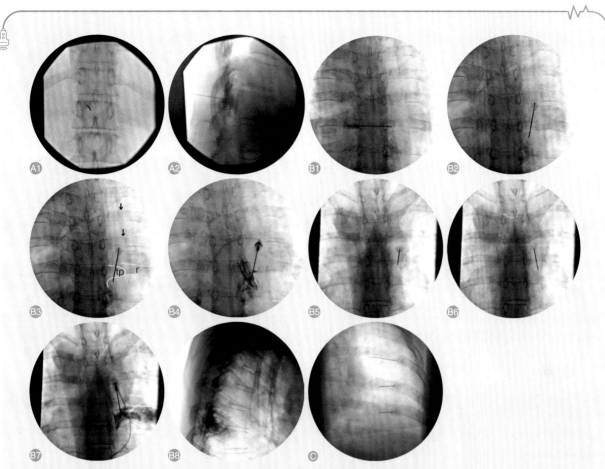

A. 椎板间入路胸椎硬膜外腔激素注射。A1. 患者俯卧位，C-臂机定位显示 $T_{11} \sim T_{12}$ 椎板间隙前后位像，穿刺针插入椎板间隙，紧贴左侧，以避免触及棘突；A2. 采用阻力消失法将穿刺针推入硬膜外腔，注射造影剂在侧位透视下证实穿刺针的最终位置。B. 胸椎旁阻滞。B1. 胸椎节段的椎旁阻滞首先需确认靶点（针尖位于右 T_5 的横突上方）；B2.Tuohy 针穿刺深度超过横突约 1 cm，在本例中，随着 Tuohy 针的推进，使用生理盐水阻力消失法来判断针穿过肋横突韧带并进入椎旁间隙；B3. 标记结构为横突（tp）、肋骨（r），箭头显示肋骨骨折；B4. 造影剂向椎旁间隙的远端和近端扩散；B5. 另外一个例子显示针尖位于 T_4 横突上；B6. 穿刺针向尾侧方向刺入椎旁间隙，以及后前位（B7）和侧位（B8）图像证实造影剂向远端及外侧扩散勾勒出胸膜轮廓。C. 肋间神经阻滞。患者俯卧位，前后位（AP）透视显示射频针位于右侧 T_8、T_9 及 T_{10} 肋骨的尾侧，采用 2 Hz、0.3 mV 刺激证实射频针在肋间神经附近，行神经阻滞麻醉和脉冲射频消融术。

图27.6 胸椎疼痛的治疗

交感神经维持性疼痛

慢性剧烈疼痛可因传出交感神经的作用而加剧或持续存在。对交感神经和神经节常采取能够减轻疼痛和促进康复的交感神经切除术。交感神经位于"脊髓"的前方（译者注：neuraxis神经轴，这里指脊髓），透视引导下交感神经靶向介入治疗需要知道交感神经链和神经节阻滞时最安全的位置。由于神经本身可透过射线，交感神经阻滞是区域注射技术，熟悉操作部位不透射线和可透射线组织结构的解剖学知识，对于安全实施

该技术十分重要（图27.9）。

病例介绍

患者22岁，一次车祸致其右踝骨折后，右踝和右足对疼痛极度敏感。踝关节骨折愈合几个月后，疼痛仍无缓解，且随着时间的推移，疼痛似乎逐渐加重，甚至皮肤对衣服也十分敏感，而且皮肤颜色呈现红色和紫色相间。疼痛介入医师诊断为复杂的局部疼痛综合征 I 型，计划为其实施右侧腰交感阻滞术。

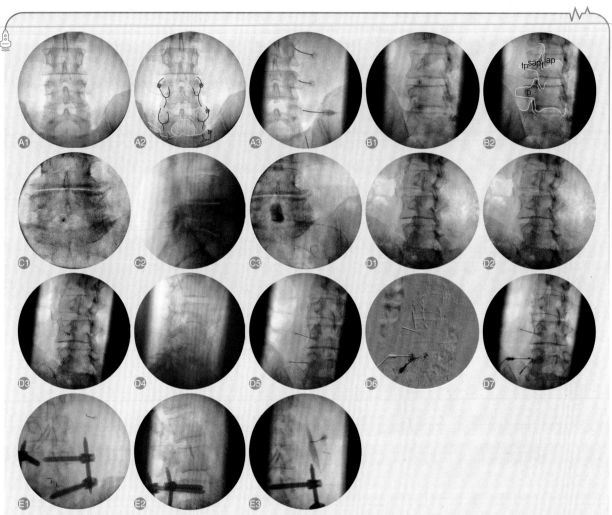

A. 腰神经内侧支阻滞和射频消融术。A1. 腰椎的透视图像；A2. 勾画出 L_3、L_4 和 L_5 椎体，画线表示腰神经内侧支的位置和走行轨迹。L_2 神经内侧支向下走行于 L_3 横突的后部，支配 L_2/L_3 和 L_3/L_4 关节突关节，同样，L_3 神经内侧支支配 L_3/L_4 和 L_4/L_5 关节突关节，完全治疗 L_4/L_5 关节突关节疼痛，需要阻断 L_3 和 L_4 神经内侧支，红色圆圈表示穿刺针放置于横突上内侧的理想位置；A3. 在关节突外侧与横突的连接处（可能是内侧支的位置）放置射频针尖端。B. 腰椎小关节注射。B1. 左侧斜位旋转 C-臂机获得的透视图像显示上、下关节突之间的小关节间隙，穿刺针插入小关节内以治疗疼痛关节；B2. 标有横突（tp）、上关节突（sap）、下关节突（iap）、椎弓根（p）和小关节（j）的椎体轮廓。C. 椎板间入路腰椎硬膜外激素注射。C1. 22 G Tuohy 针与透视图像同轴，遮盖了 L_5～S_1 椎板间隙；C2. 侧位像通过造影剂扩散证实针尖位于硬膜外腔；C3. PA 透视图像显示造影剂扩散至硬膜外后间隙。D. 椎间孔入路腰椎硬膜外激素注射。D1. 腰椎透视图像向左倾斜旋转以显示关节突关节，该斜位像允许穿刺针位于靠近椎间孔的横突下方，使穿刺针从神经根的上方进入硬膜外腔；D2. 同样的斜位像显示小关节（f）和所谓的"苏格兰狗"的轮廓及"苏格兰狗"的眼睛（椎弓根）和下颌（横突），这是穿刺针理想的穿刺靶点（图 A2 圆圈 x）；D3. L_4、L_5 神经根经椎间孔硬膜外注射时穿刺针的同轴位图像；D4. 当接近椎间孔时，使用侧位透视像确认穿刺针位于椎间孔的上方；D5. PA 位透视显示穿刺针尖在 L_4 和 L_5 硬膜外腔的最终位置；D6. 注射造影剂的 DSA 显示造影剂在硬膜外腔扩散，无血管内摄取，注意造影剂勾勒出神经根从内侧进入硬膜外腔和沿着神经根鞘向远端走行的轨迹；D7. PA 影像显示造影剂勾画出 L_5 神经根和硬膜外腔的轮廓。E. 腰大肌和腰方肌注射，腰大肌是主要的屈髋肌，起自 T_{12}～L_5 的横突，止于股骨小转子，因为肌肉可透射线，在透视下对痉挛和疼痛的腰大肌注射治疗是基于透视解剖学的了解。腰方肌附着于第 12 肋和 L_1～L_4 的横突，远端止于髂嵴。腰方肌注射需要穿刺针位于横突的外侧，该肌肉相对较薄，在透视引导下穿刺进针需要在侧位透视监视下进行，以确保较浅的进针深度，避免穿刺到腹腔。E1. 脊柱的外侧，靠近远端横突进针；E2. 在侧位透视像中，确保进针深度在脊柱中线外侧以及造影剂在肌肉内扩散；E3. PA 位透视显示造影剂在腰大肌内扩散。

图27.7　腰椎疼痛的治疗

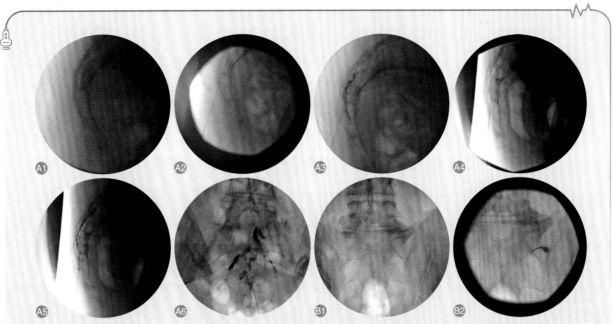

A. 骶管硬膜外激素注射。A1. 侧位像显示骶骨和尾椎；A2.22 G 腰椎穿刺针穿刺进入骶管腔；A3. 造影剂扩散证实；A4. 第二个例子显示穿刺针位于硬膜外腔，通过侧位像造影剂的扩散（A5）和后前位像（A6）证实，在这张图像中，可以看到造影剂向头侧扩散，以及沿着两侧 S₁ 神经根扩散。B. 骶椎经椎间孔入路硬膜外注射。B1. 骶骨后前位透视图；B2. 穿刺针位于 S₂ 骶孔的上方。

图27.8　骶椎疼痛的治疗

神经电调控术

在透视下放置脊髓电刺激器电极导联。脊髓圆锥平均终止于L₁水平。尽管考虑到电极导联放置的最终位置，可能有更合适的穿刺节段，但L₁~L₂椎板间隙仍是安全进入硬膜外腔的理想位置。放置电刺激器的临时试验电极和植入式电极的方法是相同的。透视引导下放置一根或两根大的Tuohy针至硬膜外腔。然后在实时透视或间歇透视成像下插入电极，推进至预期节段水平的脊髓背侧。侧位透视用于确认电极终止于硬膜外腔的后方，不会向前移位（图27.10）。

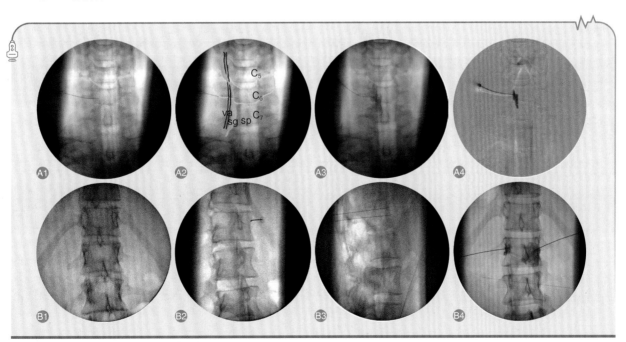

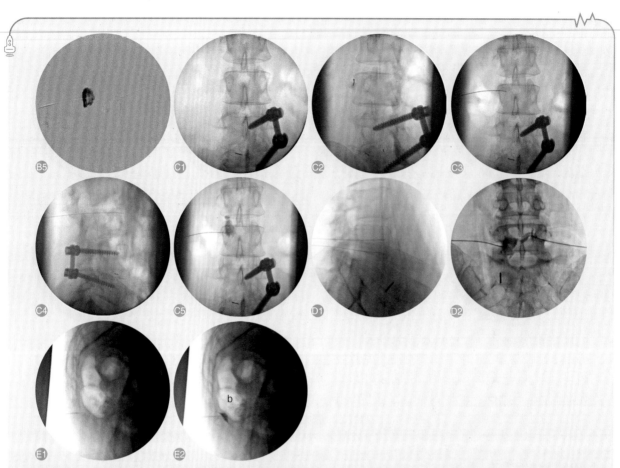

A. 星状神经节阻滞。A1. 后前位透视下星状神经节阻滞显示穿刺针尖位于 C_6 椎体骨膜上；A2. 针尖外侧是椎动脉（va），在其穿过横突时受到部分保护，然而，在 C_7 节段水平椎动脉暴露，星状神经节（stellate ganglion，sg）位于 C_7 和 T_1 椎体的前面；A3. 造影剂扩散显示了穿刺针的位置及造影剂沿着交感神经链和星状神经节向头侧和尾侧扩散；A4.DSA 显示穿刺针未进入血管内。B. 腹腔丛阻滞。B1. 腹腔神经节位于 T_{12} 椎体水平腹腔动脉的前外侧，降主动脉的前方；B2. 向外侧旋转 C- 臂机，使穿刺针的靶点对准 L_1 椎体的前方和上方；B3. 对准 L_1 椎体的前外侧方插入两根穿刺针，此处内脏大神经、内脏小神经和内脏最小神经组成腹腔神经丛的节前纤维，在该处注射可阻滞深部的神经丛；B4. 注射造影剂显示造影剂在腹腔神经丛区域扩散，DSA 确认造影剂未进入血管内；B5.DSA 显示造影剂未进入血管。C. 腰交感链阻滞。C1. 患者后前位透视图显示腰椎曾行右侧 $L_4 \sim L_5$ 椎体融合术；C2. 向左旋转倾斜 C- 臂机，对准左侧交感链的靶点沿着 L_3 椎体的前外侧刺入穿刺针；C3. 后前位透视确认穿刺深度和侧方位置；C4. 侧位透视确认，针尖与椎体前部对齐；C5. 造影剂扩散证实穿刺针的位置，并证实造影剂沿着左侧交感神经链区域的预期位置扩散。D. 上腹下神经丛阻滞。D1. 上腹下丛位于 L_5 椎体前方，与腰交感神经阻滞入路一样，斜位的 C- 臂机角度可用来将穿刺针定位于椎体的前外侧；D2. 造影剂沿着椎体前方包绕上腹下神经丛，证实针尖在合适位置。E. 奇神经节阻滞。E1. 在侧位图中，将 22 G 腰椎穿刺针穿过尾骨软骨推进到奇神经节部位；E2. 证实造影剂只在尾骨前方扩散，而没有进入肠管。

图27.9　交感神经介导的疼痛治疗

病例介绍

患者男性，45岁，腰椎融合术后患有慢性腰痛，在使用2根临时试验电极的脊髓电刺激期间成功缓解了疼痛。他请求植入永久式电极。

椎体充填扩张成形术

通过椎体后凸成形术实施椎体压缩性骨折的充填扩张成形。该操作可在透视引导下进行，在多个图像平面的定位下，使导针经椎弓根到达椎体中部。在球囊扩张过程中注入不透射线的造影剂，然后注入骨水泥。

病例介绍

患者男性，58岁，从梯子上跌落，导致严重的中背部疼痛。MRI显示T_{10}水平椎体骨折。当休息时，疼痛数字评分是1/10；但站起来活动时，疼痛数字评分是10/10。体检时疼痛局限在T_{10}椎体，不放射至其他部位。给予止痛药和支具治疗3个月，疼痛加重了。复查MRI提示骨折加重，计划实施椎体后凸成形术（图27.11）。

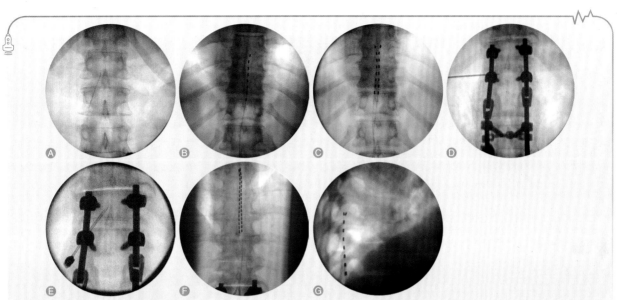

胸部脊髓电刺激（SCS）导联植入术。A. 标记针尖正好位于椎板间隙的尾部，可用来确认$L_1 \sim L_2$椎板间隙；B. 前后位透视显示单根电极导联位于T_9的顶部；C. 旁边的第二根电极导联达到相同的高度；D. 另一个例子显示腰椎融合手术的患者。标记针位于$L_1 \sim L_2$节段，融合固定物向头侧扩展包含T_{12}；E.L_1以下椎板切除，因此 Tuohy 针由$T_{11} \sim T_{12}$穿刺进入硬膜外间隙；F. 两组，16个触点的电极导联并排放置，从T_6扩散至T_9；G. 侧位透视证实电极导联位于硬膜外腔的后方。

图27.10 神经电调控

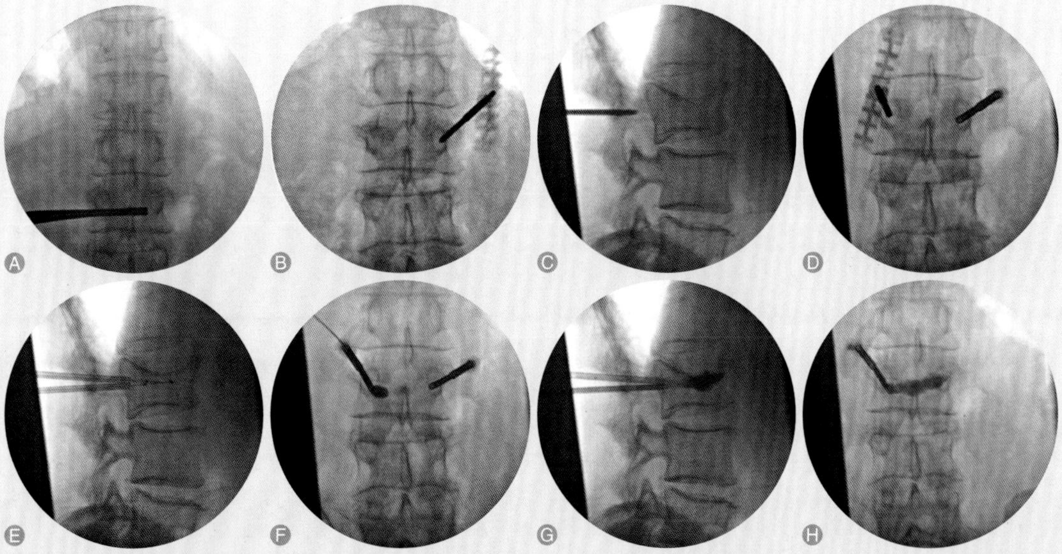

A. 后前位透视图像中识别L_3椎体并对齐终板；B. 插入导针，并固定在L_3右侧椎弓根的外侧；C. 侧位透视像确认导针的轨迹，很容易在该图像中观察到椎体压缩；D. 由L_3左侧椎弓根的外侧插入第二根导针，推进右侧导针，导针经椎弓根入路由外侧向内侧进针；E. 将两侧导针对准椎体后壁，向前推进球囊；F. 扩张左侧球囊，在多个透视平面观察扩张方向，确认内侧界的方向；G. 侧位像缓慢注射聚甲基丙烯酸甲酯（PAMA）骨水泥，同时监测骨水泥是否向后方扩散至椎间孔或椎管，或向侧方或前方扩散至血管内；H. 最终图像显示骨水泥遍布整个椎体。

图27.11 椎体充填扩张成形术

David A. Edwards，Christopher M. Sobey，Jenna L. Walters and Hamid M. Shahi

张力、周伶　译，赵晓静、武百山、刘岗　校对

参考文献

扫码查看

第二十八章　超声引导脊柱治疗

要点

※ 尽管透视仍是脊柱介入治疗医师最常用的成像技术，但超声引导技术在脊柱介入手术中应用可行性和可靠性也逐渐得到认可。

※ 超声引导可安全有效地实施颈椎间孔硬膜外注射和选择性神经根注射。

※ 超声引导可用于颈神经后内侧支阻滞和颈椎关节突关节的介入治疗。

※ 在星状神经节阻滞中超声引导技术有独特的优势。

※ 常见的腰骶部介入手术，包括腰椎小关节介入手术、骶管硬膜外类固醇注射、骶髂关节注射等，都可以采用超声引导技术完成。

概述

脊柱源性腰痛和颈痛是极常见的健康问题，可带来巨大的社会、心理和经济负担[1-3]。虽然介入性脊柱手术的有效性仍然存在争议，但在过去的几十年里，它一直被用于脊柱源性疼痛的诊断和治疗[4-5]。虽然透视仍然是脊柱介入医师最常用的成像技术，但超声引导脊柱介入手术的可行性和可靠性也逐渐得到认可。与透视引导相比，超声引导的诸多优势，是其得以在介入疼痛医师中普及和应用的基础。对软组织（如重要的神经和血管结构）的可视化能力，以及实时显示穿刺针位置的能力，使得超声引导技术在介入疼痛医师中极具吸引力。可避免电离辐射，以及现代超声设备的可负担性和便携性进一步增加了这一吸引力。对于有大量血管和重要结构集中的颈部区域，超声技术的应用更具价值[6]。

尽管超声扫描技术不断发展，在分辨率方面，即使最精密先进的超声仪，仍然无法与透视相媲美。在进行介入脊柱手术时，超声显示深部组织结构仍有困难，需要专门的培训和丰富的经验。本章将介绍颈椎和腰椎相关的超声解剖，以及在超声引导下进行常见脊柱介入治疗的方法。

经颈椎间孔硬膜外注射（选择性神经根注射）

解剖学

超声下确定颈神经根的标志为同一脊柱节段

横突前后结节间的低回声圆圈。在Narouze等的早期工作中就描述了用超声扫描识别颈椎节段的技术[7]。颈椎节段可通过C7横突的特征性形状来识别，其前结节未发育或缺失而后结节较显著（图28.1）。然后将超声探头向头端移动，C6横突可显示其特征性的尖锐的前结节和较小的后结节（图28.2）。从C6及以上，横突的前结节和后结节均可识别，颈神经根位于横突前后结节间的椎间孔出口处，可轻易地识别为"双峰骆驼征"（图28.2，C6节段；图28.3，C5节段）。

或者，也可以用椎动脉作为标志确定颈椎

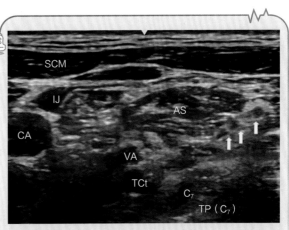

患者仰卧位，头向左偏45°，超声探头横放于颈部右侧C7水平。CA：颈动脉；IJ：颈内静脉；SCM：胸锁乳突肌；C7：C7神经根；AS：前斜角肌；TP（C7）：C7横突；箭头：臂丛；VA：椎动脉；TCt：甲状颈干。

图28.1　C7水平短轴切面

节段。椎动脉跨过C₇横突前、内侧，进入C₆横突孔，经各节段颈椎的横突孔同头侧走行，再经寰椎后内侧进入枕骨大孔。椎动脉在C₇横突的前内侧可呈搏动的圆形结构。也可在C₇的横突内侧见起自锁骨下动脉、位于椎动脉外侧的甲状颈干。采用多普勒技术有助于识别这些重要的血管结构，同时避免术中的意外损伤（图28.4）。然后可以通过向头侧移动超声探头识别颈椎节段，直到清楚地显示下一个颈椎节段的横突。多普勒成像有助于识别C₇节段的椎动脉[8]。

患者体位

患者取侧卧位，介入手术侧在上，或取仰卧位，头部旋转30°～45°以远离目标区域。采用8～12 Hz线阵探头，将超声探头横向置于侧颈部。

方法

一旦确认合适的脊椎节段，取横轴位图像，选用22 G钝头穿刺针，在超声实时引导下，采用平面内技术由后外侧向前内侧方向刺入，直至针尖越过横突后结节（图28.5）。警惕针尖刺入低回声的颈神经根。此时，在直视下注射2 mL注射液（局部麻醉药仅用于诊断性选择性神经根阻滞，混合8 mg地塞米松用于经椎间孔硬膜外类固醇注射）。

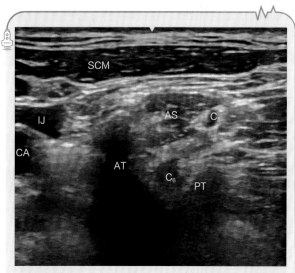

患者仰卧位，头向左偏45°，超声探头横放于颈部右侧 C₆ 水平。CA：颈动脉；IJ：颈内静脉；SCM：胸锁乳突肌；C₆：C₆神经根；C₅：C₅神经根；AS：前斜角肌；AT：前结节；PT：后结节。

图28.2　C₆水平短轴切面

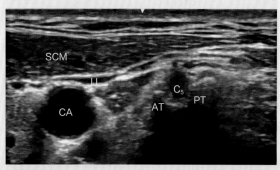

患者仰卧位，头向左偏45°，超声探头横放于颈部右侧 C₅ 水平。CA：颈动脉；IJ：颈内静脉；SCM：胸锁乳突肌；C₅：C₅神经根；AT：前结节；PT：后结节。

图28.3　C₅水平短轴切面

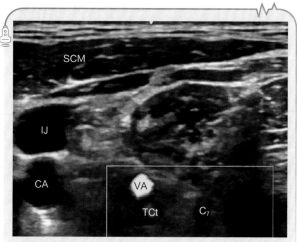

患者仰卧位，头向左偏45°，超声探头横放于颈部右侧 C₇ 水平。CA：颈动脉；IJ：颈内静脉；SCM：胸锁乳突肌；C₇：C₇神经根；VA：椎动脉；TCt：甲状颈干。

图28.4　C₇水平短轴切面的CDFI表现

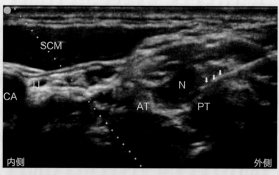

患者仰卧位，头向左偏45°，超声探头横放于颈部右侧 C₅ 节段。CA：颈动脉；IJ：颈内静脉；SCM：胸锁乳突肌；N：神经根（C₅神经根）；AT：前结节；PT：后结节；箭头：穿刺针。

图28.5　超声引导下选择性C₅神经根注射

结果研究

在最近的一项随机盲法对照研究中，超声引导下选择性颈神经根阻滞在缓解疼痛和功能改善方面与透视引导的方法同样有效[9]。

颈神经后内侧支介入和关节突关节注射

解剖学

关节突关节（小关节）是维持脊柱生物力学特性的重要结构，具有临床意义。小关节是由一侧颈椎的上关节突与上位锥体的下关节突在椎板和椎弓根交界处水平形成的可动关节。从头部向尾部移行过程中，小关节的成角逐渐增大，在上颈椎节段水平与横切面呈向上的45°角，在上胸椎节段水平处呈现出更垂直的角度[10-11]。

颈椎小关节由来自颈神经后内侧支的关节分支支配。Bogduk描述了颈神经后支的解剖结构[12]。$C_4 \sim C_8$颈神经后支起源于各自的脊神经，向背侧走行通过其相应的横突根部。颈神经后内侧支绕相应的关节柱向内侧弯曲，在关节柱背外侧与骨的位置相对固定，因其被筋膜包埋附着于骨膜，并被头半棘肌肌腱固定在原位。

平行于颈椎长轴的长轴切面可识别颈椎关节突和小关节。颈椎关节突的高回声和小关节的无回声交替出现形成特征性"锯齿征"[13-14]（图28.6）。颈神经内侧支沿代表关节柱的高回声线走行于最低点（腰部，图28.7）。

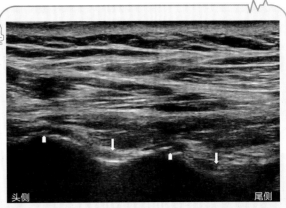

患者俯卧位，头垂直向下。超声探头置于长轴切面。向上的箭头：C_3/C_4 和 C_4/C_5 小关节；向下的箭头：C_4 和 C_5 内侧支神经。

图28.7　颈椎关节突关节和后内侧支神经

患者体位

患者取俯卧位，前额支撑。这种方法的优点是使用了特征性分叉的C_2棘突作为确定脊椎节段的解剖标志（图28.8），行双侧手术时，无须患者重新定位[15]。

方法

颈椎节段水平可以通过以下两种方式来确定：①使用C_7横突的特征外观（后结节突出，前结节缺如，邻近搏动的椎动脉）；②使用C_2棘突向后的特征性分叉形状（图28.8）。一旦确定了

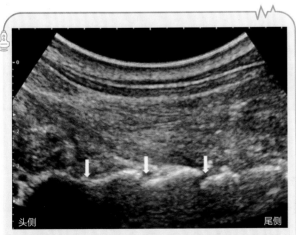

患者取俯卧位，头垂直向下，超声探头置于长轴切面。颈椎关节突的高回声与小关节的无回声交替出现，形成特征性的"锯齿征"。箭头：关节突关节。

图28.6　颈椎关节突关节

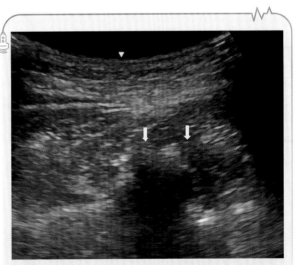

患者取俯卧位，头垂直向下，超声探头以短轴切面放置于后颈部中线。C_2棘突呈现出特征性的分叉形状（箭头）。

图28.8　C_2棘突分叉的形状

合适的脊柱节段，将探头旋转90°以获得长轴切面。在实时可视化下，将22 G钝头针从尾侧向头侧方向穿刺进入高回声关节突之间的无回声颈椎小关节中。此时，在直视下注射0.5～1.0 mL注射剂（局部麻醉药仅用于诊断性阻滞，可加入2 mg地塞米松用于类固醇注射）。

对于颈神经内侧支神经阻滞，将针尖置于相应节段的关节突中点，对应于关节柱的最深点（腰部，图28.9）。虽然颈神经后内侧支神经在关节柱的最深处（腰部）可显示为低回声的椭圆形结构，但由于神经细小及超声探头分辨率有限，许多时候可能无法清晰地观察到。影像学透视引导操作可能更优，尤其是在射频消融术时，因为这需要沿着靶神经精确地放置射频针[15]。

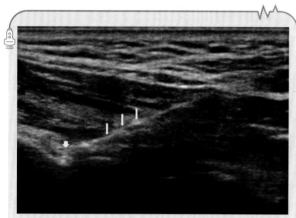

患者取俯卧位，头垂直向下，超声探头置于长轴切面。短箭头：C_5内侧支；长箭头：穿刺针。

图28.9 C_5节段颈神经内侧支阻滞

结果研究

Obernauer等报道了40例患者随机接受CT或超声引导下的颈椎小关节注射的对照研究。超声引导小关节注射与CT引导小关节注射具有相同的治疗效果，前者无须放射暴露，且可显著缩短注射时间[16]。

星状神经节阻滞

解剖学

星状神经节（颈胸神经节）是由颈下神经节和第一胸神经节融合而成的交感神经节，位于C_7水平，在C_7横突和第一根肋骨颈部的前方及胸膜顶的上方，锁骨下动脉的正下方。星状神经节阻滞术，通常在Chassaignac结节（C_6横突前结节）附近注射，因为这是较安全的注射部位。椎动脉从C_6横突孔中穿过向头侧走行，但C_7节段由于没有横突前结节而显露椎动脉。麻醉药沿椎旁肌肉扩散到星状神经节。

适应证

已证实星状神经节阻滞是诊断和治疗血管循环受损及上肢疼痛（包括复杂局部疼痛综合征 Ⅰ 型和 Ⅱ 型、带状疱疹引起的疼痛）的有效方法。左侧星状神经节阻滞也被用于控制频发的室性心律失常[17-20]。右侧星状神经节阻滞已被证实可减轻乳腺癌生存者[21-22]及严重更年期症状妇女[23]的潮热和夜间惊醒。最近，也有研究证明星状神经节阻滞对创伤后应激综合征（post-traumatic stress syndrome，PTSD）有效[24-25]。

患者体位

患者置于侧卧位，阻滞侧向上，或者取仰卧位，头部向对侧偏转30°～45°，以远离目标区域。在肩部下放置一个圆枕，并将患者置于半侧位，以使颈部后方有更多空间进行阻滞。采用8～12 Hz线阵探头，对于肥胖患者，可选用低频凸阵探头。超声探头横向放置于侧颈部。

方法

在操作前确认正确的颈椎节段十分重要。为尽量减少椎动脉损伤，与显露椎动脉的C_7节段相比，最好在椎动脉被横突保护的C_6节段进行操作。根据本章前面所描述的C_6和C_7水平的特征性图像，可以在短轴切面中识别颈椎节段（图28.1，图28.2）。在C_6节段短轴切面中，C_6横突典型特征是出现突出的前结节和较短的后结节。C_6神经根位于前、后结节间。颈长肌是一个与椎体和横突的基部相邻的椭圆形结构。颈中神经节通过颈交感神经链与星状神经节相连，位于颈长肌前方（图28.10）。

Gofled等介绍了一种星状神经节阻滞的后外侧入路，因其具有较高的安全性而被广泛采用[26]。一旦确定了符合要求的C_6节段的短轴切面，就可以将一根22 G钝头针在实时可视化引导下以平面内技术，从后外侧向前内侧刺入，直到针尖划过C_6横突前结节，到达颈长肌前表面的椎前筋膜的正下方（图28.11）。采用此方法的筋膜下注射，即使只有5 mL的药液，也已证明可确保注射液扩散到星状神经节[26]。

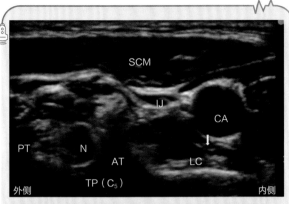

C_6横突的典型形状为前结节突出和后结节短小，C_6神经根位于前后结节间。颈长肌呈与横突基底部和椎体相邻的椭圆形结构。颈中神经节通过颈交感链与星状神经节相连接，位于颈长肌的前方。CA：颈动脉；IJ：颈内静脉；SCM：胸锁乳突肌；N：神经根（C_6神经根）；AT：前结节；LC：颈长肌；PT：后结节；TP（C_6）：C_6横突。

图28.10　C_6水平短轴切面

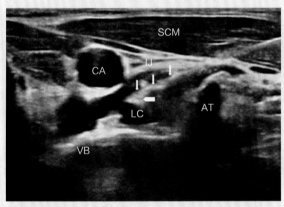

C_6横突的典型形状为前结节突出和后结节短小，C_6神经根位于前后结节间。颈长肌呈与横突基底部和椎体相邻的椭圆形结构。颈中神经节通过颈交感链与星状神经节相连接，位于颈长肌的前方。CA：颈动脉；IJ：颈内静脉；SCM：胸锁乳突肌；AT：前结节；细箭头：穿刺针；粗箭头：颈中神经节；VB：C_6椎体。

图28.11　C_6节段超声引导下星状神经节阻滞

腰椎后内侧支和小关节注射

解剖学

　　与颈椎小关节相似，腰椎小关节也是涉及相邻椎体关节突软骨面的可动关节。每一个腰椎小关节都由同一节段椎体水平和上一节段椎体水平的脊神经后内侧支支配。每一根后内侧支神经穿过下位椎体横突的根部，然后在相应的横突和上

关节突的交界处形成的沟中走行，在到达所支配的多裂肌之前，从乳突–副突韧带下方穿过[27-28]，分为上关节支和下关节支，分别支配相应水平的上、下关节突。L_5腰神经后支与其他腰神经后支不同，在到达$L_5 \sim S_1$小关节尾侧时，它穿过骶骨翼发出内侧支。

　　腰神经后内侧支和小关节的超声解剖最早是由Greher等描述的[29]。通过腰椎的关节突和横突的短轴超声图像，可见位于上、下关节突之间的小关节间隙（图28.12）。后内侧支不一定能清晰显示。上关节突和横突的连接处可作为腰椎后内侧支介入治疗的靶点（图28.13）。

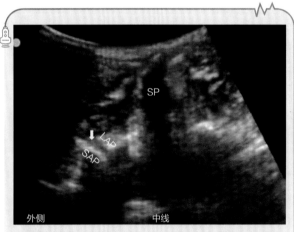

患者俯卧位，凸阵超声探头短轴切面放置，关节突关节间隙（箭头）位于相邻椎体的下关节突（IAP）和上关节突（SAP）间。SP：棘突；IAP：下关节突；SAP：上关节突。

图28.12　腰椎关节突关节

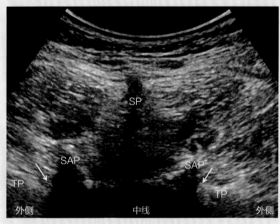

患者俯卧位，凸阵超声探头短轴切面放置。横突和上关节突连接点（箭头）为腰神经后内侧支介入的靶点。SP：棘突；TP：横突；SAP：上关节突。

图28.13　腰神经后内侧支

患者体位

患者取俯卧位。由于相关结构的深度，最适合采用低频凸阵探头（2～6 Hz）。超声探头首先置于长轴切面，以识别骶骨和确认脊椎水平，然后旋转到短轴切面以识别短轴切面的相关结构。

方法

首先，需确认腰椎节段。超声探头纵向放置在骶骨上方的旁矢状面上。连续的强回声线代表骶骨背侧表面。该连续线头侧的第一个中断代表 L_5/S_1 椎板间隙（图28.14）。随着探头向头侧移动，椎板和椎板间隙交替出现。一旦到达正确节段，将超声探头旋转90°，以获得显示横突和相应上关节突的短轴切面超声图像。对于腰椎后内侧支阻滞，可在实时可视化引导下，采用平面内技术，将22 G针由外侧向内侧朝上关节突基底部与横突上缘交界处的凹槽刺入，直至接触到骨面（图28.15A）。然后将探头再次旋转到长轴切面，以确认针尖的位置在横突的上缘（图28.15B）。

对于腰椎关节突关节（小关节）内注射，需要获得相似的短轴切面以显示下、上关节突之间的小关节间隙。在实时超声引导下采用平面内技术，将22 G穿刺针由外侧向内侧朝下关节突和上关节突之间的小关节内刺入（图28.16A）。然后旋转超声探头至长轴切面，再次确认穿刺针尖位于小关节内（图28.16B）。

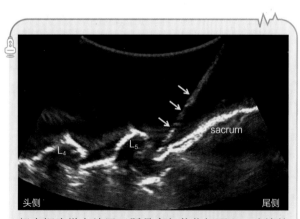

超声探头纵向放置于骶骨旁矢状位切面上。连续的强回声线代表骶骨的背面。连续线头侧的第一个中断代表 L_5/S_1 椎板间隙。随着超声探头向头侧移动，椎板和椎板间隙交替出现。箭头：穿刺针进入 L_5/S_1 椎板间隙。L_4：L_4 棘突；L_5：L_5 棘突；sacrum：骶骨。

图28.14　腰椎和骶骨的旁矢状位切面

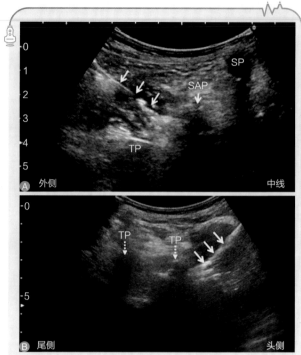

患者俯卧位，凸阵超声探头短轴切面放置。A.22 G 穿刺针朝向上关节突基底部与横突上缘交界处的凹槽推进，直至接触到骨面；B. 然后将探头再次旋转到长轴切面，以确认针尖的位置在横突上缘。TP：横突；SP：棘突；SAP：上关节突；箭头：穿刺针。

图28.15　腰神经后内侧支阻滞

结果研究

Galiano等报道了一项比较超声与CT引导腰椎小关节注射的随机对照研究，在20例患者中可随机识别16例患者的腰椎小关节。超声与CT引导腰椎小关节注射的疗效无差别[30]。由于腰椎后内侧支神经和小关节的深度，通常需要低频探头。在这样的深度观察到穿刺针和注射扩散相对困难，特别是对于肥胖患者。目前，透视引导下介入仍然是实施腰椎小关节介入的首选技术。

腰椎选择性神经根注射

虽然超声引导下颈椎选择性神经根注射是可行的，可以达到与透视引导下注射相似的效果，但这种技术在腰椎节段水平是不能改善穿刺定位的。腰椎神经根的深度使得超声可视化极具挑战性。在这一深度，也很难可视化穿刺针和药液扩散。很少有执业医师在超声引导下进行腰椎选择性神经根注射。实时透视和数字减影造影剂注射技术仍然是目前的标准操作。

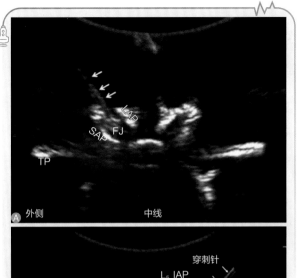

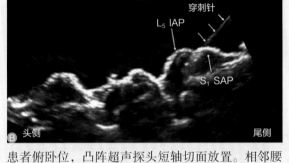

患者俯卧位，凸阵超声探头短轴切面放置。相邻腰椎的下关节突和上关节突之间可见小关节间隙。A. 超声直视下将 22 G 穿刺针刺入关节突关节内；B. 再次旋转超声探头至长轴切面，以确认穿刺针位于关节突关节内。FJ：关节突关节；TP：横突；SAP：上关节突；IAP：下关节突；箭头：穿刺针。

图28.16　腰椎关节突关节内注射

骶管硬膜外注射

解剖学

$S_1 \sim S_5$骶椎融合成骶骨，3个退化的尾椎融合成尾骨。骶骨和尾骨的下方在后正中线处有一骶尾韧带所覆盖的开口，称为骶管裂孔。骶管裂孔外侧为骶角，底部为骶骨后部。腰椎硬膜外腔延续为骶尾部硬膜外腔，可通过骶裂孔进入[31-32]。Chen等第一次描述了骶管硬膜外穿刺相关的骶尾部结构的超声解剖[33]。

患者体位

患者取俯卧位，类似于透视引导下骶管硬膜外注射，可用高频线阵超声探头，肥胖患者可能需要低频凸阵探头。

方法

先将超声探头置于中线获得骶管裂孔的短轴

切面超声图像。两个强回声的"倒U形"结构是骶角的两个骨性突起。在两个骶角之间，有两个高回声带状结构，顶部的带状结构是骶尾韧带，底部的带状结构是骶骨的背侧骨面（图28.17）。超声探头旋转90°置于两个骶角之间，获得骶裂孔长轴切面超声图像（图28.18）。采用22G穿刺针在骶裂孔超声长轴切面下刺入病向骶尾部硬膜外腔推进。当骶尾韧带被穿破时，通常会有突破感。当穿刺针穿过骶尾部韧带后，骶尾部硬膜外腔穿刺针不再可见[33]。虽然超声被用来引导穿刺

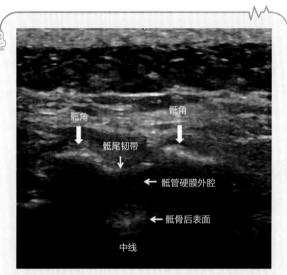

超声探头横放于中线，以获得骶管裂孔的短轴切面。两个"倒U形"结构为两个骶角。在两个骶角之间，有两个高回声带状结构，顶部的带状结构为骶尾韧带，底部的带状结构为骶骨的背侧骨面。

图28.17　骶管硬膜外腔

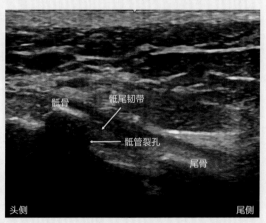

一旦确认两个骶角的横切面超声图像，就要将超声探头旋转90°，置于两个骶角之间以获得骶管裂孔的长轴切面图像。

图28.18　骶尾部的长轴切面

针的放置，但从某种意义上说，这种技术并不是"真正的"直接可视化技术。由于针进入骶管后无法可视，因此该技术难以评估血管内注射。由于骶尾部硬膜外腔血管丰富，建议在透视下用造影剂扩散确认，以排除血管内注射。

骶髂关节注射

解剖学

骶髂关节是一个楔形的可动关节，由包含关节囊、滑膜和滑液的下部软骨关节和上部的纤维关节组成[34]。对于保守治疗无效的病例，骶髂关节内糖皮质激素的局部注射治疗具有诊断价值和临床疗效。由于复杂的解剖结构，穿刺针很难刺入骶髂关节[35]。

患者体位

患者取俯卧位。高频（8~12 Hz）线阵探头横放于骶骨下端，以获得短轴切面超声图像。肥胖患者可能需要低频凸阵探头。

方法

超声探头横向放置于骶骨下部骶裂孔处。首先，通过缓慢地向外侧移动探头来识别骶骨外侧缘。然后将探头沿骶骨边缘向头端移动，直到髂骨的骨性轮廓清晰可见。髂骨和骶骨边缘间的裂隙即为骶髂关节[36-37]。然后将22 G穿刺针由探头的内侧端刺入，采用直视下与超声束平行的平面内技术，从内侧向外侧推进穿刺针，直至进入骶髂关节（图28.19）。该方法的主要局限是穿刺针一旦进入髂骨下方，无法可视穿刺针和注射液，很难评估注射药液在关节周围和关节内的扩散。从

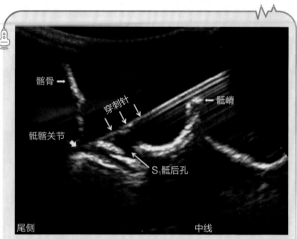

超声探头横向放置于骶骨下部的骶管裂孔处。首先，通过缓慢地向外侧移动探头来识别骶骨外侧缘。然后将探头沿骶骨边缘向头端移动，直到髂骨的骨性轮廓清晰可见。髂骨和骶骨外侧缘间的裂隙即为骶髂关节。然后将22 G穿刺针由探头的内侧端刺入，在超声束平面内直视下由内侧向外侧推进，直至进入骶髂关节。

图28.19　骶髂关节注射

某种意义上说，虽然超声被用来引导穿刺针的放置，但这种技术并不是"真正的"直接可视化。

结果研究

Pekkafahli等[37]报道了超声联合透视引导下骶髂关节内注射治疗34例骶髂关节炎患者的可行性和有效性研究，其中26例为双侧骶髂关节病变，8例为单侧病变。在超声引导下注射治疗这些患者骶髂关节的滑膜部分，46次（76.7%）注射成功，14次（23.3%）未注射到位。研究者指出，前30次关节内注射的成功率为60%，后30次注射成功率提高到93.5%，这表明该技术有较陡峭的学习曲线。

Yi Zhang，Baishan Wu and Ping Jin

张力、周伶　译，徐明民、崔旭蕾、刘岗　校对

● **参考文献** ●

扫码查看

第二十九章　交感神经阻滞和触发点注射

要点

※ 虽然超声和透视引导的应用显著提高了交感神经阻滞的安全性。但是，充分的训练并了解每种阻滞相关并发症仍至关重要。

※ 蝶腭神经节（sphenopalatine ganglion，SPG）阻滞不仅适用于蝶腭神经痛，也适用三叉神经痛、头痛（丛集性头痛和偏头痛）、非典型性面部疼痛及许多其他药物疗效欠佳的疼痛综合征。

※ 目前已发展出多项技术用于保障星状神经节（stellate ganglion，SG）阻滞的安全实施。重点是要知道，椎动脉在$C_7 \sim T_1$节段走行于星状神经节的前方，直到经C_6横突的后方进入C_6横突孔。C_6水平的颈交感神经链位于颈动脉间隙的内侧。

※ 星状神经节也为上肢提供部分交感神经支配。神经节接收来自C_7、C_8和T_1的交感神经传入，偶尔也接收来自C_5、C_6、T_2和T_3的交感神经传入。星状神经阻滞满意，但疼痛缓解不充分可能与星状神经节的神经组成不一致有关。

※ 星状神经节阻滞的常见适应证包括交感神经介导的疼痛（如CRPS Ⅰ/Ⅱ型）、癌症相关疼痛、血管性疼痛（如血管功能不全、梅尼埃病、雷诺病等），以及带状疱疹和带状疱疹后神经痛等其他疾病。

※ 腹腔内恶性肿瘤引起的慢性疼痛可能难以治疗，腹腔神经丛阻滞可作为改善胰腺癌患者生活质量的替代疗法。

※ 如果保守治疗失败，盆腔疼痛的治疗会非常具有挑战性。患者可能表现为以隐痛、钝痛、烧灼痛和定位不清为特征的内脏疼痛，保守治疗难以奏效。这类患者接受上腹下神经丛或奇神经节阻滞可能有效。

※ 肌筋膜触发点（trigger point，TP）是紧绷如"绳索样"的骨骼肌中的小压痛结节，沿紧绷的肌肉条索触诊可发现压痛最敏感的点，能够诱发或加重患者的典型疼痛症状。

病例介绍

一名从事秘书工作的52岁女性，因工作期间电脑键盘位置摆放不合理而导致腕部损伤，6个月后就诊于疼痛门诊，诊断为腕管综合征，并接受了内镜下腕管松解术。患者术后重返工作岗位，但左臂和手腕出现进行性加重的疼痛。患者自诉疼痛剧烈、尖锐，伴有痉挛和麻木，疼痛评分9/10分。查体发现左手温度比右手低3 ℃，左手掌轻度萎缩并有些肤色暗淡，诊断为复杂性区域疼痛综合征（complex regional pain syndrome，CRPS）Ⅰ型。遂给予患者包括作业疗法和神经病理性疼痛药物（如曲马多、加巴喷丁、阿米替林

和塞来昔布）在内的多模式治疗方案。这些治疗后疼痛有一定缓解，评分持续在7/10分。笔者团队跟患者讨论了应用星状神经节阻滞和尝试脊髓电刺激（spinal cord stimulation，SCS）治疗，同时调整了患者目前的用药方案。患者抗拒脊髓电刺激治疗，选择尝试星状神经节阻滞。星状神经节阻滞后，患者的疼痛评分从10/10分迅速下降到3/10分。镇痛效果持续7周，随后再次进行星状神经节阻滞，效果依然良好。

概述

发生慢性疼痛发生的病理生理学机制是多因素的。交感神经系统的传入和传出通路已被证

实与多种慢性疼痛综合征的产生、持续及治疗有关。已证明交感神经阻滞通过两种机制发挥作用。首先，交感神经阻滞可阻断节前和节后传出纤维，通过直接或间接偶联的机制干预初级传入神经[1-3]。其次，来自深层内脏结构的传入神经与交感神经并行，因距离相近可能与交感神经同时被阻滞[4-6]。

交感神经阻滞和神经毁损的一些适应证包括但不限于三叉神经痛、CRPS Ⅰ/Ⅱ型、癌痛、腹痛和盆腔痛。本章目的在于讨论一些常用的交感神经阻滞及其解剖位置、适应证、操作方法及并发症。

交感神经系统的解剖学

自主神经系统是周围神经系统的一个分支，下意识地控制和调节消化系统、呼吸系统和心血管系统等功能。在自主神经系统中，有两个主要组成部分：交感和副交感神经系统。交感神经系统通常与"战斗或逃跑"的应激反应有关，而副交感神经系统通常与"休息和消化"状态有关。自主神经系统的这两个分支以竞争的方式相互作用来调节上述人体系统的功能。

交感神经系统将是本章概述的重点，因为该部分是疼痛介入技术的关键靶点。如前所述，交感神经系统参与应激反应、收缩外周血管以保证重要肌肉血供、释放儿茶酚胺增强心肺功能并抑制肠道功能。

交感神经到达传入器官的过程中涉及多条神经和神经节。节前交感神经，也称为一般内脏传出神经元，胞体位于$T_1 \sim L_2/L_3$水平的脊髓中外侧角（灰质侧柱）。交感神经与相应椎体的脊神经前根一起离开脊髓，走行在白交通支内，最终与节后神经纤维形成突触或直接进入靶器官（肾上腺髓质的嗜铬细胞）。

与节后神经纤维形成突触的交感神经行至椎旁神经节。椎旁神经节（俗称为交感神经链），在椎体两侧走行，分为成对的颈（3对）、胸（12对）、腰（4对）、骶（4对）神经节和一个单独的奇神经节（图29.1）[2, 8-10]。当节前神经到达椎旁神经节链时，既可直接与节后神经形成突触，又可沿椎旁神经节链上行/下行与节后神经元在另一个椎体水平形成突触，也可穿过并形成胸/腰/骶内脏神经，最终在椎前神经节形成突触。椎前神经节（也称为主动脉前神经节），位于头部、胸部、腹部和骨盆。如果多个神经节彼此临近，就被称为神经丛。椎前神经节包括睫状神经节、耳神经节、蝶腭神经节、颌下神经节、腹腔神经节、肠系膜上神经节、主动脉-肾节和肠系膜下神经节[2, 9-10]。神经丛包括心丛、肺丛、腹腔丛、上腹下丛和下腹下丛[2, 9-10]。

节后神经向靶器官走行。来自椎旁神经节的节后神经通过灰交通支离开神经链，再次汇入脊神经，随脊神经走行并支配其相应的靶结构，如瞳孔、心脏、脉管系统和汗腺[2, 4, 8-10]。来自椎前神经节/神经丛的节后神经支配全身的脏器在内的相应结构（图29.1）[10]。

值得注意的是，灰色交通支只包含节后交感传出神经，而携带疼痛信号的白色交通支既包含节前交感神经传出神经，也包含内脏传入神经。白交通支的解剖学意义在于其是中枢神经系统和交感神经系统间唯一的神经联系[2, 9]。

蝶腭神经节阻滞

解剖学

蝶腭神经节（sphenopalatine ganglion，SPG），又称为翼腭神经节或Meckel神经节，是颈上交感神经节最头端的传入区，其位于翼腭窝，前方为上颌窦，后方为翼突内侧板，内侧为腭骨垂直板[11]。

蝶腭神经节包含感觉、副交感和交感神经纤维（图29.1）。感觉纤维包括上颌神经的蝶腭分支，接受来自鼻黏膜、软腭和咽的传入信号[5, 11-12]。副交感神经来自中间神经，在走行过程中加入面神经的分支岩大神经（译者注：翼腭神经节的副交感纤维来自于岩大神经，而岩大神经来自于中间神经，中间神经属于面神经），负责眼、鼻、口咽各腺体的分泌和血管的舒张功能。交感纤维起源于上胸段脊髓的节前纤维和颈上神经节的节后纤维突触。交感神经在此穿过颈动脉丛，与岩深神经汇合后进入蝶腭神经节支配神经节的血管收缩功能。

适应证

蝶腭神经节阻滞是治疗头部区域疼痛综合

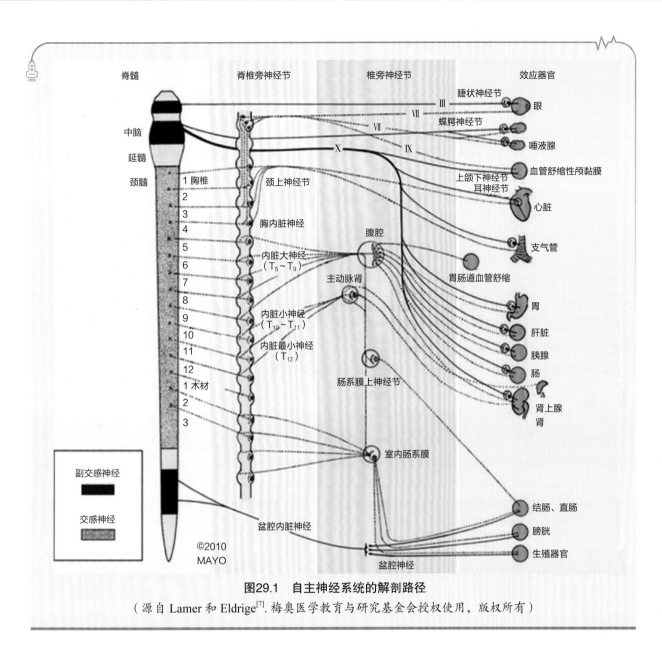

图29.1　自主神经系统的解剖路径

（源自 Lamer 和 Eldrige[7].梅奥医学教育与研究基金会授权使用，版权所有）

征，如蝶腭神经痛、三叉神经痛、头痛（丛集性和偏头痛）、非典型性面部疼痛，以及许多其他药物治疗无效的疼痛综合征的有效手段[4, 8-10, 13-15]。

操作方法

蝶腭神经节阻滞有几种方法：局部鼻内入路、口内腭大孔入路和透视引导的外侧入路。局部麻醉药（用或不用类固醇）、射频毁损，以及化学神经毁损，均可有效阻断蝶腭神经节。

• 鼻内入路

鼻内入路依赖于局部麻醉药经鼻黏膜吸收到蝶腭神经节。用刺刀型手术钳等涂药器夹取含有局部麻醉药的棉球[16-17]。在使用前，指导患者分别用两侧鼻孔吹气，以确定最通畅的鼻孔。将涂药器插入相应的鼻孔直至颧弓水平，沿后外侧缓慢推进至鼻咽部。一旦就位，以同样的方式插入另一个涂抹器，最终位置在第一个涂药器的上后方。涂药器留置30~35秒。不幸的是，许多患者可能无法忍受棉球的插入。采用类似方式用空心棉签作为涂药器替代的新技术通常耐受性更好，但棉签需要留置约30分钟[18]。

• 口内入路

此法也称为腭大孔入路，患者取仰卧位，颈部稍后仰。用120°角的牙科针，刺入第三磨牙牙龈内侧。此次常可见一凹陷，代表翼腭窝的底部。针刺入后向后上进针2.5 cm。因为上颌神经位于蝶腭神经节头侧，如果出现面部感觉异常，应将针后退并重新向尾侧调整。可在透视下用造影剂成像，以获得更清晰的药液在翼腭窝区扩散的图像。回抽无血和脑脊液后，注射局部麻醉药2 mL，含或不含类固醇类药物。

• 透视引导下的侧方入路

首先，患者取仰卧位。侧位透视下对颈

椎和下颌骨成像。旋转头部直到两侧下颌骨重叠，然后向头侧移动C臂，直到看见翼腭窝。该图像通常被描述为上颌窦正后方的倒置花瓶。进针点是颧骨下的冠状切迹。常使用标准的22 G、3.5英寸脊麻穿刺针，皮下局部麻醉后，获得眼眶和上颌窦的后前（PA）视图，向头侧和翼腭窝稍后方推进针。确认靠近翼腭窝后，将穿刺针向前推进，直到针尖与外侧鼻黏膜相邻。侧位透视以确认针尖在翼腭窝内的位置。回抽无血液、空气和脑脊液后，注射局部麻醉药（最多5 mL）。

• 射频消融术

一旦局部麻醉药（含或不含类固醇）临时性阻滞有效，就可以采用可能更持久的射频治疗。在透视引导下，采用侧方入路，可使用常规射频热凝毁损或脉冲射频在蝶腭神经节处进行射频。通常使用22 G或20 G、针尖带弯曲的钝头射频针，裸端5～10 mm。在射频过程中，需重点确认穿刺针在翼腭窝内的位置，以防止损伤三叉神经上颌支。透视确认针尖最终位置后进行感觉测试。如果针尖位置无误，鼻根部应有异感。上牙或硬腭的感觉异常除意味定位不佳还分别提示上颌神经、腭大或腭小神经受累。如果异感出现在上颌神经分布区，穿刺针需向尾端调整，如果感觉异常累及腭大或腭小神经，针尖向后内侧调整。一旦定位准确，采用80 ℃的70～90秒常规热凝毁损1～2次，或者使用42 ℃的120秒脉冲射频2～3次。由于常规热凝毁损使用的温度较高，治疗前应使用1～2 mL的局部麻醉药。脉冲射频的温度仅略高于正常体温，因此无须局部麻醉预处理。

• 化学毁损术

与射频毁损一样，一旦观察到用局部麻醉药（含或不含类固醇）的诊断性阻滞有效，就可以使用化学药物毁损神经以达到更持久的治疗效果。透视引导下经外侧入路进行穿刺，回吸无血、脑脊液后，注入2%利多卡因1 mL；充分麻醉后，再注射6%～12%苯酚1 mL进行化学毁损。

并发症

蝶腭神经节阻滞的并发症为：因鼻黏膜、上颌动脉或静脉丛穿刺损伤后引起的出血和血肿；因无菌操作不当，引发感染，如脑膜炎；上颌或下颌神经损伤可导致上颚、下颌或咽后部感觉减退和麻木[19-20]；腮腺或面神经分支损伤；蝶腭神经节的分泌功能可能受损，导致流泪和（或）流涕、流涎减少。射频毁损过程中可能出现心动过缓[19-21]，一旦心动过缓应停止毁损。如果不能缓解，可使用阿托品治疗症状性心动过缓。

星状神经节阻滞

解剖学

星状神经节是由第一胸神经节和颈下神经节融合形成的。80%的病例中存在这两个神经节的融合。来自胸神经根的节前轴突加入交感链，并且在向头侧行进时与星状神经节、颈中神经节和颈上神经节的节后神经元形成突触。头颈部的交感神经主要来源于$T_1 \sim T_3$神经根的节前轴突，而上肢的交感神经主要来源于$T_2 \sim T_9$神经根的节前轴突。

节后纤维直接从相应的神经节发出，沿去往头颈部的动脉和支配手臂的臂丛走行。因为节后纤维控制血管收缩和舒张功能，因此星状神经节阻滞会导致上睑下垂、瞳孔缩小、眼球内陷及面部和颈部无汗。

星状神经节主要通过臂丛对头颈部和手臂区域进行交感支配。这是因为大多数支配上述区域的节前纤维在星状神经节形成突触或穿过星状神经节。但是，前三根肋间神经也可以绕过星状神经节直接将交感神经加入臂丛。这些神经支配的不一致性可能解释了为何满意的星状神经节阻滞不能充分缓解疼痛[22-23]。

星状神经节通常位于C_7横突和第一肋骨前方，与颈长肌前外侧紧邻。大约20%的个体第一胸神经节和颈下神经节不发生融合。在这种情况下，颈下神经节可位于C_7节段，而第一胸神经节可位于T_1节段。在C_7节段，椎动脉和椎静脉位于星状神经节前方，根据星状神经节阻滞的不同入路，椎动脉和椎静脉可能位于该入路上。在C_6节段，椎动脉向后方走行，进入横突孔并可被C_6前结节（Chassaignac结节）遮挡。

适应证

星状神经节阻滞适用于累及头部、颈部、上肢和上胸部皮节的疼痛性疾病，包括交感神经介导的疼痛（如CRPS Ⅰ/Ⅱ型）、癌症相关疼痛、血管性疼痛（血管功能不全、梅尼埃病、雷诺病、血管痉挛、意外动脉药物注射），以及如幻肢痛、冻伤、带状疱疹和带状疱疹后神经痛等其他疾病[24-26]。罕见的适应证包括心绞痛、上肢多汗症和肺栓塞[25, 27-28]。

操作方法

星状神经节阻滞有几种入路：气管旁、前、后和斜入路，可以在透视、CT和超声引导下进行。含或不含类固醇的局部麻醉药、射频毁损和化学毁损均可有效阻滞星状神经节。在手术过程中，应备好复苏设备，包括药物、吸引器、氧气输送系统、心脏除颤器和插管所需的工具。无论哪种技术，成功的星状神经节阻滞表现为同侧霍纳综合征（上睑下垂、瞳孔缩小和无汗症）、同侧上肢皮温升高（>3 ℉）[29]。虽然霍纳综合征是头颈交感神经阻滞的表现，但不能证实上肢交感神经阻滞，同侧上肢皮肤温度的升高是证明上肢交感神经阻滞最实用的方法。其他证实星状神经节阻滞成功的征象包括Guttman征（单侧鼻塞）和面部温度升高。术后需观察患者1小时以防并发症的发生。上肢或肩部交感神经阻滞效应也可以通过激光多普勒血流仪、泌汗、汗液试验或交感神经电生理反应来测定。

• 体表标志引导的气管旁入路

虽然是在非直视下的操作，但可在透视下确定针尖位置和造影剂的扩散。首先，患者取仰卧位，颈部轻微过伸，肩下可垫枕也可不垫枕。环状软骨的位置可作为识别成年人C$_6$水平的标志。患者微张嘴，然后触诊C$_6$前结节（Chassaignac结节），其通常位于距胸锁关节头侧数厘米的、胸锁乳突肌（sternocleidomastoid，SCM）内侧缘。一旦识别C$_6$前结节，压住前结节的同时，将颈动脉和胸锁乳突肌向外侧牵拉，同时注意避开内侧的气管。然后皮下注射局部麻醉药，使用22 G或25 G脊麻穿刺针从前向后幻刺，直至触及C$_6$前结节或C$_6$前结节与椎体交界处骨面，然后将针回退2~4 mm。由于该技术未使用成像，无法得知针尖

的具体位置。如果进行成像，可在回抽无血液、空气和脑脊液后，注射造影剂。通过影像学检查确认针尖位置无误，并且回抽无异常后，谨慎注射1%利多卡因0.5 mL，观察患者反应。如果试验剂量无不良反应，则边反复回抽，边逐渐注射1%利多卡因或0.25%布比卡因，含或不含类固醇。使用手势来交流有无不良反应有利于该操作，这最大限度地减少了可能导致针尖移位的颈部周围的肌肉活动。

• 超声引导的入路

目前，超声常用于显示星状神经节及其周围组织，其优势是直接可视化重要结构和注射液的扩散，理论上减少了咽后血肿和血管内注射的发生率。与体表标志引导下的气管旁入路一样，患者取仰卧位，颈部轻微过伸（肩下可垫枕也可不垫枕），以环状软骨或在透视下定位C$_6$水平。在C$_6$水平的气管外侧，横向放置超声探头（3~12 MHz）（图29.2）。

超声可视化可显示星状神经节周围结构：颈动脉（重要标志）、胸锁乳突肌、颈内动脉、甲状腺、椎动脉、食道、胸膜、神经根和颈长肌（另一重要标志）。靶点位于颈长肌前方的肌筋膜平面（译者注：原文是facial，译者认为是fascial），在此可观察到星状神经节。皮下注射局部麻醉药，使用平面内入路，将21号或22 G针穿刺到目标位置。回抽无血液、脑脊液和空气后，在密切监测下小剂量注射1%利多卡因或0.25%布比卡因共5~10 mL，含或不含类固醇。超声下实时观察药液沿正确筋膜平面的扩散情况。

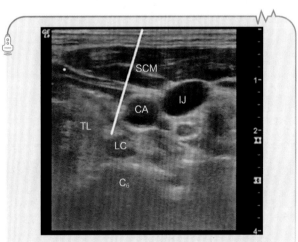

SCM：胸锁乳突肌；IJ：颈内静脉；LC：颈长肌；
TL：甲状腺小叶；CA：颈动脉。

图29.2　利用超声识别C$_6$水平的星状神经节

• 透视引导下C$_7$前入路

除靶点为C$_7$前结节或C$_7$结节与椎体的连接处外，该入路与体表标志引导的气管旁入路相似（图29.3）。首先，患者取仰卧位，颈部稍过伸。采用后前位（PA）透视，垂直正对C$_7$椎体终板，并识别C$_7$结节和横突。重点注意：不同于C$_6$水平的椎动脉得到前结节（Chassaignac结节）保护，C$_7$水平的椎动脉和静脉位于星状神经节前方。为了避开椎动脉，靶点位于C$_7$结节与椎体连接处之间的C$_7$结节内侧。皮下局部麻醉采用22 G或25 G脊麻穿刺针沿与X线束透视一致的方向推进，触及骨质后将针回退2~4 mm，在侧位上确认深度。回抽无血液、空气或脑脊液后，在PA位实时透视下注射造影剂，观察C$_6$~T$_2$椎体前外侧缘的造影剂扩散是否理想，以确保充分阻滞星状神经节。一旦确定正确的针尖位置，谨慎注射1%利多卡因0.5 mL，并监测是否有异常症状。如果试验剂量未引发不良事件，则边反复回抽，边渐进、分次注射1%利多卡因或0.25%布比卡因5~10 mL（含或不含类固醇类药物）。使用手势来交流有无不良反应有利于该操作，这最大限度地减少了可能导致针尖移位的颈部周围的肌肉活动。

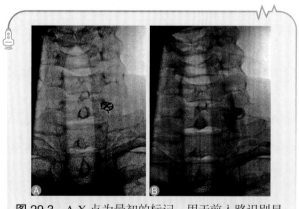

图29.3　A.X点为最初的标记，用于前入路识别星状神经节；B.造影剂沿C$_5$~T$_1$前外侧缘扩散。

• 透视引导下的C$_7$斜入路

该方法有助于避开前方的椎动脉，最大限度地降低喉返神经损伤的风险。同时有助于减少局部麻醉药用量，降低一过性喉返神经和膈神经阻滞的发生率。首先，患者取仰卧位；在PA位透视，垂直正对C$_6$~C$_7$椎体终板；然后向术侧倾斜C-臂机，直至显示椎间孔；接着在图像上识别椎间孔、椎间盘和钩突（颈椎椎体上关节面外侧呈

上凸钩状突起）。目标位置位于C$_7$椎体钩突的底部。首先皮下注射局部麻醉药，沿与X线束透视一致的方向推进22 G或25 G脊麻穿刺针，确保穿刺针不超过椎间孔直至接触骨面。此时继续进行造影剂、试验剂量确认，药物同C$_7$前入路所述。

• 透视引导下T$_2$后入路

当前入路因感染、创伤或肿瘤处于禁忌时，或当其他入路无法进行交感神经阻滞时，或需要进行化学毁损或外科交感神经毁损时，可采用后入路法[30-31]。该方法必须采用透视（或CT）成像下识别必要的解剖位置，其缺点包括增加了气胸、意外损伤或将药物注入主动脉和椎管内，以及损伤脊神经根的风险。首先，患者取俯卧位，在前后位透视下识别T$_2$和T$_3$椎体，然后向同侧倾斜C-臂机，直到横突外侧缘刚好与椎体外侧缘重叠，然后垂直正对第一肋骨。医师应注意：角度越斜气胸的可能性越大。因此，在保证穿刺位置理想的同时减少倾斜度可降低气胸风险。目标位置位于T$_2$或T$_3$椎体中点（侧位片确认）。皮下局部麻醉，沿与X线束透视一致的方向推进22 G或25 G脊麻穿刺针直达骨面。在侧位片上确认针尖的位置。回抽无血液、空气或脑脊液后，在AP视图实时透视下注射造影剂，观察C$_7$~T$_3$椎体前外缘的造影剂扩散是否理想。给与试验剂量后，按照C$_7$前路手术中所述给予所需药物。

• 射频消融术

一旦观察到局部麻醉药（含或不含类固醇）的诊断性阻滞有效，就可以使用潜在疗效更持久的射频毁损进行治疗。透视引导下经C$_7$前入路，可使用常规或脉冲射频对星状神经节进行射频毁损。需要注意的是，在C$_7$节段进行射频毁损时，由于常规射频毁损范围有限，射频针工作端必须距离靶目标足够近。通常采用带5 mm裸端的22 G射频针，X线上确认了针的最终位置后，先进行测试以确保膈神经和喉返神经未受累，这可以通过观察患者呼吸的变化，并让患者在刺激期间说出"EE"来监测。若使用透视引导的T$_2$后侧入路，则可以避开膈神经及喉返神经。用50 Hz进行感觉刺激，以确定最低电压（V）感觉阈值。如果进行常规射频毁损，则在2 Hz下进行运动刺激，最高可达3 V。测试满意后，由于常规射频毁损时温度更高，可用局部麻醉药（通常是2%利多

卡因2 mL）进行预处理。脉冲射频毁损，温度仅略高于正常体温，因此无须局部麻醉药预处理。一旦目标部位充分麻醉（C_7结节与椎体交界处）后，可使用80 ℃进行60～90秒射频热凝毁损[1, 12]。可以微调射频针尖，以扩大毁损范围。包括横突的内侧和C_7结节与椎体之间连接处的上侧面。射频针尖可以稍微重新调整，在每个部位，通过影像学检查确认针尖位置并进行刺激试验，如果位置满意，则注射局部麻醉药预处理，并重复射频热凝毁损。由于脉冲射频的场分布特点，对脉冲射频毁损，应调整针尖使靶点临近针尖或在针尖前方。一旦射频针影像上定位正确且模拟测试满意，可使用42 ℃进行120秒脉冲射频毁损。射频毁损的并发症与星状神经节阻滞相似。

• 化学毁损术

同射频毁损类似，一旦观察到局部麻醉药（含或不含类固醇）暂时的诊断性阻滞成功，若需要，则可以使用化学药物毁损以实现潜在的更持久的治疗效果。与射频毁损造成的小的离散性毁损灶不同，化学毁损通常产生更大且离散程度更低的毁损灶。神经毁损药的异常扩散可导致永久性喉返神经损伤和霍纳综合征。因此，毁损前必须先注射测试剂量局部麻醉药，并观察15～30分钟以确保没有累及躯体感觉或运动神经。化学神经毁损术通常在X线引导下采用C_7前入路或T_2后入路，使用3%～6%苯酚或50%～100%酒精2～3 mL。由于酒精会产生烧灼感，建议在酒精毁损前或毁损时使用局部麻醉药。

并发症

星状神经节阻滞的严重并发症包括气胸、药物误入椎管内或动脉。使用影像学引导、观察造影剂扩散、试验剂量给药、适当的回抽等技术和有条不紊的操作有助于将这些并发症的风险降至最低。

星状神经节阻滞的常见并发症包括声音嘶哑、癔球症、主观性呼吸困难和暂时性手臂无力（译者注：癔球症是主观上有某种说不清楚的东西或团块，在咽底部环状软骨水平处，引起胀满、受压或阻塞等不适。此部的运动功能异常也被称为环咽部运动障碍。约一半的普通人群间歇性地有此感觉，但以绝经期女性多见。患者在发病中多有精神因素，性格上有强迫观念。与任何其他"咽喉肿块"感觉情况不同，癔球症不会有食物或饮料吞咽困难）。这些并发症是局部麻醉药分别阻滞喉返神经、膈神经和臂丛神经所致。其他并发症包括暂时性神经炎、持续性咳嗽、咽后或颈–纵隔血肿引起的气道阻塞[32-38]。

由于双侧喉返神经或膈神经功能障碍可导致呼吸功能受损，因此禁忌行双侧星状神经节阻滞。

麻醉药注入椎管内可导致高位颈髓麻痹，需要气管插管和机械通气以降低呼吸窘迫，以及静脉输液和（或）升压药治疗。由于局部麻醉药误入椎管造成的广泛的喉部麻醉和意识丧失，通常不需要药物来辅助插管。

局部麻醉药注入动脉可导致意识不清、呼吸困难、惊厥和低血压，可能需要静脉输液、使用血管升压药物、吸氧和机械通气。应确保注射器排气以避免造成颅内空气栓塞[9, 38-39]。

虽然小剂量局部麻醉药注入静脉常不会引起明显的并发症，但是，静脉系统的空气栓塞进入脑血管可导致反常性颅内空气栓塞，从而引起严重后果。

当使用化学性神经毁损药物时，局部麻醉的试验剂量可用于识别潜在的、不相称的神经受累。注射局部麻醉药后密切监测患者15～30分钟，以确保化学性神经毁损药物的安全性。

腹/胸交感神经阻滞

腹腔神经丛和内脏神经阻滞

• 解剖学

腹腔脏器的交感神经支配主要由中枢神经系统经内脏神经传导至腹腔神经丛。腹腔神经丛又将腹腔内脏的大部分伤害性信息通过内脏神经传回中枢神经系统。

内脏神经为节前交感神经，起源于脊髓前外侧角，从T_5～T_{12}经脊髓前支发出。其独特之处在于不与交感神经链形成突触，而是在构成腹腔神经丛的各种远端神经节中经过并形成突触。从这些神经节发出节后纤维，与血管伴行至每个特定的内脏器官。

内脏神经有3对[40-41]，内脏大神经起源于T_5～T_{10}脊神经根，内脏小神经起源于T_{10}～T_{11}脊神经根，内脏最小神经起源于T_{11}～T_{12}脊神经根。内脏神经在胸腔沿椎旁走行，并被椎体内侧、胸膜外侧和背侧、后纵隔腹侧和膈肌尾侧交界处分隔[14]，其隔室每侧容量约10 mL，然后内脏神经穿过膈脚，在腹腔神经丛与节后神经形成突触。

腹腔神经丛由各种神经节、节前内脏神经、迷走神经干的节前副交感神经、来自膈神经和迷走神经的感觉神经、交感节后纤维和相互连接的纤维组成。腹腔神经丛神经节包括腹腔神经节（含内脏大神经）、肠系膜上神经节或主动脉肾节（含内脏小神经）和肾神经节（含内脏最小神经）。起源于这些神经节的节后神经支配食道远端、胃、小肠、升结肠和横结肠，以及包括肝脏、胆囊、脾脏、肾上腺、肠系膜和肾脏在内的前肠和中肠器官。因此，涉及这些腹部脏器的疼痛综合征可以将腹腔神经丛作为阻滞的靶点。腹腔脏器如降结肠、直肠，以及盆腔器官不受腹腔神经丛支配[43-44]。

腹腔神经丛位于腹膜后间隙、膈脚的前方，在腹主动脉的前外侧表面包绕腹主动脉。从$T_{12} \sim L_1$椎间盘周围延伸至L_2椎体上部，长约3 cm，宽约4 cm。来自腹腔脏器的传入伤害性纤维遍布腹腔神经丛，大部分经由内脏神经上行至中枢神经系统。因此，无论是内脏神经阻滞还是腹腔神经丛阻滞都可以用于治疗各种腹部内脏疼痛综合征。

• 适应证

如前所述，腹腔神经丛和内脏神经阻滞可用于治疗来自神经丛支配的任一脏器的疼痛。目前认为这些阻滞对腹部恶性肿瘤所致疼痛的治疗有效，但对慢性非癌性腹痛的治疗常效果欠佳[1]。它们也可用于治疗与腹部恶性肿瘤相关的重度恶心和呕吐，因为阻滞交感神经可使副交感神经活动增强并促进肠蠕动。

腹腔神经丛和内脏神经阻滞可作为诊断工具判断急慢性腹部内脏疼痛综合征的疼痛来源[1, 42]。如果诊断性阻滞缓解了患者的疼痛，则可以采取进一步的治疗方式，如射频毁损和化学毁损，以实现更持久的疼痛缓解。

• 操作方法

内脏神经和腹腔神经丛阻滞有多种方法，可借助影像学引导，如透视、CT、经皮超声和内镜超声。本节将详细介绍透视引导下的阻滞方法。局部麻醉药（含或不含类固醇）阻滞、射频毁损

和化学毁损均可有效阻断腹腔神经丛。

值得注意的是，膈脚是区分内脏神经阻滞和腹腔神经丛阻滞的解剖学决定因素。内脏神经位于膈脚的后部（后膈脚），而腹腔神经丛位于膈脚的前部（前膈脚）。由于膈脚附着在T_{12}/L_1椎体上，针尖位于T_{11}节段进行阻滞通常会出现内脏神经阻滞；当针尖位于T_{12}节段时，由于针的深度不同，内脏神经和腹腔神经丛均有可能被阻滞；而针尖位于L_1节段时，通常可阻滞腹腔神经丛。

后入路、椎间盘入路或前入路穿刺至后膈脚间隙可实现内脏神经阻滞。同样，后入路、经主动脉入路、经椎间盘入路或前入路穿刺至前膈脚间隙可实现腹腔神经丛阻滞。

经典后入路法（后膈脚和前膈脚）

首先，患者取俯卧位，腹下垫枕，以增加横突间距。在前后位透视下识别第12肋骨和$T_{11} \sim T_2$椎体。在双侧标记第12肋下缘与脊旁肌外侧缘的交点（通常距中线5 ~ 8 cm），并以此为进针点。然后将标记与L_1椎体上部连接，作为针向内侧和头侧穿刺时的引导线[43, 45]。双侧阻滞是充分进行内脏神经阻滞的必要条件，而腹腔神经丛则仅需单侧阻滞。皮下局部麻醉后，使用长度为12 ~ 18 cm的20 G或22 G脊麻穿刺针操作（也可先放置引导器后使用25 G脊麻穿刺针操作）。最终的针尖穿刺位置取决于所需要的阻滞部位（后膈脚还是前膈脚）。内脏神经阻滞时，针偏向头侧更多一些，指向T_{12}椎体方向；腹腔神经丛阻滞时，将针偏向头侧少一些，指向L_1椎体方向。穿刺针的体表投影与中线夹角约45°，目标是穿刺到达椎体。必要时在进针过程中采用侧位透视成像确认进针深度。当针尖触及目标椎体后，记录进针深度，然后退针，以便向外调整方向，使针尖从外侧划过椎体。这时，最终的深度取决于所需的阻滞部位（内脏丛还是腹腔丛阻滞）。对于内脏神经阻滞，侧位下将针缓慢推进到T_{12}椎体前下1/3处。同样，对于腹腔神经丛阻滞，侧位透视下缓慢进针，同时在通过膈肌脚时检测阻力增加，直至超过L_1椎体前缘1 ~ 2 cm或直至感觉到主动脉搏动[43]。腹腔神经丛阻滞时，左侧针位常位于主动脉后外侧，而右侧针位应该位于主动脉前外侧。回抽无血液、脑脊液、空气或淋巴后，在正侧位成像下

注射造影剂，观察扩散是否理想。对于内脏神经阻滞，在前后位像中，造影剂应局限于中线并集中在T_{12}椎体两侧的前外侧缘附近，同时，侧位图中造影剂后部应呈现出与腰大肌筋膜接触形成的光滑轮廓。对于腹腔神经丛阻滞，造影剂应位于膈脚前方、腹腔干周围和主动脉外侧。主动脉双侧可观察到造影剂为最佳，但不是必需的。如果尝试单针腹腔神经丛阻滞，首选右侧。如果无双侧主动脉造影剂扩散，则建议行左侧阻滞以最大限度地阻断腹腔神经丛。一旦确定穿刺针位置正确，小心注射2%利多卡因与肾上腺素6 mL（双侧），并监测异常体征和症状。如果试验剂量无不良反应，则分次注射10～20 mL局部麻醉药（如1%～2%利多卡因和0.25%～0.5%布比卡因50∶50的混合物，可含或不含类固醇类药物），注射时反复回抽以防注入血管内。

后斜入路（后膈脚、前膈脚和经主动脉）

该入路可用于内脏神经丛阻滞和腹腔神经丛阻滞，包括经主动脉腹腔神经丛阻滞（图29.4）。与经典后入路的唯一区别是透视的初始倾斜角度和与X线束透视一致的方向进针。经主动脉入路需特意穿透主动脉。由于主动脉壁的弹性和相邻的紧密结构保证了穿刺的安全性。

首先，患者取俯卧位，腹下垫枕，以增加横突间距。在前后位透视下，确定内脏神经阻滞部位的T_{12}椎体，腹腔神经丛阻滞部位的L_1椎体，并保证X线与上终板平行。然后将C-臂机斜向患者左侧，直到横突的尖端与相应椎体的前外侧对齐。值得注意的是，对于L_1以上的椎体节段，将倾斜角度调整为15°能够尽可能降低气胸风险。对于内脏神经阻滞，靶点位于T_{12}椎体前外侧缘的中下1/3处，C-臂机可能需要向尾端移动以避开第12肋。对于腹腔神经丛阻滞，靶点正好位于L_1横突的头侧、L_1椎体前外侧缘。皮下注射局部麻醉药，并与X线束透视一致的方向用长度为12～18 cm的20 G或22 G脊麻穿刺针穿刺（有些医师倾向于先使用引导器进入后外侧椎间盘间隙，然后使用25 G脊麻穿刺针穿刺）。在进针时，间断行侧位透视以确定深度。有关内脏神经阻滞和腹腔神经丛阻滞的详细信息，请参考经典的后入路法。进行经主动脉腹腔神经丛阻滞时，应继续进针，同时感受穿过膈肌脚时的阻力增加，直到感

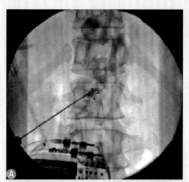
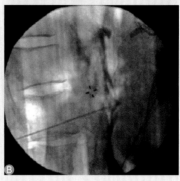

图29.4　A. 经主动脉入路腹腔丛阻滞的前后位图像；B. 经主动脉入路腹腔丛阻滞的侧位图。

觉到主动脉搏动（常在L_1椎体前方约3 cm处）[46]。穿透动脉壁后，边进针，边通过间歇回抽或连续观察血流的方式判断针尖位置，抽吸无回血或血流停止，表明已穿过主动脉前壁。在回抽无血液、空气、脑脊液和淋巴液后，在正侧位实时透视下注射造影剂，并观察造影剂扩散范围是否理想。造影剂应局限于中线，前后位像上聚集在双侧主动脉前表面并围绕在腹腔干周围，与此同时，沿T_{12}～L_2节段的主动脉前扩散的造影剂，在侧位像常出现搏动。此时继续注射试验剂量，然后按照之前在经典后入路法中描述的所需药物进行治疗。值得注意的是，需反复回抽以确保针尖未退回主动脉。

后路经椎间盘入路（后膈脚、前膈脚）

若存在肾穿刺的风险（如肾积水），应采用后路经椎间盘入路。根据针相对于膈脚和目标椎体水平的最终位置，可行腹腔神经丛或内脏神经阻滞。如果行内脏神经阻滞需将针穿刺进T_{11}～T_{12}椎间盘；如果行腹腔神经丛阻滞，则将针穿刺进T_{12}～L_1椎间盘。常在术前15～30分钟静脉注射抗生素，可使用头孢唑林1 g、庆大霉素80 mg或环丙沙星400 mg；对青霉素过敏者，可选克林霉

素。此外，许多术者在术中椎间盘造影时将抗生素加入造影剂内注射，可选用头孢唑林（1 mg/mL造影剂）或克林霉素（6~7.5 mg/mL造影剂）。

首先，患者取俯卧位，腹下垫枕，以增加横突间距。前后位透视以确定相应的椎体（T$_{12}$为内脏神经阻滞处，L$_1$为腹腔神经丛阻滞处），并保证X线与上终板平行。然后将C-臂机机倾斜15°，目标位置正好位于相应小关节的前外侧。皮下局部麻醉，在与X线束透视一致的方向采用长度为12~18 cm的20 G或22 G脊麻穿刺针穿刺（有些医师更喜欢先使用引导针穿刺至椎间盘间隙后外侧纤维环，然后使用25 G脊麻穿刺针穿刺）。进针时，间断侧位透视确认深度且注意在前后位透视中观察针尖，确保在针尖越过相应椎体的后缘之前，针尖不超过椎弓根的内侧缘。继续进针，同时感受穿过椎间盘后外侧纤维环时的阻力增加。一旦进入椎间隙，一些术者习惯通过注射造影剂确认是否已进入椎间隙。继续向前进针，同时检查深度，直到针尖穿过前外侧椎间盘的纤维环（一些术者更喜欢使用推注生理盐水的阻力消失法来检测是否穿出椎间盘）。到达目标位置后，按照经典的后路（内脏神经阻滞）或前路（腹腔神经丛阻滞）方法给药。

前入路（经腹）

腹腔神经丛阻滞或内脏神经阻滞的前入路需要穿过腹壁，还可能需要穿过包括肝脏、胃、肠、血管和胰腺在内的多个器官。新型的穿刺针以及成像技术的应用有助于降低并发症发生率[47-48]。前入路腹腔神经丛阻滞手术需要一根针，而内脏神经阻滞则需要两根针。该入路远离骨膜、神经组织和棘旁肌肉，有助于减轻手术不适。仰卧位可能有利于腹部病变或疼痛的患者。前入路的风险包括感染、脓肿、出血和瘘管形成等[47]。

内脏神经的射频消融术

一旦局部麻醉药（含或不含类固醇）的诊断性阻滞有效，即可行潜在疗效更持久的射频毁损治疗。由于内脏神经丛靠近降主动脉，且位于狭窄的隔室内（前面已描述），因此内脏神经丛的射频毁损相对复杂。相对于化学神经毁损，射频毁损的优势包括更精确控制的毁损范围和立竿见影的效果（通常化学性毁损需要7~10天）[49]。使用后斜入路可进行常规的射频消融。许多术者除

了在T$_{12}$水平外，还在T$_{11}$椎体水平进行射频毁损以更广泛地从水平向上覆盖内脏神经。通常使用有效裸端为15 mm的20 G射频针，一旦影像学确认针尖位置，即应进行感觉和运动刺激测试。以50 Hz和1.0 V电压进行感觉刺激，以确定射频针尖的位置是否合适，患者应感到腹部（有时是腰部）疼痛、压迫或不适感；若无，则应将射频针尖向前或向后移动几毫米，直至获得相应的感觉反应。然后再以2 Hz进行高达3 V电压的运动刺激确保肋间神经和膈神经不受累。此时肋间肌或膈肌不应发生收缩；若收缩，则射频针应向前（远离肋间神经）或向后（远离膈神经）移动几毫米，直到收缩消失。一旦刺激试验满意，分别在每个部位使用局部麻醉药（通常是2%利多卡因2~3 mL）和地塞米松（1~2 mg）进行预处理，以尽量减轻热凝不适和术后神经炎。一旦靶点充分麻醉即可在80 ℃下行60~90秒的射频毁损[1, 12]。

神经毁损术

与射频毁损一样，一旦观察到局部麻醉药（含或不含类固醇）成功的暂时性阻滞，若需要，可采用化学神经毁损以实现更持久的治疗效果。射频损伤范围小且离散，而化学毁损通常范围较大且更为集中。神经毁损液的异常扩散可导致躯体神经的去传入性疼痛、神经炎和截瘫[46, 50-56]。与任何椎旁注射的神经毁损液一样，药物可能误入血管内或扩散至椎管内。因此，务必通过适当的成像和造影剂扩散来确认针尖的位置，并且在注射局部麻醉药测试剂量后观察15~30分钟，确保不累及感觉或运动神经。内脏神经和腹腔神经丛的神经破坏性毁损均可使用上述方法进行。通常可使用50%~100%酒精或6%~10%苯酚15~30 mL，含（或不含）造影剂[26, 57-58]。由于酒精会产生烧灼感，因此建议在毁损前或毁损同时使用局部麻醉药。虽然没有直接对照研究，但一般认为酒精的阻断时间更长[59-60]。

• 并发症

内脏神经阻滞和腹腔神经丛阻滞相对安全。常见的一过性不良反应包括局部疼痛（96%）、腹泻（44%）和直立性低血压（38%），后两种是交感神经阻断的即刻结果[61]。有趣的是，前膈脚入路的腹泻发生率（65%）高于后膈脚入路（5%~25%），但直立性低血压发生率前膈

脚入路（10%）低于后膈脚入路（约50%）。严重并发症（包括气胸、腹膜后血肿、主动脉夹层、截瘫和胸导管损伤等）罕见[6, 62-63]。患者术后应行胸部X线检查以排除气胸。研究表明，截瘫可能是神经毁损溶解液过度向上扩散或直接向Adamkiewicz动脉注射引起血栓形成和血管痉挛所致[59-60, 62-65]。据报告，经主动脉入路可增加主动脉夹层的风险[66-67]。

腰交感神经阻滞

• 解剖学

来自下胸段和腰段脊髓的交感神经节前纤维在腰交感神经链中形成约4对双侧腰椎椎旁神经节。某些穿过腰椎旁神经节而不形成突触的交感神经节前纤维，形成腰段内脏神经，其行进至肠系膜下椎前神经节，与节后交感神经形成突触后发出传出神经。腰椎旁神经节和内脏神经内含支配下肢、下腹部及盆腔脏器的交感传出和传入神经。

如本章开头所述，交感神经链，也称为椎旁神经链，从上颈椎向下延伸至尾骨，并沿脊柱外侧形成两条神经链/神经节。当胸交感神经链穿过膈脚并走行在腹膜后即成为腰交感神经链。腰交感神经链的神经节更多位于腰椎的前外侧和腰大肌的内下缘，主动脉位于左腰交感神经链的前内侧，腔静脉位于右腰交感神经链的前侧。腰交感神经节长度为5~15 mm，常分布在$L_2 \sim L_3$和$L_4 \sim L_5$椎间盘之间，多位于上L_3椎体周围，这就是该节段作为腰交感神经阻滞经典靶点的原因[68-69]。

• 适应证

腰交感神经阻滞适用于下肢、下腹部和盆腔脏器的疼痛，包括交感神经介导的疼痛（如CRPS Ⅰ/Ⅱ型）、下肢的循环不足（如动脉硬化性血管疾病、Buerger病、雷诺病等）、幻肢疼痛、神经病理性疼痛（如带状疱疹后神经痛）、椎间盘源性疼痛伴假性坐骨神经放射痛，以及其他不属于上述类别的各种疾病（如多汗症、股白肿、红斑肢痛症等）。

• 操作方法

文献中描述了实施腰交感神经阻滞的几种技术，这些技术的靶点常为L_2或L_3椎体，从中线进针5~8 cm达到椎体外侧缘，然后避开椎体向前推进直至针尖穿过腰大肌筋膜，并在此注射药物。

这些方法需要影像引导，如透视、CT和超声，其中透视是目前最常用的。

本节将介绍一种适用于大多数患者的标准透视引导下的腰交感神经阻滞技术。测量皮肤温度的升高是证明下肢交感神经阻滞成功最实用的方法。然而，在严重外周血管疾病的患者中该法可能不适用。下肢交感神经阻滞也可用激光多普勒血流测定、催汗试验、泌汗试验或交感神经反射进行测定。

标准透视引导L_3后入路阻滞

首先，患者取俯卧位，腹下垫枕，以增加横突间距。在前后位透视成像下，识别$L_2 \sim L_3$椎体，并保持X线与L_3上终板平行。然后将C-臂机斜向治疗的同侧，直到相应的横突尖端与各自椎体的前外侧缘对齐。需要关注的是，髂血管通常在L_4椎体节段分叉，增加了在下腰椎水平血管内注射的风险。靶点位于L_3椎体上1/3的前外侧缘。皮下注射局部麻醉药，用12~18 cm的22 G脊麻穿刺针沿与X线束透视一致的方向进针。根据需要，在进针过程中使用侧位透视确认深度。一旦触及目标椎体，将针尖转向外侧调整以滑过椎体。如果仔细操作，针尖穿过腰大肌筋膜可体会到落空感。侧位观察，直到针尖恰好接触椎体前缘。回抽无血液或脑脊液后，在实时前后位透视下注射造影剂，观察造影剂是否沿腰大肌外部、$L_2 \sim L_3$小关节深面的椎体前外侧缘扩散。如果仅水平扩散，则针尖位于腰大肌内，需要重新调整。在侧位图中，确保在$L_2 \sim L_3$椎体前1/3的椎前组织平面内观察到造影剂；如果造影剂扩散位于椎前组织平面前方，则针尖位于腹腔内，需要调整（图29.5，图29.6）。$L_5 \sim S_1$节段阻滞，在侧位图中应确保造影剂在$L_5 \sim S_1$椎体前缘的椎前组织平面内扩散。经确认针尖位置、抽吸阴性后，注射所需的局部麻醉药3~5 mL（含或不含类固醇）。该阻滞也可以在相邻的L_2和L_4节段进行。

射频消融术

一旦使用局部麻醉药（含或不含类固醇）短暂性诊断性阻滞有效后，可考虑使用更持久的射频毁损治疗。相对于化学性毁损，射频毁损的优势包括损伤区域更精确和即时起效（化学性毁损需要7~10天）[49]。通常采用标准透视引导的后入路穿刺，射频热凝和脉冲射频均可用于腰椎交感

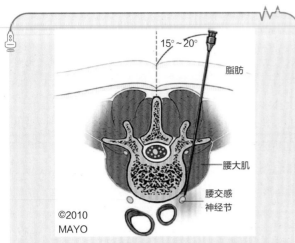

图29.5 L$_2$~L$_3$椎体水平定位腰交感神经节的穿刺路径

（Lamer 和 Eldrige 梅奥医学教育与研究基金会授权使用）[7]

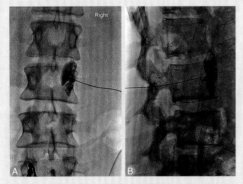

图 29.6 A.右侧腰交感神经阻滞前后位透视图；B.腰椎侧位透视图。这两张图片显示了相应视图中造影剂的扩散。

神经链的射频毁损。脉冲射频毁损使用较低的非破坏性温度，产生治疗效果的同时可进一步减少并发症的发生。为了充分覆盖交感神经链，射频毁损通常在多个节段进行——L$_2$椎体的下1/3、L$_3$的上1/3和L$_4$椎体的中间。通常使用带10~15 mm裸端的20 G射频针。一旦透视确认穿刺针最终位置，立即进行感觉和运动刺激测试。感觉刺激为50 Hz、1 V，以确定射频针尖的适当位置。同侧腰部和下肢近端皮节应有感觉异常。此外，腹部可有隐隐感觉。如果使用射频热凝毁损，则以2 Hz、3 V进行运动刺激，以确保脊神经根不受累。刺激测试满意即可实施常规的射频热凝毁损，应分别对每个部位使用局部麻醉药预处理（通常为2%利多卡因2~3 mL），根据需要可加入地塞米松（1~2 mg）以最大限度地减少热凝不适和术后

神经炎。脉冲射频毁损温度仅略高于正常体温，因此无须局部麻醉药预处理。目标位置充分麻醉后，即可进行80 ℃、60~90秒的常规射频热凝毁损，轻微调整针尖可能会获得更大的毁损范围。脉冲射频毁损可在42 ℃下持续120秒来完成。通常将针尖旋转90°和（或）稍微移动针尖后再重复进行2~3次。

神经毁损术

与射频毁损一样，局部麻醉药（含或不含类固醇）成功地暂时性阻滞有效后，根据需要可采用化学性神经毁损以获得更持久的疗效。通常，化学神经毁损只适用于药物治疗失败且不适合手术治疗（如血管成形术）的患者。射频毁损的范围小且离散，而化学毁损范围通常大而集中。毁损液异常扩散到躯体神经或神经根可导致永久性神经损伤，源自L$_2$的生殖股神经最常受累。据报道，5%~10%的患者在化学毁损后出现生殖股神经痛[70]。此外，与任何在椎旁注射毁损液的操作一样，药液可能误入血管或椎管内。建议在化学神经毁损前预注试验剂量的局部麻醉药试验剂量，以确保没有感觉神经或运动神经受累，并通过观察同侧下肢皮肤温度的升高来确认针尖的位置。此外，最终还要通过影像学引导及造影剂扩散情况确认针尖的适当位置。与射频毁损一样，化学神经毁损可以使用标准透视引导的后入路进行。为确保毁损药物的扩散范围足够，通常需要在多个椎体水平（L$_2$椎体的下1/3、L$_3$椎体的上1/3、L$_4$椎体的中间）毁损。这样也可减少单一部位毁损药物的使用量，理论上可减少毁损药物的异常扩散。通常，在每个部位上使用小剂量（2~5 mL）3%~6%的苯酚或50%~100%的酒精进行毁损，最大总量约15 mL。为了减轻酒精产生的烧灼痛感，建议在注射神经毁损剂前或注射同时给予局部麻醉。

• 并发症

腰交感神经阻滞的并发症包括血管内或鞘内注射、暂时性/永久性神经损伤、血肿和腹腔注射伴内脏损伤。如果主动脉、腔静脉或节段神经根血管注入局部麻醉药，则可能会发生局部麻醉药毒性反应。神经损伤可由椎间孔出口处的神经根或腰大肌内腰丛神经的远端分支的针刺伤引起。此外，将类固醇颗粒或神经毁损剂注射到节段性

神经根动脉会造成动脉痉挛和血栓，导致脊髓梗死和神经损害，特别是在可能累及Adamkiewicz动脉的上腰椎节段操作时。针进入椎间盘时，可以出现"瑞士奶酪"触感并以此为识别标志。如果出现，通常要重新调整针尖（除非经椎间盘入路），并使用抗生素。若进针点距中线超过7~8 cm，不排除肾或输尿管损伤可能。在影像下操作，通过采用造影剂扩散、试验剂量后给药、适当的抽吸等技术，和有条不紊的穿刺操作都有助于减少并发症的发生。

上腹下神经丛阻滞

• 解剖学

上腹下神经丛（superior hypogastric plexus，SHGP）是交感和副交感神经纤维在骶前、腹膜后的汇合。交感神经纤维由主动脉丛和下腰内脏神经的椎旁交感神经链组成，副交感神经纤维由S₂到S₄水平的盆腔内脏神经发出，这些纤维最初进入下腹下神经丛（inferior hypogastric plexus，IHGP），随后上行至SHGP[26, 71]，位于主动脉分叉的尾端和腰大肌的前内侧，以及$L_5 \sim S_1$椎体和椎间盘的前方。由于降主动脉的位置偏左，SHGP略偏向中线左侧。SHGP支配和传导大部分盆腔内脏的疼痛，包括膀胱、子宫、阴道、卵巢、前列腺、尿道、睾丸、精囊、乙状结肠和直肠。SHGP的神经纤维汇聚并形成双侧腹下神经，沿髂内动/静脉进入双侧的IHGP。IHGP位于直肠两侧的S₂、S₃和S₄节段，并有来自骶内脏神经、交感干和盆腔内脏神经的神经纤维加入[62, 72-73]。然而，由于IHGP与盆腔脏器交织在一起，无法通过单独阻断达到治疗效果。正因如此，SHGP阻滞主要适用于盆腔相关的内脏疼痛。

• 适应证

妇科盆腔疼痛（如子宫内膜异位症、粘连）、非妇科盆腔疼痛（如间质性膀胱炎、肠易激综合征）、盆腔脏器肿瘤引起的疼痛均可采用上腹下神经丛阻滞治疗。涉及的内脏结构包括降结肠、乙状结肠、直肠、膀胱、前列腺、前列腺尿道、睾丸、精囊、阴道底部、子宫和卵巢。SHGP阻滞的多种适应证可以统称为常见的慢性盆腔疼痛综合征，这个术语在女性中被称为慢性盆腔疼痛（chronic pelvic pain，CPP），在男性中类似疾病被称为慢性前列腺炎/慢性盆腔疼痛综合征（chronic prostatitis/chronic pelvic pain syndrome，CP/CPPS）。症状表现为定位不清、钝痛、灼烧痛和弥散的内脏疼痛，且保守治疗难以奏效的患者，可能通过阻断上腹下神经丛会有所获益。类似的患者也可能受益于奇神经节阻滞（详见"奇神经节阻滞"部分）。

• 操作方法

上腹下神经丛阻滞类似于腰交感神经阻滞。文献中描述了行上腹下神经丛阻滞的几种技术。这些方法需借助透视、CT和超声等影像学引导，其中透视引导目前最常用。本节将介绍适用于大多数患者的透视引导下的标准的双针双侧SHGP阻滞技术，以及单针椎间盘内入路阻滞技术。

标准后路双侧透视引导下L₅入路

首先，患者取俯卧位，腹下垫枕以增加横突间距。前后位透视识别$L_5 \sim S_1$椎体，并对准L_5下终板。然后将C-臂机斜向治疗同侧，直到相应的横突尖端与各自椎体的前外侧缘对齐。值得注意的是，髂部血管常在L_4椎体节段分叉，因此增加了下腰椎节段血管内注射的风险。如果误入血管，通常会将针尖进一步向内侧推进加以补救。目标位置位于L_5椎体下1/5的前外侧缘。皮下局部麻醉后，使用长12~18 cm的22 G脊麻穿刺针沿与X线束透视一致的方向进针。根据需要，在进针时通过侧位透视来确认深度。一旦触及目标椎体，将针尖向外侧调整以滑过椎体。如果仔细操作，当针尖穿过腰大肌筋膜时可体会到落空感。侧位透视下进针，直到针尖恰好接触椎体前缘。回抽无血液或脑脊液后，前后位透视下实时注射造影剂，观察造影剂是否沿腰大肌外部、$L_5 \sim S_1$小关节下深面的椎体前外侧缘小关节下是否为最佳扩散。若为水平扩散，则针尖位于腰大肌内，需重新调整。在侧位图中，应确保在$L_5 \sim S_1$椎体前缘的椎前组织平面内观察到造影剂。若造影剂在椎前组织平面前方扩散，则针尖处于腹腔内，需要调整。通常完整的SHGP阻滞需要行双侧操作以使造影剂在双侧均有扩散。因此，一侧完成需要转移到对侧并进行类似的操作。最后确认针尖位置无误、回抽无血液或脑脊液后，双侧注射5~10 mL（总量10~20 mL）所需的局部麻醉药（含或不含类固醇）。

后路单针单侧经椎间盘入路

后路经椎间盘入路可以作为一种更快速的单针技术单独使用，也可以作为对标准双针双侧技术无效患者的一项补救措施（图29.7，图29.8）。

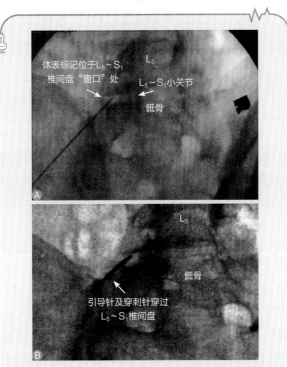

图29.7 A.穿刺点位置的斜位X线片；B.经椎间盘入路的斜位X线片。

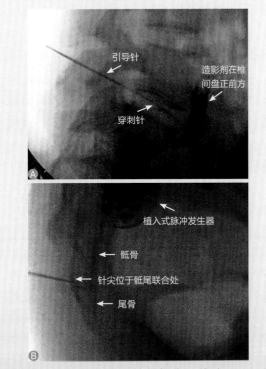

图29.8 A.经椎间盘进针的侧位X线片；B.经尾骨入路的侧位X线片。

虽然尚无文献报道，但该技术确实有增加椎间盘感染、椎间盘破裂和椎间盘突出的风险[74]。通常在手术前15～30分钟静脉注射头孢唑林1 g、庆大霉素80 mg或环丙沙星400 mg等抗生素，若患者对青霉素过敏，可选用克林霉素。此外，部分医师选择将头孢唑林（1 mg/mL造影剂）或克林霉素（6～7.5 mg/mL造影剂）加入造影剂，在椎间盘内注射抗生素。

首先，患者取俯卧位，腹下垫枕，以增加横突间距。在前后位透视下，识别L_5～S_1椎体，并对准L_5下终板，然后将C-臂机倾斜，与标准的双侧后入路不同，其旋转角度较小，仅在上关节突（superior articular process，SAP）的侧面1～1.5 cm处可见L_5/S_1椎间盘即可。

通常，即使是适度的斜位旋转，这种"窗口"也会由于髂骨的阻挡而消失。靶点位置位于SAP外侧的椎间盘内，皮下局部麻醉后，沿与X线束透视一致的方向使用长12～18 cm的22 G脊麻穿刺针进针穿刺（部分术者选择使用引导针穿刺至椎间盘后外侧纤维环后，再用25 G脊麻穿刺针穿刺）。进针时，间断通过侧位透视成像确定针的深度，还需要通过前后位透视来确认针的方向，确保针尖在到达相应椎体的后缘之前，没有越过椎弓根的内侧缘。穿过椎间盘后外侧纤维环时会出现阻力增加，继续进针。一旦进入椎间盘内，部分术者可能通过注射造影剂确认。继续向前进针，同时注意检查进针深度，直到针尖穿过椎间盘的前外侧纤维环（部分术者选择采用生理盐水注射器的阻力消失技术来检测是否已从椎间盘中穿出）。理想情况下，针尖应该位于前后位透视的中线。回抽无血液或脑脊液后，在前后位实时透视下注射造影剂并观察，理想的扩散范围应覆盖于L_5椎体下1/3并延伸至骶骨的较大范围。在侧位像上，确保在L_5～S_1椎体的椎前组织平面内观察到造影剂；如果造影剂扩散至椎前组织平面前方，则针在腹腔内，需要调整。最后确认针尖位置无误、负压抽吸阴性后，注射所需的局部麻醉药10～20 mL（可含或不含类固醇类药物）。

射频消融术

一旦局部麻醉药（含或不含类固醇）短暂的诊断性阻滞有效，则可考虑行射频毁损以获得更持久的疗效。相对于化学毁损，射频毁损的优势包括毁损范围更精确和即时起效（神经毁损需要7~10天）[49]。无论是标准的后路双侧入路还是后路单针单侧经椎间盘入路，射频热凝和脉冲射频毁损均可用于上腹下神经丛的射频毁损。脉冲射频毁损使用较低的非破坏性温度，同时仍能产生积极的效果。通常，使用10~15 mm裸端的20 G射频针，经透视确认针尖位置无误后，射频热凝需以2 Hz的频率、高达3 V的电压进行运动刺激以确保脊神经根未受累。对于射频热凝毁损，在刺激试验阴性后需要对每个部位进行局部麻醉药预处理（通常为2%利多卡因2~3 mL），可按需加入地塞米松（2~8 mg）以最大限度缓解热凝不适和术后神经炎。脉冲射频毁损的温度仅略高于正常体温，因此不需进行局部麻醉预处理。目标部位充分麻醉后，在80 ℃下行60~90秒常规射频热凝毁损，轻微移动针尖可能获得更大的毁损范围。脉冲射频毁损可以用42 ℃进行120秒，可选择在原位或轻微移动针尖后再给予1~2个周期的脉冲射频。

神经毁损术

与射频毁损一样，局部麻醉药（含或不含类固醇）暂时的诊断性阻滞有效后，可根据需要采用化学神经毁损以获得更持久的疗效。射频毁损范围小且离散，而化学毁损范围通常较大且集中。毁损液的异常扩散可导致躯体神经去传入疼痛、神经炎和截瘫[46, 50-56]。与任何椎旁注射毁损液的操作一样，药液可能误入血管或椎管内。因此，应时刻注意通过适当的影像引导手段和造影剂扩散来确认针尖的位置，并且在给予测试剂量局部麻醉药后观察15~30分钟，以确保不累及感觉或运动神经。上腹下神经丛的化学性神经毁损术既可采用标准的双侧后路也可采用单侧经椎间盘后路手术。常使用50%~100%的酒精或6%~10%的苯酚5~10 mL（含或不含造影剂）进行毁损[26, 57-58]。因为酒精会产生烧灼感，所以建议在注射之前或注射同时给予局部麻醉药。虽无直接比较，但认为酒精可产生更持久的阻滞效果[59-60]。

• 并发症

确保针尖位置正确对于避免血管内或腹腔内注射很重要。常见的并发症包括穿刺刺激引起的棘旁肌痉挛、因邻近髂血管而引起的血管内注射

及血肿形成。更罕见的并发症包括躯体神经损伤、输尿管损伤、交感神经传出中断导致的胃肠道和性功能障碍[71, 75-76]。

椎间盘内入路会增加椎间盘感染的风险。虽然发生率较低（1%~4%），仍然建议预防性使用抗生素[77-78]。上腹下神经丛阻滞的并发症包括血管内或鞘内注射、暂时或永久性神经损伤、血肿和腹腔注射合并内脏损伤。若针尖误入主动脉、髂血管或节段神经根血管，血管内注射则可能出现局部麻醉药毒性反应。神经损伤可因穿刺损伤椎间孔出口处或神经传导通路更远处的神经根而引起。此外，类固醇颗粒或神经毁损液注射到节段性神经根动脉可引起动脉痉挛和血栓形成。针尖若误入椎间盘可能增加椎间盘感染的风险，此时可通过"瑞士奶酪"样触觉加以识别。若出现这种情况，通常要调整穿刺方向（经椎间盘手术除外），并使用抗生素。如果进针点距离中线超过7~8 cm，可能发生输尿管损伤。其他并发症来自交感神经的传出中断导致的内脏功能障碍，包括胃肠道紊乱和性功能障碍[71, 75-76]。在骶前神经毁损的女性中，高达14%的患者会便秘，而在12个月的随访中，高达5%的患者可能出现尿急[79]。通过影像引导技术、造影剂扩散、试验剂量给药、适当的抽吸技术和有条不紊的进针操作有助于减少这些并发症的发生。

奇神经节阻滞

• 解剖学

奇神经节（ganglion impar，GI），又称Walter神经节或骶尾神经节，是由左、右交感神经链终末神经节融合而成的最尾侧神经节。这个孤立、不成对的中线神经节常位于中线附近的腹膜后间隙、骶尾部交界处的前方和骶前孔的内侧。但其位置可稍微偏向尾侧，有研究认为其平均位置为从骶尾关节至尾骨尖端的30%的距离[80]。这个神经节接受来自会阴、肛门、直肠远端、尿道远端、外阴和阴道远端1/3的内脏传入。

• 适应证

奇神经节阻滞用于骨盆远端、会阴和骶尾部的妇科、非妇科和肿瘤性疼痛的诊断和治疗。结构可包括会阴、肛门、直肠远端、尿道远端、外阴和阴道远端1/3。上腹下神经丛与奇神经节在解

剖上有重叠，有上述部位模糊的、定位不清的钝性疼痛病史，或有烧灼感和排尿/排便急迫感的患者、若保守治疗无效，可能会从奇神经节阻滞中受益。有类似病史的患者也可能受益于上腹下神经丛阻滞（详见"上腹下神经丛阻滞"部分）。

• 操作方法

文献中描述了几种进行奇神经节阻滞的技方法，这些方法需要结合透视和超声等影像引导技术，其中透视目前最常用。本节将介绍适用于大多数患者的最常用的透视引导技术。

经椎间盘骶尾部后入路或尾骨入路

首先，患者取俯卧位，腹下垫枕，以增加横突间距。侧位透视下，识别骶尾关节和下尾骨内下关节。通过两侧坐骨大切迹重叠确认是真正的侧位视图。通过触诊或前后位视图，定位覆盖骶尾骨关节或第一、第二尾骨关节的中线。然后实施皮下局部麻醉，在侧位像中将一根22 G或25 G穿刺针穿过目标关节间隙1～2英寸，直到针尖刚好位于关节间隙前缘的前方。若关节间隙钙化可能进针困难，此时可在另一个关节间隙重新定位。回抽无血液或脑脊液后，在侧位实时透视下注射造影剂，观察是否为"逗号征"为理想的扩散范围（图29.9）。通过前后位透视确认中线位置。最后，确认针尖位置无误和负压抽吸阴性后，注射所需的局部麻醉药3～5 mL（含或不含类固醇）。

• 并发症

并发症包括神经炎、神经损伤、直肠穿刺伤和马尾综合征。

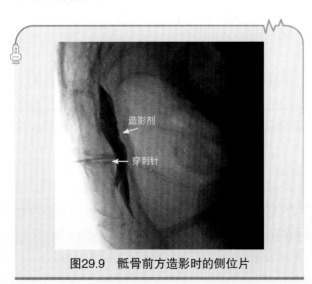

图29.9　骶骨前方造影时的侧位片

肌筋膜触发点

肌筋膜触发点（trigger point，TP）是紧绷如"绳索"样的骨骼肌中的小压痛结节（2～5 mm）[81-83]。沿紧绷的肌肉条索触诊可发现压痛最敏感的点，触诊能够诱发或加重患者的典型疼痛症状。疼痛可在肌筋膜触发点部位和（或）以牵涉痛形式（称为"牵涉区"）出现，其强度从钝痛到重度或极度疼痛[34, 36-37, 84]。触诊可引起"跳跃征"（不由自主地畏缩，远离疼痛刺激）、语音反应和（或）自主神经反应，包括皮肤潮红、出汗和因血管收缩导致的皮肤变白[33, 81, 85]。

肌筋膜触发点可以是活动性/潜伏性的，活动性肌筋膜触发点有自发性疼痛，即使在静息时也是如此，需要频繁的治疗[37, 86-88]。潜伏性肌筋膜触发点只有在触诊时才会出现疼痛，可能与肌无力、僵硬、活动范围受限或肌肉持续性僵硬有关。潜伏性肌筋膜触发点只有在发展为活动性触发点，或因超负荷的机械刺激和长时间肌肉收缩而被激活时才需要治疗。

尚未确定肌筋膜触发点的病因，理论上，肌筋膜触发点可由潜在的肌肉病变、局部神经递质失衡和（或）代谢/血管改变引起[89]。实际上，实验室研究已经确定了与肌筋膜触发点相关的神经肌肉接头功能障碍及生化环境改变[89-90]。这些变化可导致肌节持续收缩，引起血液供应受限、局部缺血、代谢废物积聚和疼痛增加[91-92]。触发点注射（trigger point injection，TPI）治疗的机制也尚未清楚。有研究表明，触发点注射可能抑制神经肌肉接头乙酰胆碱的释放，继而减少感觉神经释放神经递质，而这些神经递质的抑制可分别降低肌肉紧张度和减弱疼痛信号[93]。

头部和颈部触发点注射

• 解剖学

颈部的骨骼解剖结构包含由7个椎体（$C_1 \sim C_7$）构成的颈椎，其支撑头部并允许颈部的广泛活动。

体表解剖

颈部下方为锁骨、上方为头部、外侧为斜方肌嵴。在颈部表面可触及以下结构：前面，从上到下可辨认的中线结构包括舌骨（下颌线下）、甲状软骨、环状软骨和气管/甲状腺（胸骨上切迹正上方）；在中线外侧，颈部分为前三角和后三角。胸锁乳突肌作为2个三角的分隔部，是颈部最易辨认的肌肉。

颈前的其他结构包括颈总动脉和颈外动脉、颈外静脉和副神经。颈总动脉和颈外动脉位于胸锁乳突肌下方，在上颈段分为颈总动脉和颈外动脉，沿着胸锁乳突肌的内侧缘向上走行（译者注：与国内说法不同，颈总动脉沿食管、气管和喉的外侧上升，到甲状软骨上缘处分为颈内动脉和颈外动脉，既然已经分开，就不存在颈总动脉了）。颈外静脉沿着下颌骨到锁骨中部的方向走行于胸锁乳突肌表面。脊髓副神经位于胸锁乳突肌的后缘，下颌角与乳突的中点，然后向后行至斜方肌。在颈后方中线位置可以识别颈椎的棘突。

颈浅肌肉

颈阔肌是起自胸大肌和三角肌筋膜的一块宽阔的肌肉。肌纤维穿过锁骨，沿颈侧面斜行向上走行。前后部肌纤维与下面部肌肉汇合，有助于下唇和嘴角向外下方移动，其由面神经的颈支支配。颈外静脉位于颈阔肌深面，走行于颈前外侧、胸锁乳突肌浅层。

两侧的斜方肌组成背部和颈部后方的浅表肌肉，其起源于枕外隆突、$C_7 \sim T_{12}$椎体棘突和项韧带，横跨颈部和背部，形成一个梯形（菱形四边形）衔接锁骨、肩峰、肩胛冈，协助旋转、内收、抬高和压低肩胛骨。斜方肌由副神经和颈神经（C_3/C_4）支配。

大菱形肌起源于棘上韧带和$T_2 \sim T_5$椎体，止于肩胛骨内侧缘的下方。小菱形肌起源于$C_7 \sim T_1$的项韧带和棘突，止于肩胛骨内侧缘，大菱形肌上方。大/小菱形肌均由肩胛背神经（C_4/C_5）支配，在保持肩胛骨固定于胸壁的同时有助于肩胛骨内收和旋转。

肩胛提肌起源于$C_1 \sim C_4$椎体的横突，止于肩胛内侧缘的上方，由C_3/C_4颈神经支配并常受肩胛背神经（C_5）分支支配，作用为上提和旋转肩胛骨，有助于肩关节活动时关节盂的对位。

颈外侧肌

颈深筋膜（colli筋膜）位于颈阔肌下方，构成颈深部结构（包括颈动脉、腺体、带状肌和棘旁肌）的鞘。

颈深筋膜环绕颈部，有许多骨性和韧带附着点。后方筋膜附着于枕骨项线、颞骨乳突和下颌骨体部，并继续向下附着于C_7项韧带和棘突。在前方，筋膜附着在肩峰、锁骨和胸骨柄。筋膜层从后向前行进，包裹斜方肌，将腮腺包裹在乳突和下颌骨之间，并覆盖颈后三角。当筋膜接近胸锁乳突肌时，筋膜会分成两层包裹肌肉，然后重新汇合，形成覆盖颈部前三角的筋膜。在前方，与下颌联合和舌骨之间的筋膜层相连。

这个筋膜层中有几个供神经血管束穿行的结构和间隙。在胸骨处，筋膜层分为前层和形成胸骨后间隙的后层。胸骨后间隙包含颈静脉的下部。在颈部，筋膜层包裹着颈动脉鞘（内含颈内动脉、颈内静脉和迷走神经）。该筋膜层也形成了包含喉、气管、甲状腺、咽和食管的纤维隔室。在锁骨的上方和后方，该筋膜层与锁骨下血管鞘形成一个允许颈外静脉、锁骨下神经、肩胛横血管和颈横血管通过的间隙。总体而言，该筋膜层对于维持颈部主要结构在合适的位置、保证颈部肌肉组织正常功能具有重要意义。

胸锁乳突肌

胸锁乳突肌起于胸骨柄和锁骨内侧两个单独的起点，其肌纤维在颈中部汇合，止于颞骨乳突和枕骨的上颈线。其由脊髓副神经支配，协助颈椎的旋转和屈曲。当单侧肌肉收缩时，头部向同侧肩部侧屈，并转向对侧。当双侧肌肉收缩时，可屈曲颈椎并辅助深吸气。

胸锁乳突肌将颈部分为前后三角。颈前三角以颈中线、下颌骨下缘和胸锁乳突肌前缘为界，颈后三角以斜方肌前缘、锁骨外侧缘和胸锁乳突肌后缘为界。

颈深肌肉

颈部有几层复杂的椎旁深肌，其引起的疾病适合触发点注射治疗。椎旁前肌最深层是起于$C_5 \sim T_3$横突前部、止于寰椎前弓的颈长肌，其由三段肌纤维组成：上斜束、下斜束和垂直束。这些肌纤维连接数块颈椎，作用是屈曲头部、屈曲颈部和旋转颈椎。

头长肌起源于$C_3 \sim C_6$横突的前部，向内侧走行止于枕骨的基底部，可在寰枕关节处屈曲颈部，拮抗颈后肌肉，有助于保持头部静止。

头长肌的深处是头前直肌，它起源于寰椎的

侧块，向内侧走行，在枕骨的基底面止于枕骨大孔前部。该肌肉在寰枕关节处辅助屈颈，并以与头长肌相似的方式帮助拮抗颈后肌肉。

头外侧直肌起源于寰椎横突的上方，止于枕骨颈静脉突的下方，是一块稳定寰枕关节、辅助颈部侧屈的肌肉。

椎外侧肌

椎外侧肌由位于胸锁乳突肌深面的斜角肌组成，由颈神经（$C_2 \sim C_7$）支配，帮助上提第一、第二肋骨，侧屈、屈曲颈椎。它们由前/中/后斜角肌三对肌肉组成。前斜角肌是斜角肌的最前部，起自$C_3 \sim C_6$横突的前部，向下穿行，形成肌腱，止于第一、第二肋。中斜角肌起源于$C_2 \sim C_7$横突的后部，向下走行，广泛的止于第一、第二肋。后斜角肌起源于$C_5 \sim C_7$横突的后部，止于第二肋。

颈后固有肌

颈后肌包括夹肌，由头部（头夹肌）和颈部（颈夹肌）组成，为颈神经后支所支配。夹肌起源于$C_7 \sim T_6$的项韧带和棘突，向上外侧走行，止于枕骨的上项线、颞骨乳突和$C_1 \sim C_4$的横突。当单侧收缩时，肌肉侧屈并将头部转到对侧（译者注：国内参考书中是一侧夹肌收缩使头转向同侧）；双侧收缩时，可后仰头颈部。

背深肌中间层

最长肌是竖脊肌最长的分支，根据穿行区域分为胸最长肌、颈最长肌和头最长肌。胸最长肌起源于腰部，是腰髂肋肌的一部分，止于胸椎横突。颈最长肌起于胸椎横突止于颈椎横突。头最长肌起于上胸椎横突止于颞骨乳突。这些肌肉均由脊神经后支支配，单侧收缩时，肌肉侧屈并使头颈部旋转；双侧收缩时，可后仰脊柱。

肩胛提肌起源于$C_1 \sim C_4$椎体横突止于肩胛上角。由$C_3 \sim C_4$颈神经和肩胛背神经（C_5）支配，收缩可上抬肩胛骨并使头部侧屈。

可行注射治疗的其他颈部重要肌肉

前面曾描述过的菱形肌，有时也考虑用触发点注射治疗。

颈部肌内注射指征

颈部触发点注射的指征包括因关节炎、创伤或肌肉劳损引起的颈部肌筋膜疼痛。颈部触发点注射也可用于治疗继发于痉挛综合征、小关节综合征和肌张力障碍的疼痛。

• 禁忌证

颈部触发点注射的禁忌证包括全身或局部感染、凝血功能障碍、因癌症或既往手术引起的解剖变化。

颈部注射部位定位

• 肌肉

颈部TPI的位置通常通过定位可能引起肌筋膜疼痛可能的肌肉组织来确定。虽然简单的体格检查通常可以确定肌肉的位置，但也有一些医师使用便携式肌电图来识别受累肌肉。触发点注射可以直接在疼痛部位，也可以在疼痛区域周围以网格式（Lang法）注射。更高风险的触发点注射（如斜角肌注射）可以在透视引导下进行。

• 操作方法

触发点注射有多种实施方法。最常见的方法包括触发点注射联合局部麻醉药注射或简单的干针穿刺，已证明这些方法同样有效。肉毒杆菌毒素注射也曾被使用。无论采用哪种方法，都可通过找到紧绷带中的压痛点来定位触发点，并将触发点夹在某个手的两指之间。注射时，让患者稍微伸展患处的肌肉以防止注射时过度活动，另一只手进针。将针转向多个方向，必要时注射局部麻醉药。正确的针刺通常会引起受累肌肉的局部抽搐反应。较少见的方法包括使用皮质类固醇、苯酚、酒精或肉毒杆菌毒素注射。

• 并发症

疼痛、血肿和感染是触发点注射的常见并发症。当使用如苯酚或酒精之类的毁损剂时，注射部位可能会出现纤维化和结节。肉毒杆菌毒素的不良反应则是毒素扩散的结果，包括吞咽困难、发音困难、一过性轻瘫。

腰部的触发点注射

• 解剖学

肌筋膜触发点

由肌筋膜触发点引起的腰痛可以是浅表的也可以是深层的，通常累及髂腰肌和腰方肌[32]。

髂腰肌

髂腰肌起自髂窝（髂肌）和上腰椎（腰大肌），止于股骨小转子。该肌由腰神经根前支（$L_1 \sim L_3$）和股神经（$L_2 \sim L_4$）支配。主要作用是在坐位和站立时屈髋。

腰方肌

腰方肌起自髂嵴，止于第12肋下缘、髂腰韧带和$L_1 \sim L_4$椎体横突。它由胸腰椎（$T_{12} \sim L_4$）神经根的前支支配。其作用是使脊柱屈曲和侧屈。

· 适应证

腰大肌

髂腰肌肌筋膜触发点疼痛通常被描述为放射到骶髂和上臀部区域的疼痛，这种疼痛在从坐位站起和站立时加剧，坐位可缓解[32]。单侧髂腰肌触发点疼痛被描述为沿脊柱向下的垂直疼痛，而双侧触发点疼痛被描述为整个腰部水平方向的疼痛[32]。

腰方肌

腰方肌肌筋膜触发点疼痛通常被描述为腰部疼痛，在负重姿势时加重，在躺下等腰椎无负重的状态时缓解[94-95]。患者经常主诉在翻身、咳嗽或打喷嚏时疼痛加重，也可出现牵涉痛，常被描述为放射到大腿前、髂前上棘和膝关节上外侧的疼痛[94-95]。

· 禁忌证

触发点注射的禁忌证包括出血性疾病和局部感染。

· 操作方法

患者取俯卧位，以便在透视引导下正确显示目标区域。

腰大肌

进针部位在L_3椎体棘突外侧约5 cm处。置入穿刺针，并在侧位透视下进针至椎体的前1/3处。

腰方肌

进针位置在$L_3 \sim L_4$水平髂嵴和髂后上嵴头侧2 cm处。置入穿刺针并向前推进，直到在正后位图像显示针尖位于神经孔水平，侧位图像针尖应位于横突后方。

· 确认针尖的正确位置

腰大肌

使用造影剂确认针尖位置是否合适。侧位图像下应见造影剂垂直扩散至腰椎椎体前1/3处。确认后，将8～10 mL的局部麻醉药和皮质类固醇混合物注射到肌肉中。

腰方肌

合适的针尖位置为横突水平的椎间孔后方。确认无误后，肌内注射4～6 mL的局部麻醉药和皮质类固醇混合物，也可注射肉毒杆菌毒素。

· 监测操作后变化

这两种注射均可缓解髋关节屈伸时的疼痛。局部麻醉药注射应该在30分钟内起效，而皮质类固醇的起效则需要几天，肉毒杆菌毒素可在2～3天内见效。

· 并发症

并发症包括疼痛加重、感染和肌肉血肿形成。

Vwaire Orhurhu，Christopher Aiudi，Ivan Urits，Mark Jones and Michael P. Zaccagnino

柳垂亮 译，顾柯、陈嘉莹、刘岗、窦智 校对

◦ 参考文献 ◦

扫码查看

第三十章　其他脊柱疗法：髓核成形术、椎间盘内电热疗法和冷冻疗法

要点

※ 椎间盘病理性疼痛的常见治疗，包括使用消炎药物和物理疗法的初始保守治疗。

※ 由于退行性改变或急性损伤，纤维环的完整性可能会削弱，导致髓核"膨出"或脱出，这种突出引起继发神经根压迫和神经功能障碍。

※ 椎间盘髓核成形术可能适用于椎间盘突出症保守治疗失败且神经根疼痛超过6个月的患者。

※ 椎间盘源性疼痛是指来自椎间盘的疼痛，高达40%的腰痛患者的疼痛与此相关。

※ 经皮椎间盘内热凝术是一种治疗椎间盘源性腰痛的微创技术。此技术通过将导管或电极放入椎间盘的后环或附近来传递热量或电流，改变椎间盘的结构和毁损神经。

※ 有创椎间盘激发性造影证实可复制疼痛的椎间盘源性腰痛患者，功能受损、病程超过6个月且对保守治疗无效，应考虑行经皮椎间盘内热凝术。

※ 冷冻疗法又称为冷疗，是一种通过极低的温度产生损伤，提供暂时的麻醉阻滞来缓解疼痛的微创镇痛技术。

※ 鉴于冷冻疗法使用专门的、只在设备的尖端产生局部温度变化的冷冻探头，因此其适应证包括由微小、定位良好的周围神经病变引起的疼痛疾病。

病例报告

患者男性，58岁，步行时与机动车相撞后左腿撕脱伤而遗留5年慢性疼痛，在疼痛诊所接受评估。其左腿疼痛的同一部位有神经瘤病史，目前神经瘤已切除。

疼痛位于左大腿外侧，患者将其描述为钝痛及不适。严重时疼痛评分可达9/10分，轻度时为5/10分。疼痛持续、强烈不适，目前暂无明显缓解的方法。患者曾试过手术治疗，有效，但犹像是否要在麻醉下再次切除。经检查，患者左腿外侧观察到0.5 mm×0.8 mm的瘢痕，触诊时疼痛加重。无红斑、发热、寒战，近期未使用抗生素。医师讨论了可能的神经瘤冷冻消融、药物治疗和手术转诊。患者选择微创冷冻消融并预约进行治疗，获知情同意。首先标记左腿神经瘤部位，右侧卧位，使用氯己定无菌准备并铺巾。通过X线透视和超声引导，确定适当的解剖结构。局部麻醉剂皮下浸润，使用

刀片切开皮肤，然后，通过皮肤切口插入12 G静脉留置针（穿刺针），拔下针头，在X线透视和超声引导下通过静脉留置针（穿刺针）插入大14 G的冷冻针，共进行了6次冷冻消融。每次冷冻持续时间为4分钟，冷冻间期有40秒的深度解冻期。患者很耐受操作，在8周后返回诊所进行再次评估，并可能重复冷冻治疗。

等离子椎间盘减压术和髓核成形术

早已证实椎间盘病变性腰痛与神经卡压性疼痛综合征（如坐骨神经痛）存在关联[1-2]。研究估计，椎间盘病变（如急性突出症、退行性椎间盘疾病）导致了约40%的腰痛[1, 3]。对于临床医师来说，哪些该推荐手术干预或哪些该推荐非手术保守治疗具有挑战性，研究证实，这两种方法在治疗中都有效[2, 4-6]。对这两种治疗的回顾性对比发现，虽然手术患者的疼痛和功能都有所改善[6]，但由于研究设计不佳，这些结论的有效性受限。

目前，椎间盘疼痛治疗措施的一般顺序包括使用消炎药物和理疗来对疼痛行初始保守治疗，若无效，可进行微创硬膜外注射或神经阻滞。保守治疗无效的患者则可能需要手术治疗。对于大的非包裹性椎间盘突出或肌无力（即马尾综合征）患者，可尝试开放性手术治疗。然而，近年来，特别是对于保守治疗无效的包裹性椎间盘突出症，开发了一种称为椎间盘髓核成形术的微创治疗手术。

解剖

椎间盘由中央髓核、周围纤维环和软骨终板组成。由于退行性变化或急性损伤，纤维环的完整性可能被削弱，从而导致髓核"膨出"或脱出超出正常解剖位置。当明显突出时，神经根受压可导致疼痛和神经功能障碍。神经根损伤可以是完全的，也可以是部分的。椎间盘突出的方向和椎体水平决定受累神经根和损伤程度。

适应证

椎间盘髓核成形术减轻疼痛的假定机制是通过溶解/降解和随后的从髓核中移除软组织，从而降低椎间盘内的压力[7-8]。去除软组织可降低椎间盘内压力，通过使突出的椎间盘回缩并恢复至更自然的结构，减少对神经根的卡压，从而改善症状。在椎间盘髓核成形术之前，需要明确疼痛的原因。患者通常患有退行性椎间盘疾病或多个节段的椎间盘突出症，因此，为确保对合适的椎间盘手术治疗，应进行MRI检查、诊断性选择性神经根阻滞和/或术前椎间盘造影[9-11]。

椎间盘髓核成形术适用于保守治疗失败且神经根痛超过6个月的椎间盘突出症患者[11]。由于在该手术中需要切除软组织，术前椎间盘高度应大于原始椎间盘高度的50%。椎间盘髓核成形术的禁忌证包括提示马尾综合征（如大便或膀胱失禁、下肢无力、鞍区感觉缺失）的症状而需要紧急开放性手术、非包裹性椎间盘向椎管内突出33%以上、术前椎间盘高度小于原始椎间盘高度50%的患者[11]。标准禁忌证为全身感染、局部感染或凝血障碍。

操作

行椎间盘髓核成形术前，围手术期应对患者预防性应用抗生素（首选1 g头孢唑啉）。手术通常在镇静下进行，患者取俯卧位，使用无菌操作并注射局部麻醉剂，然后使用斜位透视定位。取椎弓根后外侧入路，使用17 G针穿过Kambin三角（Kambin三角是一个由出口神经根为斜边、小关节上关节突为垂直边（高）和远端椎体的上终板为底边（宽）组成的解剖直角三角形），向椎间盘中央（髓核）进针。一旦确认了针尖的位置，许多临床医师为评估纤维环的完整性，并确保疼痛来源于目标椎间盘，会行激发性椎间盘造影术。确认目标椎间盘后，使用以下所述的方法从髓核中移除组织。手术完成后移除设备，再将局部麻醉剂注入椎间盘外部的髓核成形术通道中。

椎间盘髓核成形术可通过热（激光）、射频（消融）和机械方法完成。各种类型的髓核成形术的操作方法大同小异。通过光纤传输激光能量，产生高热并辐射到所需区域，以机械方式去除软组织并破坏椎间盘的正常生化环境，是经皮激光椎间盘减压术（percutaneous laser disc decompression，PLDD）减少疼痛的机制[7, 12]。

低温等离子射频消融则使用低温等离子双极器械进行，该方法通过在消融模式下使用双极器械创建低温消融通道对椎间盘进行减压。通常情况下，以约0.5 cm/s的速度移动器械，在消融模式下前进，在凝固模式下退出，从而形成6个低温消融通道。这会使软组织溶解，然后通过蒸发去除。与经皮激光椎间盘减压术相比，这种方法使用的温度更低，理论上导致周围组织损伤更少。机械减压的两种方法包括自动经皮腰椎间盘髓核摘除术（automated percutaneous lumbar discectomy，APLD）和传统的机械椎间盘减压术（mechanical disc decompression，MCD）。使用带有侧孔的2 mm探针进行自动经皮腰椎间盘切除术，该侧孔允许器械切割、冲洗和通过抽吸来移除软组织[13]。传统的机械椎间盘减压术采用旋转电机和螺旋探头机械地破坏并清除软组织，由于不使用热量，神经损伤发生的可能性较小。这种装置也适用于椎间盘活检，因为椎间盘没有受到热或辐射而变性。

并发症

术后对患者进行2～4小时观察，注意患者否有出现任何并发症或神经功能缺损。这些微创手术的术中和术后并发症很少发生，最常见的并发症包括一过性感觉异常和潜在的腰背痛加重。这些通常是自限性的。罕见的并发症包括皮肤感染、椎旁脓肿和椎间盘炎。

疗效

使用椎间盘髓核成形术降低椎间盘内压力已得到充分研究和证实[8、14]。多个临床试验试图确定降低椎间盘内压力与疼痛缓解的临床相关性。一项前瞻性研究评价了椎间盘髓核成形术对继发于椎间盘突出症的神经根痛患者的疗效，证实77%的患者在6个月时症状缓解，疼痛平均减轻>50%，患者满意度>80%，残疾得到改善，镇痛需求降低[15]。其他研究也有类似发现[16-17]。另外，几项试验显示经皮椎间盘减压术的成功率为50%～90%[18-20]。不幸的是，这些研究中许多不是随机或对照研究，因此仍需要更多的研究来证实。

椎间盘内热凝术

椎间盘源性疼痛是指起源于椎间盘的疼痛，导致了高达40%腰痛患者的疼痛[21-22]。

大多数椎间盘源性疼痛来源于椎间盘内退变（椎间盘内部破裂），其导致纤维环分层、松动，纤维环开裂，以及随后的脱水和髓核物质的丢失。这些变化导致退变椎间盘微环境的炎症和生化改变，进一步加重疼痛和增加痛觉[23-28]。不幸的是，椎间盘源性疼痛会引起非特异性疼痛（如轴向负荷时加重、休息后缓解的腰背部、腹股沟和腿部疼痛），这使得准确的临床诊断变得困难。MRI检查可用于评价椎间盘的完整性，但椎间盘是否完整未必与临床症状有关。椎间盘造影术是目前唯一可能将临床症状与MRI检查结果相关联的激发技术，但其预测价值受到质疑[29-32]。

激发试验阳性的患者，可使用经皮椎间盘内热凝来替代更具创伤性的治疗如融合手术或关节成形术[33-35]。经皮椎间盘内热凝疗法是一种用于治疗椎间盘源性腰痛的微创技术。为传导热量或

电流从而导致椎间盘结构改变和伤害性感觉神经破坏来缓解疼痛，该技术通过将导管或电极置入椎间盘的后环或其附近[36-39]。虽然疼痛缓解的确切机制尚不清楚，但理论上的解释包括椎间盘生物力学的变化、结构完整性的变化和去神经支配[40]。热或电破坏胶原氢键，引起胶原纤维收缩。通过环状收缩收紧层状纤维环，修复环状裂隙，改善椎间盘的整体结构完整性[40-43]。同时，传递的热量或电流通过热凝破坏伤害感受性神经[40-43]。这两种机制的结合分别产生了长期和短期的疼痛缓解。

经皮椎间盘内电凝术包括2种在椎间盘内产生热量而广泛应用的技术。首先，椎间盘内电热疗法（intradiscal electrothermal therapy，IDET），也称为椎间盘内电热成形术（intradiscal electrothermal annuloplasty，IDEA），使用热阻线圈（间接射频）产生热量，而经皮椎间盘内射频热凝术（percutaneous radiofrequency thermocoagulation of intervertebral disc，PIRFT）使用直接射频探针产生热量[44]。

适应证

有创椎间盘激发性造影证实可复制疼痛的椎间盘源性腰痛患者，功能受损、病程超过6个月且对保守治疗无效，应考虑经皮椎间盘内热凝术[21]。此外，患者最好在影像学上有形态学改变，椎间盘高度仍>50%并伴有后部环形缺损，没有非包裹性椎间盘突出体征（即局灶性神经功能缺损）。经皮椎间盘内热凝术的禁忌证包括神经功能受损、压迫性病变或脊柱不稳，因为这些患者可能需要更紧急的手术干预。

椎间盘内电热成形术（IDEA）

椎间盘内电热成形术前需使用抗生素（头孢唑啉1 g或万古霉素1 g）。此外，通常轻度镇静来保证患者舒适。患者俯卧位，腹部适当支撑以减少腰椎前凸。斜位透视，以确定穿刺器插入位置。定位完成后无菌技术下注射局部麻醉剂，插入17 G穿刺针，并推进至目标椎间盘的髓核内。一旦到达预期位置，需确认视图（前后位和侧位片），确认位置无误后通过穿刺针置入带有电阻线圈的热导管。将热导管穿过椎间盘，观察其沿

髓核和后纤维环之间界面的圆周运动。一旦导管在整个后环上处于满意的位置，使用热导管加热椎间盘。每30秒0.5～1℃的增量升高温度，目标温度为90℃。达到90℃后，按照生产商的推荐温度维持4～20分钟。值得注意的是，纤维环的实际温度比热导管探头的温度低15～50℃。

经皮椎间盘内射频热凝术（PIRFT）

经皮椎间盘内射频热凝术的术前准备与IDEA相似。术前预防性使用抗生素、轻度镇静、术前定位、透视成像和局部麻醉剂的使用同前所述。使用17 G穿刺针推进至椎间盘中心，通过成像确认位置后，将18 G射频探头置入穿刺针中，然后将射频探头的温度升高至70℃，持续90秒。

双极射频椎间盘修复术是一种更新形式的PIRFT，使用2个可内部冷却的射频探头分别置于双侧纤维环后外侧，这可实行更大面积的热凝[45-46]。由于这些探头在消融过程中可内部冷却，从而允许更大量的射频能量加热探头之间的环形组织，同时防止探头附近的组织损坏。最终可能导致瘢痕形成，以及干扰射频能量传输至环的整个后部[45-46]。若实施该技术，可按照前述准备。斜位透视，将两根17 G穿刺针（每侧一根）推进至上关节突，并进入椎间盘的下半部。继续向前推进探针，直到穿刺针在正位透视下与椎弓根的内侧方向对齐。确定位置后，在每个穿刺针中分别放置一个18 G射频探针。在应用射频之前需再次确认位置。确认无误后将探针温度在10分钟内升高至50℃，并保持50℃5分钟。

对于之前描述的所有操作，术后均应观察患者是否出现不良反应。建议患者出院后物理治疗和计划功能康复。这一治疗方案的重要性在于通过结构化核心运动锻炼进行早期组织动员和功能恢复。

并发症

最常见的手术并发症包括血管、迷走神经反应和疼痛加剧。如果患者主诉加热装置引起过度疼痛，则减缓增加速度直至疼痛消退。无菌技术不当或探针、器械放置不当所导致的更严重但罕见的并发症主要为感染性并发症（如椎间盘炎或脊柱脓肿）、出血性并发症和神经系统并发症（如脊神经根损伤或马尾综合征）[47-51]。

疗效

评价经皮椎间盘内热凝术（尤其是椎间盘内电热成形术）的初步临床研究表明，对于保守治疗失败的腰痛患者，该技术可能是改善疼痛和功能的有效方法[52-53]。虽然这些研究证实了疼痛的严重程度有所降低且功能得到改善，但这些研究均为非盲法研究，且未评价该手术的长期益处。此后，对于椎间盘内电热成形术的疗效评价进行了几项随机对照研究，在这些研究中，腰痛和椎间盘激发造影术阳性的患者被随机分配到接受椎间盘内电热成形术或假椎间盘内电热成形术治疗组。在两项研究中，与假椎间盘内电热成形术治疗的患者相比，椎间盘内电热成形术治疗的患者的功能状态没有改善[54-55]。虽然另一项研究显示疼痛减轻，但该结果无法重现[54-57]。对于特定患者人群，这些技术可能有一些好处。但是，合并有某些既往疾病（如多节段椎间盘退行性疾病、肥胖、脊柱退行性关节炎或炎性关节炎）的患者可能根本没有受益[47, 58-59]。研究经皮椎间盘内射频热凝术有效性的临床研究也无法证明临床获益[60-62]。2007年的一项系统性综述展示了两项非随机研究，提出了使用椎间盘内电热成形术优于经皮椎间盘内射频热凝术的使用证据。然而，该综述也表明了椎间盘内电热成形术和经皮椎间盘内射频热凝术与安慰剂相比没有差异[54]。该综述作者得出结论，证据不支持经皮椎间盘内热凝术治疗椎间盘源性疼痛[54]。

最近，研究显示了新技术双极射频椎间盘修复术的益处。这些研究显示，双极射频椎间盘修复术术后1年内，患者疼痛评分有所降低，功能得到改善[63-65]。据推测，这是冷却射频探头周围组织损伤减少及手术过程中所需的最高温度降低的结果[45-46]。目前仍需要进一步的研究来评估这种技术的长期有效性。

冷冻疗法

冷冻疗法又称为冷疗，是一种微创镇痛技术，其利用低温损伤，为缓解疼痛提供暂时性的麻醉阻滞。该技术的使用早于现代医学，作为一种有效的止痛方法有着悠久的历史[66-67]。随着技术和冷冻探针的进步，现在可以将低温直接传送至受影响的部位，而不会造成广泛的组织损伤，这使得冷冻疗法继续成为现代医学中一种有效的镇痛技术[68-70]。

现代冷冻神经松解术使用专门的冷冻探针输送加压气体（氧化亚氮或二氧化碳）来冷冻目标神经。当压缩气体离开探针尖端时迅速膨胀，导致局部温度急剧下降（焦耳–汤姆逊效应）至-60~-70℃[71]。因此，周围区域的细胞内和细胞外的水分冻结，并在探头尖端与直接相邻目标神经之间形成的冰球（直径为3~5 mm）[71]。这些冰球的冷冻和随后解冻导致轴突中断（轴突和髓鞘的断裂），进而导致轴突沃勒变性。而神经内膜、神经束膜和神经外膜仍保持完整，从而允许神经再生[71]。由于现代冷冻探针可以区分检测感觉神经和运动神经，因此可以精确靶向定位，对非预期神经功能的损伤风险极小。

由于轴突的再生，冷冻疗法只可暂时缓解疼痛。疼痛缓解的时间（通常持续数周至数月）取决于冷冻神经松解的位置与最终器官之间的距离[72-73]。可能是由于神经可塑性变化减少，中枢神经系统上扬现象暂时缓解，或导致持续神经传导异常部位的自身免疫反应，通常镇痛持续时间长于神经再生所需的时间[74-76]。

适应证

鉴于冷冻疗法采用了专门的冷冻探针，仅在针尖部产生局部温度变化，治疗适应证包括由细小的、可定位的周围神经所产生的疼痛疾病。这类情况包括术后疼痛、面部疼痛综合征、肋间神经痛等。冷冻治疗的禁忌证包括微创手术的一般禁忌证，如局部、全身感染和出血体质。

过程

为确定疼痛发生部位，以及疼痛是否可能适合冷冻神经松解术，在应用冷冻疗法之前，许多临床医师会尝试多部位局部麻醉阻滞。确保冷冻探针的正确放置，冷冻疗法采用导入器技术。在无菌技术下为患者做好准备，并使用标准的区域阻滞技术以线性方式将导入器推进至目标位置。为方便在导管就位后冷冻探针可顺利通过，通常使用14~16号导管。为确定术前疼痛的部位，并确定在手术过程中是否成功实现神经松解术，冷冻治疗时应保持患者意识清醒。可通过触诊、有或无造影剂的成像模式（透视）和（运动或感觉）神经刺激确定疼痛部位。

冷冻神经毁损术是通过神经的反复冷冻和解冻循环产生。通常，需要3~4个冷冻（-60~-70℃，3~4分钟）和解冻（两次冷冻之间间隔30秒）循环。为确保适当的冷冻神经毁损，在解冻阶段可行神经刺激。因为局部区域产热增加导致散热加快，被大血管结构（如较大的动脉和静脉）包围的神经，可能需要更长的冷冻时间（使用4分钟循环而不是3分钟）。

并发症

最常见的手术并发症主要为冷冻神经毁损期间疼痛加剧。这通常是冷冻探针尖端冰球形成与神经之间距离不当引起的部分神经毁损。在冷冻神经松解术的最初几秒钟，患者可能会感到不适，这是一种正常现象。但是，如果疼痛持续超过30秒，应寻找疼痛的原因。若发生这种情况，为确保局部组织不会受损，在移动冷冻探针之前允许进行解冻。解冻后移动探针，并使用之前讨论的疼痛部位的定位方法正确定位。此时往往需要神经刺激作为确诊手段。一旦确认，继续如前所述进行冷冻消融。随着进一步的冷冻神经毁损，疼痛应会得到改善。术后并发症主要为疼痛和肿胀，建议采用冰敷和非阿片类止痛药等保守治疗。

疗效

已证明冷冻消融是一种用于治疗急性、术后和慢性疼痛时周围神经性神经痛有效的技术。具体而言，已证实其对胸廓切开术和疝修补术相关的术后疼痛、慢性腰背痛和周围下肢疼痛有效[77-83]。但是，该技术缺乏随机对照研究和临床培训，限制了其进一步推广，需要进一步的研究来证明其可能具有广泛的临床应用潜力，以及与其他现代用于周围神经疼痛的治疗技术相比，该技术具有更低的去传入神经痛的风险。

Vwaire Orhurhu, Christopher Aiudi, Ivan Urits, Jatinde S. Gill
柳垂亮 译，郭玉娜、孙凤龙、刘岗、刘娟 校对

参考文献

扫码查看

第三十一章 介入治疗腰痛的并发症

要点

※ 所有的疼痛介入治疗都有风险收益比，其取决于所使用的药物、所采用的技术和患者的个体化因素间的相互作用。

※ 许多疼痛介入治疗都有相似的并发症，但由于所涉及的解剖结构和所需的仪器类型不同而并发症各异，疼痛科医师必须了解其所实施的每步操作可能出现的所有并发症。

※ 疼痛科医师应完全理解介入治疗的风险，获取患者知情同意并与其共同决策。

病例介绍

患者男性，63岁，腰痛2年，伴"电击样"感觉，偶向右腿放射。既往有高血压病、高脂血症和2型糖尿病病史。吸烟（30包/年），已戒烟5年。按照心内科医师建议，每日服用阿司匹林81mg。曾服用非处方药物对乙酰氨基酚和布洛芬治疗腰痛。但症状逐渐加重，疼痛患者无法专注地工作。自诉右脚较左脚略感无力，且双脚有长期固定的"针刺样"不适感。其首诊医师将其转诊疼痛科，准备行硬膜外类固醇注射。

概述

腰痛是由多种病理机制导致的复杂症状。所有年龄段均有腰痛的报道，也是全球最常见的致残原因[1-2]。腰痛对整个社会、医疗体系和社会保障体系的经济影响巨大。首选保守治疗，如物理治疗、镇痛药物和介入治疗[3]。对包括腰痛在内的任何疾病的全部治疗都需要比较潜在风险与预期收益。优先考虑风险收益比最低的治疗方法。

用于腰痛介入治疗的种类、可控制的疼痛类型和临床应用不断增多，虽然已出版的指南强调安全性与有效性，但实践中普遍存在巨大差异[4]。随着对介入方法的不断研究和改进，众多技术十分安全，也有一些技术因不可接受的风险而被淘汰。总而言之，目前采用的介入治疗与手术等更激进的治疗效果相当，而风险收益比更低[4]。介入治疗导致的严重并发症的流行病学研究多是以个案报告的形式出现，而没有大型研究[5]。如果这些保守治疗失败，要解决持续症状只能选择手术，但必须考虑到风险明显增加。

介入治疗的并发症可分为三大类：与介入技术相关的并发症、与所用药物相关的并发症和特定手术的并发症。

与药物相关的并发症

绝大多数疼痛介入治疗需使用4种药物：生理盐水、造影剂、局部麻醉药的混合物和皮质类固醇制剂。某些手术会使用一些药物，如乙醇、苯酚、肉毒杆菌毒素或生物大分子衍生物。药物相关反应可能是过敏，也可能与药物的药理特性有关。就过敏反应而言，所有使用的药物的过敏发生率是已知的。治疗腰痛的药物出现过敏反应很罕见。患者对酰胺类局部麻醉药的过敏通常表现为轻度接触性皮炎，但偶尔也会出现危及生命的过敏反应[6]。美国区域麻醉和疼痛医学学会（American Society of Regional Anesthesia and Pain Medicine，ASRA）已经发布了预防和治疗局部麻醉药中毒（local anesthetic systemic toxicity，LAST）的指南[7]（图31.1）。

虽然有对碘化造影剂轻度过敏的广泛报道，但真正的过敏反应十分罕见[8]。哮喘、特异性过敏和严重的心脏疾病可能增加碘化造影剂过敏反应的风险[9]。通过详细地询问病史和体格检查，注意危险因素和个人过敏史（碘化造影剂或含碘食物，如贝类和海藻），可将其严重、危及生命感度长达1周。单次类固醇注射也可引起类固醇肌病或库欣综合征[11]。连续3次硬膜外注射可抑制下丘脑-垂体轴3个月[12]。大颗粒的类固醇制剂似乎更易引起血栓事件。一些文献通常建议每年类固醇用量限制在3 mg/kg曲安奈德及其等效剂量[13]。几乎没有前瞻性的数据显示，与低剂量的类固醇相比，高剂量的类固醇可以提供更好的镇痛效果，因此，为避免全身性的不良反应应采用最低有效剂量的类固醇。

类固醇颗粒可阻断毛细血管血流，导致神经组织缺血性梗死。在分水岭型血供的近端行任何类固醇注射时，应考虑使用无颗粒的类固醇，如地塞米松（表31.1）[14-16]。

特定手术的并发症

每种介入疼痛治疗所涉及的解剖部位和所需的器械类型都有其特定的风险。医师必须了解各种常见与罕见的并发症，以采取措施避免其发生，若发生时应迅速识别并处理。

硬膜外类固醇注射

硬膜外类固醇注射（epidural steroid injection，ESI）是将抗炎药物注入硬膜外间隙。ESI因其微创性与有效性，已成为治疗腰背痛的一线疗法[8]。ESI的风险包括血管损伤或血管内注射、出血、感染和穿刺针直接损伤。

硬膜外间隙从头侧的枕骨大孔延伸至尾侧的骶尾韧带。硬膜外间隙内充满了疏松的脂肪组织和静脉丛，为脊髓提供缓冲和支持。硬膜外间隙由骨组织和纤维组织环绕组成，前方是后纵韧带、椎体和椎间盘，前侧方是椎弓根，后侧方是关节突关节，后方是黄韧带。黄韧带呈"V"形帐篷样结构，顶端不完整，尤其是在颈椎区域，

局部麻醉药的全身毒性反应（LAST）

若患者出现以下症状应考虑局部麻醉药的全身毒性反应：	20%脂肪乳剂的剂量
精神状态改变；中枢神经系统症状（口周麻木、耳鸣、癫痫发作、呼吸暂停）；心血管症状（低血压、传导阻滞、室性心律失常）	患者>70 kg：初始单次注射量为100 mL，2~3分钟快速给完，然后在15~20分钟内输注200~250 mL

1.停用所有局部麻醉药 2.寻求帮助 　寻求脂肪乳剂"LAST急救包"。 　警惕可能紧急行体外循环。 3.气道管理： 　使用100%纯氧，避免过度通气。 　必要时使用高级气道设备。 4.癫痫发作处理： 　苯二氮䓬类药物。 5.控制低血压和心动过缓： 　若发生心搏骤停，立即行CPR，肾上腺素单次剂量<1 µg/kg。避免使用血管加压素、β-受体阻滞剂及钙离子通道拮抗剂。 6.持续监护： 　心血管事件后>（4~6）小时，局限CNS事件后持续监护>2小时。	患者<70 kg：初始单次注射量为1.5 mL/kg，2~3分钟快速给完，然后以0.25 mL/（kg·min）的速度输注（按理想体重）
	若患者仍不稳定：最多重复2次相同的单次注射量，输注速度加倍。最大总剂量为12 mL/kg
	"局部麻醉药的全身毒性反应急救包"包括：20%脂肪乳剂1 L（总量）注射器，针头，静脉输液器ASRA LAST清单

图31.1　局部麻醉药的全身毒性反应

的过敏反应风险降到最低。钆基造影剂的过敏反应极为罕见，常用作替代品。

皮质类固醇是导致过敏反应的因素之一。在美国，已证实醋酸甲泼尼龙、醋酸曲安奈德、醋酸倍他米松及磷酸倍他米松混合物的治疗剂量可安全地用于介入治疗。然而，FDA未批准这些药物用于慢性疼痛的介入治疗。皮质类固醇的药理作用导致的并发症包括抑制下丘脑-垂体轴、库欣综合征、骨质疏松症、骨组织血管性坏死、类醇肌病、硬膜外脂肪瘤、高血压、体重增加、液体潴留、皮肤病变和高血糖。单次硬膜外类固醇注射对皮质醇浓度的不良影响可持续30天[10]。在腰痛的介入治疗中使用类固醇，可影响胰岛素敏

表31.1　常用的注射用皮质类固醇的特性

类固醇	等效剂量（mg）	溶解度	血清半衰期	颗粒直径（µM）	与红细胞直径比（直径7.5~7.8 µM）	聚集
地塞米松磷酸钠	0.75	可溶	36~54小时	<7.6	<10倍	未发现
曲安奈德	4	相对不溶	88分钟	多种（0.5~100）	>12倍	广泛大量聚集
醋酸倍他米松及磷酸钠倍他米松	0.60	结合	6.5小时	多种（7.6~100）	>12倍	大量聚集
醋酸泼尼松龙	4	微溶	18~26小时	<7.6	通常更小	少量紧密聚集

腹侧和背侧的神经根从侧面穿出。神经根的供血血管在椎间孔处进入椎管，椎间孔的前方为椎体和椎间盘，上方和下方为椎弓根，后方为下一椎体的上关节突。脊髓的血液供应由一条脊髓前动脉和成对的脊髓后动脉组成，前者源于椎动脉，约供应脊髓的前2/3；后者源于小脑下动脉，供应脊髓的后1/3。脊髓前动脉接受前根髓动脉交错汇入，后者是主动脉或颈部椎动脉的直接分支。在颈部通常有数条大的汇入动脉，而腰部只有一条主要的供血动脉。根大动脉（Adamkiewicz动脉）在85%的患者中起源于T_9和L_2之间，通常来自左侧，但也有小部分患者的变异来源于更低的腰椎，甚至低至S_1[17]。43%的患者发现有其他的根髓动脉[17]。

硬膜外间隙穿刺包括3种入路：椎板间、经椎间孔和骶管入路。每种入路都有其特异的、多变的血管解剖结构，穿刺针可能误入或直接损伤血管。谨慎的操作技术和全面了解硬膜外穿刺部位的血管解剖结构可以最大限度地减少血管损伤。

穿刺针直接损伤引起的并发症包括血管迷走神经反射、穿破硬膜、头痛、硬膜下注射、颅内空气注射、脊髓损伤、感染或脓肿、血肿、硬膜外脂肪沉积、气胸、神经损伤、脑损伤、颅内压升高、血管内注射、血管损伤、栓塞和死亡。经椎板间和经椎间孔入路都有发生上述并发症的报道。对于慢性疼痛的操作应由受过训练的医师完成，他们应具备影像学引导、相应的解剖学和药理学知识，并能对患者进行纵向随访及并发症处理。多数与ESI相关的并发症也可见于其他的椎管内介入治疗，但不同操作之间也存在细微差别。

美国麻醉医师协会（American Society of Anesthesiologists，ASA）封闭式索赔数据库中发现共有114项与ESI相关的索赔。其中，28%为神经损伤，24%为感染，20%为头痛，10%为疼痛增加或无缓解，9%为死亡或脑损伤[18]。

血管损伤最严重的结果之一是硬膜外血肿。硬膜外血肿发展迅速，在椎管内穿刺针置入数小时内即可出现临床症状。有报道显示，硬膜外麻醉会引起硬膜外血肿的发生，而影像学引导的ESI治疗慢性疼痛中硬膜外血肿的发生相对罕见。使用抗血小板或抗凝血药物和（或）存在遗传性出血性疾病是引起硬膜外血肿的最大的危险因素。

血肿在任何介入治疗后都很少见，一旦发生则是灾难性的。服用抗血小板或抗凝药物（如氯吡格雷和华法林）的患者有发生硬膜外血肿的风险。但对于可进行ESI的确切停药时间取决于专家的意见。每种药物的确切停用时间应由患者、给予抗血小板或抗凝血药物的医师和疼痛科医师共同讨论后决定，重点是操作过程中的出血风险及停药后的栓塞或血栓事件。还应参考已发布的临床指南，如针对抗凝患者的ASRA指南[12, 19]。

虽然任何穿刺针或异物穿透皮肤都可能引起感染，但硬膜外穿刺针置入导致的严重感染非常罕见[18]。人们发现金黄色葡萄球菌是硬膜外脓肿中最常见的细菌种类，这表明皮肤污染是常见的元凶[20]。

硬膜外脓肿最初表现为腰背痛并伴有低烧，患者随后出现进行性神经功能障碍[21]。若临床上怀疑是硬膜外脓肿，应采用钆造影剂的增强MRI检查进行早期诊断，同时早期应用抗生素干预，适当的椎板切除减压可改善远期预后。ESI后邻近组织的感染也有报道，如椎体骨髓炎和椎间盘炎[22]。

无菌性脑膜炎也可发生，虽然是良性的，但其可引起灼痛、头痛，甚至癫痫发作。一些病例是不慎在鞘内注射皮质类固醇后发生的。蛛网膜炎与鞘内注射甲泼尼龙有关[23]。

若无X线透视引导，肌内注射和鞘内注射的风险可能显著增加。不慎在鞘内注射可引起严重的并发症，包括含有防腐剂的药物造成的神经损伤、粘连性蛛网膜炎、无菌性脑膜炎和颅内静脉血栓形成。穿破硬膜造成的最常见的后果是腰椎穿刺后头痛，表现为与体位变化相关的双侧额颞部头痛。意外穿破硬脊膜相关的头痛发生率＞50%。在硬膜下间隙不慎注射局部麻醉药可导致严重的运动功能障碍和疼痛。将空气注入硬膜下间隙（最常见于阻力消失法中使用空气时）可导致颅腔积气，表现为视力模糊和眼睛疼痛。

颈椎硬膜外类固醇注射

在进行颈椎硬膜外类固醇注射前应多加考虑。与胸椎类似，经椎板间或椎间孔入路颈椎硬膜外类固醇注射都可能因进针位置不当而直接损伤脊髓。颈椎硬膜外类固醇注射后瘫痪通常归咎于脊髓前动脉综合征，即由于脊髓供血的根髓动脉直接损伤或大颗粒类固醇进入供养脊髓前方的血管引起栓塞[14, 20, 22]。另一机制认为，穿刺针靠近动脉引起根髓动脉血管痉挛，并无直接损伤或栓塞形成。

通常认为，颈椎硬膜外类固醇注射经椎板间入路比经椎间孔入路更安全。经多学科工作组（multi-disciplinary working group，MWG）对颈椎硬膜外类固醇注射安全性进行评估，推荐在$C_7 \sim T_1$水平进行注射，不高于$C_6 \sim C_7$间隙，原因是颈椎硬膜外间隙在$C_6 \sim T_1$最宽，而且黄韧带在靠上的颈椎节段更常出现间隙[8, 24-25]。

为避免在颈椎椎管内注射过程中出现神经系统并发症，MWG进一步提出建议，包括检阅相关的影像学资料、最小剂量或不使用镇静药物、多层平面影像学检查和使用造影剂[25-26]。

胸椎硬膜外类固醇注射

与颈椎一样，胸椎硬膜外类固醇注射也有因进针位置不当造成直接损伤、因栓塞或血管痉挛造成脊髓缺血的风险。由于Adamkiewicz动脉供应脊髓的前2/3，注射颗粒型类固醇可能导致低位胸段脊髓的栓塞[14]。

腰椎硬膜外类固醇注射

医疗保险数据显示，1998—2005年，介入技术的总体增长为179%。相比之下，腰椎硬膜外类固醇注射从1994年到2001年增长了271%[27]。腰椎硬膜外类固醇注射的风险通常比颈椎低，但也存在上述的硬膜外注射的大多数风险。

关节突神经阻滞和内侧支阻滞

据估计，在65岁以上的人群中，89%的人CT上有关节突关节病的证据[28]。关节突关节是成对结构，由椎管后外侧的上、下关节突构成。关节突关节是动关节，有相对的软骨面，内含滑膜液。关节突关节的关节面的方向决定了这一节段脊柱的运动类型。例如，颈椎关节突关节面的方向比腰椎关节突的方向更接近水平面，因此与腰椎相比，颈椎在水平面上的活动度更大。

人类腰椎关节突关节的神经支配基本一致。脊神经根的后支分为外侧支和内侧支。内侧支与上关节突交叉穿过横突。每条内侧支又分为2个分支：一个是支配同一神经根水平的上关节突的上升支，一个是支配下关节突的下降支。因此，由L_4下关节突和L_5上关节突组成的关节突关节就由L_4内侧支的下降支和L_5内侧支的上升支支配。严格意义上的诊断性阻滞需同时阻断这两个分支。

腰椎的内侧支固定出现在横突上方和上关节突交汇的乳副突间切迹[29]。在L_5水平，靶点是背侧支穿过骶棘的位置。

颈椎内侧支的走向更加多变。从C_5开始，内侧支在颈椎关节柱的中部穿行。其向头侧走行，因此比关节柱要高一个节段。第三枕神经是C_3的一个相对较大的浅层分支，在C_2和C_3椎体的连接处走行。

关节突关节病可通过不同的介入方法来治疗，如关节突关节内注射类固醇或诊断性地局部阻滞脊神经背内侧支，然后对这些神经进行射频消融[30]。物理治疗、手术和药物治疗（非甾体消炎药）也有一定的作用。以诊断为目的，内侧支阻滞比关节内注射更敏感[31]。

已报道的关节突关节疼痛的介入治疗并发症包括神经毒性、神经损伤、血管损伤、椎间盘损伤、气胸、感染或脓肿、皮质类固醇和其他注射药物的药理作用[8]。与其他介入治疗一样，通过合理使用X线透视检查和谨慎选择患者，可以避免大多数严重的并发症。详细的病史和体格检查将有助于筛选患者，排查进针点潜在的局部感染、凝血功能障碍、相关的过敏症、脊柱融合或不允许使用X线透视检查的情况。关节突关节介入治疗后出现硬膜外血肿或其他大出血事件的发生率很低，但缺乏确切的数据。硬膜穿刺后头痛罕见，但有可能发生。

术后感染更易发生在椎旁的肌肉组织，而不是椎管或关节[32]。据报道，关节突关节注射后硬膜外脓肿更多的是通过血源性扩散而不是直接从关节囊扩散到硬膜外间隙[33]。用钆造影剂的增强MRI检查是最重要的诊断工具，其可诊断多达90%的病例。注射抗生素是一线治疗。对抗生素无反应的已确诊的硬膜外脓肿，建议在36小时内进行椎板切除减压，但神经系统的后遗症可能持续存在[8]。有报道显示，颈椎和腰椎关节突关节注射可继发化脓性关节炎[33-34]。通常发生在单侧，在X线片上显示关节突关节增宽，在T_2WI上显示为高信号。与硬膜外脓肿类似，建议静脉注射抗生素4~6周，如果抗生素治疗无效，则进行手术减压。

与关节内注射不同，诊断性内侧支阻滞一般不会引起疼痛的加重。然而，若穿刺针穿透了椎旁的肌肉组织，在注射后24~48小时内可能出现局部压痛。据了解，8%的腰椎内侧支阻滞中会出现不慎血管内注射，这可能导致假阴性的诊断性阻滞。

在颈部进行的操作有其特有的风险。在第三枕神经阻滞和C₅以上的颈椎内侧支阻滞中，局部麻醉药阻断了紧张性颈反射所需的颈上部本体感受器，患者术后可能会出现共济失调。这种一过性的感觉异常通常会在15~30分钟内消失。在操作前应提醒患者注意这种潜在的不良反应。若发生，应嘱咐患者将注意力集中在房间里的水平物体上。

关节突关节射频消融术

射频消融术发生并发症的风险与诊断性关节突关节神经注射相似，鲜有报道[8, 35-36]。关节突关节射频消融术特有的并发症包括局部压痛、疼痛加剧数天、感觉障碍或痛觉超敏。理论上，进针定位不当可能会导致对非预期目标如脊神经腹侧支的热破坏。局部烧伤和运动无力的情况也有报道，但极为罕见。为防止这些并发症，医师可在开始损毁性操作前将刺激增加到至少2 V、2 Hz，并进行测试。射频消融术已进一步完善，包括脉冲射频和水冷射频消融术，前者不损害神经组织，后者可覆盖更大的组织表面积。由于脉冲射频不会损伤神经，因此在术后通常不会观察到疼痛加剧、感觉障碍及感觉超敏。

疼痛医师行射频消融术时应知晓患者是否有植入性心脏起搏器或植入性心律转复除颤器（implanted cardioverter defibrillator，ICD）。负极板应妥善放置以避免电流经过这些设备。建议术前请心内科专家会诊，以确定起搏器的设置及是否需要设为非同步模式。操作前使用磁铁关闭ICD的除颤功能，以避免在操作过程中意外除颤。使用双极能量的射频设备可减少一些并发症，但不能完全避免。

感觉障碍和痛觉超敏在颈椎射频消融术后更常见，是由于后主干的外侧支去神经化，该分支

部分地支配棘突上的皮肤组织。虽然颈椎内侧支阻滞和脊神经根切断术采用侧卧位和俯卧位均有报道，但推测俯卧位可提供更可靠的骨性标志来定位进针。目前还没有侧卧位和俯卧位安全性的比较研究。

射频消融术后也可见神经炎的报道[35]。有研究表明，在去神经部位注射类固醇可以减少术后神经炎的发生。

关于射频消融术后感染并发症的报道较少。据推测，热损害提供了一种灭菌的作用[36]。射频消融术后，即使没有明显的感染，MRI上也可出现典型的椎旁脓肿的对比增强图像，是非感染性的炎症后改变[37]。

骶髂关节注射

对骶髂关节疼痛的介入治疗主要针对关节内或支配关节的传入痛觉神经。骶髂关节是成对的动关节，有相对的软骨和丰富的纤维结缔组织覆盖层，起到加固关节的作用。骶髂关节在三个平面上有一定的活动度，最大的是在X平面上可活动1°~3°[38-39]。上半身的重量通过腰椎传到骶骨，然后向两侧传到髂骨，接着直接沿股骨下行。力方向的突然变化使骶髂关节易受到巨大的压力，并可能导致关节炎的发生。骶髂关节受L₅后支和S₁~S₃背侧支的支配，也可能受S₁~S₃腹侧支的支配[39-40]。大多数介入医师不会重点关注前支，因为经皮方法基本上不会触及前支[38]。

关节内注射相关的并发症并不常见。由于注射液对骶髂关节的扩张和加压，在术后几天可能会出现短暂的、自限性的疼痛加剧。建议使用2.0~2.5 mL的注射液，以避免关节肿胀引起的过度疼痛[8]。如果穿刺针进入盆腔脏器，理论上有可能在关节和骶前肌肉组织中发生脓肿。关节内注射后尚未有出血并发症的报道。

与所有的射频消融术相同，对支配骶髂关节的骶神经外侧支和低位腰段脊神经内侧支的射频消融术需要筛选患者，医师经过高级培训，具备X线透视技能。骶髂关节的射频消融术的并发症包括血管损伤、血肿、神经炎、脊髓麻醉、软组织和骨质烧伤、运动神经损伤[4]。

骶髂关节的射频消融术最常见的并发症是短暂的神经炎[8]。水冷射频和传统的热射频都可能

引起一过性的疼痛及神经炎[41]。脉冲射频不会破坏神经结构，因此术后局部疼痛的发生率较低，但治疗骶髂关节疼痛的效果也较差[42]。骶髂关节的射频消融术后很少发生感染，也未见出血症状的报道。

椎间盘内手术

椎间盘源性慢性腰背痛可能是由于椎间盘占据椎管内空间，使邻近的神经受到压迫，如椎间盘膨出、突出和脱出，或由于髓核中的炎症介质被挤出。椎间盘源性疼痛也可因椎间盘退行性疾病（degenerative disc disease，DDD）引起椎间盘纤维环的机械性撕裂或裂隙，随后传入神经纤维向椎间盘深处生长，通常没有神经元。髓核随年龄增长而出现脱水，可能会加剧椎间盘退行性疾病，导致椎间盘弹性下降，更易受到损害。椎间盘退变引起的疼痛通常是轴向的，增加椎间盘压力的动作（如长时间的坐姿）会加剧疼痛，而减少椎间盘压力的动作会缓解疼痛。确定哪节椎间盘引起疼痛可通过无创性影像学检查（如MRI检查），或有创性检查（如椎间盘造影）。

椎间盘是两个相邻椎体（在L_5/S_1椎间盘的是骶骨）之间的结缔组织，使脊柱可以屈曲、伸展、旋转和侧弯。椎间盘是由内部的髓核和外部的纤维环组成。椎间盘在椎体终板处与其相邻的椎体相连，并与前、后纵韧带相连。髓核由Ⅱ型胶原蛋白组成，是含水约80%相对不可扩张的胶冻样物。纤维环主要由Ⅰ型胶原组成，也有较高的含水量。在健康的椎间盘中，纤维环和髓核基本上是无血管的，软骨细胞和成纤维细胞的营养通常由椎体终板扩散提供。在健康的椎间盘中，纤维环的外1/3处也少有神经支配。椎间盘脱水会导致纤维环减弱，使其无法抵御髓核的液压。这可能导致椎间盘撕裂、破裂、髓核突出，支配神经和血管向椎间盘内生长。

有创性椎间盘造影术在实时X线透视引导下对单个椎间盘进行加压，以确定疼痛来源于哪些椎间盘。虽然先进的影像学技术已大量替代此方法，但有创性椎间盘造影仍是唯一将症状与成像相关联的影像学方法。有创性腰椎间盘造影术的总并发症发生率为0~2.7%，包括椎间盘炎、硬膜外脓肿和细菌性脑膜炎；而颈椎间盘造影术的并发

症发生率约为0.6%。最常见的严重并发症是椎间盘炎，据报道其发生率为1∶400~1∶30[43]。也有证据表明，穿刺针穿刺引起的椎间盘损伤可能会加剧现有的椎间盘疾病或引起新的椎间盘疾病[44-45]。椎间盘内手术中预防性应用广谱抗生素存在较大争议[46]。椎间盘内注射类固醇可导致硬膜外钙化，尤其是应用曲安奈德[46-47]。在椎间盘的热治疗或机械治疗中使用椎间盘造影，理论上有较高的风险，如对邻近结构的热损伤。椎间盘内手术过程中对椎体终板的不慎热损伤可能影响营养物质向椎间盘的被动扩散。

椎间盘内电热疗法（intradiscal electrothermal therapy，IDET）是在撕裂的纤维环内径上放置一个热线圈。射频能量可以改变胶原基质，减小椎间盘体积，消融纤维环中细小的痛觉纤维[48]。若热线圈的位置不当，会将热能传递到邻近的结构，如脊神经或椎管。适当镇静且保证与患者互动可最大限度地减少这一并发症的发生。术后的腰背痛复发并不罕见，可持续几天到几周。马尾神经损伤是IDET的一个罕见但灾难性的并发症，可导致下肢严重的神经病理性疼痛、潜在的肠道和膀胱功能障碍。这可能是由于椎间盘后方的热元件置于靠近脊髓的位置。IDET的并发症发生率约为0.8%[49]。热电极损伤导致的术后椎间盘突出很罕见，发生率为0.3%[49]。

双极射频成形术使用水冷双极技术来提供热能，同时也保护远端结构不受热能泄漏的影响[50-51]。无菌水循环于热电极内。与IDET相比，双极射频成形术使用的温度较低（为50℃，IDET为90℃）。电极放置在纤维环的对侧。双极射频成形术后尚未有严重并发症的报道。

髓核成形术是一种椎间盘内射频介入治疗，可减少突出的椎间盘体积。与双极射频成形术和IDET不同的是，其电极穿刺入髓核，而不是纤维环。其目的是用热能汽化髓核基质后通过探针清除这些气体。所产生的空间使椎间盘收缩到原来的大致体积，从而减轻对邻近神经结构的压迫。由于靶区在椎间盘内，很少会对周围结构造成损害。该手术通常会移除约1 mL的髓核。髓核成形术后，76%的患者穿刺部位会有短期的压痛，26%的患者自诉四肢有轻微的麻木和刺痛，15%的患者腰背痛程度加重[52]。这些症状基本上在2周

内缓解。在有后遗症的患者中，15%为持续的轻微麻木和刺痛，4%为持续的腰背痛[53]。

经皮激光椎间盘减压术不次于创伤更大的显微椎间盘切除术，但成本效益更优[52]。经皮内镜激光减压术是另一种正在完善的定向能量技术，可作为减少椎间盘突出体积的选择[54-55]。

椎间盘减压器的设计是为了在不使用定向能量的情况下物理性地减少椎间盘突出的体积[56]。椎间盘减压器在X线透视下从后侧面进入髓核。与髓核成形术类似，在髓核中心形成负压真空，从而收缩椎间盘突出和减轻神经根压迫。椎间盘减压器的置入并发症少见，但缺乏明确的证据[57]。

颈椎和胸椎髓核较小，不能容纳导管，禁忌使用双极射频成形术和IDET。椎间盘严重退变的患者，其椎间盘已减少到原来高度的50%，进一步减少椎间盘体积是不可取的，因此也不适合做椎间盘减压术或髓核成形术。

其他并发症通常与器械有关，如探针或导管的破裂。应通过外科手术取出残留物。

IDET、双极射频成形术或髓核成形术中的高热暴露会损伤附近的结构，导致脊柱的骨坏死。理论上，这将破坏脊柱的结构完整性，使患者容易发生椎体骨折。IDET的这些并发症发生率最高，因为该术式取决于一个5 cm长的活动的导管尖端的正确定位。

椎间盘内手术后的感染性并发症尤其值得关注。椎间盘没有足够的血供来产生有效的免疫反应。预防性使用抗生素、术前治疗局部感染和严格的无菌技术通常可以避免这些并发症的发生[58]。椎间盘炎病例中最常见的致病菌是金黄色葡萄球菌。在预防性抗生素广泛应用前，椎体骨坏死和硬膜外脓肿的报道比椎间盘炎更多。

鞘内药物输注系统

植入鞘内药物输注系统（intrathecal drug delivery systems，IDDS）的患者面临的并发症的风险同其他椎管内操作的并发症一样。这种给药形式可以持续的低剂量将药物直接注入脑脊液（cerebrospinal fluid，CSF），减轻了全身治疗的许多并发症。通常，鞘内使用阿片类药物的不良反应与全身使用阿片类药物相似：过敏、恶心、瘙痒、便秘、尿潴留、低血压和呼吸抑制。IDDS的并发症包括医源性失误、设备相关感染、脑脊液渗漏、镇痛效果不足、肉芽肿形成和设备产品性能事件[59-60]。IDDS在植入后的第一年内死亡率为3.89%，多数是由于对药物导致的呼吸抑制缺乏警惕[59]。

硬膜外血肿是植入IDDS的典型并发症，但不总是与出血性疾病相关。若怀疑有血肿，应立即进行MRI检查和手术探查，然后在症状发生后12小时内进行手术清除。出血也可发生在贮液泵内，可能需要手术引流。

感染是IDDS治疗的常见并发症，通常发生在泵的表面，但可以扩散到更深层的组织[60-62]。如果IDDS发生感染，症状一般在植入后10～14天内出现。早期口服抗生素可以尽量减少植入后的感染并发症。合理的治疗目标是通过早期识别和积极的抗生素治疗以限制感染扩散到筋膜深层。需及时应用增强MRI检查进行评估，然后请神经外科医师会诊。为防止爆发性脑膜炎或其他危及生命的感染发生，常应移除装置。

建议成年人在L_3/L_4以下进针，以避开脊髓圆锥。据报道，马尾综合征是IDDS置入的并发症之一。在手术过程中，通常予以患者镇静但可与医师交流，这是为了防止在进针时出现未被医师发现的问题。腰椎穿刺后头痛（postdural puncture headache，PDPH）常因进针过程中穿破硬膜，使用切面针和大号穿刺针更容易发生。

导管肉芽肿发生在鞘内导管的顶端，是炎症性、纤维化、非感染性的肿块。这种肿块发展缓慢，高浓度吗啡或氢吗啡酮治疗的患者更易发生。肉芽肿可用含钆基造影剂和不含钆基造影剂的T_1WI检查，但尚无文献支持其作为常规监测方法。

IDDS导管最易在高张力点断裂，如锚定点和与贮液泵连接处[63]。如果导管没有正确地固定在胸腰筋膜上，就会脱出鞘内，导致脑脊液渗漏、头痛及镇痛无效，也可能移位到椎间孔内。

椎体成形术和后凸成形术

经皮椎体扩张术（percutaneous vertebral augmentation，PVA）是微创手术，其风险较开放性手术小。椎体成形术和后凸成形术的并发症有进针位置不当、感染、骨水泥外渗和邻近结构损伤。筛选患者时应注意是否有活动性感染，特别是骨髓炎或椎间盘炎。当椎体压缩有限、骨折时间<12个月、STIR或T_2WI检查证实有骨髓水肿时，这种治疗方法效果最好。

骨水泥是一种黏度相对较低的介质，在其达到最佳黏度之前进行注射，极有可能发生渗漏。使用黏度较高的骨水泥可减缓其注射时的扩散。为提高X线透视的可视性，骨水泥常与造影剂混合。骨水泥只可在直接透视下置入。骨水泥可能会从目标椎体外渗到脊神经而引起神经根症状或感觉障碍。若未及时处理，渗入椎管会造成灾难性的后果，如截瘫。若进入血管中，可引起动静脉血栓或肺栓塞。渗入毛细血管的骨水泥单体可能会对肺血管内皮造成损害并增加肺动脉压力。据估计，后凸成形术的渗漏发生率约为9%，而椎体成形术则约为41%。

疼痛缓解与注射的骨水泥量无关。一项包含1036例患者的Meta分析发现，椎体成形术和后凸成形术都能使疼痛评分显著降低。该研究还发现，椎体成形术在降低疼痛评分方面比后凸成形术更有效，但椎体成形术的骨水泥渗漏率和新发骨折率也更高[64]。

邻近节段的骨折是PVA的潜在并发症。据报道，术后骨折率为12.4%～21.0%，其中大部分发生在与先前PVA手术部位相邻的节段[65]。低体重指数和高龄也是骨质疏松性骨折并发症的决定因素。

其他介入治疗如脊髓电刺激、扳机点注射和交感神经阻滞等的相关并发症将在其他章节中讨论。

总结

"不伤害原则"仍然是医疗实践的第一准则。所有治疗慢性腰痛的医学疗法，包括药物、外科手术和介入治疗，都有一个预期的风险收益比，在采用特定的治疗方法时必须仔细考虑。医师必须清楚潜在的并发症及如何正确处理这些并发症。将关于脊柱介入治疗的潜在或已有的并发症全部罗列是不可能的。然而，医师可通过对并发症的透彻了解和不断改进治疗避免并发症的发生，来优化治疗。

Eric J. Wang，Cameron Kluth and Dermot P. Maher
柳垂亮、王美容　译，林增茂、窦智、张力　校对

●　参考文献　●

扫码查看

第三十二章　脊柱疼痛患者的区域麻醉

要点

※ 区域麻醉应用广泛，越来越广泛的应用于脊柱疼痛患者所接受的各种手术。

※ 区域麻醉是多模式镇痛和治疗脊柱疼痛患者的重要手段，适用于术前、术中和术后。

※ 虽然区域麻醉常用于四肢手术，但越来越多的证据表明，区域麻醉也可作为脊柱手术和操作的主要麻醉或辅助镇痛手段。

※ 过去，脊柱手术和脊柱疼痛的区域麻醉是指椎管内技术（脊麻、硬膜外麻醉和腰-硬膜外联合麻醉）。

※ 已证实多种椎管内技术、药物和阻滞方法对脊柱疼痛患者安全有效（详见本章正文）。

※ 在许多脊柱手术研究中，已经证实这些技术相较全身麻醉可以获得额外获益（改善术后镇痛、血流动力学稳定性和术后恢复能力，减少术后恶心呕吐、手术失血、住院时间、麻醉或手术时间、医疗费用）。

※ 最近已有研究报道，"椎旁"麻醉和其他外周、非椎管内神经阻滞麻醉技术已被用于脊柱疼痛患者。

※ 随着超声引导区域麻醉使用的增加，椎管内和外周神经阻滞在脊柱手术、脊柱疼痛领域的应用越来越广。

※ 进一步的研究将继续阐明脊柱手术区域麻醉的最佳适应证、药物、剂量和技术问题。

脊柱疼痛患者的非脊柱手术治疗

脊柱疼痛患者可能行各种择期、危急、紧急的非脊柱手术。根据脊柱疼痛的严重程度和长期性，这些患者可能会服用高剂量的阿片类和非阿片类镇痛药，并由门诊慢性疼痛中心密切随访，以在必要时进行非药物和介入治疗。围术期的疼痛评估和管理可能具有挑战性，需要仔细优化。理想情况下，在择期和紧急情况下，这些患者应该在术前就诊，并在住院期间进行持续的住院疼痛治疗。此外，多学科协作至关重要，应包括患者的手术、麻醉医师团队及护理人员、物理治疗师、职业治疗师和出院计划的病例管理者。多模式镇痛也很关键，除优化阿片类药物治疗外，围术期的药物治疗应侧重于最大限度地使用非阿片类药物（表32.1）。

对于阿片类药物耐受的患者，治疗团队应预计围术期需要更大剂量的阿片类药物，尽可能在围手术期继续使用现有的镇痛药。

对于无法在肠内用药的患者，特别是阿片类药物耐受的患者，应尽可能用肠外形式替代，因为无论长效和短效阿片类药物的突然停用都可能导致戒断反应。在围手术期，治疗小组还应该预估到，如果慢性疼痛患者自我报告的疼痛评分较高，治疗策略应旨在改善围术期功能，并结合疼痛评分关注客观终点（下床活动、呼吸功能）。对患者和治疗团队期望的管理也至关重要，因为住院患者围术期疼痛管理的首要目标是提高患者在术后急性期的恢复能力，而不是解决或治疗门诊患者稳定的、持续性疼痛问题。

为此，区域麻醉可能是极有用的围手术期工具，为慢性疼痛患者特定手术部位提供了靶向镇痛。根据手术部位，各种区域麻醉技术可用于术中麻醉（作为主要麻醉方式或与全身麻醉结合）和术后镇痛。表32.2详细描述了可用于慢性疼痛患者的特定非脊柱手术的区域麻醉技术示例。通过置入椎管内（硬膜外、鞘内）、躯干（椎旁、腹横肌平面、腹直肌鞘）或周围神经（臂丛、下肢）导管，区域阻滞技术带来的收益可在术后持续数天。此类靶向技术旨在直接阻断手术部位的传入疼痛信号，提供最佳镇痛，以减少对高剂量全身药物的潜在需求。因此，在可行和安全的前提下，区域麻醉代表了非脊柱手术的脊柱疼痛患者围手术期镇痛的理想方法。

合适的麻醉医师团队应进行评估、准备，并获得患者对实施区域麻醉的知情同意。然而，疼痛医师也应了解在这种情况下行区域麻醉的一般禁忌证（表32.3）。

区域麻醉在脊柱手术中的应用

脊柱手术理想的麻醉应具有相对快速起效、可逆性好、手术条件佳、血流动力学稳定、无须输血或给予大剂量血管升压药、恢复时间短、术后疼痛评分低、恶心呕吐等并发症发生率低、附加麻醉剂用量少等优点。这些目标可以通过各种麻醉技术（如全身麻醉、区域麻醉，甚至局部麻醉）来实现，具体取决于手术类型。

正如Mergeay等[5]报道，最常用的胸腰椎手术麻醉为全身麻醉，但脊柱手术中区域麻醉受益的报告越来越多。有24篇文章详细介绍了脊柱手术

表 32.1　脊柱疼痛和慢性疼痛患者围手术期处理要点 [1-4]

1. 考虑跨学科管理和多模式疼痛治疗团队的支持，包括急性疼痛的治疗、慢性疼痛的治疗、物理治疗、职业治疗、护理、手术和个性化管理。
· 术前评估患者目前用药、危险因素、并发症和设备（如植入式药泵、脊髓刺激器）很重要，同时提供术前咨询、教育和关于手术恢复和止痛药的计划。
· 必要时，可能需要术前转诊至疼痛专科医师处。
· 术后随访时调整阿片类和非阿片类药物及监测装置也至关重要。

2. 多模式镇痛，术前继续使用非阿片类药物联合镇痛，并在手术时加入适当的术后镇痛药（非甾体类消炎药、解热药、神经病理性疼痛治疗药）。
· 在适当的情况下，围术期继续使用常规剂量的抗惊厥药和苯二氮䓬类药物，以防止戒断反应。

3. 围术期持续使用长效全身阿片类药物，以避免阿片类药物的戒断反应（考虑到长期服用对阿片类药物的躯体依赖）。
· 对于避免肠内给药的手术和患者，将长效口服阿片类药物转换为等效肠外止痛药，并肠外用药。
· 确保患者在术晨，服用常用的短效阿片类药物。
· 对于混合性阿片受体激动剂－拮抗剂（如丁丙诺啡），根据手术类型综合考虑围手术期镇痛和麻醉。
· 密切监测阿片类药物的戒断、不良反应、过度镇静、呼吸抑制的体征和症状。

4. 考虑术中或术后输注氯胺酮（协同镇痛作用可减少阿片类药物用量）。

5. 对于某些手术，考虑术中或术后全身局部麻醉药的输注（协同镇痛作用可减少阿片类药物用量）。

6. 考虑适合于手术的区域麻醉技术。

7. 使用适合患者耐受程度的等效镇痛剂量，并提供了足够剂量的阿片类镇痛剂，仍预计术中和术后阿片类药物需要量高于常用量。
· 术后初期可能需要适当剂量的患者自控镇痛，根据患者对阿片类药物的耐受程度来调节背景阿片类药物剂量，剂量依临床效果滴定。

8. 若围手术期阿片类药物增量时出现明显不良反应或仍镇痛不足，应考虑阿片类药物轮换。

9. 术后尽快恢复口服用药，保持镇痛剂基线水平稳定。

10. 个性化的疼痛管理方案，每天多次评估患者疼痛控制程度和镇痛药的不良反应，必要时调整。

11. 考虑焦虑、恐惧情绪对患者疼痛感知的影响，考虑围手术期会诊和非药物性疼痛管理策略。

12. 随着术后恢复，预期每日阿片类药物需求量逐渐减少，适当减少短效阿片类药物用量，回到术前基线水平。

13. 安排疼痛医师密切随访，以确保进行适当的管理，并在出院后逐渐减少阿片类药物，预计慢性疼痛问题不会在术后立即解决，目标将是帮助患者回到术前基线水平，然后提供持续的慢性疼痛随访。

中区域麻醉的应用，只有5篇发表于2002年以前，人部分是近期发表的。有趣的是，这些文章中有许多是在外科手术文献中发现的，只有7篇报道发表在麻醉学期刊上。正如Mergeay的综述[5]所述，脊麻、硬膜外麻醉或骶管麻醉可作为手术麻醉的主要方式，也可与全身麻醉联合用于术后镇痛，还描述了这些麻醉方式不同的技术和药物组合。区域麻醉已被用于各种脊柱手术，包括椎间盘切除术、减压或椎板切除术、内固定拆除，甚至融合手术。关于脊柱手术区域麻醉的文献包括各种研究设计，从回顾性至前瞻性的数据、队列研

表32.2　区域麻醉在慢性疼痛患者的各种手术中的应用

可通过解剖标志或超声引导技术，或者两者结合来完成阻滞
上肢手术：臂丛神经阻滞（肌间沟、锁骨上、锁骨下、腋下）和远端周围神经（如尺神经、正中神经、桡神经、肌皮神经，以及手臂、前臂和手的其他支配神经）阻滞
下肢手术：腰丛神经阻滞、坐骨神经阻滞（高位坐骨神经、臀下入路、腘入路）、股神经阻滞、收肌管阻滞、远端周围神经和踝部阻滞
躯干手术（开胸手术、胸壁手术、乳腺手术、腹部和骨盆手术）：椎旁、肋间、胸肌和前锯肌平面、腰方肌、腹横肌间平面、腹直肌鞘和其他躯干阻滞
椎管内技术：既适用于躯干手术（如硬膜外），也适用于腹部、骨盆和下肢手术（如硬膜外、脊髓麻醉、腰－硬膜外联合麻醉）

表32.3　围手术期局部麻醉的一般禁忌

患者拒绝和（或）无法确保在麻醉过程中配合
抗凝和（或）凝血病（建议咨询美国区域麻醉协会或其他机构关于在抗凝时使用区域麻醉的指南）
注射部位感染：通常认为全身感染和菌血症是相对禁忌。
阻滞部位既存的神经功能缺陷、神经/肌肉疾病（可能包括运动、感觉或混合功能缺陷）
解剖异常，使得超声引导或基于解剖标志引导无法安全实施
对局部麻醉药物过敏
区域阻滞专用设备不可用
无法监测患者的生命体征或无法对局部麻醉药毒性和其他潜在并发症提供适当复苏
针对神经轴和椎旁阻滞： 高颅内压 血流动力学不稳定、低血容量和（或）确定的心输出量不足（可能导致交感神经阻断相关的低血压）

究、病例对照研究及随机对照研究。对不同的患者人群预后也进行了研究。

根据某些文献[6]，脊柱手术的区域麻醉最初报道于20世纪50~60年代。目前还不清楚这项技术在首次描述时的应用程度。随后，Riegel等发表了关于早期将脊髓麻醉（简称脊麻）用于腰椎间盘手术的报告[7]，记录了1871例患者使用脊麻进行腰椎间盘手术，无麻醉并发症且患者满意度高。据研究者描述，这些病例中超过40%的患者是由某个特定团队使用全脊柱麻醉（简称脊麻）完成的。

1988年，发表了一篇关于腰椎手术硬膜外麻醉镇痛的详细报告[8]。研究者对80例择期腰椎手术的患者进行了回顾性分析：40例患者行布比卡因单次硬膜外麻醉，40例患者行全身麻醉，发现硬膜外麻醉患者对阿片类药物的需求较低，术后尿潴留率较低，手术失血量较少。硬膜外麻醉下还可进行术中的下肢运动功能的术中测试。大多数硬膜外麻醉的患者（38/40）对该技术表示满意。研究者得出结论：对于腰椎减压手术的患者，与全身麻醉相比，硬膜外麻醉具有有效且耐受性好的优势。

在这些关于脊柱手术区域麻醉的早期报告之后，许多其他的研究也证明了这些技术在临床的可行性、有效性和安全性。此外，研究者还探讨了脊柱手术区域麻醉的各项技术层面，包括设备、药物、患者定位，以及脊麻和其他区域阻滞的细节。在许多研究中，研究者也证明了区域麻醉在脊柱手术中相对于全身麻醉的临床优势。本章的后续部分将详细介绍使用脊麻和硬膜外麻醉的依据、区域麻醉用于脊柱手术的优缺点、实施区域阻滞的技术，以及关于脊柱外科手术中使用非椎管内阻滞（甚至局部麻醉）的独特报道。

脊柱手术中使用椎管内麻醉的证据

除了有对腰椎手术的脊麻和硬膜外麻醉进行的单独研究，还有综述对椎管内麻醉在脊柱手术中的应用进行了分析。具体来说，Rojas等[9]综述了区域麻醉与全身麻醉用于腰椎手术的安全性和有效性对比。综述对11项腰椎手术全身麻醉和区域麻醉进行了比较研究，其中4项是随机对照研究，3项是病例对照研究，2项是前瞻性队列研

究，2项是回顾性分析。11项研究中有8项使用了脊麻，3项使用了硬膜外麻醉。

关于结果，综述中有9项研究报告了术后镇痛药使用和疼痛评分。9项研究中的7项（包括4项随机对照研究）表明区域麻醉组术后镇痛需求降低和（或）疼痛评分降低。7项关于失血的研究报告中有4项表明失血没有差异，3项显示区域麻醉组失血较少。

所有研究（7/7项，包括4项RCT）均记录了血流动力学变量（心率和平均动脉压），结果显示，与全身麻醉组相比，区域麻醉组血流动力学更优（对于区域麻醉组的患者，心率和平均动脉压较低或这些参数变化较小）。一般来说，与全身麻醉组的患者相比，区域麻醉组的患者高血压和心动过速的发生率较低。

这篇综述中的9项研究报告了手术时间。其中有3项研究表明，与全身麻醉组相比，区域麻醉组的手术时间缩短，其余6项研究表明在手术时间上没有差异。7项研究报告了麻醉后恢复室（postanesthesia care unit，PACU）的停留时间：2项研究报告了区域麻醉组比全身麻醉组有更长的PACU停留时间，而4项研究报告没有差异，1项研究显示全身麻醉组PACU停留时间更长。关于住院时间：2项研究显示区域麻醉组的腰椎手术患者的住院时间比全身麻醉短，4项研究显示住院时间没有差异。

关于并发症，有5项研究将术后尿潴留作为变量，其中3项研究表明全身麻醉组的患者尿潴留发生率更高，2项研究表明没有差异。

8项研究报告了术后恶心呕吐的情况，有5项研究表明，全身麻醉组较区域麻醉组术后恶心呕吐的发生率更高，而4项随机对照研究中有3项表明全身麻醉组更多地使用止吐药。另外3项研究表明，在术后恶心呕吐或止吐药使用方面这两种麻醉方式没有差异。

总之，这篇综述[9]表明区域麻醉和全身麻醉应用于腰椎手术都是安全有效的。结果表明，区域麻醉有许多优点，并在某些方面优于全身麻醉，特别是对于单纯腰椎减压或全身麻醉并发症风险较高的患者。

脊柱手术中使用脊麻的证据

关于脊椎手术中脊麻的应用已有许多报道。

Jellish等[10-11]发表了一项早期的前瞻性随机对照研究，比较了全身麻醉和脊麻在腰椎间盘和椎板切除术后的中短期围手术期预后。这项研究中，122例患者被随机分配到标准全身麻醉组或内泊酚静脉镇静的脊麻组。结果显示，全身麻醉组总麻醉时间和手术时间更长（131分钟 vs. 106.6分钟，81.5分钟 vs. 67.1分钟）。两组术中血流动力学变化相似，但全身麻醉组术中血压升高更常见。此外，他们注意到脊麻组的失血量明显少于全身麻醉组（133 mL vs. 221 mL）。在术后恢复方面，全身麻醉组的心率和平均动脉压较高，疼痛评分（5.8 vs. 2.2）和镇痛药消耗量也较高。此外，无论是PACU还是术后24小时内，严重恶心更常见于全身麻醉。有趣的是，在转出PACU后，脊麻组和全身麻醉组在尿潴留、住院时间、镇痛需求方面没有差异。

Tetzlaff等发表了一篇关于脊柱手术脊麻的大型回顾性病例综述[12]。该研究纳入了由同一名外科医师进行的择期腰椎手术患者803例，其中611例接受脊麻，与其余接受全身麻醉的患者相比，除了脊麻组患者的体重明显高于全身麻醉组患者外，两组患者的人口统计学特征基本相似。回顾性数据显示，全身麻醉组患者恶心和深静脉血栓形成发生率较高。脊麻组的患者中，最常见的血流动力学改变是轻度低血压和心率下降，而高血压和心率加快在全身麻醉中更为常见。在脊麻组患者的用药方面，与重比重布比卡因或丁卡因组相比，等比重的布比卡因组在术中需要补充局部麻醉药的发生率最低（详见本章后面对椎管内技术的药理学讨论）。研究者在这个回顾性研究中得出结论：脊麻是腰椎手术中全身麻醉的一个有效替代，并且轻微并发症发生率较低[13]。

Dagher等[14]进行了一项69例显微镜下腰椎间盘切除术患者的随机对照研究，随机将患者分配到脊麻和全身麻醉组中，研究报告了术后镇痛和恢复情况。数据显示，脊麻患者术后4小时和8小时的疼痛评分较低，术后24小时内的镇痛药物总消耗量较低。与全身麻醉相比，脊麻后恢复时间（如饮水、进食和下床的时间）更短。全身麻醉组术后恶心呕吐发生率较高。这项研究再次发现组间尿潴留发生率相当。总的来说，研究者得出结论：脊麻组的患者和外科医师的满意度更高。

在这些早期研究后，McClain 等对 200 例在脊麻或全身麻醉下接受腰椎手术患者的，进行了一项病例对照研究[15]。共对 400 例患者根据麻醉分级、术前诊断、手术方法和围手术期治疗进行匹配，每组 200 例匹配患者进行研究。所有患者均按照治疗方案进行治疗，并在同一 PACU 中复苏。脊麻的腰椎手术患者，总体并发症发生率较低且出院时间较短。全身麻醉的患者，总麻醉时间和手术时间较长，围手术期心率和平均动脉压较脊麻的患者有明显升高，术后恶心呕吐、止吐药物使用和尿潴留发生率也有所增加。有趣的是，脊麻患者的头痛发生率比全身麻醉患者低，但无统计学意义。研究者得出结论：行腰椎减压手术的患者，在并发症方面脊麻至少与全身麻醉相当，但在围术期有许多重要优势。同一组研究人员发表了额外的数据[16]，分析了 400 例因腰椎间盘突出症或腰椎管狭窄症在脊麻或者全身麻醉下行腰椎减压术患者的预后。患者的麻醉等级、术前诊断、手术操作（包括手术的复杂性）、围手术期治疗和康复方案（包括镇痛）都相匹配。同样的，全身麻醉组麻醉时间和手术时间更长，恶心、呕吐、镇痛、恢复时间更长。脊麻的并发症和尿潴留发生率较低。两组均未记录到神经损伤。有趣的是，脊麻组患者头痛的发生率较低（1.5% vs. 3%）。研究者再次认定与全身麻醉相比，脊麻安全有效且在腰椎椎板切除术中有许多优势。

关于脊柱手术中合适的脊麻患者的选择，Goddard 等[6]报告了一项 125 例脊柱手术患者使用脊麻的回顾性队列研究，其中包括 8 例 ASA 3 ~ 4 级的患者，患者群的中位年龄为 44 岁（20 ~ 72 岁），中位体重为 82 kg，中位体重指数为 26.6。病例分布为：显微椎间盘摘除 86 例，减压和多节段融合 34 例，神经根减压 4 例，内固定拆除 1 例。平均手术时间 70 分钟。在该回顾性研究中，未发现脊麻失败，也未发生气道损伤、氧饱和度下降、血流动力学不稳定或硬脊膜穿刺后头痛。患者表示术后镇痛极好，只有 44% 的患者需要口服镇痛药。

随后，Mclain 和 Tetzlaff[17]进行了一项病例对照研究，研究了 76 例年龄在 18 ~ 40 岁、ASA 为 1 级的因髓核突出而行腰椎显微椎间盘切除术病例（脊麻 43 例、全身麻醉 33 例）的围手术期和术后预后。研究者得出结论，全身麻醉组患者手术和麻醉时间更长。尿潴留在全身麻醉组也更常见。术后恢复时，全身麻醉组患者 PACU 停留时间较短，但脊麻组的患者需要的镇痛药较少，恶心/呕吐发生率也较低。脊麻组的患者也有并发症发生率降低和住院时间缩短的趋势。患者和外科医师报告，对于脊麻的满意度很高。研究者得出结论，在年轻健康的患者中，相对于全身麻醉，脊麻具有特殊的优势。

最近，有几项关于脊柱手术中使用脊麻的随机对照试验发表。Sadrolsadat 等[18]对 100 例患者进行前瞻性随机对照研究，比较脊麻和全身麻醉对腰椎间盘手术（腰椎间盘突出症行椎板切除术）的影响。研究人员评估了许多围术期因素，包括心率、平均动脉压、出血量、外科医师满意度、疼痛严重程度、恶心/呕吐和住院时间。平均失血量在各组间无显著差异（全身麻醉组有降低的趋势），而全身麻醉组外科医师满意度较高。未观察到脊麻和全身麻醉组的严重并发症。然而，全身麻醉组的患者更常见低血压，脊麻组的患者更常见术后恶心呕吐。在这项随机对照研究中，研究者的结论与既往的研究相反，脊麻并不比全身麻醉有优势。然而，这项研究中，研究者使用了比其他研究更大剂量的布比卡因（0.5% 等比重布比卡因 4 mL，有关药物剂量的详细信息请参阅后面的讨论）。

Attari 等[19]还进行了一项比较全身麻醉与脊麻用于择期腰椎间盘手术的随机对照研究，其中包括 72 例随机脊麻或全身麻醉的患者，与全身麻醉组相比，脊麻组失血更少，血流动力学更稳定，外科医师对手术条件更满意，术后疼痛评分更低，镇痛药使用更少。该研究与 Sandrolsadat 等的研究结果相反[18]，与全身麻醉相比，该研究发现脊麻更具优势，可提供更好的术中和术后镇痛。

最近更多的回顾性研究证实了脊麻适用于择期脊柱手术的随机对照研究结果。Singeisen 等[20]对 473 例俯卧位脊柱手术（减压、椎间盘切除、椎弓根内固定）进行了回顾性分析，其中脊麻 368 例，全身麻醉 105 例。记录了 7 例脊麻失败改行全身麻醉的病例。总体而言，接受脊麻和全身麻醉的患者特征相似，只是接受脊麻的患者年龄较大（脊麻中位数为 61 岁 vs. 全身麻醉中位数为 56 岁）。研究者发现与全身麻醉患者相比，脊麻患者的麻醉诱导、术前准备和结束（译者注：指手术结束至离开手术室的时间）时间更少，脊麻患者的总麻醉时间比全身麻醉患者少（减少了19分钟）。

Erbas等[21]也报告了脊麻下后路腰椎内固定术的回顾性数据，其研究重点关注退行性腰椎滑脱、椎管狭窄和腰椎压缩性骨折的高危患者。该回顾性综述纳入497例在脊麻下行脊柱稳定术治疗的病史8年以上的患者。没有麻醉失败的病例发生，据报道血流动力学稳定。患者的中位年龄为51岁，平均麻醉时间为130分钟，平均手术时间85分钟。术后有7.2%的患者报告恶心，3.6%的患者报告呕吐，多数患者单次使用止吐剂就能缓解，未发现脊麻后头痛，轻度尿潴留发生率为7.2%，导尿后24小时内全部恢复，未发生呼吸系统并发症或死亡。研究者得出结论，脊麻用于腰椎内固定术安全有效，特别是针对高危患者。

Dagistan等[22]对180例腰椎间盘切除患者的回顾性分析证实了脊麻的益处。其研究发现，全身麻醉组患者总麻醉时间更长，而脊麻组患者手术部位出血较少。脊麻组患者术中血压普遍较低，而全身麻醉组患者心动过速发生率较高、PACU镇痛需求量也高。入PACU时，全身麻醉组患者心率、血压和止痛药需求较高，恶心和呕吐也更常见。脊麻组患者尿潴留的发生率增加。总体而言，需要干预治疗的肺部并发症发生率在全身麻醉组或脊麻组患者中无显著差异，但全身麻醉组的患者中，肺部并发症有增加的趋势。研究者得出结论，脊麻对于腰椎手术安全有效，而且与全身麻醉相比有许多潜在益处。

最后，最近Lessing等[23]报道了一项单机构专门针对老年患者的腰椎手术脊麻的经验。在该研究中，56例超过70岁的患者行不同的腰椎手术（27例减压，29例减压和融合）。平均手术时间101分钟，平均出血量187 mL，平均最大疼痛评分（视觉模拟量表）为6.2/10。21%的患者有恶心，平均住院2.4天，无死亡、中风、永久性功能丧失或肺栓塞病例。另外，无脊麻失败需要转换为全身麻醉的病例，所有患者在手术当天或第二天早上都可下床活动。该研究中年龄最大的患者为84岁，最长的手术时间是3.5小时。研究者在这个案例研究中证实，对于接受腰椎手术的老年患

者（≥70岁），脊麻安全可行。

综上所述，目前，有相当多的证据支持脊麻用于腰椎手术。迄今为止的文献（包括随机对照研究、回顾性研究和病例对照队列研究）具有异质性。许多文献表明，脊麻至少是腰椎手术全身麻醉的安全替代选择。此外，一些研究表明，脊麻可能具有如下明显的优势：改善术后疼痛、减少术后恶心和呕吐、改善血流动力学稳定、减少术中失血、患者和外科医师满意度高、并发症发生率低、可能更早活动、术后恢复快，甚至减少血栓栓塞并发症。

脊柱手术使用硬膜外麻醉的证据

与脊柱手术中脊麻的现有文献相似，已有许多硬膜外麻醉用于脊柱手术的报道。早期的报告中，Demirel等[24]发表了一篇比较硬膜外麻醉和全身麻醉用于腰椎手术的围术期预后的前瞻性随机对照研究，60例择期行半椎板部分切除术和椎间盘切除术的患者被随机分为硬膜外麻醉组和全身麻醉组。研究者发现硬膜外麻醉组手术开始时间延迟（36.7分钟 vs. 25.4分钟），但总麻醉时间无差异。全身麻醉组手术时间较长（118.8分钟 vs. 139.6分钟）。硬膜外麻醉组患者在注射局部麻醉药后15分钟、20分钟和25分钟记录的心率和平均动脉血压普遍较低，然而麻醉过程中心动过缓、心动过速和低血压的发生率与全身麻醉组没有明显差异。全身麻醉组高血压更常见，硬膜外麻醉组出血量较少（180 mL vs. 289 mL）。恢复期，全身麻醉组的心率和平均动脉压均较高。值得注意的是，患者在麻醉后复苏室，术后24小时的峰值疼痛评分和恶心程度，全身麻醉组的患者更高。两组患者的住院时间没有差异。研究者得出结论：在某些腰椎手术中，硬膜外麻醉是一种安全有效的全身麻醉替代方法，且有血流动力学稳定、改善术后镇痛、减少失血和术后恶心等显著优点。

在这个研究之后，Yoshimoto等[25]发表了另一项前瞻性、随机、单盲研究，比较硬膜外吗啡镇痛和全身阿片类镇痛药在全身麻醉腰椎后路融合术的患者中的作用。20例患者随机行术前硬膜外吗啡镇痛联合全身麻醉（丙泊酚全凭静脉麻醉），另外，20例患者随机行七氟醚吸入和间断

芬太尼麻醉，不合并区域麻醉。研究者报道，硬膜外组患者平均动脉压较低、血流动力学更稳定。硬膜外组患者术中出血量和术后需要的止痛药也较少。有趣的是，术后第1、第2和第3天，全身阿片类药物组的疼痛视觉模拟评分较低。研究者还指出，由于不完全苏醒，很难评估其中5例全身麻醉患者的神经状态。硬膜外组无患者出现神经评估困难。

Papadopoulos等[26]对43例拟行初次腰椎间盘切除术的患者进行了前瞻性观察研究，17例患者同意随机在全身麻醉或硬膜外麻醉下行腰椎手术，另26例患者根据自己的喜好选择麻醉方式。患者平均年龄为38岁，通过统计对比，硬膜外麻醉组的患者比全身麻醉组的患者"略微年长*（译者注：原文为order，经查原引用文献为older）"。硬膜外和全身麻醉组在手术时间、疼痛评分、住院时间、手术当天下床活动的可能性方面无差异。两组均无严重并发症发生。硬膜外麻醉组患者中，围术期的恶心、呕吐明显减少。

随后，Yoshikawa等[27]进行了一项硬膜外麻醉用于经皮内镜腰椎间盘切除术的可行性研究，对三组（硬膜外麻醉28例、局部麻醉19例、全身麻醉28例）病例进行了回顾性比较。患者在年龄、手术部位和手术时间方面相匹配。在硬膜外组，没有患者需要在术中改变麻醉方式（转为全身麻醉）或追加全身镇痛剂。硬膜外麻醉组接受少量局部麻醉药，但与局部麻醉组相比，在手术室停留的时间更长。硬膜外麻醉组和全身麻醉组中，有数例患者住院时长增加（住院时间统计离差大）。在局部麻醉药用量、总手术持续时间和出院时间方面，硬膜外麻醉组与全身麻醉组未观察到差异。这项非随机和回顾性的研究表明，在可行的情况下，局部麻醉是经皮内镜腰椎间盘切除术的合理选择。然而，硬膜外和全身麻醉的并发症未有很大差异。在经皮腰椎手术中硬膜外麻醉是替代其他麻醉方式安全可行的方法。

最近，Khjavi等[28]对80例接受单节段或双节段椎板切除和（或）椎间盘切除的患者进行了一项随机对照研究。患者被随机分为单纯全身麻醉组和硬膜外联合全身麻醉组。与单纯全身麻醉组相比，硬膜外联合全身麻醉组的平均动脉血压、心率、失血量和麻醉药用量均较低。硬膜外联合

全身麻醉组术后疼痛评分和总镇痛需求也较低。此外，硬膜外联合全身麻醉组患者并发症较少。研究者得出结论，对于腰椎手术患者，硬膜外联合全身麻醉相比单纯全身麻醉有很大的优势。

Akakin等[29]报道了一项共27例单节段单纯椎间盘切除术的队列研究。所有手术患者都使用硬膜外麻醉并留置硬膜外导管。平均手术时间是45.5分钟。术后即刻疼痛评分（视觉模拟量表）平均为0.78，术后4小时为0.52，术后24小时为0.35。3例患者恶心，1例患者呕吐，所有患者对硬膜外麻醉均感满意。这组患者都表示，未来的手术中会再次考虑使用该麻醉技术。研究者得出结论，硬膜外麻醉用于腰椎间盘摘除术安全有效。

最后，Albayrak等[30]对700例硬膜外麻醉的腰椎间盘手术进行回顾性综述，重点关注了此类麻醉患者的手术预后，其中男性患者占55%、女性患者占45%，42例为椎间盘突出复发，其中11例需要再次手术治疗。11例患者通过一期缝合及组织封闭修复了硬脑膜损伤，6例手术因切口感染需使用抗生素治疗，22例患者需要从硬膜外麻醉转为全身麻醉。显微镜下椎间盘切除术578例，开放手术122例。研究者得出结论，从手术角度硬膜外镇痛对某些患者是可行的，相比全身麻醉，硬膜外麻醉在某些方面更有利。

综上所述，在较小程度上，与许多支持脊麻用于腰椎手术的结果一致，硬膜外麻醉有关的研究中也发现了有利的证据。一般而言，虽然有关硬膜外麻醉用于腰椎手术的文献相对说服力较低，但该技术无论是结合全身麻醉还是单独使用都是安全有效的。同样，该技术的优点已得到认可，如改善术后镇痛、减少术后恶心和呕吐、改善血流动力学稳定性、患者满意度良好，甚至手术预后较好，并能减少并发症风险。

椎管内麻醉对脊柱手术的益处

镇痛和阿片类药物的需求

椎管内麻醉对脊柱手术患者有许多益处，最大的优点之一就是改善术后疼痛。许多文献证明，椎管内阻滞患者术后镇痛效果更好，尤其是术前慢性疼痛的患者。一些数据还表明，使用椎管内麻醉和局部麻醉技术，感觉阻滞通常比运动

阻滞持续时间更长，在不限制术后神经系统检查的前提下可提供更长时间的镇痛。某些研究者认为，区域麻醉用于脊柱手术中可能因区域技术有效地抑制传入伤害性敏感通路而降低疼痛评分[9]。若在术前应用区域阻滞技术则有潜在的超前镇痛效果。若切开后启动区域麻醉或椎管内麻醉（即全身麻醉联合椎管内麻醉），或者神经根暴露后立即注射局部麻醉药，一些研究者假定的超前镇痛和抑制传入伤害敏感度的效应可能就不太显著。虽然如此，脊柱手术使用单次椎管内麻醉（即使是与全身麻醉结合）可以减少术中阿片类药物的需要，也有助于降低术后疼痛评分，减少镇痛需求。

以导管为基础的技术如放置硬膜外导管，可以为术中补充麻醉药，也可用于术后镇痛，导管留置时间可适当延长。硬膜外导管也可以由外科医师在术中放置，用于术后镇痛。术中还是术后使用导管镇痛可灵活调整，因其可在术中随时增加局部麻醉药剂量，可在最后注射后移除以延长手术结束后的镇痛持续时间，或在手术结束后继续留置数天。

术后恶心呕吐

脊柱手术的区域麻醉不仅改善了镇痛，还减少了阿片类药物相关的不良反应，如术后恶心呕吐、止吐药的使用。大多数研究表明，接受区域麻醉进行脊柱手术的患者的术后恶心呕吐发生率显著降低。椎管内麻醉除减少阿片类药物使用外，研究者指出，挥发性药物的全身麻醉会引起显著的恶心并抑制胃排空。一氧化二氮与挥发性物质合用进一步导致术后恶心呕吐。而脊麻或硬膜外麻醉用于脊柱手术时，可抑制这些作用副作用。如许多研究显示，区域技术可以辅以丙泊酚静注镇静，且丙泊酚具有额外的潜在止吐特性。此外，一些研究表明，区域麻醉可改善胃排空，可进一步降低术后恶心呕吐[5]。

手术条件和手术失血

脊柱手术区域麻醉的其他好处包括避免俯卧位全身麻醉的生理效应。区域麻醉允许患者脊柱手术俯卧位时自主呼吸，从而减少硬膜外静脉的扩张，并创造良好的手术条件和清晰的术野。这也可以解释，与全身麻醉（正压通气）相比，区域麻醉用于脊柱手术可显著减少术中失血量。侧卧位或坐位手术也可以减少术野出血（直立位引流），但是，坐位时静脉和脑脊液的直立性压力会增加非俯卧位出血和硬脑膜撕裂的风险[5]。

血流动力学稳定性

关于血流动力学的其他方面，许多研究暗示接受椎管内麻醉行脊柱手术时血流动力学稳定性增加。最近一项综述[9]，纳入的4项随机对照试验中有3项报告了椎管内麻醉具有良好的血流动力学稳定性和较少的术中失血。此外，大多数比较全身麻醉和区域麻醉用于脊柱手术的研究表明，区域麻醉的患者在围术期高血压、心动过速和失血的发生率均较低。在这些情况下，较少的失血量可能不仅与自主通气（较低的胸膜腔内压、较少的硬膜外静脉扩张）和更好的手术条件有关，还与交感神经阻滞和区域麻醉下引起出血的高血压发作减少有关。然而，因许多脊柱手术一般失血量有限，目前有关区域麻醉效果的研究可能并不总有统计学意义[5]。

虽然常见轻度低血压，但与全身麻醉相比，大多数患者在区域麻醉下血流动力学更稳定。因交感神经阻滞引起的轻微低血压有助于保持术野清晰、减少失血、缩短手术时间。许多研究者认为，椎管内技术改善血流动力学稳定性可能是因为在术中抑制了应激激素的释放[9]，导致平均动脉压和心率的增加和波动较小。在某些病例中，区域麻醉可导致轻微低血压，对血管活性药的反应较敏感。另一些研究表明，低血压与术中体位有关，膝胸位可导致更严重的低血压是因为血液在重力作用下聚集于身体的四肢[5]。

鉴于区域麻醉的血流动力学益处，部分学者专门在老年患者中研究了这些技术，目的是避免老年患者的全身麻醉的应用[6, 23]。合并心血管疾病的老年患者，腰椎手术通常是为了控制疼痛，需要权衡广泛的风险收益比。随着使用区域技术时观察到的血流动力学稳定性增加，研究者提出这种麻醉方式可使接受脊柱手术的老年患者受益。在这种情况下，椎管内麻醉可能是腰椎手术患者的又一选择。

术后头痛

椎管内麻醉用于脊柱手术的其他益处，如与硬脊膜渗漏相关头痛的发生率较低。虽然担心与脊麻相关的硬膜穿刺后头痛（post-dural puncture headache，PDPH），但当患者在脊麻下行脊柱手术时，这种并发症发生率非常低。实际上，某些研究发现，与全身麻醉的脊柱手术相比，脊麻导致硬脊膜渗漏性头痛的发生率较低。这一违反直觉发现的原因，被认为与脊髓和椎管内麻醉呈现更好的手术条件有关，因其可降低手术中硬脊膜撕裂的风险。此外，一些研究者提出硬脑膜穿刺区域的手术出血起到"微型血补片"的作用[5]，以避免任何与椎管内技术相关的硬膜穿刺后头痛。无论如何，这些研究报告称，与全身麻醉相比，脊柱手术脊麻后头痛的发生率显著降低[5]（译者注：这句话与第3、4句话"实际上……"构成并列关系，因无论如何前后阐述的都是同一篇文献，这3句话与第2句话"虽然"形成转折）。

手术体位

区域麻醉用于脊柱外科手术具有许多与手术体位相关的优点。具体而言，脊柱手术在区域麻醉下不需要插管或气道操作。因此，可以避免许多与气道操作和俯卧位有关的并发症（气道水肿、气管导管错位或移位及麻醉回路故障）。俯卧位时的体位损伤也可以减少到最低限度，因为区域麻醉下患者可以自己在手术台上调整体位，在术中轻度镇静之下仍可继续对体位做小幅度的调整，降低了全身麻醉下可能发生的包括头部错位、颈椎拉伤、面部和眼部的压迫性损伤，及随之而来的视力丧失、上肢和臂丛损伤等严重损伤的发生率。

尿潴留

虽然尿潴留常被认为是椎管内麻醉中使用局部麻醉药或阿片类药物的并发症，但许多研究发现，全身麻醉和脊麻（没有鞘内阿片类药物）的患者在脊柱手术后尿潴留的发生率是相似的。实际上，某些研究发现全身麻醉后尿潴留更常见。

血栓栓塞并发症

许多研究已经证明，在区域麻醉下行各种骨科手术的患者中，血栓栓塞并发症的风险较低，脊柱外科的研究同样如此。脊麻或椎管内麻醉用于背部手术，术后活动比全身麻醉更早。这种更早期的活动，加上区域麻醉对高凝状态的调节，可能是区域麻醉和脊柱手术中血栓栓塞发生率降低的原因[1]。详细的研究表明，椎管内麻醉可提高纤维蛋白溶解活性，将抗凝血酶III活性降至正常水平，并抑制术后的血小板活性增加[5]，有利于调节手术后的应激反应和高凝状态。

术后应激反应

除椎管内麻醉用于脊柱手术中的这些优点外，一些学者还研究了区域麻醉对手术应激反应的有利影响。

Ezhevskaya等[31]进行了一项前瞻性随机对照研究，将硬膜外镇痛与术后全身阿片类药物镇痛进行了比较。他们研究了硬膜外镇痛对脊柱大手术患者的疼痛管理和应激反应的影响。随机将85例患者分为两组：一组术中行硬膜外联合全身麻醉，术后行硬膜外镇痛，而另一组术中仅行全身麻醉，术后使用阿片类药物镇痛。术中和术后测量疼痛、恶心、活动能力、满意度、应激激素（皮质醇、血糖、IL-1β、IL-6、IL-10）水平。硬膜外组的患者疼痛更轻、恶心更少、活动更早、对手术体验的满意度更高。硬膜外组的患者术中和术后失血量、血糖水平和压力/促炎症激素（皮质醇、IL-1β、IL-6、IL-10）水平也较低。研究者得出结论，硬膜外镇痛与全身麻醉相结合，术后疼痛控制更好、出血量更少、手术应激反应更轻（根据炎症激素的测量）。

同一组研究人员随后发表了更大规模的硬膜外麻醉用于脊柱手术对术中应激反应影响的研究[32]，纳入350例15~65岁的腰椎手术患者。患者再次随机分为两组：①全身麻醉+术中和术后连续硬膜外镇痛；②术中仅全身麻醉和术后全身性阿片类药物镇痛。与仅接受全身麻醉的患者相比，硬膜外麻醉组患者的疼痛、恶心明显更少，活动更早，满意度更高。同样，硬膜外组镇痛的患者在术后各个阶段的血糖、皮质醇、C-反应蛋白、IL-1β、IL-6和IL-10均较低。此外，研究者发现硬膜外组，术后第3天CD4：CD8和B细胞的比例增加，而术后第2天NK细胞减少。所有患者的T淋巴细胞（CD3）均下降，但与硬膜外镇痛相比，阿片类药物镇痛的患者T淋巴细胞（CD3）更低。研究者得出结论，硬膜外镇痛通过抑制有害的炎症介质和阻止术后淋巴细胞凋亡，显著降低了手术应激反应和应激相关的免疫抑制。

住院时间

区域麻醉在缩短患者的住院时间（length of stay，LOS）和降低脊柱手术相关的医疗费用方面也有潜在的优势。在过去的20年里，大多数手术类型的住院时间总体上有所下降。在脊柱手术中也注意到住院时间缩短的趋势，而且日间、门诊脊柱手术已经发展了数十年（主要涉及小手术，如显微椎间盘切除术）。区域麻醉和术后镇痛的优化是降低住院时间的重要因素。数据显示，与镇痛不良相关的再入院率相当高。研究表明，72%的患者因术后疼痛再次就诊，28%的患者由于无法控制的疼痛或低血压而留院过夜。在一项研究中，18.9%的脊柱手术患者因无法控制的疼痛意外入院[5]。某些研究者认为区域麻醉有助于优化术后镇痛，减少意外入院和再入院，缩短脊柱手术住院时间。椎管内麻醉可能使患者更早经口进食、下床活动，缩短住院/麻醉后监护病房（PACU）的停留时间和降低住院总费用[5]。

成本效益

许多研究已经检验了脊柱手术区域麻醉的成本效益，以及椎管内麻醉是否显著降低了脊柱手术相关的医疗费用。

Vural等发表的一项较早的研究，报告了脊柱手术中椎管内麻醉的成本效益[33]。该研究是一项前瞻性随机研究，涉及66名单节段腰椎间盘突出症修复的患者［美国麻醉学会身体状况分级（ASA-PS）Ⅰ～Ⅱ］。患者随机接受脊麻或全身麻醉。在临床预后方面，研究者发现脊麻和全身麻醉在血流动力学稳定性、术后镇痛需求、疼痛、至首次活动时间、尿潴留和其他临床因素方面相似。然而，脊麻组的患者术中的阿片类药物明显少于全身麻醉组。有趣的是，与全身麻醉相比，脊麻组的患者满意度更高，具体到成本效益，与脊麻组相比，全身麻醉组的总成本更高。研究者得出结论，任何一种麻醉技术均适用于腰椎手术，但脊麻具有潜在的成本效益优势。

Kahveci等[34]也研究了脊麻与全身麻醉的成本效益。研究者前瞻性随机选取80例ASA-PSⅠ～Ⅱ的患者，脊麻（n=40）与全身麻醉（n=40）。研究者发现了上述脊麻的许多优点：脊麻组的患者血流动力学稳定性更好（手术结束和入PACU时心率和平均动脉压通常较低）和术中失血较少（无统计学意义）。且麻醉持续时间、术后镇痛需求、手术费用等，全身麻醉组均高于脊麻组。总体而言，两者的手术时间、PACU时间和并发症相似。研究者根据该研究得出结论，总的来说，脊麻和全身麻醉一样具有临床有效性，但更具成本效益。

Walcott等[35]对同一位外科医师进行的非器械择期腰椎手术治疗脊柱强直的连续患者进行了一项回顾性队列研究。在该研究中，患者同时进行全身麻醉和脊麻的评估，基于身体状况、解剖特点及外科医师和麻醉医师之间的共识来决定麻醉方式。在对临床结果不知情情况下计算全身麻醉组的患者与脊麻组的患者的手术室（OR）费用。在这项研究中，全身麻醉组319名，脊麻组81名。数据发现，全身麻醉组病例手术时间更长（175分钟 vs. 158分钟，P<0.001）。与脊麻组相比，全身麻醉组的OR费用高出10.3%（P=0.003）。脊麻组的并发症包括体动过多（1例）、脊麻失败（3例）、术中转换为全身麻醉（2例）和高位脊麻（1例）。研究者得出结论，脊麻在大多数情况下是安全的，可以缩短时间、降低成本、减少潜在的并发症。

Ulutas等[36]随后发表了一篇850例由同一位外科医师在硬膜外麻醉（n=573）或全身麻醉（n=277）下进行的腰椎间盘显微切除术回顾性分析。该分析显示，硬膜外麻醉可能是更可靠的技术，使外科医师能够在术中与患者沟通。而具体到成本分析，硬膜外麻醉组的患者比全身麻醉组的患者有更低的医疗保健和住院费用。研究者指出，麻醉技术对于成本和手术室使用效率有一定影响。具体而言，他们的结论是，硬膜外麻醉可以降低医疗成本，并能够使更多的手术在更少的神经根操作和更舒适的体验下完成，从而改善临床预后并提高疗效、可靠性及节约成本。

最后，在成本效益方面，A全身麻醉rwal等[37]回顾性研究了542例腰椎间盘切除术或椎板切除术的患者，并评估了全身麻醉与椎管内麻醉相关费用。其中脊麻患者364例，全身麻醉患者178例，比较了两组的医疗成本［总费用、平均直接运营费用、间接费用（包括支持人员、保险、税收、场地和设施）及管理费用］后，研究者发现，与全身麻醉相比，脊麻的直接手术费用降低了41.1%，间接费用降低了36.6%，总费用降低了39.6%。脊麻带来的医疗费用降低归因于更短的住院时间、缩短的麻醉和手术室时间、更低的术中失血量。这些因素共同导致与脊麻相关的费用显著降低，同时还存在其他降低手术室费用和总费用的因素。

患者满意度

最后，在区域麻醉下进行手术时，患者和手术者的满意度可能更高，然而，只有脊麻得到了持续认可。

总体而言，许多研究表明区域麻醉用于脊柱外科手术具有显著优势，包括改善镇痛和减少阿片类药物的需求、减少术后恶心呕吐、改善手术条件和减少失血、增加血流动力学稳定性、减少术后头痛和体位性损伤、尿潴留率下降、减少血栓栓塞并发症和手术应激反应，以及降低PACU和住院时间、显著降低潜在医疗费用。虽然这些优点已经在各种研究和综述中得到了证实，但目前的文献是异质的，需要进一步的前瞻性随机研究来明确描述区域麻醉在脊柱外科手术中的益处。根据目前的数据，在减少发病率和死亡率方面，还没有脱颖而出的麻醉技术，但许多研究表明，在脊柱手术中选择区域麻醉相比于全身麻醉有着短期和次要收益。

用于脊柱手术的非椎管内和椎旁神经阻滞

除在脊柱手术中使用区域麻醉和椎管内麻醉外，越来越多的证据表明，更新的、非椎管内周围神经阻滞也在应用于脊柱手术。

Redhu等[38]发表了一个单次腰椎旁阻滞下行$L_4 \sim L_5$椎间盘切除术的病例报告。研究者报道了一个72岁的男性患者，严重腰痛并且放射到右大腿和小腿5年余，术前卧床15天，有高血压、冠状动脉疾病和2型糖尿病病史。药物治疗包括氨氯地平、地高辛、硝酸甘油、呋塞米、螺内酯、阿托伐他汀和氯吡格雷（术前2周停用）。该患者的病史非常复杂，术前检查心电图提示完全性右束支传导阻滞、侧壁导联ST段压低和交界性一度房

室传导阻滞。术前超声心动图显示左心房和右心室明显扩张伴下壁运动不良、显著的心肌瘢痕、基底和中侧壁运动功能减退，左心室射血分数为20%~25%（心输出量估计仅为2 L/min）。

考虑到这个患者严重的心功能不全及储备有限，分级为麻醉高危患者。神经外科团队迫切希望手术治疗患者顽固的腰背痛，并纠正现有的神经缺陷。在该具有医学挑战性的病例中，患者接受了两侧腰椎旁神经阻滞，在L_4水平每侧各注射2%利多卡因6 mL。左侧椎旁阻滞在X线透视引导下完成，右侧阻滞在超声引导下完成，患者均取俯卧位。外科医师在术野内补充局部麻醉（2%利多卡因5 mL）。神经阻滞15分钟后，酌情评估感觉阻滞，完善后即开始手术。术中，患者报告在操作神经根时出现"神经痛"，外科医师以2%利多卡因2 mL局部浸润后疼痛缓解。在1.5小时的手术中患者血流动力学稳定，恢复顺利。术后3天出院，疗效良好。研究者证实，在有治疗难度的患者中，在双侧腰椎旁神经阻滞和局部麻醉补充下进行腰椎手术（$L_4 \sim L_5$椎间盘切除术）安全有效。

除用于脊柱外科手术的椎旁阻滞外，Ohgoshi等[39]报告了多裂肌平面阻滞（multifidus cervicis plane，MCP）用于颈椎外科手术的镇痛。该病例报告详细介绍了一例66岁女性因后纵韧带骨化而行颈椎（$C_3 \sim C_6$）后路椎板成形术，采用双侧多裂肌区域阻滞进行围术期镇痛（全身麻醉后进行神经阻滞），在C_5水平的双侧多裂肌和颈半棘肌的筋膜平面之间的两侧注射0.375%罗哌卡因20 mL。研究者详细介绍了他们在超声引导下的操作方法。全身麻醉使用丙泊酚和瑞芬太尼。术中未给予长效阿片类药物，术后也未予额外的阿片类药物（仅使用非甾体抗炎药物）。在该病例中，这项神经阻滞获得了良好的围手术期镇痛效果。研究者还报道了20例多裂肌阻滞用于颈椎椎板成形术病例，围手术期镇痛效果良好。然而，他们表示局部麻醉的皮节扩散范围和这些阻滞的确切持续时间仍未知，表明希望通过未来的研究可以更好地阐明这一点。

有趣的是，沿着类似的思路，Matsunami等[40]也发表了一例联合使用局部麻醉（外周神经阻滞）和全身麻醉成功地进行颈椎后路脊柱融合术的病例报道。在该报告中，研究者对一例手足徐

动型脑瘫患者行额神经、枕大神经和颈浅丛的神经阻滞。该患者是一位69岁的女性（身高157 cm，体重33 kg），因脊髓型颈椎病而行后路颈椎融合手术。首先为其行气管插管全身麻醉，然后用罗哌卡因对额神经、枕大神经和颈浅神经丛进行局部神经阻滞。全身麻醉使用丙泊酚、瑞芬太尼和右美托咪定行静脉麻醉维持。术后，未出现疼痛或手足徐动样运动。研究者得出结论，这种外周神经阻滞的组合为脊柱手术提供了出色的术后镇痛。

此外，Ueshima等[41-42]描述了在腰椎手术中使用超声引导的胸腰间筋膜平面阻滞（TLIP阻滞）进行镇痛。研究者将这种阻滞描述为在L_3水平多裂肌和最长肌之间的筋膜平面注射局部麻醉药。另外，还描述了连续的TLIP阻滞，并提出这种阻滞可以阻断胸腰神经（$L_2 \sim L_3$）的腹侧支，并为腰椎手术提供围手术期镇痛。研究者参考了之前描述的方法，并注意到在既往的报告中，阻滞的注射部位接近手术切口部位，存在感染的风险。他们描述了一种TLIP阻滞的外侧入路，在腰椎髂肋肌和最长肌之间的筋膜平面注射（研究者认为，与传统的TLIP阻滞相比，外侧入路TLIP阻滞可以降低感染风险）。

他们还报道了两例腰椎手术的外侧入路TLIP阻滞。

- 病例1：一位67的岁女性，在全身麻醉后行$L_2 \sim L_3$椎板成形术、外侧入路TLIP。使用超声引导（高频线性探头）在约L3水平髂肋肌和最长肌之间的筋膜平面，双侧各注射20 mL左旋布比卡因（总量40 mL）。使用TIVA（丙泊酚、瑞芬太尼、罗库溴铵）维持麻醉。术后无须额外的镇痛药，恢复良好。

- 病例2：一位70岁的男性，因椎间盘突出接受腰椎板切除术。本例患者在全身麻醉后行外侧入路TLIP阻滞，剂量与病例1相同（每侧0.2%左旋布比卡因20 mL）。此患者术后疼痛控制也是充分的，并且不需要额外的镇痛药。研究者得出结论，外侧入路TLIP阻滞用于腰椎手术术后镇痛有效，虽然关于局部麻醉药最佳剂量、容量和浓度仍需要进一步研究。其他研究者和

研究中心似乎也有在脊柱外科手术中使用连续性TLIP阻滞的经验[43]。

最后，更大规模的研究也评估了外周神经阻滞用于脊柱手术的情况。Wang等[44]比较了颈丛阻滞与全身麻醉用于颈椎前路间盘切除减压融合术（anterior cervical decompression and fusion，ACDF）的情况。该研究对全身麻醉或颈丛麻醉用于356例行单节段脊髓型颈椎病ADCF治疗的患者进行了前瞻性综述。与区域麻醉组相比，全身麻醉组的麻醉诱导时间和术后恢复时间均较长，手术时间和术后住院时间也较长。术中出血量、外科医师及麻醉医师满意度两组间无显著差异，但全身麻醉组患者满意度较高。全身麻醉组镇痛药、止吐剂用量及麻醉费用均更高。两组术前血流动力学无明显差异，但颈丛阻滞组术中的心率、血压更高。全身麻醉术后，患者疼痛程度增加，术后8小时最高，术后24小时疼痛程度逐渐减轻，这时NRS评分为1/10。区域阻滞组的患者中，术中疼痛评分为4/10，术后4小时疼痛开始减轻（术后24小时NRS为2/10）。全身麻醉组术后恶心呕吐发生率较高。

同样，Mariappan等[45]研究了颈浅丛超声阻滞对颈椎前路间盘切除减压融合术后恢复质量的影响。研究者进行了一项双盲随机对照试验，入组了择期行单节段或双节段ACDF的18岁以上成年人。46例患者被随机行0.25%布比卡因10 mL的颈浅丛阻滞（superficial cervical plexus block，SCPB）（23例）或进行阻滞（23例）。主要观察术后24小时的恢复质量，采用40项恢复质量问卷（QoR-40）进行评估。SCPB组术后24小时中位总体QoR-40评分较高（与未行阻滞治疗的患者相比，接受神经阻滞的患者恢复质量更好）。术后24小时阿片类药物平均用量无差异，组间24小时内出院患者数量无差异。研究者指出，在这项随机双盲对照实验中，颈浅丛阻滞有利于提高ACDF手术患者术后24小时的恢复质量。

总之，几项研究已经验证了非椎管内周围神经阻滞在脊柱疼痛和脊柱手术中的作用。实际上，Xu等[43]已经建议应用"椎旁神经阻滞"这一术语来概括多种越来越受欢迎并可能有助于脊柱手术镇痛的非椎管内阻滞。Xu等[43]建议术语"椎旁神经阻滞"包括所有针对椎管外神经丛的阻

滞，诸如椎旁阻滞、胸腰椎筋膜间平面（thora-columbar interfascial plane，TLIP）阻滞、竖脊肌阻滞、椎板后阻滞、颈柱状筋膜间平面（cervical columnar interfascial plane blocks，CLIP）阻滞、交感神经链和腰丛神经阻滞。他们将这些椎旁阻滞定义为"椎间孔外侧缘和竖脊肌外侧缘之间的脊神经阻滞"，该区域包含脊神经根、腹侧和背侧分支和神经丛、交感神经链，以及白色和灰色交通支[43]。从概念上来说，这些区域靠近但不在蛛网膜下腔或者硬膜外腔的椎管内。虽然这些"椎旁神经阻滞"的大多数报道和研究都是在躯干手术和躯干疼痛综合征（胸/腹部镇痛）的麻醉背景下进行的，但这些阻滞可能有选择性地应用于脊柱疼痛和脊柱手术中的麻醉和镇痛，特别是椎旁阻滞在更近端进行，更接近神经轴索本身时。

区域麻醉应用于脊柱手术中的局限性

虽然许多研究证明了区域麻醉对脊柱手术的益处，但椎管内麻醉和区域麻醉用于脊柱手术和围手术期的脊柱疼痛管理仍然存在一些局限性。

手术室时间、手术时间、住院时间

Mergeay等[5]指出，并非所有的研究都支持脊麻或硬膜外麻醉用于脊柱外科手术。在手术室资源利用和效率方面，有研究表明，脊柱手术采用硬膜外麻醉较费时，但硬膜外麻醉能提供比单次脊麻更持久的镇痛效果。在其他研究中，椎管内麻醉和全身麻醉的手术时间与下床时间无显著差异。有一些研究发现硬膜外麻醉相比于全身麻醉，所需手术室停留时间和手术时间更长，但总麻醉时间和操作时间相等。

在医院资源使用和术后恢复方面，根据出院标准，有时全身麻醉和区域麻醉在住院时间方面没有差异。此外，某些研究表明，区域麻醉后PACU停留时间可能会延长，尤其是当使用长效局部麻醉药且转出标准取决于感觉和运动阻滞的恢复时。偶尔，在区域麻醉和椎管内麻醉时，可能会因血流动力学参数异常（低血压）而使PACU转出延迟[5]。

术后神经系统评估和神经损伤

当围手术期将区域麻醉用于脊柱手术和脊柱疼痛患者时，术后可能无法立即评估患者的神经系统状态，从而可能导致脊髓损伤以及延误由血肿或其他过程引起的脊髓压迫的诊断。当使用长效局部麻醉剂或使用可延长运动或感觉阻滞的局部导管技术时（如硬膜外麻醉）尤其如此。可能的解决办法包括术后进行一个完整的、适当的神经检查后，再开始进行硬膜外或局部导管下治疗。一些研究者报道过此类方法，即在确定神经功能正常后，再经硬膜外导管给予局部麻醉药进行术后镇痛。

此外，当患者因椎管狭窄、椎间盘突出或椎管内可用空间被侵占而手术时，可能会因椎管内任何额外的占位（如血液、脓肿、硬膜外推注或持续输入局部麻醉药）而有马尾综合征或脊髓压迫的风险。非神经外科病例中曾报道认为椎管内阻滞时注入的药液导致了脊髓缺血、压迫或马尾综合征[5]。有趣的是，与单独使用脊麻或硬膜外麻醉相比，更常发现脊麻硬膜外联合麻醉技术是导致和掩盖脊髓和神经根受压相关神经系统症状的罪魁祸首。这时，理论上脊麻可能会降低已有压迫病灶患者脊髓压迫的风险，因其向脑脊液中只注射低体积药液。然而，当在压迫性病变（即狭窄或椎间盘突出症）下方进行脊麻时，理论上它可能无法理想地扩散到病变上方的区域，导致阻滞失败，甚至可能由于局部麻醉药积聚在狭窄水平以下而导致神经毒性反应。一些研究者[5]建议在已有脊柱病变患者中应考虑椎管内麻醉的安全性，尤其是伴有严重狭窄、压迫和既存占位性病变的患者。他们建议提前考虑到这些患者可能需要多次尝试进行椎管内或区域麻醉，并牢记存在失败风险增加、解剖异常等情况，以及既往手术对椎管内麻醉的干扰。一项研究表明，在鞘内注射或导管置入时，脊柱病变患者出现感觉异常的概率可能增加2倍以上。

转换为全身麻醉

除了可能延长PACU停留时间和对术后神经功能的评估受限等缺点外，区域麻醉用于脊柱手术还可能因各种原因导致术中麻醉失败，需紧急转为全身麻醉。在脊麻或硬膜外麻醉失败时，术中转换为全身麻醉可能在技术上具有挑战性，包括俯卧位气道管理等操作。现有的研究虽然涉及的患者人数很少，但很少有术中脊麻和硬膜外麻醉失败的例子。实际上，大多数已发表的研究并没有涉及任何需要转换为全身麻醉的椎管内麻醉失败病例。笔者所在医院曾有在单次脊麻注射的情况下，由于意外延长了脊柱手术时间的记录，手术团队在鞘内使用了额外的布比卡因和芬太尼以延长脊麻的持续时间。

外科医师、麻醉医师和患者的偏好

虽然具有实用性等优势，在许多中心或医院，区域麻醉技术并不经常用于脊柱手术的术中麻醉和围术期镇痛，可能部分受到了麻醉医师和外科医师偏好的影响。因为全身麻醉已经成为脊柱手术麻醉的经典方法（在俯卧位之前确保气道安全，在使用神经肌肉阻滞药时保证患者无体动，并且很容易延长全身麻醉持续时间）。此外，由于可能存在感染风险，外科医师可能不愿意让异物（硬膜外导管，即使是无菌置入）接近手术部位。

在经验丰富的中心，随着时间的推移和围手术期使用这些技术经验的进一步积累，这些对区域麻醉的顾虑就不那么重要了。例如，外科医师开始熟悉为有自主呼吸的患者进行手术。麻醉医师制定了最佳的椎管内麻醉和镇静方案，以确保术中患者的舒适度并将转为全身麻醉的风险降至最低。硬膜外导管的放置和剂量经过优化，以降低在手术区域内或附近放置导管的风险。此外，随着时间的推移，一些手术团队已经对脊柱手术中的区域技术产生偏好。许多研究表明，在自主呼吸的患者中，手术区域的静脉充血更少，手术条件更好[5]。

除麻醉医师和外科医师的偏好外，患者对接受区域麻醉也存在障碍，许多患者可能对术中有意识和手术过程中的"保持清醒"感到焦虑和担忧。然而，通过术前进行适当的咨询、准备和教育后，考虑到显著的优势，许多患者改变了对区域麻醉的看法，并将这种方法作为围手术期治疗的优先选择。在评估区域麻醉是否适合脊柱外科手术时，考虑麻醉医师、外科医师、患者和机构的偏好和机构的实践是很重要的。

区域麻醉禁忌证

无论优点如何，区域麻醉用于脊柱外科手术时，了解绝对和相对禁忌证非常重要。大多数涉及椎管内麻醉的脊柱患者的研究已使用这些禁忌证作为排除标准。常引用的禁忌证包括患者拒绝、严重或多节段椎管狭窄（高阻滞风险、剂量难以预测、既往的脊麻失败/困难置管史）、惊厥发作史、颅内高压、凝血障碍、穿刺部位感染或全身脓毒症、血流动力学不稳定和低血容量、近乎完全或完全的脊髓造影阻滞，以及脊髓性蛛网膜炎。对脊柱手术的患者实施椎管内麻醉前考虑这些禁忌证十分重要。

椎管内不良反应

除禁忌证外，椎管内和区域麻醉用于脊柱手术可能有许多不良反应。例如，一些研究表明，当使用局部麻醉、阿片类药物或两种药物联用时，椎管内技术会增加术后尿潴留的风险，会增加围术期临时导尿的发生率，导致患者满意度降低和尿路感染的潜在风险增加，虽然这尚未得到证实。需要注意的其他椎管内不良反应包括局部麻醉药引起的运动障碍和椎管内阿片类药物引起的瘙痒、镇静和呼吸抑制。每一种不良反应都可以得到适当的监测和处理，并且在很大程度上与术中使用局部麻醉药或阿片类药物的剂量相关。

其他缺点

研究还列举了脊柱手术中应用区域麻醉的其他潜在缺点，特别是在某些情况下增加了成本、椎管内放置导管失败的风险（在一些研究中失败率高达37%）。Mergeay等[5]指出满意的镇痛持续时间有限（有时只在休息时镇痛，活动期间则无效），有时术后镇痛获益来得太晚。在脊柱手术选择区域麻醉时，需重点考虑这些潜在的缺点。对于不同类型的手术，可能需要不同的麻醉和镇痛技术。例如，由于手术的范围过大，行脊柱融合术的患者在术中使用硬膜外或脊麻可能效果不佳，但仍可能受益于术后硬膜外镇痛，这些患者可能既往有慢性疼痛，故无论是否有硬膜外镇痛，术后镇痛都具有挑战性。反之，区域麻醉用于椎间盘切除、椎板切除或脊柱侧弯矫正等其他术式的术中和术后治疗可能是非常好的选择，可以提供术中麻醉和术后长时间镇痛。

区域技术的手术类型和适宜患者

在认识到区域麻醉用于脊柱手术的某些缺点后，在选择最适合区域麻醉的患者和手术类型时有一些重要的原则。在区域和椎管内麻醉下，已完成了从微创显微椎间盘切除术到大型、广泛的脊柱侧凸矫正和融合术等各种脊柱手术和操作。在椎管内麻醉下，从前路到后路的脊柱手术都有报道。大多数区域麻醉用于脊柱手术中的研究来自腰椎手术和介入治疗。椎管内麻醉本质上更适合这些手术，特别是脊麻，因为脊麻的硬膜外穿刺是在L_2（脊髓圆锥下端）以下进行的[5]。然而，胸椎手术也可在区域麻醉下进行，可以通过置入胸段硬膜外导管，甚至可以通过大容量、高剂量单次脊麻（以增加扩散至脊椎下胸段水平）完成。在胸椎手术中使用单次脊麻时，虽然剂量较高，但预期持续时间有限，且通常与全身麻醉相结合使用。

一般而言，对于腰椎手术，足够的椎管内阻滞所达到的上感觉平面应在T_{10}或以上。然而俯卧位不能很好地耐受高水平的运动阻滞（由于硬膜外阻滞导致腹肌力量不足和深呼吸能力下降，在俯卧位腹部压力增加和高位阻滞导致肋间麻痹的同时作用下，可能影响呼吸力学）。通常因心血管（广泛的交感神经阻滞导致的低血压）和呼吸系统效应，不建议将平面超过T_{10}的椎管内麻醉作为手术的唯一麻醉方式。

除脊柱手术部位外，手术类型和持续时间也是选择区域或全身麻醉的重要因素。通常，长时间（持续时间＞2小时）或术中出血严重且需要术中复苏的手术（如多节段椎板切除术、多节段大量出血的手术、使用牵引棒或椎弓根螺钉固定术、多内固定植入术）首选全身麻醉。全身麻醉有助于延长术中的麻醉时间，并在术中需要积极复苏和血流动力学控制时，在俯卧位提供安全的气道。单独在区域或椎管内麻醉下实施的常见手术有腰椎显微椎间盘切除、椎间盘切除术、单节段或双节段椎板切除术或有限的多节段融合术。

脊柱手术选择合适的患者进行区域麻醉时，重要的是要考虑这些技术的特定禁忌证（参考前一节，区域麻醉禁忌证）。此外，以前的脊柱手术和介入治疗（硬膜外血补片、类固醇注射）会对椎管内再次手术造成影响。这种效应，通常硬膜外麻醉比脊麻更显著，并可能导致区域失败率增加和不可靠的扩散。虽然如此，与之前无硬膜外干预的患者相比，既往有硬膜外腔干预的患者

行硬膜外镇痛不一定不同或更容易失败。其他研究发现，对于先前行椎间盘切除术的患者并不会增加硬膜外分娩失败的风险。

除上述这些患者选择的考虑因素外，其他的患者特征，包括患者的体型等，也是考虑脊柱手术中麻醉选择的重要因素。腹围增加的肥胖患者更有可能选择全身麻醉，因为他们在俯卧位时更可能会出现呼吸系统并发症（呼吸力学不良、胸壁扩张受限、腹压增加、依赖自主呼吸时的呼吸受损）。在肥胖患者中，单次脊麻注射也可能出现不可预测的扩散，导致高平面阻滞甚至全脊麻的风险。相比之下，孕妇可能是区域麻醉下行脊柱手术的最合适人选，因为可以最大限度地降低胃反流和潜在困难气道的风险。此外，对孕妇进行区域麻醉还允许患者自己优化术中的体位（患者可以自己躺在手术台上，在需要时进行调整以获得舒适，并最大限度地减少对麻醉药的全身和胎儿暴露）。特别是对于区域麻醉用于脊柱手术的孕妇，在妊娠后期考虑非俯卧位可能很重要（此时俯卧，巨大妊娠子宫会压迫主动脉与腔静脉）。

脊柱手术实施区域麻醉的技术问题

对脊柱手术和脊柱疼痛进行区域麻醉有许多技术上的考虑。关于脊柱手术行区域麻醉的文献详细介绍了脊柱手术行区域麻醉的多种方法。

据报道，脊麻是许多脊柱手术的主要麻醉方法，包括腰椎间盘突出、单节段和双节段椎板切除甚至腰椎融合术。硬膜外麻醉也有报道用于同样的手术，但应用较少，因为硬膜外麻醉在技术上更具挑战性也更费时。此外，硬膜外麻醉可能无法为脊柱手术提供局部麻醉剂的最佳硬膜外扩散。在手术区域或附近存在异物（硬膜外导管）也有潜在的缺点（感染风险、技术挑战、导管缺失、破碎和剪碎）。在大多数报道中，硬膜外麻醉常作为椎管内联合全身麻醉技术的一部分。在某些情况下，硬膜外导管甚至通过外科手术（在术中由外科手术团队完成）放置，然后在手术结束时建立皮肤隧道穿出体外。在这些病例中，已证明使用镇痛泵持续地向手术部位输注局部麻醉药安全有效。在笔者所在机构，这些通过手术置入的硬膜外或麻醉导管常由外科和急性疼痛小组

共同管理，并在适当时移除。

在一项研究中描述了脊麻-硬膜外联合麻醉（combined spinal-epidurals，CSE）在脊柱手术中的应用，发现在脊柱手术中，CSE与脊麻和硬膜外麻醉同样有效，并且有助于术后的镇痛[5]。

许多研究比较了不同的区域技术、实施脊麻、硬膜外麻醉和CSE的具体细节（如患者的体位、使用的局部麻醉药）[5]。

患者体位

脊柱手术的区域麻醉可在侧卧位、坐位或俯卧位的不同体位下进行。从技术上讲，坐位对患者来说比较舒适，优化了椎管内技术的定位，但同时患者在阻滞的过程中更易移动从而难度更大。此外，由于坐位上身直立（下肢和下半身的静脉血汇集），如果患者在上身直立坐位下施行椎管内麻醉后，交感神经阻滞引起的低血压可能更加严重。此外，根据注射的局部麻醉药的比重（在脊麻中），在鞘内推注重比重局部麻醉药后，长时间保持直立坐姿，局部麻醉药优先作用于下腰椎和骶骨皮节[5]。某些研究者认为，对于椎管内麻醉后需长时间坐着的患者，硬膜外麻醉可能比脊麻更适合。在某些情况下，外科手术在坐姿下进行，这样可以改善手术条件，但有对术中低血压和术中患者的舒适/体动问题的持续担忧。

椎管内麻醉如何实施？大多数研究描述为将患者置于坐位或俯卧位，然后在注射局部麻醉药片刻后立即仰卧位（使阻滞"稳定"）。然后将患者置于手术体位（坐位或"滚木式"搬运后俯卧位），并允许自我调整躯干和头部的位置以达到舒适。比较脊麻期间术中俯卧位和膝胸体位的研究发现，膝胸体位比常规俯卧位导致更多的肺部限制。因此，合并呼吸系统受损患者，在实施区域麻醉保留自主呼吸下行脊柱手术时，不建议采用膝胸体位。在区域麻醉下进行脊柱手术的怀孕患者经常需要使用特殊俯卧位垫或非俯卧位。

关于患者体位的具体研究，Laakso等[46]将脊麻用于腰椎间盘手术期间，进行了不同体位（膝胸位与水平侧卧位）的随机对照研究。研究者入组了40例在脊麻下接受腰椎间盘手术的患者（ASA 1~2，年龄 24~61岁）。在L_2~L_3水平用27 G针完成脊椎穿刺，注入0.5%布比卡因3 mL。

患者被随机分为两组：一组在手术位置（俯卧膝胸）进行脊麻；另一组在侧卧位进行脊麻，脊麻成功后仰卧20分钟转换成膝胸位进行手术。在俯卧膝胸体位组的3例患者中，最初尝试使用27 G针穿刺，但需要更换为更大的25 G针，才能成功穿刺。俯卧膝胸体位组脊麻后皮肤最终感觉阻滞水平（针刺测试）为T_5，侧卧位组为T_6。两组的脊麻恢复时间相似（注射后平均210分钟）。俯卧膝胸体位组收缩压的平均下降幅度（30 mmHg）大于侧卧至仰卧位组。与俯卧位组（其中6例患者在15分钟后需要麻黄碱）相比，在侧卧位组脊麻的患者（3例患者在注射后10分钟内都需要麻黄碱）更早需要麻黄碱进行血流动力学支持。俯卧位组有4名患者需要抗胆碱能治疗心动过缓，侧卧位组有2例。俯卧位组有5/20例患者接受轻度镇静，而侧卧位组为4/20例（主要因肩部麻木和疼痛而接受镇静）。研究者得出结论，无论患者体位如何，脊麻在两组中的效果相似，但膝胸位组的血流动力学有更易恶化的趋势。

Yilmaz等[47]还进行了一项前瞻性研究，比较了45例ASA 1~2级腰椎间盘切除术患者在脊麻俯卧位或膝胸体位下的围术期血流动力学和呼吸功能。在该研究中，先左侧卧位行脊麻，用27 G脊髓穿刺针穿刺，成功后注入0.5%重比重布比卡因3.5~4 mL，脊麻注射后仰卧8分钟，采用针刺测试确定麻醉平面，控制每个患者的麻醉平面在手术区上方1~2节段。患者再被随机分为俯卧位组（n=22）或膝胸体位组（n=23）。研究者注意到，脊麻后两个组的血压都立即下降，心率都增加。与术前相比，两种体位的患者均显示术中用力肺活量和一秒用力呼气量下降。与单纯俯卧位相比，膝胸体位下的峰值呼气流量和25%用力呼气流量下降的幅度明显更大。研究者得出结论，膝胸体位对脊麻下脊柱手术的自主呼吸患者造成更大的呼吸受限，并提醒在呼吸储备有限的患者中谨慎使用该体位。

脊柱手术的区域麻醉药物

在脊柱手术中最常用于区域麻醉的局部麻醉药是布比卡因（在大多数研究中被广泛报道）。布比卡因脊麻记录的最高剂量为15 mg。不同的研究者研究了等比重和重比重布比卡因在脊柱手术脊麻中的使用。与重比重布比卡因相比，等比重布比卡因的扩散似乎较少受到患者体位的影响。等比重溶液可能产生不可靠或不可预测的扩散，导致不可靠的麻醉平面和质量[10-11]。

相反，其他一些研究者发现，与重比重布比卡因和丁卡因相比，等比重布比卡因效果更好，有更完全的感觉阻滞，可以更好地控制感觉和运动阻滞平面，同时不完全阻滞的发生率较低。这些研究者发现，重比重布比卡因对完全运动和感觉阻滞的起效较快，但上部感觉阻滞平面较高，低血压程度更严重，需要更多的干预措施来治疗心率和血压的变化，重比重溶液组也更频繁地要求局部麻醉伤口浸润。

Tetzlaff等[12]进行了一项研究，评估局部麻醉药比重对脊麻用于腰椎手术效果的影响。入组了53例患者（ASA 1～2级），并将这些患者随机分成3组，A组：15 mg布比卡因和0.2 mg肾上腺素为0.5%溶液3 mL组（等比重组）；B组：0.5%布比卡因3 mL；C组：0.75%布比卡因和8.25%葡萄糖混合液2 mL（重比重组）。所有患者都使用22 G Quincke针在坐位下选择$L_3 \sim L_4$间隙进行穿刺。由一位不知情的观察者收集脊麻后数据：记录变量包括运动和感觉麻醉的起效、达到的最高感觉平面、心率和血压的最大变化及对血流动力学干预的需求。此外，还记录了阻滞失败的频率及需要局部麻醉补救以完成切皮或伤口缝合的频率。研究者发现，接受等比重布比卡因脊麻的患者至完全运动和感觉阻滞的时间更长。重比重组达到的感觉平面更高。在接受重比重脊麻的患者中，血压的变化更大及治疗心率和血压所需的干预措施更多。重比重组有两例脊麻失败再次尝试成功，且在伤口切开和闭合过程中需要局部麻醉剂浸润以补充麻醉的频率更高。研究者得出结论，脊麻用于择期腰椎手术中，等比重布比卡因注射液优于重比重布比卡因注射液。

除评估重比重与等比重麻醉药用于脊柱手术外，Sahin等[48]还比较了左旋布比卡因与布比卡因用于腰椎间盘手术中的脊麻效果。入组了60例单侧单节段（$L_4 \sim L_5$）腰椎间盘突出症手术的患者（ASA 1～3级）。所有手术均由同一位外科医师完成。患者被随机分配到15 mg（0.5%）等比重布比卡因（$n=30$）或左旋布比卡因（$n=30$）脊麻

组。测试了感觉和运动阻滞皮节、术中感觉和运动阻滞特点及脊麻的术后恢复时间，还评估了外科医师和患者的满意度，以及术中血流动力学和术后并发症。研究者发现，左旋布比卡因脊麻组患者的最大感觉阻滞平面（达到皮节水平）更高（平均高出约1.6个平面）。感觉和运动阻滞起效和术中无差异。左旋布比卡因组患者的感觉和运动阻滞恢复时间较短，活动较早。两组患者的满意度及术中和术后并发症相似。研究者得出结论，左旋布比卡因组的阻滞恢复时间较短，对较长时间的手术是个潜在劣势，但允许在较短手术后中更早地活动、术后恢复和进行神经系统评估。

除脊麻中使用的局部麻醉药的比重和类型外，某些研究者还分析了脊柱手术中除了局部麻醉剂用于脊麻之外的各种辅助剂的使用。Salem等[49]对52例脊麻下行脊柱手术的患者进行了一项前瞻性、双盲、随机对照研究，纳入腰椎滑脱行单节段后外侧腰椎融合术的患者。他们被随机分配到D组（15 mg重比重布比卡因加5 μg右美托咪定）与P组（仅15 mg重比重布比卡因）。该研究中，D组（布比卡因+右美托咪定）的术野质量评分和外科医师满意度高于P组（单纯布比卡因阻滞组，$P<0.0001$，$P=0.002$）。与单纯局部麻醉药行脊麻的患者相比，脊麻药中添加右美托咪定组患者的感觉和运动阻滞持续时间也更长。在加用右美托咪定的患者中，首次要求镇痛的时间延长，酮咯酸的总用量较低（右美托咪定组的镇痛需求通常较小）。研究者得出结论，右美托咪定能够提升手术条件，延长阻滞时间，并为脊柱手术的脊麻患者提供了更好的术后镇痛且不良反应少。该研究中的脊麻用药是重比重布比卡因15 mg（0.5%，3 mL）加上右美托咪定5 μg（加入0.5 mL生理盐水中），而单纯布比卡因阻滞组的患者仅添加生理盐水。术前用药包括15 μg/kg阿托品肌内注射和10 mL/kg乳酸林格液。患者取坐位，选择$L_3 \sim L_4$间隙正中入路，使用铅笔尖式25 G针，斜面朝上。脊麻注射后患者仰卧，待麻醉平面固定后即转为俯卧位。

脊麻用于脊柱手术的详细技术

不同的研究者描述了用于脊柱手术的各种脊麻方法，效果和结果各异。下面将讨论来自不同

团队进行脊麻的具体方法，包括针头类型和规格、穿刺部位、使用的药物、患者体位和方法、阻滞持续时间、阻滞失败需要转换全身麻醉及需要局部麻醉药浸润补充等情况。

Goddard等[6]报道了用笔尖式穿刺针和0.5%等比重布比卡因3.0~3.5 mL进行脊麻。其中，118例患者还接受了二乙酰吗啡0.25或0.3 mg鞘内注射。在侧卧位、坐位或俯卧位进行腰椎穿刺或脊麻。对于需行椎管减压的患者，将注射部位选择在狭窄区域上方但同时在脊髓圆锥下方的节段。在椎间盘切除术的患者中，选择了手术节段以外的节段。注射完成后，患者立即自己移动到Jackson脊柱手术台或Wilson手术架上。如果皮肤切口需要补充局部麻醉药，则在切口部位使用0.5%布比卡因和1：200 000肾上腺素浸润。术中患者取俯卧位镇静，靶控输注丙泊酚。

Erbas等[21]描述了脊麻在腰椎后路固定术中的应用。脊麻穿刺选取在$L_3 \sim L_4$或$L_4 \sim L_5$，使用0.5%布比卡因15 mg、芬太尼2 μg、肾上腺素0.2 mg。研究者报道没有脊麻失败的发生。

Sandrolsadat等[18]尝试在脊柱手术的脊麻中使用更大剂量的鞘内药物。使用25 G Quincke针在$L_3 \sim L_4$穿刺，注入0.5%布比卡因4 mL。穿刺后仰卧约10分钟，直到达到令人满意的$T_6 \sim T_{10}$平面。随后使患者俯卧，术中给予丙泊酚25~50 μg/（kg·min）镇静。该研究未观察到转为全身麻醉的情况。

Jellish等[10]的研究给接受脊柱手术的患者使用0.75%重比重布比卡因（溶解于8.5%葡萄糖溶液）11 mg进行脊麻。患者取右侧卧位，在$L_4 \sim L_5$或$L_5 \sim S_1$用25 G Quincke针进行脊麻。阻滞完成后患者平卧。当麻醉平面稳定于$T_6 \sim T_{10}$（通常在10分钟后），将患者俯卧，并协助患者调整舒适的体位。吸氧2 L/min，予丙泊酚25~50 μg/（kg·min）镇静，效果良好。

Rung等[50]建议在脊柱手术中使用等比重0.5%布比卡因（10 mg）进行脊麻。研究者认为等比重布比卡因是有益的，因为麻醉平面不受脊麻注射期间和之后的体位影响。Rung等建议在这种情况下，可以在患者移到手术台上后，以俯卧位进行脊麻，从而节省时间，因为患者可以在脊麻完成的同时进行术前准备和铺巾。这些研究者建

议，这种方法不用像Jellish等所描述重比重布比卡因的那样需要等待10分钟直至平面稳定[10-11]，可以提高时间效率。他们还提出，与重比重溶液相比，等比重脊麻出现低血压和高平面的风险更低（使用等比重布比卡因时达到的最高平面通常较低）。此外，Rung等还主张在脊麻药液中增加小剂量芬太尼（25 μg）用于术中和术后镇痛。在这个剂量下，他们报告没有明显的阿片类药物不良反应。实际上根据报道，使用这种脊麻技术进行单节段椎间盘手术的大多数患者在手术当天就出院了。

Dagistan等[22]报道了使用25 G Quincke针在$L_3 \sim L_4$处进行穿刺，单次给予溶于8.5%葡萄糖的0.75%布比卡因3 mL（重比重溶液）进行脊麻，术中予丙泊酚25~50 μg/（kg·min）镇静。术后康复和物理治疗包括术后6~8小时内行走、伸展运动并在6~8周内恢复工作。研究者报告这些患者恢复良好，并建议在脊柱手术中使用脊麻。

Dagher等[51]描述了在左侧卧位进行脊麻下腰椎间盘切除术。在突出的椎间盘上方1~2节段进行腰椎穿刺，使用等比重0.5%布比卡因3~3.5 mL进行脊麻。手术切皮之前使用15 mL布比卡因加1：200 000肾上腺素行切口浸润。本研究中的脊麻效果良好，为手术提供了充分的麻醉。

硬膜外麻醉用于脊柱手术的详细技术

除脊柱手术中脊麻的技术外，一些研究者还描述了硬膜外麻醉在脊柱手术中的应用。

Greenbarg等[8]首先描述了使用单次硬膜外麻醉进行脊柱手术。他们记录了患者以坐位或侧卧位进行硬膜外麻醉，在$L_2 \sim L_3$间隙置入17 G Tuohy针。研究者使用6~8 mL的0.75%布比卡因和1：200 000肾上腺素的单剂量来施行脊柱手术，报告显示这种技术安全可行。

Demirel等[24]报道了使用硬膜外导管麻醉进行脊柱手术。具体而言，在这种方式下，患者取坐位，通过使用18 G Tuohy针和正中入路阻力消失技术放置导管。硬膜外导管放置在突出椎间盘上方2个节段（即对于$L_5 \sim S_1$椎间盘突出，硬膜外导管在$L_3 \sim L_4$水平）。到达硬膜外腔后，将一根20 G硬膜外导管向头端置入硬膜外腔3~4 cm，在皮下隧道内留置导管7~8 cm。用2 mL注射器硬膜外导管抽吸，确

认无脑脊液后给予3 mL的2%利多卡因和1∶200 000肾上腺素作为试验剂量。随后将患者置于仰卧位，如果在试验剂量后5分钟未发现鞘内注射（即无运动阻滞），则再给予0.5%等比重布比卡因15～20 mL和芬太尼100 µg用于手术镇痛。一旦患者完成体位摆放，就用针刺法测试硬膜外麻醉达到的感觉阻滞平面（通常在T_6～T_{10}）。如果在手术开始时注意到麻醉不足，则通过硬膜外再次追加布比卡因。此外，术中可给予0.5%布比卡因10 mL以延长麻醉时间。术后镇痛在手术结束时以0.125%布比卡因和2 µg/mL芬太尼溶液，10 mL/h通过硬膜外泵注，并持续2天。

这项研究未记录到与硬膜外技术相关的并发症，也无手术过程中看到患者术野中的硬膜外导管的记录，无静脉空气栓子发生。4例患者在术中需要通过硬膜外导管追加局部麻醉药（手术时间超过150分钟），从硬膜外导管注射后5分钟内疼痛缓解。2例患者在手术中需要额外的芬太尼静脉注射，但该研究中，无一例脊柱手术的硬膜外麻醉需要转为全身麻醉。

Akakin等[29]还报道了在单节段腰椎手术中使用硬膜外麻醉的情况。通过在手术部位上方放置至少两节段的硬膜外导管，单次注射2%利多卡因和1∶200 000肾上腺素20～30 mL，以及芬太尼100 µg。在T_{12}～L_5之间的单一节段进行硬膜外注射，大部分是在L_2～L_3和L_3～L_4进行的。无发生硬脊膜穿破，无一例转为全身麻醉。术中留置硬膜外导管，为意外延长的手术补充麻醉药。患者取俯卧位，术中以丙泊酚和咪达唑仑定镇静，并以2 L/min的速度以鼻导管低流量吸氧。研究者发现在脊柱手术中使用硬膜外麻醉在技术上安全可行。

Ezhevskaya等[31]描述了硬膜外麻醉联合全身麻醉在脊柱手术中的应用。研究者在预期手术部位上方3～4节段行硬膜外麻醉，在硬膜外腔留置导管3～6 cm。然后通过抽吸（通过抽吸脑脊液来评估意外的鞘内放置）和试验剂量（给予2%利多卡因和1∶200 000肾上腺素2 mL以评估意外鞘内放置-运动阻滞或血管内放置-肾上腺素引起的心动过速）测试硬膜外麻醉。在确认硬膜外导管放置位置合适后，推注负荷量罗哌卡因溶液（0.375%～0.75%，追加剂量3～10 mL）和芬太尼100 µg。该推注用作初始手术麻醉。术中以全

身麻醉（吸入七氟醚1 MAC，脑电双频指数监测麻醉深度）和硬膜外麻醉输注（0.2%罗哌卡因、2 µg/mL芬太尼和2 µg/mL肾上腺素，速度为5～10 mL/h）维持。

Khajavi等[28]也研究了硬膜外联合全身麻醉在脊柱手术中的应用。在该研究中，患者行单次硬膜外麻醉，将0.25%布比卡因18 mL（45 mg）和100 µg芬太尼溶于18 mL蒸馏水中配制成硬膜外溶液。使用18 G Tuohy穿刺针在计划手术部位的相同或低一节段的位置进行坐位穿刺麻醉，随后行全身麻醉，将硬膜外全身麻醉组的结果与单独接受全身麻醉的对照组的结果进行比较。两组的全身麻醉诱导相似，包括硫喷妥钠、芬太尼、咪达唑仑和阿曲库铵。研究者得出结论，硬膜外麻醉是安全的，并且与全身麻醉联合使用时提供了许多益处（改善镇痛与血流动力学稳定性）。

此外，Yoshimoto等[25]也描述了硬膜外联合全身麻醉在脊柱手术中的应用。研究者将硬膜外导管放置在手术节段靠头侧的1～2个节段内。与其他报道类似，硬膜外导管是通过18 G Tuohy穿刺针置入的，使用阻力丧失技术确认针尖达到硬膜外间隙。与其他报道相似，硬膜外导管沿头颅方向置入硬膜外间隙5 cm。麻醉开始时注入0.5%布比卡因15～20 mL，硬膜外吗啡1～3 mg，具体用药量取决于患者的年龄、身高和体重。有趣的是，研究者在注射后立即拔除了硬膜外导管（硬膜外导管没有留在原位以备术中补充麻醉或术中给药）。在手术期间或手术后没有额外的硬膜外注射。本组行硬膜外麻醉的患者也同时行全身麻醉（全凭静脉麻醉，丙泊酚输注、维库溴铵和气管插管）。研究者认为该技术安全有效。

还有其他几份报告详细介绍了硬膜外麻醉在脊柱手术中的应用。Ulutas等[36]使用18 G Tuohy穿刺针和阻力消失技术在手术区向头侧1～2个节段行单次硬膜外麻醉。研究者注入芬太尼50 µg、利多卡因100 mg（5 mL）及0.5%布比卡因10 mL。该研究中没有留置硬膜外导管，而是在单次硬膜外麻醉下完成脊柱手术。注射后立即将患者水平放置，并测试阻滞平面。在确认足够的麻醉平面后，使患者俯卧，术中使用咪达唑仑0.03 mg/kg进行镇静。患者在硬膜外麻醉下对脊柱手术耐受良好。

最后，Nicassio等[48-52]进行了一项比较坐位硬

膜外麻醉下与膝胸位全身麻醉下行腰椎显微椎间盘切除术的前瞻性研究。分析了23例在坐位硬膜外下与238例在俯卧位或膝胸位全身麻醉下进行手术的患者。在整个研究过程中，没有患者出现与硬膜外穿刺相关的并发症，只有1例患者出现了轻微硬膜撕裂的手术并发症。硬膜外麻醉组的23名患者中有20例对镇痛效果表示满意，另外3例患者报告镇痛效果不佳。所有患者都认为坐姿舒适。研究者指出，坐姿具有手术优势，包括更佳的患者舒适度、呈现类似于直立状态下的脊柱负荷状况，以及得益于血液重力引流的"更清晰"的术野。然而，坐位手术发生硬脑膜撕裂和脑脊液漏的可能性更大。总的来说，研究者发现硬膜外麻醉可以减少麻醉和手术时间、减少并发症和缩短住院时间。

Nicassio等[52]在坐位下通过正中入路进行椎管内麻醉。选择在脱垂的椎间盘向头侧两个节段进行硬膜外穿刺，使用17 G穿刺针并通过空气阻力消失法识别硬膜外腔。关于麻醉剂，单次推注0.75%的罗哌卡因8~10 mL进行麻醉（取决于BMI），患者保持坐姿30分钟。椎管内麻醉诱导完成后，患者坐于手术台上，在该体位下行显微椎间盘切除术。

总体而言，脊柱手术应用硬膜外技术似乎表明单次注射和基于导管的技术都是可行的，特别是当硬膜外穿刺部位与手术部位相距1~2个间隙时。研究似乎表明，硬膜外麻醉作为脊柱手术的主要或唯一麻醉方法是安全有效的。硬膜外麻醉也可联合全身麻醉用于脊柱手术，效果良好。

腰-硬联合麻醉用于脊柱手术的详细技术

除脊麻和硬膜外麻醉可应用于脊柱手术外，某些研究者还描述了腰-硬联合麻醉用于脊柱手术。Jellish等[11]研究了脊麻和硬膜外联合镇痛在脊柱手术中的应用。具体而言，研究者为接受腰椎手术的患者进行了脊麻，并评估了硬膜外使用可乐定与局部麻醉药（布比卡因）切口浸润对术后效果的影响。研究者入组了120例即将接受腰椎手术的患者。这些患者都行布比卡因脊麻，辅以硬膜外150 μg可乐定或安慰剂和（或）布比卡因或盐水切口浸润。研究结果提示，所有组在静脉输液、失血、术中低血压或心动过缓方面均无差

异。麻醉后监护病房的疼痛评分较低，布比卡因脊麻联合硬膜外可乐定组或联合皮下布比卡因切口浸润组患者的镇痛药需求较低。联合硬膜外可乐定组的患者术后血流动力学有所改善。出院时间、尿潴留和其他变量没有显著差异。研究者得出结论，硬膜外可乐定是脊柱手术脊麻的良好补充，可改善术后疼痛和血流动力学稳定性，无并发症。

具体到这项研究[11]，患者取坐位，在$L_3 \sim L_4$或$L_4 \sim L_5$处行椎管内麻醉，将17 G Tuohy腰硬联合穿刺针置入硬膜外腔，并通过硬膜外针插入27 G Sprotte脊麻穿刺针，直到穿破硬脑膜并见脑脊液流出。将0.75%布比卡因（11.25 mg）1.5 mL注射到脑脊液完成脊麻。随后取出Sprotte脊麻穿刺针，将10 mL用于研究的溶液（可乐定150 μg或盐水10 mL）注入硬膜外腔。随后患者仰卧直到达到适当的麻醉平面，然后通过"滚木式"搬运法使患者俯卧并可以自我调整舒适的体位。鼻导管吸氧2 L/min，术中以25~50 μg/（kg·min）的剂量输注丙泊酚进行镇静。研究者得出结论，在脊柱手术的脊麻中硬膜外添加可乐定提供了有效的辅助镇痛。

Duger等[53]还研究了腰硬联合麻醉用于脊柱手术的麻醉、镇痛和不良反应。在该研究中，研究者比较了脊麻、硬膜外麻醉和腰硬联合麻醉用于66例腰椎椎板切除术患者的效果，随机将患者分为三组：脊麻组、硬膜外麻醉组和腰硬联合麻醉组。3组的人口统计学、手术时间和椎管内麻醉的最高阻滞平面相似。血流动力学变量（心率、平均动脉压）和氧饱和度在组间没有差异。术中各组之间的镇静水平没有差异。然而，术后硬膜外和腰硬联合组的镇静评分相似，而脊麻组患者的镇静评分明显较低。与硬膜外和腰硬联合组相比，脊麻组的术后疼痛评分更高，但所有组首次使用PCA的时间相似。与硬膜外麻醉或腰硬联合麻醉组的患者相比，脊麻组患者在24小时研究期内的吗啡总使用量和术后恶心呕吐发生率更高。但脊麻组的患者瘙痒率低于硬膜外麻醉和腰硬联合麻醉组的患者。研究者得出结论，这三种椎管内麻醉技术对于腰椎椎板切除术都充分有效，但硬膜外和腰硬联合技术在术后镇痛方面可能比单

独脊麻更有效，不良反应更少。

脊柱外科手术的局部麻醉

除椎管内麻醉外，还有一些关于局部麻醉甚至周围神经阻滞用于脊柱手术和操作的报道。

Chen等[54]报道了局部麻醉下对$L_5 \sim S_1$椎间盘突出症进行内镜下椎间盘切除术的病例。研究者进行了一项比较全身麻醉与局部麻醉用于内镜椎间盘切除术的前瞻性随机对照研究，共纳入123例内镜下腰椎间盘切除术的$L_5 \sim S_1$椎间盘突出症患者。手术由不同麻醉偏好（局部麻醉与全身麻醉）的两名外科医师在两个医疗中心进行。两组患者在术后腰痛、腿痛和功能状态（Oswestry功能障碍指数）方面均得到整体改善。然而，与全身麻醉组的患者相比，局部麻醉组的患者平均住院时间较短。并发症包括1例硬脊膜撕裂和3例1个月内椎间盘突出复发，需要开放手术或再次行内镜手术。研究者得出结论，全身麻醉和局部麻醉对于该手术均有效且安全。然而，就住院时间而言，局部麻醉似乎优于全身麻醉。

Sairyo等[55]也报道了局部麻醉用于脊柱手术。这些研究者专注于局部麻醉下行经皮微创椎间孔镜椎间盘切除术的患者，描述了局部麻醉用于这种微创手术，同时指出日本学者自2003年以来就使用该技术，并展示了3个成功案例。

此外，Jha等[56]也报道了在局部麻醉下对引起马尾综合征的椎间盘巨大突出患者行经皮内镜腰椎间盘切除术。在该病例报告中，清醒患者在局部麻醉下通过经椎间孔入路在内镜下切除突出的腰椎间盘。研究者认为，局部麻醉下经皮内镜椎间盘切除术优于开放手术，操作更快，并能够对受到马尾综合征威胁的患者进行立即干预。此外，研究者假设，与传统的全身麻醉技术相比，局部麻醉围手术期的并发症和复发率更低，软组织损伤最少，并且可早期活动，预后更好、满意度更高。研究者得出结论，局部麻醉用于此类微创手术有效可行，并且为后续的手术方式（无论开放式还是微创）提供了更多选择。

有关脊柱手术局部麻醉的其他病例报告也有许多。Teifeian等[57]报道了一个在局部麻醉下经椎间孔镜行胸段硬膜外腹侧肿瘤切除术的病例。

Yamashita等[58]描述了在局部麻醉下行经皮内镜椎间盘切除术（微创技术）切除复发的突出髓核。在该病例中，患者2年前曾在局部麻醉下行经椎间孔经皮内镜下椎间盘切除术（percutaneous endoscopic discectomy，PED），目前右侧椎间盘突出症复发。研究者同一入路再次行经椎间孔PED，去除L_5神经根周围的小粘连，在局部麻醉下成功摘除突出的椎间盘完成该手术。局部麻醉的使用能够为该患者提供良好的术后镇痛、较少的术后疼痛、较早出院、更早地功能恢复和体育锻炼。研究者得出结论，局部麻醉对于微创PED安全有效。

Wang等[59]介绍了一系列内镜下经皮螺钉内固定与椎间融合术病例。在该系列报道中，研究者证实此类脊柱手术无须全身麻醉。对10例连续接受此手术的患者随访1年，预后良好。内镜手术可用于神经减压、椎间盘切除术、终板制备和椎间融合。研究者还报告了在脊柱固定术中经皮放置椎弓根螺钉和连接板。在本系列病例中，研究者使用脂质体布比卡因进行长效镇痛，并联合使用局部麻醉和镇静提高患者术中舒适度。未使用麻醉性镇痛剂或区域麻醉（仅使用了局部麻醉），所有患者均通过内镜成功完成脊柱手术，没有中转开放。平均手术时间113.5分钟，平均失血量为65 mL，平均住院日1.4天。随访中未报告并发症和不愈合病例。研究者得出结论，用于微创和经皮技术的脊柱手术的麻醉中，局部麻醉可能是首选的麻醉方法并有明显的益处。

随着越来越多的证据支持局部麻醉用于脊柱手术中的可行性和有效性，Sanusi等[60]对在英国的一家三级神经外科中心进行的、局部麻醉下经椎间孔内镜椎间盘切除术的201例患者进行了为期2年的回顾性评估。患者平均年龄41岁，男女比例为1.3∶1，最常见手术节段为$L_4 \sim L_5$。所有手术均由同一名外科医师完成，平均手术时间为110分钟。在本回顾性评估中，95%的患者在术后7小时内出院。术后2周，95%的患者疼痛评分（视觉模拟量表-VAS）从7/10降至（0～1）/10。约87%的患者术后不久恢复了日常生活活动。未有脑脊液漏、血肿形成或手术部位感染。研究中约1%的患者有神经根损伤，6%的患者有复发疝，需要再次显微切除。这篇回顾性评估表明局部麻醉用于微创脊柱手术安全可行。

Fang等[61]发表了一项比较硬膜外麻醉和局部麻醉用于腰椎经椎间孔内镜手术的研究。该研究指出，经皮内镜腰椎间盘切除术治疗腰椎间盘突出症主要是在局部麻醉下进行的。但部分患者在椎间孔扩张过程中会感到疼痛难以耐受。因此，研究者对单中心的腰椎椎间孔内镜手术进行了回顾性分析，共286例患者，121例使用局部麻醉，165例使用硬膜外麻醉。对于腰椎椎间孔内镜手术，未发现两组之间的神经系统并发症有差异，手术预后或术中辐射暴露也没有差异。局部麻醉和硬膜外麻醉组的患者满意度分别为73.6%和91%（$P<0.001$）。研究者得出结论，硬膜外麻醉是可行和安全的，局部麻醉和硬膜外麻醉在神经系统并发症方面未有明显差异。对于这种微创手术，研究者指出，与局部麻醉组相比，硬膜外麻醉组的患者满意度更高。对于接受微创腰椎手术的患者，硬膜外麻醉可能是局部麻醉的绝佳替代方案。

最后，仍有许多关于局部麻醉用于椎体成形术、椎体后凸成形术和其他微创椎体手术的报道。这些手术可以在局部麻醉也可在全身麻醉下进行。Emre等[62]评估了全身麻醉高风险患者在局部麻醉下椎体成形术的疗效。入组62例骨质疏松性椎体骨折在局部麻醉下行椎体成形术的患者。患者均无外伤史，麻醉分级均为ASA-PS Ⅲ，平均年龄为77.5岁，术前平均VAS评分为7.52。术后第1天，平均VAS评分为3.55，术后第1周为2.03，术后1个月为0.87。局部麻醉下行椎体成形术的患者未发现严重的并发症（记录到1例无症状的骨水泥栓塞）。研究者得出结论，局部麻醉下的椎体成形术安全有效，可提供充分的疼痛控制并允许早期下床活动。

总体而言，越来越多的证据表明，除区域技术和椎管内阻滞外，局部麻醉对于腰椎手术（尤其是微创手术）安全有效。

总结

近年来，区域麻醉在脊柱疼痛和脊柱手术中的应用急剧增加。区域和局部麻醉可用作脊柱手术和操作的主要麻醉方式，也可为脊柱疼痛提供镇痛，并改善脊柱手术后的疼痛控制。脊柱手术和脊柱疼痛的区域麻醉过去常使用椎管内技术（脊麻、硬膜外麻醉和腰硬联合麻醉）。在许多脊柱手术研究中，这些技术可以提供优于全身麻醉的益处（改善术后疼痛控制、血流动力学稳定性和术后恢复，减少术后恶心呕吐、手术失血量、住院时间、麻醉或手术时间和医疗费用）。然而，近年来，这些技术已扩展，出现了越来越多的包括"椎旁"麻醉和其他非椎管内外周神经阻滞的报道。随着超声引导区域麻醉的问世，椎管内阻滞和外周神经阻滞将继续日益普及、安全有效，并不断拓宽其在脊柱外科和脊柱疼痛领域的应用。未来需要进一步的研究继续阐明脊柱手术中区域麻醉的最佳剂量、应用和给药技术。

Linda Hung and Jingping Wang

柳垂亮　译，于德军、徐明民、刘岗、窦智　校对

参考文献

扫码查看

第三十三章 肿瘤性脊柱疼痛的放射治疗

要点

※ 肿瘤性脊柱疼痛的放射治疗是一种安全、有效的治疗。

※ 肿瘤性脊柱疼痛的放射治疗可提供持久缓解。

※ 肿瘤性脊柱疼痛的放射治疗可能只需一个疗程。

※ 肿瘤性脊柱疼痛的放射治疗可重复，取决于临床需要。

病例报告

患者男性，78岁，既往有显著的中高危前列腺癌肿瘤病史，最初通过手术切除治疗，现有生化复发，目前接受抗雄激素治疗。在常规随访中，患者描述了腰部钝痛，并在过去几周内逐渐恶化。患者否认任何不正常的感觉异常，如腹部刺痛或麻木。运动功能正常，无排尿困难。^{99}Tc-MDP放射性核素骨扫描显示，双侧几根肋骨的放射性示踪剂摄取增加，L_2椎体有强烈的活动灶。随后的MRI显示在椎体内有一个骨髓替代的增强肿块未突破皮质，并且无椎体压缩，无脊髓信号异常的证据（图33.1）。患者最初应用阿片类药物可显著缓解疼痛，但由于患者无法忍受便秘和头晕而停药。患者的肿瘤内科医师询问放射治疗的可能方案。

概述

骨转移在实体恶性肿瘤中很常见，约一半的患者在疾病过程中出现骨转移[1-2]。乳腺癌、前列腺癌和肺癌患者尤其如此，其发病率分别为65%~75%、65%~75%和30%~40%[3]。虽然所有的骨转移均可导致疼痛和功能限制，但脊柱中的肿瘤沉积特别值得关注：中轴脊柱位置的肿瘤会增加日常活动疼痛的倾向，肿瘤向骨外浸润可能影响神经，而椎体的破坏可能导致极度疼痛的压缩性骨折，同时伴有脊髓的损伤。此外，因脊髓压迫而出现瘫痪的患者死亡风险增加，其半年存活率为31%，而非卧床患者为71%[4]。因此，对于已知有转移性疾病的患者，应采用多学科方法积极治疗骨痛。

临床适应证

虽然脊柱转移开始姑息性放射治疗的绝对标准因机构和医师而异，但必须考虑几个因素。肿瘤疼痛本质上具有异质性和弥漫性，最初在许多医疗机构常采用药物进行治疗。当药物不能有效改善患者的生活质量或患者耐受性差时，必须采取更多侵入性的疼痛缓解方法。除症状表现外，监测和诊断影像学可能发现无症状病变，这些病变存在后续病理性骨折的风险。脊柱肿瘤不稳定评分可以帮助区分适合手术的患者和适合保守治疗的患者（如放疗）（表33.1）[5]。另外，Mirels标准可作为决策依据，但一般呈常用于负重骨的周围病变（如股骨转移瘤）[6]。

在一部分脊柱疾病中，肿瘤可能已突破骨皮质并延伸到椎管内。通用命名法可对肿瘤浸润的严重性进行分级（图33.2）。根据脊髓压迫的范围和严重程度，可能需要手术治疗。恶性脊髓压迫可通过任何水平硬膜囊内T_2WI的脑脊液信号缺失伴相关脊髓水肿来识别。应该注意的是，放疗不能立即缓解脊髓压迫（需要数天），只有当神经功能受损不可逆且疼痛控制成为首要问题时才能进行放疗。在几项回顾性系列研究中，轻瘫持续时间<（48~72）小时与恢复行走相关[7-9]。因此，神经功能缺损>72小时的患者不太可能恢复功能。

三维适形放疗

脊柱放疗的主要手段是传统的外照射放疗。

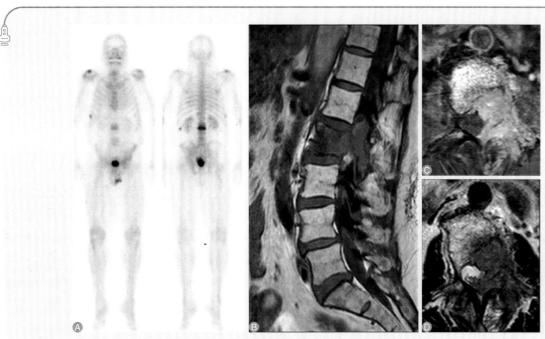

图 33.1 A.^{99}Tc-MDP 放射性核素骨扫描显示 L$_2$ 吸收强烈；B. 左侧位脊柱 T$_1$WI 显示涉及整个 L$_2$ 椎体的骨髓替代，无明显高度塌陷；C、D. 分别为 T$_1$WI+c- 和 T$_2$WI，显示累及后部结构，并有限延伸至硬膜外腔，虽然脑脊液通畅，但是硬膜囊存在移位。

表 33.1 根据脊柱不稳定肿瘤评分（SINS）对与肿瘤相关的脊柱不稳定性疾病进行分级，因其具有良好的观察者内可靠性，可指导医师治疗脊柱转移性疾病，后外侧受累是指关节突、椎弓根或肋骨关节的骨折或肿瘤侵犯

	0	1	2	3
位置	固定椎（S$_2$ ~ S$_5$）	半固定椎（T$_3$ ~ T$_{10}$）	移动椎（C$_3$ ~ C$_6$，L$_2$ ~ L$_4$）	结合部位（O ~ C$_2$，C$_7$ ~ T$_2$，T$_{11}$ ~ L$_1$，L$_5$ ~ S$_1$）
机械疼痛		无痛	无	有
骨病损	成骨型	混合型	溶骨型	
脊柱力线的放射学	正常		畸形（脊柱后突 / 侧弯）	半脱位（4分）
椎体塌陷	无	> 50% 无塌陷	< 50%，塌陷	> 50%，塌陷
脊柱后外侧受累情况	无	单侧		双侧
得分				
1 ~ 6	稳定			
7 ~ 12	可能不稳定			
13 ~ 18	不稳定，建议手术干预			

改编自 Fisher 等[5]。

在历史上，在脊髓病风险变得不可接受之前，几乎任何脊髓节段水平都可以放疗，其限制因素是脊髓最大耐受剂量。超过1-2周的3D适形治疗的短期和长期毒性通常是可以耐受的，这在一定程度上是因大多数标准方案中治疗的正常组织数量有限（图33.3）。

患者可选择自己最舒适的方式躺着，通常可以平躺在治疗台的垫子上。最简单的方案是使用两束相对的放射源，通常称为"AP-PA方法"。在这种情况下，通过患者的轴向平面输送均匀剂量（图33.3A），将治疗处方输送至其路径内的脊柱和内脏器官。这可能导致急性中毒，表现为间歇性腹泻、恶心或食管炎，具体取决于受累的器官。在颈椎中，可在肩部和颅底之间的有限区域使用对穿侧野。这样既可以输送剂量，同时又可以避免辐射通过下颌和食管（图33.3B）。

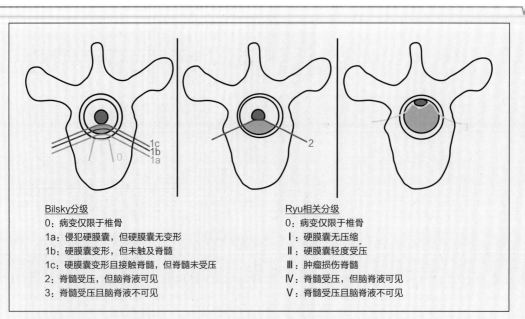

Bilsky分级
0：病变仅限于椎骨
1a：侵犯硬膜囊，但硬膜囊无变形
1b：硬膜囊变形，但未触及脊髓
1c：硬膜囊变形且接触脊髓，但脊髓未受压
2：脊髓受压，但脑脊液可见
3：脊髓受压且脑脊液不可见

Ryu相关分级
0：病变仅限于椎骨
I：硬膜囊无压缩
II：硬膜囊轻度受压
III：肿瘤损伤脊髓
IV：脊髓受压，但脑脊液可见
V：脊髓受压且脑脊液不可见

等级较高的（Bilsky 2 ~ 3或Ryu Ⅳ ~ Ⅴ）表示脊髓受压风险增加，可能需要在放射治疗前进行手术减压。

图33.2　Bilsky等描述的硬膜外脊髓压迫的影像学分级与Ryu等描述的相关性。

（来源：Bilsky等许可转载[10-11]）

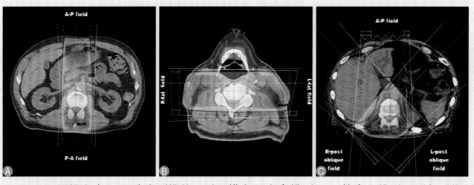

A.代表"AP-PA"腰椎方案；B.治疗颈椎的"对立横向"光束排列；C.符合三维平面图与后楔对光束排列，以限制正常组织毒性。

图33.3　三维适形脊柱放疗

在必须将胸腹器官毒性降至最低的情况下（如近期化疗、既往放疗、难治性恶性肿瘤等引起的急性损伤），可使用额外的会聚束将正常组织的剂量降至最低。在这种"三野法"中，AP野与一对后斜束相对。这样的安排大大减少了输送给中心位置器官的剂量，同时也避开了肾脏等重要结构（图33.3C）。

虽然许多临床医师意识到放疗的功效，但鲜有学科外的医师了解预期翻译的时间。在Normiya及其同时进行的一项前瞻性试验中，对91例患者进行了放疗后疼痛缓解时间和程度的评价[12]。49%的病例疼痛完全缓解，而91%的病例疼痛评分降低超过50%。达到50%缓解的平均时间为13天，而完全缓解的平均时间为24天。在笔者所在诊所中，患者会被告知在最初72小时内可能会出现疼痛反应，并且这种反应将持续约4周，届时可能建立新的疼痛基线。

治疗持续时间通常由主治医师自行决定，疗程从一天到3周不等。一项随机试验试图采用两种常见的分段方案来比较短程和长程放疗：单次8 Gy vs.10次30 Gy[13]。在乳腺癌或前列腺癌的患者中，3个月时基于短期疼痛量表的总缓解率在两个治疗组之间无差异。较长的疗程与更严重的急性毒性相关，而两组之间的长期毒性是罕见的，具有可比性。值得注意的是，短程组需要再次治疗的比率是长程组的两倍（18% *vs.* 9%）。并且，1/3的患者在3个月时不再需要麻醉性止痛药。虽然本试验并不局限于疼痛性脊柱转移瘤，但它们被包括在内并构成大多数治疗部位。

由于肿瘤细胞对细胞毒性放疗有反应，局部炎症可使症状急剧恶化。2007年Loblaw等进行的一项前瞻性症状评估实验确定了骨转移瘤放疗后疼痛发作的发生率，特别是接受8 Gy×1的短程放疗患者[14]。Chow等随后的干预性研究证实当患者接受皮质类固醇预治疗时，疼痛的发生率从35%降至26%[15]。在临床实践中，需平衡固醇治疗的益处和风险。当有适应证时，患者在放疗第一天开始接受地塞米松8 mg/d、持续四天的治疗。医师必须告知患者发生胃溃疡的风险，尤其是既往有出血性胃溃疡病史的患者，可预防性使用质子泵抑制剂。此外，应建议糖尿病患者密切监测血糖水平，并坚持糖尿病饮食。

立体定向放射治疗

立体定向消融放射治疗（stereotactic ablative body radiotherapy，SABR）是指以超过常规范围的剂量输送高度适形的辐射。与传统的200～800 cGy剂量相比，有些单次治疗中输出的放射剂量高达2400 cGy。高剂量放射治疗分1～5次进行，可直接消融肿瘤细胞，同时限制周围正常组织的剂量。在操作上，立体定向放射治疗（stereotactic radiotherapy，SRS）仅限于单次输送，而SABR最大可达5次。此外，8 Gy×1的治疗与SRS设置和输送方式不同，并且剂量测定参数也差异较大，因此单次输送的8 Gy不应被视为SRS。从历史角度来看，SRS/SABR一直被保留用于再辐射环境中的治疗。然而，一线SRS/SABR患者的前期治疗是一种发展中的模式，目前正在考虑低转移性疾病或已知具有系统治疗靶向突变的患者进行全身治疗。

在一项使用SABR治疗脊柱转移瘤的Ⅰ～Ⅱ期试验中，Wang等为该试验入组了149例患者，对脊柱分3次给予27～30 Gy[16]。他们的主要关注点是疼痛缓解的频率和持续时间。在15.9个月的

中位随访中，54%的患者在SABR后6个月报告无疼痛，相比SABR之前这一比例为26%。还观察到6个月时阿片类药物使用显著减少。同样，RTOG（放射治疗肿瘤学组）进行了一项成像引导SABR治疗局部脊柱转移瘤的Ⅱ/Ⅲ期研究（RTOG 0631）。纳入标准包括局限性脊柱转移至1个节段、2个相邻节段或最多3个部位，脊髓和硬膜外病变的最小距离为3 mm。如果压缩性骨折导致脊柱高度下降＞50%，则患者不符合调节。该试验要求在治疗4周内进行MRI检查，以监测骨和脊髓的急性和长期变化。虽然该试验仍在进行中，但初步的Ⅱ期数据证实了SABR在这种情况下的可行性和安全性[17]。Ⅲ期比较了8 Gy×1与16～18 Gy单次治疗，主要终点为疼痛控制。次要终点包括疼痛缓解的速度和持续时间，以及生活质量以及不良反应的发生率。应计项目已结束，预计在2022年初有结果。

除缓解疼痛外，SABR还可以很好地控制局部疾病，重点在于为目前患有少转移性疾病的患者延长寿命。在匹兹堡大学医学中心（University of Pittsburgh Medical Center）的一项包含500例病例的单中心、前瞻性、非随机队列研究表明，当采用SABR为主要治疗方案时，长期肿瘤控制率为90%。当包括再照射野时，长期控制约为88%。最值得注意的是，在所有乳腺癌、肺癌和肾细胞癌转移中均证实了长期控制，但在黑色素瘤率瘤转移肿瘤（一种众所周知的抗放疗病理性类型）的有效率仅为75%。[18]

考虑到较高的分次剂量和高度适形的辐射输送，患者的体位和固定对SRS/SABR至关重要。上述试验需要患者仰卧。根据要治疗的脊柱区域，可以考虑使用包括真空袋、α支架或SRS框架在内的多种固定装置（图33.4）。对于颈椎的治疗，强烈建议使用硬质头/颈固定装置，最好使用锥形束CT，每日治疗前机载预成像以实现靶区定位。这有助于通过将计划扫描上的骨性标记与实时数据匹配进行高保真剂量输送，并确保安全避开重要器官。使用这些系统，该系统可以1 mm的精度完成治疗输送。

为患者进行SABR的医师应该知道疼痛可能很常见，并适当告知患者。Chiang及其同事发

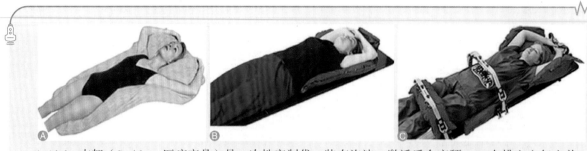

A.Alpha 支架（Smithers 医疗产品）是一次性定制袋，装有泡沫，激活后会变硬；B. 在排空空气之前，可将装有聚苯乙烯微球的多用途真空袋模制给患者身上以将微球锁定到位（Vac-Lok，CIVCO 放射治疗）；C. 外固定装置可与定制支架相结合，以提高定位和可重复性（Body Pro Lok、CIVCO 放射治疗）。

图33.4　针对脊柱的SABR固定装置

现，68%的类固醇初治患者在SABR后出现疼痛复发[19]。最常见与治疗后第2天，可使用地塞米松进行补救治疗，同时必须仔细考虑骨折的风险。一组报告称，SABR后骨折风险可能高达39%[20]。累及椎体>40%和T_{10}以下椎体的溶骨性病变具有最高的骨折风险。医师必须权衡肿瘤进展的可能风险，这将不可避免地导致骨折增加。表33.2列出了从脊柱SABR中获益最大的患者特征。

表33.2　从脊柱 SABR 中获益最大的患者特征

脊柱立体定向放射治疗的理想病例
良好的 KPS 评分（70～100）
MRI 检查显示需近期治疗的脊柱节段
1～3 个受累部位（少转移性疾病）
治疗节段无压缩性骨折
无骨折嵌入椎管或无急性神经损伤
受累脊柱节段以前进行过放疗

复发或持续性疼痛再放疗

脊柱转移瘤再放疗最近成为姑息治疗研究的一个热点。长期以来，人们认为引起放射性脊髓病的风险太高，IMRT的发展开创了在脊髓上没有大剂量重叠的椎体治疗（强调调制放射治疗，SRS/SABR的技术先驱，允许更多的适形治疗量）。在对日本静冈癌症中心23例接受IMRT再放疗的患者进行的一项早期回顾性研究中发现，1年局部控制率为88%，疼痛缓解率为65%，最重要的是未发生包括放射性脊髓病或压缩性骨折的晚期毒性事件[21]。在Henry Ford医院对237例SRS再

放疗的脊柱病变进行了更大规模的回顾性分析，证实了这些早期发现。81%的患者疼痛得到了缓解，71%的患者通过影像学发现肿瘤得到了有效控制。仅1例患者发生了放射性脊髓病（虽然该患者在完成放射治疗后还接受了手术），9.3%发生了压缩性骨折[22]。

虽然SRS/SABR治疗前的3D适形放疗现在被普遍认为是安全的，但关于立体定向重复治疗的数据有限。虽然没有一级证据，但Henry Ford医院的单中心回顾性研究可提供一些指导。在49例患者中，有60个肿瘤再次接受SRS照射，总体疼痛反应率为86%，而放射肿瘤控制率为72.5%。8例患者（21%）出现不良反应，包括骨髓软化症、病例和神经根病。在83个再次照射的椎体中，56个出现压缩性骨折，其中21个（25%）归因于毒性。因此，虽然SRS的重复疗程可能有效，但毒性风险可能很大，应谨慎行事[23]。

治疗相关毒性

放射性脊髓病是放射肿瘤学家应该关注的最使人衰弱和存在潜在致命性的治疗相关毒性事件。从历史上看，剂量限制一直非常保守，以避免罕见的骨髓病。这通常导致脊髓附近的肿瘤剂量不足，理论上可能导致剩余的肿瘤组织再生。最近出现的 I 期数据表明，那些非手术患者和未接受放射治疗的患者脊髓的限制剂量可能不必那么低[24]。该研究的4个调查治疗剂量分别是10 Gy、12 Gy、14 Gy和16 Gy的Dmax（剂量为0.01 mL）。在17个月的中位随访中，研究者估计1年局部控制率为84%。值得注意的是，该研究没有放射性脊

髓病。剂量限制必须根据设施设备来选择，包括预先规划的图像注册、放射传输的一致性、机载成像功能，以及为患者提供常规随访的能力。

同步化疗

传统的化疗药物，如铂类药物、紫杉烷类药物、抗代谢药物、5-FU和吉西他滨通常不与姑息治疗同时进行——这些药物可放大放疗的细胞毒性作用。一般允许通过7天的时间"洗脱"化疗。关于这一点的临床数据很少，持续时间在很大程度上取决于所讨论药物的药代动力学和清除率。大多数姑息性放疗疗程可在姑息性化疗周期之间协调。对于像脊髓这样的组织，脊髓病可能危及生命，应极度谨慎，以尽量减小发生毒性的可能。此外，可采用适形技术，如SBRT或SRS将邻近的健康组织放射性暴露降至最低，并缩短总暴露时间（1～3个分次治疗，而非更长期的2周疗程）。

目前对较新的治疗如激酶抑制剂和免疫调节抗体的毒性作用知之甚少。第一代和第二代酪氨酸激酶抑制剂（厄洛替尼、克唑替尼、阿法替尼、吉非替尼）因中枢神经系统穿透性差（译者注：不易透过血脑屏障）而被认为是同步治疗的"安全"药物。新药物（如奥希替尼）已证实会增加CNS通透性[25]。虽然奥希替尼优先靶向突变型EGFR（T790M），但野生型EGFR仍然受到影响，表明在认为其是"安全"药物之前，应进行进一步研究以评估临床风险。同样，维罗非尼是一种BRAF抑制剂，可特异性靶向V600E变异体，已证实在放疗的同时给药可导致毒性增加[26]。

同时服用免疫调节药物是一个有趣的挑战。免疫检查点抑制剂（immune checkpoint inhibitor，ICI）通过阻断下调免疫反应的信号而发挥作用。细胞毒性T淋巴细胞相关蛋白4（CTLA4）在活化T细胞上表达，促进负性调节信号；伊匹单抗（Yervoy，Bristol-Myers Squibb）阻断这种相互作用，使患者T细胞靶向更广泛的抗原[27]。许多癌症分泌程序性细胞死亡蛋白1（PD-1）的配体，PD-1在淋巴细胞上表达，诱导细胞凋亡以促进组织的免疫耐受。单克隆抗体如nivolumab（Opdivo，Bristol-Myers Squibb）可阻断细胞表面受体PD-1，而其他单克隆抗体如阿妥珠单抗（Tecentriq，Roche Genentech）则抑制PD-L1的结合功能。这些药物共同抑制了一些肿瘤中的免疫抑制环境，使免疫系统靶向肿瘤新抗原。在这种情况下，辐射尤其相关，因其会导致局部炎症，并可诱导新抗原。因此，可能存在协同效应，需要同时进行免疫治疗作为增强远隔效应（照射野以外的肿瘤对局部放疗的反应）的方法[28-29]。虽然ICI的神经系统不良事件通常罕见，但这可能是由于抗体无法穿过血脑屏障所致。放疗的局部炎症增加了血脑屏障的通透性，并可能导致ICI的神经毒性增加。现有的少量临床数据本质上是回顾性的，在这些情形中提供的指导价值有限。在本机构，不主动暂停同步免疫治疗，应谨慎并密切监测患者。

总结

总之，脊柱的转移性疾病是一个使人衰弱的疾病过程。放射治疗为这些毒性有限的患者的疼痛控制提供了一种有效和持久的选择。患者可接受标准外照射治疗，单次治疗少至8 Gy。对于特定的患者人群，脊柱SRS/SABR可被视为一种可行的辐射剂量分布治疗选择（图33.5）。患者可

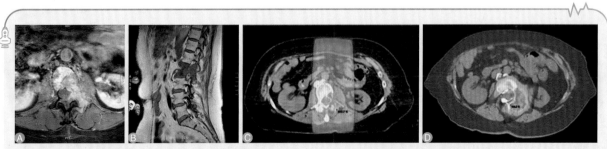

图33.5　A.初次接受三维适形放疗（3D-RT）的患者MRI检查，病灶的典型的轴位切面；B.病灶的典型矢状位切面；C.该患者的三维放疗（3D-RT）计划，l蓝色代表50%等剂量线；D.该患者在3D放疗数月后的SNRT计划。

能在治疗期间或治疗完成后立即出现疼痛发作，但通常对类固醇有反应。在大多数情况下，在放疗前和放疗期间标准化化疗应至少暂停1周。脊柱照射期间使用靶向药物和免疫调节剂的1级证据有限。最新的回顾性数据表明，放射疗法与其他治疗（如免疫调节治疗或化疗）同时进行可能是安全的，甚至存在协同作用，但在此情况下医师应谨慎使用。

Brent D. Cameron，Christine A. Kluwe and Albert Attia

柳垂亮　译，赵晓静、孙凤龙、张　力　校对

参考文献

扫码查看

第三十四章　脊柱治疗的康复方法：物理疗法、作业疗法和水疗法

要点

※ 跨学科的治疗。

※ 颈部和腰部疼痛的治疗。

※ 治疗工具和理疗。

※ 水疗法。

※ 作业疗法。

※ 如何开具治疗处方。

※ 患者宣教与咨询。

概述

脊柱的治疗可能很复杂，需要多学科参与。多年以来，"多学科"和"跨学科"这两个术语已互换使用。然而，这两个术语之间存在细微的差异。多学科方法意味着需要多个医疗工作者参与患者的疾病治疗。以常见的腰痛患者为例，首先会看基层医师，并接受处方去看物理治疗师。若疼痛持续存在，可将其转诊至物理治疗师、疼痛专家或外科医师。患者可单独向按摩治疗医师、针灸医师或脊柱治疗师寻求治疗。在辗转于各个医疗保健机构后，患者会收到不同的治疗目标甚至相互矛盾的信息。跨学科的方法实际上意味着这些学科需有共同的目标，朝着共同目的同步工作。物理治疗师和作业治疗师是这个跨学科团队的重要成员。治疗的主要目的包括减轻疼痛及优化功能。根据患者和治疗师的偏好、功能性目的及可用的治疗工具，治疗计划可能不同。本章旨在帮助临床医师更好地了解物理疗法、作业疗法和水疗法在脊柱治疗跨学科方法中的作用。

脊柱疾病的物理治疗

物理治疗师在脊柱治疗中起着至关重要的作用，可以帮助患者识别力学障碍，恢复并改善动作、活动和功能，从而减轻疼痛并达到最佳表现。美国物理治疗协会分别于2017年和2012年发布了用于治疗颈椎和腰椎痛的临床实践指南。为更有效地针对特定的颈部或腰背痛患者人群调整治疗，这些指南允许物理治疗师做出基于损伤或功能的诊断。此外，物理治疗师可能会使用具有不同证据级别的临床预测准则来帮助指导其治疗计划。随着物理疗法采用了更加循证的方法，减少了对超声波和肌肉电刺激等被动疗法的使用，而手法治疗和治疗性功能锻炼的应用则有所增加。此举是为了尽可能提高患者在治疗中的积极性，而被动疗法更容易对物理治疗师产生依赖。物理治疗师可以使用各种工具来治疗颈部和腰背部疼痛的患者，其中一些治疗与理疗方法将在本章中进行介绍。

整脊手法和关节松动术

整脊术和脊柱关节松动术是广泛使用的治疗腰痛症的措施。整脊术是在被动活动到最大程度或接近最大程度时，对脊柱关节使用高速低幅的快速推挤技术。关节松动术通过利用小幅度到大幅度、低速被动振荡运动来改善特定脊柱节段的活动范围。整脊术和脊柱松动术的目标是改善关节运动、减轻疼痛、改善功能。近年来，这些疗法的实用性和有效性均有争议。

• 腰部

Rubinstein等发表的Cochrane系统综述表明，

与其他治疗相比，整脊术相对安全。然而，与假手术或其他干预相比，整脊术并不能缓解急性腰痛，在与其他干预措施同时应用时也没有提供额外的疗效[1]。作者指出，这一结论受到相关研究数量少的制约，综述的其他局限性还包括各研究间的预后、对照组和随访间隔的不同。其表明未来还需进一步研究。Rubinstein及其同事的另一项系统综述得出结论，与其他疗法干预措施相比，脊柱手法疗法在缓解慢性腰痛和改善功能具有较小的短期作用，虽有统计学意义，但无临床意义[2]。

然而，某些证据表明，在特定的腰痛人群中整脊术有效。美国物理治疗协会的腰痛临床实践指南建议：为减少疼痛和残疾，对持续时间<16天，以及Flynn等的研究中指出的疼痛范围不超过膝关节的患者（这一结论得到了Childs等的进一步验证），采用整脊术治疗[3-4]。Childs等同时也论述了对于体格检查中腰椎活动度低下的患者，脊椎手法治疗的疗效增加[4]。

• 颈部

手法松解和松动术治疗颈部疼痛的证据矛盾。将脊柱手法治疗与无效对照处理和其他有效治疗对比，Gross团队的Cochrane系统综述总结。

1.低质量的证据表明，与无效对照处理相比，单一颈椎整脊术在随访中缓解即刻疼痛，但未缓解短期疼痛。

2.在急性和慢性颈部疼痛的即刻、短期和中期随访中，在疼痛缓解和功能改善方面，多次颈椎整脊术与多次松动术效果相似。

3.在短期和长期随访中，颈椎整脊术比某些药物更有效。

4.在颈源性头痛的短期和中期随访中，颈椎整脊术治疗比推拿疗法更有效。

5.在亚急性和慢性疼痛中，与无效对照处理相比，或者与包括超声、经皮神经电刺激、针灸和按摩在内的被动治疗相比，松动术作为单独疗法时对于减轻疼痛可能无效[5]。

文献中报道了罕见但严重的不良反应，包括椎间盘突出症、脑卒中和神经功能障碍。这些并发症的发生率尚不清楚，因为在研究中往往无不良反应报告，为确定风险有必要加强研究。

力量、协调和协同收缩

核心肌肉的力量、协调和协同收缩训练在文献中通常称为脊柱稳定练习或运动控制练习。

• 腰部

运动控制练习的目标包括恢复躯干深部肌肉（包括腹横肌、腰多裂肌和盆底肌）的协调和控制。关于急性非特异性腰痛的运动控制练习的Cochrane综述的结论是，虽有某些文献表明运动控制练习并不优于其他疗法，但还需要更多的研究来确定运动控制练习在急性和亚急性腰痛中的有效性[6]。Bystrom等的系统综述回顾了运动控制练习对疼痛和失能的影响，证明在短期和即刻甚至在失能的所有时间段内，相对于一般运动练习，运动控制练习治疗疼痛更有优势。对失能（而非疼痛）而言，与手法治疗相比，运动控制练习更有效。无论对于疼痛还是残疾，运动控制练习总是有利的[7]。核心肌群强化练习仍然是急性、亚急性和慢性腰痛康复治疗的重要组成部分，且应作为综合治疗计划的一部分。

• 颈部

Gross及其同事的包括27个研究的Cochrane系统综述，中等质量的证据支持使用颈肩胸和上肢肌力增强训练、协同收缩训练和牵伸运动治疗慢性机械性颈痛。在长期随访中，也有中等质量的证据支持使用颈周和肩周肌力增强训练和耐力训练来治疗慢性颈源性头痛。低质量的证据表明，这些训练对急性神经根症状益处较小[8]。在处理颈部疼痛和颈神经根症状时，大多数治疗计划都应包括牵伸训练和加强颈部、肩胛骨周围、胸廓和上肢的肌肉锻炼。

方向特异性训练

方向特异性训练，通常也被称为麦肯基（McKenzie）方法，是对脊柱和肌肉骨骼疼痛症状分类和治疗的标准化方法。麦肯基方法旨在将特定的运动平面与疼痛症状的加重和减轻相关联。当确定了运动方向（屈曲、伸展或侧移和旋转）后，为了将疼痛症状从外周向身体的核心和中线移动（向心化），物理治疗师会引导患者进行一系列包括该运动方向上的重复活动度训练在内的训练（译者注：如腰椎间盘突出症患者，右小腿麻木或疼痛，经过麦肯基方法，麻木或疼痛的位置慢慢变成右大腿后侧、右臀部、右腰部，最终消失，这个过程就是向心化）。

• 腰部

Long及其同事们进行了一项包括312例患者的随机对照研究，其中74%的参与者有方向特异性[9]。在230例受试者中不同方向的运动可以改善症状，83%的受试者为伸展运动，7%的受试者为屈曲运动，10%的受试者为侧方运动。随机将这些患者分为三组：方向特异性的运动、与方向特异性相反的运动和非定向运动。方向特异性运动组的患者，其疼痛显著减轻，药物用量减少，失能改善。另两组中有1/3的研究患者由于疗效有限或症状加重而退出。经过回顾大量的文献后，美国物理治疗协会提供了A级推荐：支持考虑使用方向特异性训练来促进具有神经根性症状的急性腰痛患者和伴有运动障碍的腰痛患者的向心化[10]。

• 颈部

对于颈部疼痛，文献显示方向特异性训练和向心化的效果不肯定。Edmond等的一项多中心研究发现，颈部疼痛的方向特异性和症状向心化的患病率分别为0.7和0.4[11]。在这项研究中，当结合匹配的运动时，定向偏好分类可预测功能改善，但不能预测疼痛改善。需要更多的研究来验证定向训练在颈部疼痛中的应用。

腰椎管狭窄症的屈曲训练

基于腰椎屈曲的训练，也通常被称为Williams屈曲练习，是为了打开中央管和椎间孔通道，减少骨突关节的压力，旨在增强屈曲和减少腰椎过度伸展的练习。Williams推测，人类在进化到用两条腿直立的同时，体重重新分布到后方的脊柱和椎间盘。多年来，屈曲训练一直被用作腰椎管狭窄症的标准治疗方法。虽然有文献表明屈曲锻炼可治疗腰椎管狭窄症[12-13]，但目前仍需要更多的证据支持。根据美国物理治疗协会的观点，为改善伴有神经根性症状的腰痛患者的疼痛和失能，临床医师可以考虑将这些训练与其他标准的康复措施结合起来[10]。

牵引

脊柱牵引用于缓解疼痛已有数千年的历史[14]。脊柱牵引的确切机制尚不清楚。对疼痛缓解的解释包括椎间隙分离和压力降低、椎间盘突出的回缩、关节突关节的分离、脊柱韧带结构及椎旁肌肉的拉伸。脊椎牵引有多种方法。机械牵引是一种带有两端固定装置的工作台。固定端分别固定于患者的肋弓下缘和髂嵴并用滑轮系统进行牵引。自动牵引还包括一个分开的治疗台，患者需通过蹬腿和用胳膊牵拉来提供自身的牵引。手法牵引治疗通常由物理治疗师操作。市面上也有很多利用重力提供脊柱牵引的设备。

• 腰部

虽然在过去的几十年里牵引的使用越来越流行，但其使用后的证据相互矛盾。Wegner及其同事的Cochrane系统综述中回顾了32项随机对照研究后得出结论：单独应用牵引或与其他疗法联合使用对腰痛患者的疼痛强度、功能状态或重返工作岗位的影响微乎其微[15]。美国物理治疗协会腰痛临床实践指南提出，有中度的证据表明，牵引对于有非神经根性腰痛症状的患者并不能有效地减轻疼痛症状[10]。然而，美国物理治疗协会指南也确实提出有初步证据支持建议对于腰部疼痛伴根性外周症状、体格检查直腿抬高试验阳性的亚组患者使用机械牵引[16]。

• 颈部

根据Graham等的Cochrane系统综述，目前需要更多的证据来支持或反驳牵引治疗应用于可能伴有神经根症状的颈部疼痛的疗效[17]。美国物理治疗协会关于颈部疼痛的临床实践指南引用了中等级别的证据，支持使用包括手法牵引在内的多模式方法治疗伴有活动障碍的慢性颈部疼痛。有中等级别的证据支持建议使用间歇性机械牵引结合其他治疗措施（如牵伸和肌力增强训练），对伴有神经根症状的慢性颈部疼痛进行治疗[18]。目前亟待进一步的研究。表34.1列出了脊柱牵引的禁忌证。

热疗法和冷疗法

对于颈部和腰背部疼痛症状，热疗法和冷疗法是相对安全和经济的辅助治疗选择。虽然这两种治疗方法都有助于减轻疼痛和肌肉痉挛，但临床医师在选择这些疗法时应考虑其他因素的影响，因为这两种疗法在血流、水肿、炎症、组织代谢和延伸性方面作用相反。热疗可增加这些效应，而冷冻治疗则相反[19]。基于这些影响，当临床医师在选择任何一种疗法时都必须考虑患者的合并症和当前的临床状况。热疗法在预防性使用时疗效较好，建议在患者疼痛程度升高之前每天至少使用3次。表34.2和表34.3分别描述了热疗和冷疗相关的模式及其机制。表34.4和表34.5分别列出了使用热疗和冷疗的适应证和禁忌证。

表 34.1　脊柱牵引的禁忌

脊柱节段的失稳
椎体骨折
呼吸和心血管疾病
急性扭伤或拉伤
脱出的椎间盘碎片
妊娠
食管裂孔疝
脊柱恶性肿瘤
类风湿性关节炎
过度活动和韧带拉伤
骨质疏松症
倒立机的其他禁忌
青光眼
视网膜分离
近期脑卒中，短暂性脑缺血发作
肥胖
未控制的高血压

表 34.2　热疗法及其机制

机制和适应证		治疗方式
热疗法 　增加局部血流量和局部水肿 　可增加炎症 　加快局部新陈代谢 　增加肌腱延展性 　减少疼痛和肌肉痉挛	传导：通过直接接触传递热量	热敷 热垫
	对流：通过空气或液体传递热量	水疗：涡流浴
	转换：一种能量形式（声波、光）转换到另一种能量形式（热）	表面热疗 加热灯 深部热疗 超声透热疗法（短波、微波）

表 34.3　冷疗法及其机制

机制		治疗方式
冷疗法 　减轻局部水肿 　可减轻炎症 　减少局部新陈代谢 　减少疼痛、肌肉痉挛、肌肉强直	传导：通过直接接触传递热量	冷袋 冰敷按摩
	对流：通过空气或液体传递热量	水疗：冷水浴
	蒸发：液相转化为气相时，热量的传递	蒸气冷却剂喷雾

表 34.4　热疗法的注意事项与禁忌证

热疗适应证	注意事项和禁忌证
肌肉痉挛	感觉受损
关节僵硬	局部恶性肿瘤
肌筋膜疼痛	妊娠
关节炎	肢体缺血：加热后增加局部代谢需求
亚急性、慢性疼痛	警惕多发性硬化症患者 水疗：皮肤感染
	超声波：肿瘤附近，椎板切除术，感染，心脏起搏器，全髋关节或膝关节假体部位，骨骼未成熟
	短波透热：靠近心脏起搏器，金属物品，骨骼未成熟
	微波透热：湿润的皮肤，水疱，水肿组织，骨骼未成熟

表 34.5　冷疗法的注意事项与禁忌证

适应证	注意事项和禁忌证
肌肉痉挛	感觉障碍
肌筋膜疼痛	动脉供血不足
神经病变疼痛	开放性伤口
减轻急性炎症反应	雷诺病的患肢
减少上运动神经元肢体痉挛	阵发性寒冷性血红蛋白尿、冷球蛋白血症
关节炎	警惕多发性硬化症患者
急性疼痛过程	

经皮神经电刺激

经皮神经电刺激是在各种肌肉骨骼疼痛诊断中常用的辅助手段，作用机制通常被认为是双重的：①首先通过门控理论，即电刺激激活粗的Aβ感觉纤维，从而兴奋抑制细胞，减少细的C纤维疼痛信号传递；②电刺激激活A-δ纤维，刺激脊髓释放内源性阿片类物质，减少脊髓水平的痛觉信号传递。现认为A-β纤维以较高的频率（90～130 Hz）被激活，而A-δ纤维以较低的频率（2～5 Hz）被激活。经皮神经电刺激用于治疗腰痛的证据相互矛盾，然而考虑到其成本低的和普遍的安全性，仍可作为颈部和腰背部疼痛患者的一种治疗选择。有关应用TENS的注意事项和禁忌证请参见表34.6。

表34.6　经皮神经电刺激的注意事项和禁忌证

过度恶性肿瘤
开放性伤口，感染
直接在脊柱上治疗
起搏器
妊娠期间慎用
癫痫患者慎用
敏感度低的皮肤
心律失常、心功能异常慎用
避开头部、眼睛、颈前/颈动脉窦区域和骨骼未成熟区域，经胸放置电极

超声

超声利用声波向下面的软组织传递热能，并可用作深层加热，甚至还可以促进组织修复。为评估超声波治疗非特异性腰痛患者的疗效，Ebadi及其同事的Cochrane系统综述回顾了7项小型研究。虽然某些证据表明，短期内腰背部功能有所改善，但仍然缺乏高质量的证据支持超声用于治疗非特异性腰痛[20]。超声治疗的适应证和禁忌证见表34.4和表34.5。

生物反馈辅助神经肌肉再训练

持续慢性脊柱疼痛的患者常出现恐惧回避运动模式。已证明运动恐惧症对慢性腰痛患者的生活质量有负面影响，并限制体力活动[21]。患者会形成防护运动模式，最终导致疼痛更剧。腰背痛患者在腰椎前屈时经常屈曲放松欠佳[22]。为帮助患者恢复正常的运动模式，作业治疗师和物理治疗师利用表面肌电信号行神经肌肉的再训练。患者在屏幕上观察肌肉放电模式，并监测不对称的运动模式和不恰当的防护。视觉反馈使视觉效应与身体感觉相关联，这在患者学习建立肌肉记忆和发展适应性运动模式的过程中，为其提供了另一种保障。已证明利用腰椎旁肌肉表面肌电信号的再训练结合功能恢复，在恢复屈曲放松模式方面有积极效果[23]，反过来，也证明了生物反馈辅助神经肌肉再训练与自我效能感、减少恐惧回避和功能改善正相关[24]。表面肌电信号生物反馈辅助的神经肌肉再训练可能对慢性颈肩痛也有帮助。在帮助减轻颈部疼痛和改善身体姿势对线的过程中，生物反馈可用于计算机监测上肢活动过程中颈椎椎旁肌和上斜方肌的再训练。

水疗法

当基于地面的治疗都禁忌时，水疗法是一种替代或辅助治疗方法。该治疗是在泳池中进行的，由物理或作业治疗师指导进行锻炼。水中治疗对腰背部或颈部疼痛的患者可能有意想不到的好处，由于浮力可以减少重力对疼痛肌肉和关节的影响，而静水压有助于稳定和支持平衡障碍的患者。除此之外，水的黏度还可为整个身体提供天然阻力，并有助于调节弱小的肌肉群。Waller等的一项系统性回顾表明，虽然水疗法并不优于地面上的其他疗法，但有足够的证据表明水疗法对慢性和妊娠相关的腰痛症状有益[25]。

根据不同的使用方法，水疗法可能会有很大的区别。不同的方法包括水中太极、Watsu、哈利威克疗法、泳圈疗法、Burdenko疗法等。本章虽然没有详细介绍每种方法，但转诊临床医师在转诊患者进行水疗时，必须充分了解各种治疗方法。

作业治疗

作业治疗师看待颈痛和腰背疼痛患者视角独特。对于许多患者，疼痛对其日常生活的影响巨大。通过指导患者利用特定工具进行治疗，作业治疗师从而能帮助患者逐步恢复有意义的活动。专门管理疼痛治疗的作业治疗师会从发现客户的功能目标和优先事项开始，并评估患者进行日常生活及活动的能力。治疗中作业治疗师会考察患者能否完成任务并评估任务是如何完成的，作业治疗师还评估活动、肌紧张和疼痛应对技术期间的运动模式。为帮助患者在不增加痛苦的情况下回归他们珍视的活动，作业治疗师要与患者一起确定功能目标并制订计划。治疗师评估活动需求，指导患者如何最安全地运用身体力学执行每项活动。分析每个存在问题的活动，并为患者找到最佳的生物力学策略，而不会增加疼痛或伤害。通常情况下，会发现患者由于担心疼痛而避免进行活动。已证明恐惧回避可预测失能[26]，并可能是改善慢性疼痛患者活动水平的重要障碍。通过练习，患者对顺利完成活动的信心（自我赋能）将逐渐增长，可在家里、诊所或社区内进行细节训练，为优化职业中的人体工程学，还可以在合适的条件下完成现场评估。

治疗处方

医师对患者的治疗可能会因物理治疗处方中的内容不同而不同。当患者由处方医师转介来时，治疗师通常得到极少的信息。有效的治疗处方应包括相关细节，如工作诊断、病史和可能最适合患者的最佳治疗方法。表34.7概述了物理治疗处方的不同组成部分。图34.1展示了一张物理治疗处方样本。

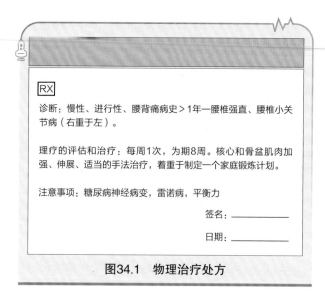

RX

诊断：慢性、进行性、腰背痛病史＞1年—腰椎强直、腰椎小关节病（右重于左）。

理疗的评估和治疗：每周1次，为期8周。核心和骨盆肌肉加强、伸展、适当的手法治疗，着重于制定一个家庭锻炼计划。

注意事项：糖尿病神经病变，雷诺病，平衡力

签名：————

日期：————

图34.1　物理治疗处方

表 34.7　物理治疗处方的成分

物理治疗处方的组成	注意事项
诊断和简要病史	相关细节应包括损伤机制、慢性程度、病程进展和治疗针对的诊断
评估和治疗	允许治疗师酌情选择治疗方法
频率和持续时间	症状的严重程度可以指导治疗频率和持续时间，更多的急性症状可能受益于早期更高的治疗频率（如每周3天，持续3周），慢性症状较重的患者可能受益于较长时间内较低的频率。还应以诊断和功能障碍的复杂性及实用性来指导频率和持续时间
治疗	若需要特定的治疗方法，可以在处方中指定方法和治疗方式，如手法治疗、肌筋膜松解、拉伸、关节活动度训练、力量强化、方法（方向特异性训练、基于屈曲的练习等）、方式、家庭锻炼计划
安全措施	如果在制订治疗计划时有需要注意的合并症或治疗限制，处方医师应通知治疗师，这些考虑因素包括但不限于负重限制、活动范围限制、跌倒风险、近期手术、运动恐惧症、心血管或呼吸问题
签名和日期	来自处方的医师

患者宣教与咨询

对于颈部和腰部疼痛的患者，患者宣教和咨询是提供优质医疗的关键组成部分。医患沟通的质量与患者对建议治疗方案的依从性正相关[27]。

换位思考

多年来，生物医学模型一直用于对腰部和颈部的疼痛治疗。目前，经研究发现心理社会因素在患者对疼痛的感知和影响中也起着重要作用。疼痛会影响患者的睡眠、功能、工作和整体生活质量。通过仔细倾听来认识这些影响，有助于在医患间建立信任，并有助于用提出的治疗计划制定现实而有意义的功能目标。

目标设定、指导和预防

医师不仅在帮助患者制定现实而有意义的短期、中期和长期功能目标方面扮演着重要的角色，还在指导患者康复的过程中发挥着至关重要的作用。建议医师对患者的工作要求、爱好和习惯做成详细的清单，熟悉患者喜欢的锻炼方式和体育活动类型。Choi团队的Cochrane系统综述回顾了涵盖9种干预措施的13篇文献，显示中等质量的证据支持治疗后的锻炼对降低1年复发率有效[28]。虽难以具体说明康复后锻炼计划的内容，但是只要坚持，包括牵伸、肌力增强训练和耐力训练在内的综合锻炼等均可以有效地减少腰痛的复发率。当患者进行康复计划并尝试预防远期复发时，为保持患者的专注和依从性，临床医师和治疗师可以利用患者的目的和偏好。

Elliot W. Yoo，Eve Kennedy-Spaien and Mark Lueck
陈嘉莹、柳垂亮　译，刘文辉、崔旭蕾、刘岗、张力　校对

参考文献

扫码查看

第三十五章　脊柱疼痛的心理评估与行为管理

要点

※ 慢性脊柱疾病通常会出现心理社会合并症。常见的合并症包括一系列与焦虑症、创伤后应激障碍、社交活动恐惧或回避、灾难化、躯体化、药物误用和滥用、残疾等相关的广泛症状。

※ 行为症状的及早评估和治疗可以优化脊柱治疗的预后，包括减轻残疾、改善功能性预后、减少物质或药物滥用及减少持续性疼痛的心理后遗症。

※ 已证明认知行为疗法（cognitive behavioral therapy，CBT）、接受和承诺疗法（acceptance and commitment therapy，ACT）、基于正念的减压疗法（mindfulness-based stress reduction，MBSR）和手术治疗等限时行为策略可以改善急慢性脊柱疾病的预后。

※ 已有多种经过验证的可用于患者筛查、目标设定和治疗结果测量的评估工具。

※ 某些患者可能需要更复杂的评估和治疗，包括物质使用风险的增加、与工作相关的残疾及过度医疗而面临风险的患者。

※ 应努力减少获得专业行为医疗服务的障碍，将行为服务整合到多学科治理模式，并应用生物、心理和社会方法进行广泛的疼痛评估和管理，改善治疗预后。

概述

众所周知，心理因素和并发症会影响急慢性脊椎疼痛患者的预后，预测治疗抵抗及相关残疾[1-6]。心理因素也预示着对治疗建议及复杂疗程的依从性较差[1, 4, 7-9]。虽然许多研究都致力于研究与腰痛相关的心理因素，但在急慢性颈部疼痛患者中也有类似的发现[3]。某些研究人员提供了一系列可预测残疾发生的临床风险的"标志"清单，并提出早期诊断、干预可能会提供最佳的预后[10]（脊椎疼痛延迟康复的风险"标志"见表35.1）。为了在临床上解决这些问题，Block和Sarwer[11]为术前心理筛查和治疗持续脊柱疼痛患者提供了一个循证模板，这些实用的临床建议主要来自其在德克萨斯背部研究所（Texas Back Institute）的工作。

对于急性脊椎疼痛患者，早期行为和康复干预取得了部分成功，虽然数据不如慢性疼痛患者那么有力。重要的是要认识到，急性腰痛或颈部疼痛主诉的患者代表着不同的人群，因此个性化的干预可能会产生更有利的预后。患者可能有多种风险因素，如焦虑、抑郁、对工作的不满、对疼痛和伤害的灾难性思维，或对活动的恐惧回避。未能根据风险因素区分患者的行为干预措施比筛选和针对特定的心理社会因素的干预措施的效果要差[12]。例如，Archer等[13-14]专门筛查了对活动恐惧回避的一类患者，发现结构化认知行为疗法结合定向康复显著减少了疼痛和残疾。虽然大多数慢性脊柱疾病的患者有一个或多个心理风险因素，但对急性患者进行风险"标志"筛查可能会提供一个在治疗早期有针对性的行为干预的机会，以降低延迟康复和进展为慢性残疾的风险。

慢性疼痛患者由多学科团队进行治疗时，采用符合评估和治疗的生物社会心理方法的行为干预最有效[1, 7, 15-16]。复杂慢性疼痛患者的有效治疗，需要来自不同团队成员的持续一致的信息，以及临床医师的支持，以实现可衡量的目标。对于不太复杂的患者，多项研究报告了单独的心理治疗干预（如个人和团体的认知治疗）及包括正念减压疗法、接受与承诺疗法在内的干预措施均取得了积极成果[10, 17-18, 20]。虽然疼痛行为治疗医师的个人角色的重要性不言而喻，但多学科团队协作对患者来说仍然是最佳选择。

表 35.1　脊椎疼痛延迟康复的心理社会风险"标志"

重度焦虑或创伤后应激障碍

药物滥用或药物使用障碍

临床抑郁症

过度躯体化，多处疼痛或躯体主诉

恐惧——避免活动和疼痛

灾难性思维，如担心疼痛的增加会造成"伤害"

工作相关的严重问题，如对上级不满、不愉快的工作感觉、糟糕的工作经历

对财产安全的威胁

与利益相关者的对立关系（如工人的赔偿要求，临床治疗医师和患者家属对严重症状感到棘手）

被动治疗的偏好

社会支持缺乏

其他重要的加剧残疾和躯体过度关注的因素

缺乏明确、可衡量的目标，如"我只想回到原来的生活"

对残疾角色的满意程度

疼痛的行为评估

在实施腰椎融合或脊柱电刺激等干预之前，可将患者转诊给临床心理医师进行心理"筛查"，或可进行"阿片类药物风险分层"的转诊。然而，如此有限的筛查几乎不可能为患者和转诊临床医师带来改善预后的实用建议。理想情况下，持续性脊椎疼痛患者的心理评估应考虑可能影响患者长期预后的广泛的心理社会因素[21]。除风险评估筛选外，心理评估对确定现实的疼痛治疗目标，满足患者的期望，促进不同医疗人员之间的沟通，并考虑是否需要辅助治疗（如结构化的行为治疗或康复治疗）更重要。

心理评估的范围应该包括对所有疼痛主诉的详细描述。Kamaleri[22]发现，80%的残疾差异与患者陈述的疼痛部位的数量直接相关。亚专科医师可能会选择性地专注于腿部或颈部疼痛，因此无意中忽略了患者病历中记录的可能影响预后的其他多项主诉。完整的疼痛病史至关重要，仔细询问有关疼痛发作的细节，了解患者不经意间遗漏的其他疼痛主诉的病史导致和维持疼痛的相关因素，可能有助于确定疼痛的具体原因。

对于由疼痛继发的感知功能受限的具体区域

也应加以描述，如无法坐下超过30分钟，难以举起一加仑牛奶，或性生活异常。应重视"次要收益"即加剧躯体关注或残疾的社会/经济因素，与患者及其家属一起面谈可能有助于临床医师更好地理解潜在的相关因素。

Block[11]和其他人的早期评估表明，配偶的"关心"可能预示着过度的躯体关注、更高的疼痛和残疾等级。出于关心和提供支持的渴望，高度关注的配偶可能会提醒患者注意再次受伤或腰背部疼痛加剧的可能，从而阻碍他们参与日常的家务或工作活动。严重时，可能会出现角色颠倒，患有慢性腰背痛的患者一天中的大部分时间都在床上，而配偶则过度补偿这种活动减少。即使在没有严重的潜在的病理性情况下，患者也可能越来越多地减少日常活动，陷入绝望和抑郁。患者可能会变得更加关心和专注于他们的症状，并可能表现出剧烈的疼痛行为，包括对疼痛的抱怨增加或依赖不必要的辅助设备（如支具、拐杖或轮椅）。临床医师必须尽量避免这些功能失调和潜在破坏性模式的无意强化。

持续几个月以上的脊椎疼痛可能伴有因恐惧而避免活动、焦虑和情感症状、睡眠障碍和自杀倾向[23-25]。焦虑通常表现为因恐惧而回避，这是一种因患者害怕加剧潜在疾病而不愿参与对整体功能改善至关重要的活动的一种模式。同样，焦虑也可能表现为对个人健康状况的"灾难性"担忧，如虽然术后恢复可能已经过去数月且不存在新的潜在的病理改变证据，仍有对"另一个椎间盘突出"或"引起融合部位不稳定"的不切实际的恐惧。

虽然焦虑症状更常与急性脊柱疼痛有关，但也经常出现于慢性疼痛。创伤病史或创伤后应激障碍（posttraumatic stress disorder，PTSD）的诊断可预测脊柱治疗和术后康复的不良预后，尤其是当患者感觉对环境失去控制时。当这些危险因素出现后，临床医师应及时寻求心理评估和治疗建议，全面评估包括病史、分离性发作和其他与PTSD相关的症状。

抑郁症是持续性疼痛的常见后果，而且是发展为难治性疼痛的额外危险因素[26]，通常需要从行为学和药理学角度对情绪症状进行早期评估和治疗。在疼痛发作的5年内，≥50%甚至更多的患者有抑郁症状，临床医师必须独立于疼痛状况处

理这些症状，因为即使在持续性疼痛改善后，严重的抑郁症也不一定能缓解。由于通常只关注疼痛主诉，临床医师（和患者）容易忽略抑郁症的症状和体征，因此应将情感症状的定期评估作为一个独立的健康问题予以认真关注。此外，还必须包括对自杀倾向的持续、定期评估，包括风险因素及可能降低自杀风险的保护性因素。任何慢性病患者，抑郁症和自杀风险都值得更多关注，鉴于精神疾病的高患病率，持续疼痛的患者可能需要额外的治疗。简短的筛选问卷（如PHQ-9）是一种为临床医师提供结构化方法识别症状的有用工具（表35.2）。

既往手术或脊柱操作的情绪反应也可能有助于提示预后，并提供更有效的治疗线索。例如，如果患者先前的手术导致阿片类药物的使用增加，并且由于恐惧-回避而导致难以逐渐减量或不依从术后康复治疗，提前了解这些病史将为临床医师制订术后治疗计划提供有价值的见解。详细询问病史，从患者家属和看护处收集信息，既往病历回顾，以及与曾治疗过患者的临床医师讨论病情可以帮助发现这些重要病史。

问卷调查和观察指标

多个验证性筛查问卷可用于协助慢性疼痛的评估[40]。Chiarotto等[61]对20多项指标进行了全面回顾，其中包括改善腰痛预后的指标，大多数指标包括重要的心理社会因素。目前专门用于颈部疼痛相关的心理和残疾指标较少，但有几种已经被广泛研究，包括颈部残疾指数[36]。最近发表的涉及患者报告预后指标（patient-reported outcome measure，PROM）的综述指出，这是一种可用于特定疾病人群的情绪和机体功能的自我报告指

标[32, 41]。虽然已广泛应用，一些学者认为PROM对于临床决策和规划价值较小[41]。世界卫生组织残疾评估量表（the World Health Organization Disability Assessment Scale，WHODAS-2）[37]等一般性指标（不针对特定疾病）受到了越来越多的关注，评分相对简单，类别涵盖了与脊柱疾病患者相关的特定情感和身体功能领域，且可在不同的患者群体中进行比较。特定的量表项目也可用于促进患者-临床医师关于目标设定的临床对话，并可随着时间的变化追踪特定的目标。针对疼痛情况的测量方法与那些可用于更普遍的疼痛情况的测量方法的争论仍在继续。虽然已经创建了许多可以与规范性数据进行比较的、针对腰痛的心理指标，但是慢性疼痛并不是一种实际定义的疾病，它包括常见的心理和残疾因素，且与慢性疼痛的部位无关。一旦疼痛状况持续超过3个月，不同状况之间的相似性大于差异。关于心理和残疾变量，与急性腰痛患者的共同点相比，疼痛持续超过3~6个月的患者与慢性疼痛患者个体之间的共同点更多。因此，慢性疼痛状况的评估方案是相似的，最有可能产生积极预后的治疗也相似。

表35.2中列出的指标不需要心理学家或精神科医师的帮助，相对容易评分和评估，可为症状监测提供基线参考。随着时间的推移，可重复进行评估以跟踪结果，并且每种指标都有针对脊柱患者人群的规范数据。评分可以同步到电子病历中。有些研究使用计算机化的评分系统，在评分达到一定的阈值后限制提交给患者的项目数量，即随机削减过程[62]。与过去使用的冗长的心理评估工具（如含500多项的明尼苏达多项人格量表-2）相比，这样可以节约患者的时间和减少临床医师的负担。

表 35.2 临床实践的简要筛查和预后指标/程序

领域	措施	评价
情感功能	GAD7（焦虑）[23]	简短的7项广义的焦虑筛查量表，包括腰背疼痛在内的多个人群的广泛研究
	PHQ-9（抑郁）[23, 24]	简短的9项抑郁筛查量表，包括腰背疼痛在内的多个人群的广泛研究。还涉及了自杀意念的研究
恐惧-回避/疼痛灾难化	恐动症Tampa评分量表[25-26]	用于腰和颈痛的17项量表，解决活动的恐惧-回避，预测其他残疾指标

续表

领域	措施	评价
	疼痛灾难化量表（pain catastrophizing scale，PCS）[19, 20, 27]	含 13 项，可用于解决此构造的几种量表之一，PCS 经常用于脊柱疾病，包括沉思、躯体化和无助
躯体化	PHQ-15[23]	最广泛使用的 15 项躯体化自我报告测量，脊椎人群可用的标准数据，当患者只认可疼痛相关症状时，可能无须对躯体敏感过度担忧
残疾 / 功能性	PROMIS-PF-4[56]	由美国国立卫生院腰痛研究标准工作组推荐的简要筛选工具，几个版本可供选择，与 RMDI 和 ODI 报告相比，研究有限
	Oswestry 残疾指数（Oswestry disability index，ODI）[27-31]	10 个项目列出了每个领域的严重程度，对腰痛进行了广泛的研究，主要涉及坐、站、坐等功能变量，但也包括残疾对社交和性活动的影响
	Roland Morris 残疾清单（Roland Morris disability inventory，RMDI）[29, 31]	24 项，在大范围腰痛人群中进行了广泛的研究，涵盖的残疾领域与 ODI 报告相似，包括心理社会领域，但作为严重残疾的衡量指标，不如我报告敏感
	颈部残疾指数（neck disability index，NDI）[32]	广泛使用的与生活质量和其他情绪功能指标相关的 10 项指标。还显示了自我报告的 ODI 和功能客观测量的预测效度
	Whodas-2[33-35]	36 个项目的自我报告问卷涉及 6 个功能领域：①认知（理解和沟通）；②行动能力（行动和四处走动能力）；③自理能力（注意个人卫生、穿衣、饮食和独自生活的能力）；④相处（与他人互动的能力）；⑤生活行为（履行家庭、工作和学校责任的能力）；⑥社会活动（从事社区、公民和娱乐活动的能力）。因为需要完成 36 个项目，故不打算将其作为简易的筛查工具，但其有完善的效度和可靠性，具有规范的数据和实用性，可以帮助患者设定目标
物质使用 / 滥用	国家药物滥用研究所（National Institute on Drug Abuse，NIDA）快速筛查[36]	由临床医师管理的包括处方药使用在内 4 个项目的物质使用筛查工具，已证明了在改变提供者行为评估和识别高危患者方面表现出功效。在评估患者时，通过网络应用程序实现标准化和可用性，通过简短的评估、咨询和转诊指导临床医师，易于集成在大多数电子记录平台中
	现行阿片类滥用指标[37-39, 57]	对目前正在长期使用阿片类药物的患者进行的 17 个项目的简短筛查，意在解决当前 / 未来异常的风险。不单独使用，而是作为全面的阿片类药物风险评估的一部分。提供经过验证的简表及基于计算机的应用程序

目标设定和患者期望

虽然协同目标设置对心理评估和行为治疗至关重要，但是经常被临床医师和心理健康治疗师忽视。主观上的疼痛缓解可能是患者的首要目标，但客观上的身体和社会/情绪功能的指标可能更容易实现，且被证明是长期治疗预后的更好指标。最好是在具体的时间范围内确定目标。具体的可衡量客观目标，如在 6 周内重返工作岗位，每周进行一次指定的娱乐活动，每天进行 1 小时园艺，或每天步行 60 分钟。设定目标具有重要的意义，缺乏明确的目标应视为不良预后的风险因素。如果目标的设定不足，患者可能会说："我再也不能运动了""我再也不能回去工作了"，或者"我的医师告诉我，我需要终身服用这种（阿片类药物）"。对于模糊、难以衡量或不切实际的目标应该受到质疑并重新协商和修订。"我唯一的目标是找回我的生活"，对临床医师或患者来说，这是一个几乎没有任何可衡量变化的方向或选择的目标。此类陈述应是一个标志，表明定向行为咨询是有意义的。

同样，对于疼痛和疼痛后果的恐惧回避和灾难化思维的依据应予以仔细评估。患者可能会觉得任何的疼痛"爆发"都提示着新的组织损伤，导致其坚持额外的就诊、药物治疗和影像学检查。当疼痛加剧时，帮助患者理解"疼痛"和"损害"之间的差异是必要的临床干预。一个不切实际且难以实现的目标（如患者要求"只要治好我"）可能代表拟行的干预或手术将难以成功，尤其当潜在的疼痛状况是慢性时。以上每个例子都提示预后不良，尤其当行为治疗是多学科治疗的一部分时，行为干预可以为患者和治疗团队提供实用的指导和帮助。

最后，需要注意未来依从性差的预测因素。世界卫生组织指出[42]：提高依从性干预的有效性对人群健康的影响可能远大于任何具体医疗方法的改善。当出现慢性精神合并症、遇到复杂的治疗建议或对治疗结果的信念或期望与临床医师不一致时，患者依从率通常会直线下降[43-44]。对规定治疗的依从率通常很低，离开医师的监督后约有50%患者会拒绝治疗，如果并存慢性疾病或精神疾病，依从率会进一步恶化。早期对行为评估和治疗进行整合可能有助于最大限度地坚持和改善预后[43-44]。

特定脊柱介入措施的评估和优化

脊髓（柱）刺激治疗方案通常需要心理评估。早期的心理筛查模式主要是由行业制定的，患者进行心理评估的适应证范围较广。虽然强调对患者评估的目的是优化对患者的干预而不是简单的"筛查"，但目前仍然缺乏标准化的筛查方案。第一步应该密切关注患者的目标及与患者合作设定一个现实的和可量化的终点。不切实际的目标包括消除全身疼痛，在无结构性逐步减量计划的情况下减少大剂量长期使用的阿片类药物，或者在残疾多年后重返工作岗位。如果有持续的严重精神症状，如PTSD或严重抑郁症的症状，在开始脊髓（柱）刺激之前进行行为和（或）精神药物治疗是明智的。一些中心还倾向于在脊髓（柱）刺激之前逐渐减少阿片类药物和其他的控制性药物，以帮助患者设定更适当的目标。脊髓（柱）刺激后的合理目标可能包括减轻疼痛、改善睡眠或恢复具体的、可衡量的活动。植入前，

临床医师应直接解决目标设定问题，并在后续随访过程中回顾该目标的进展情况。可考虑重新填写WHODAS-2、PHQ-9抑郁量表和Tampa恐惧量表等。目前没有针对脊髓（柱）刺激的标准化自我报告问卷，表35.1列出了常用的评估工具。理想情况下，测试应该涉及多个领域，包括抑郁和焦虑、自我报告的残疾、药物使用风险、躯体化和恐惧-回避活动。使用客观的功能量化指标（如商业数字活动监测设备）来设定目标，可以提供一个极好机会让患者参与到所需活动中。

手术（如留置泵植入术）前的心理评估可能需要额外关注，因为心理评估会比脊髓（柱）刺激治疗更复杂。在大范围的脊柱手术中，如多节段腰椎融合术，坚持术后康复治疗是获得良好预后的关键。部分患者需要为康复过程做好心理准备，包括从康复专家和熟悉治疗细节的精神保健人员得到成体系的心理支持。

特殊人群

服用阿片类药物的患者

阿片类药物风险分层、管理和逐渐减量是脊柱疼痛治疗中颇有挑战性和争议性的领域。由于已证明大剂量阿片类药物的应用提示较差的预后，脊柱手术前减少阿片类药物已得到越来越多的关注[45]。使用大剂量阿片类药物还与精神健康合并症（包括药物滥用的风险）有关。药物滥用是脊柱手术及许多其他脊柱疾病的保守或介入治疗的不良预后的预测因素。由于可能影响伤口的愈合，吸烟历来都受到骨科医师的极大关注[46]，同时也证实了吸烟为阿片类药物治疗预后不良的预测因子[47]。过量饮酒史也提示着脊柱手术和其他脊柱治疗的不良预后，滥用管控类药物尤其是阿片类药物和苯二氮䓬类药物也有相同的影响[46]。

物质使用筛查在许多医疗机构已成常规。来自国家处方药监测计划（prescription drug monitoring program，PDMP）的数据、尿液毒理学筛查、既往病历审查及标准化筛查问卷都是可使用的风险评估工具（表35.2）。然而，单凭筛查问卷不足以评估风险，应将包括其他风险因素在内的基于面对面评估的综合评估作为患者总体评估的一部分。

越来越多的州要求PDMP检查处方者数据。这些计划不仅解决了药品转移问题，而且还提供了与患者就其他情况进行对话的机会，并为讨论关于药物滥用的风险打开了大门。在治疗评估阶段的早期对PDMP进行审查（而不是仅在填写监管药物时复查PDMP）为复杂的脊柱疼痛患者的提前规划和管理提供了机会。如果有危险因素，且监管药物的管理也可能有潜在的困难，则在评估的早期还应考虑尿液毒理学检查。

逐渐减少受监管药物的行为治疗对于良好的预后非常关键。患者普遍担忧减少阿片类药物或苯二氮䓬类药物对认知的影响，尤其这些药物已长期使用时。虽然只有少量的研究提供了关于逐渐减药的治疗细节，但已有报道证实，逐渐减药后的脊柱手术效果有所改善[46]。Berna等[48]提供了一个逐渐减量的详细模板，并强调了频繁回访、短期治疗及减少个体焦虑和提高依从性策略的重要性。

受伤和残疾工人

众所周知，受伤和残疾工人的脊柱治疗预后很差[1, 5, 7, 49]。虽然经济诱因可能使恢复变得复杂，但其他因素可能起着更重要的作用，包括对疼痛或再受伤的及失业的恐惧。20世纪90年代初期的研究发现，对领导的不满可预测腰痛的发生，随后多项研究表明，体力劳动需求对预后的预测性可能低于心理社会需求[50]。如果患者在工作中受伤，各利益攸关方之间的讨论可能会变得敌对，患者在这个过程中可能会消极、沮丧和绝望。因为大多数国家的补偿制度无法为职业医学专家提供服务，所以为这类群体治疗的临床医师需要对伤残法有一定的了解。疼痛医师或康复心理学家可以协助和指导治疗团队为残疾工人制订成功的治疗计划。未能解决障碍和不愿制订早期重返工作岗位的计划是致残性慢性脊柱疾病远期预后不佳的最强预测因素[10]。

合并多种疼痛情况的患者

有多种疼痛症状的患者可能表现出过度躯体化，有着各种不能完全归因于器质性病因的躯体主诉[51]。虽然患者普遍存在对持续性疼痛、相互矛盾的诊断和多重治疗建议的焦虑和担忧，但仍有部分患者表现出长期的躯体化和相对极端的躯体过度关注。虽"症状放大"一词已用于某些职业医学领域[52]，但这一术语可能会被误解为试图欺骗照顾者。具有明显躯体化征象的患者可能会根据医师的专业情况来调整各种疼痛描述，向风湿科医师抱怨弥散性症状，向骨科医师抱怨腰背痛，向肠胃科医师抱怨多个无法解释的胃肠道疾病。躯体化患者常常被轻微的身体问题所困扰，他们可能会咨询多个临床医师，并接受不必要的诊断性研究和干预，以期证实其病情的严重性。为身体的每个部位或症状选择性地寻求治疗将使问题进一步复杂化，因为每个临床专科医师都会提供一个新的、听起来不祥的诊断。因此，与正常衰老相关的退行性椎间盘病变可能会被误诊为致残性疾病。

躯体化的患者可能对心理转诊特别抵触，因此他们很少在普通心理健康诊所坚持治疗。虽然某些数据显示结构化的行为治疗对躯体化征象有效，但患者的主诉往往通过频繁的初级就诊来处理，以提供信心和指导，从而减少不必要的检查并避免医源性并发症的发生。虽长期管理是必要的，但疼痛时尽可能忽略或减少对躯体症状的关注并注重功能改善的行为治疗也可能会有所帮助。产生良好预后的一个关键是在治疗过程中尽早识别出有躯体化症状的患者，如PHQ-15这样的筛查问卷可能会有所帮助[53]，但全面的面对面交流仍是评估这类复杂患者人群的金标准。

优化预后的行为治疗

行为治疗仍然是优化脊柱治疗预后的主要手段。短期行为干预应侧重于确立现实和可衡量的治疗目标、鼓励坚持药物或康复治疗、减少焦虑和抑郁的合并症、解决功能性睡眠障碍、管理物质使用风险、克服与工作有关的障碍并解决家庭成员的无益行为。有许多关于疼痛治疗的行为干预措施的研究焦点是一致的[54]，虽然针对特定目标的个体化治疗对于成功的结果很重要，但文献不支持任何一种干预措施优于另一种[49]。具有成本效益的综合治疗方法和由非精神健康人员提供的服务也日益受到关注，以便在患者无法获得个体服务或经济上超出其能力范围时，为其提供治疗的机会。

慢性疼痛的认知行为疗法基于这样一个理

念：疼痛及其相关的功能损伤不仅受机体病理状态的影响，而且还受个体的情绪状态、对疼痛的认知和对疼痛的行为反应的影响。认知行为疗法旨在通过改变相关的认知、情绪困扰以及改善功能和生活质量从而减轻疼痛。认知行为疗法治疗慢性疼痛的典型方法包括目标设定、关于疼痛感知的心理教育、放松训练和压力管理策略、基于时间的活动调节（或基于配额的活动）及对不适应的思想、信念和态度的认知重构[55]。

心理教育包括帮助个体理解疼痛的病理生理学，同时强调身体、认知、情感、行为和社会因素对疼痛体验的影响。放松策略，如腹式呼吸和渐进式肌肉放松，可通过减少肌张力、提高自我效能和减轻疼痛强度，帮助患者更有效地应对疼痛及其相关的焦虑和压力。基于时间的活动（同步活动）干预措施有助于患者维持一致的日常活动水平，而不是将任务推进到过度疼痛和导致残疾的程度。与同步活动不同，操作性活动教导患者虽然经受疼痛，但仍要在预定的时间内进行活动。一些研究表明，这种方法可能比同步活动更有效，因为患者可以"克服"疼痛，对疼痛的恐惧减少。认知重构使患者识别和质疑他们扭曲的假设或不合适的想法（如非黑即白的思维或过度泛化），并运用更现实或更适应的替代方式来看待他们的疼痛。一项对22项研究的Meta分析显示，腰背痛认知行为疗法可改善疼痛报告、与疼痛相关的活动干扰、与健康相关的生活质量和抑郁症状[6]。

虽然冥想在治疗急/慢性疼痛方面有悠久的历史，但正念减压疗法在20世纪70年代末首次提出，并在西方医疗健康机构中提供了一种结构化的、基于群体的正念训练方法。在这个已充分研究的模型中，正念的理念首先通过规范习惯性且无意识地练习正念的方式来传授，尤其是通过将大部分时间集中在对过去、未来和自我的思考上，将相关经历（内部和外部）判断为愉快、不愉快或中立，并根据这些判断快速对经历做出反应（直面、避免/逃避或忽略）。

然后，向患者传授各种正念技巧，包括专注于当下的体验（如感觉、呼吸或其他身体感觉），接纳承认和不予评判的态度，以及避免对疼痛或相关痛苦的习惯性、回避性反应。因此，

每当出现具有负面情绪或感觉（包括疼痛）时，正念减压疗法促进了接纳和零反应的反复实践。由于这种态度是通过正念减压疗法训练来实践的，所以可以推广应用到其他的疼痛治疗和痛苦的经历。一项正念减压疗法治疗腰痛的系统综述发现，正念减压疗法能减轻疼痛强度和改善身体功能[18]，另一项比较正念减压疗法和认知行为疗法在治疗慢性腰痛方面的研究显示，两种干预措施的效果相似，在减轻疼痛灾难化、自我缓解、效能、正念和接受度方面均有改善[56]。正念训练可以有效、独立地治疗慢性疼痛，也可以纳入其他行为疗法。

接受与承诺疗法是一种将接受、正念练习、承诺和行为改变过程相结合，以增加心理灵活性的认知疗法。与传统的认知行为疗法不同，接受与承诺疗法的目标不是试图直接改变困难想法、情绪和身体感觉的内容（如传统认知行为疗法），而是创造一种心理环境（心理灵活性），其中疼痛感觉及相关的思想和情绪可以在不影响患者功能和生活质量的情况下出现。心理灵活性可以被定义为"充分意识到当前情况、对我们的经历秉持开放的态度，并在我们的价值观指导下采取行动的能力"[63]。无论是否需要行为反应，认知分离法允许患者与他们的想法分离并将其想法视为简单的文字、声音或图像。例如，在无用的想法之前添加短语"我注意到我有这样的想法……"，或者使用正式的正念练习，强调承认想法而不陷入其中，然后将注意力重新集中到例如呼吸等其他一些需要关注的对象上。接受与承诺疗法治疗慢性疼痛的有效性与传统的认知行为疗法相似。一项对接受与承诺疗法治疗疼痛的10个随机对照研究的系统综述[19]得出结论，接受与承诺疗法可以改善疼痛强度、病假占用、疼痛残疾、身体功能、抑郁、焦虑和生活满意度。仅一项研究比较了传统认知行为疗法和接受与承诺疗法治疗慢性疼痛的有效性，两组患者在功能、情绪和焦虑方面表现出相似的改善，接受与承诺疗法组患者对治疗表现出更高的满意度[57]。

接受与承诺疗法治疗时"接受"这一要素使得这种治疗与操作模式相一致，在这个过程中疼痛本身不应视为一种预后变量。应告知患者"接受"疼痛体验的多样性，并告知患者"虽然"疼

痛但目标的设定应重点在于恢复功能。20世纪80年代初，随着Wilbert Fordyce（1976年）的早期探索和Main等[64]重新发布的经典文本，手术治疗慢性脊椎疼痛流行起来，为多学科治疗背景下的手术治疗提供了范本。20世纪90年代，Thomas Mayer及其同事同步开发了手术治疗项目并努力在全国范围内商业化开拓了"功能恢复"门诊脊柱康复项目[58]。虽然这些项目和计划有着报销障碍及这些推进"功能恢复"方法的计划未能坚持学习理论原理等问题，但随后针对跨学科治疗这一重点的Cochrane综述提供了方法支持[15]。

　　Main等[64]和Gatchel等[50]提供了用于建立手术疼痛康复治疗方案的详细模板。通过结构化的康复方法，为患者确立了一套清晰的功能目标并确定了"疼痛行为"（如疼痛主诉、因疼痛而停止活动、必要时使用药物或使用被动缓解策略及设备），并告知患者"疼痛"不等于"伤害"，无论何种疼痛体验，鼓励患者根据预设目标增加具体的体能和娱乐活动。该方法与接受与承诺疗法和正念模型一致，在该方法中，患者在持续努力实现功能性、价值驱动目标的同时，接受疼痛的存在或疼痛加重而无须挣扎或恐慌。在操作模式中，尤其要避免设定缓解疼痛的目标，因为疼痛患者仍应努力改善功能。最近的一项研究表明，有氧运动耐量的提高可能不足以作为改善病情的指标，还必须重视逐渐使患者暴露于引起运动恐惧的环境中。

　　图35.1展示了慢性疼痛患者疼痛与活动之间的关系。疼痛可能始于急性损伤或疼痛"发作"，患者寻求急性治疗的同时暂时减少活动。随着时间的推移，发作转为"疼痛依赖"，患者由于活动减少或久坐而减少了疼痛发生。如图35.2所示，个体最终因长时间不活动而变得病态和残疾。新的弥漫性疼痛症状可能导致医源性问题，外科手术和药物治疗等多种治疗方法因此逐渐增加，疼痛的每次暂时减轻也造成了"疼痛行为"的强化。伴随而来的心理症状包括焦虑、抑郁和睡眠障碍。临床医师可能无意中在为患者减轻疼痛时强化了疼痛和残疾行为，为追求特定的功能性目标的介入治疗，抛弃了疼痛体验、疼痛依赖或"疼痛缓解"策略。图35.3展示了渐进式活动计划的引入，如虽有疼痛每天仍增加1分钟的

步行时间。更重要的是，活动与可量化的目标结合，如在第3周去杂货店、在第7周恢复兼职工作等，但并非所有的慢性疼痛患者都适合尝试这种方法，虽然某些患者认识到自己的生活因疼痛而限制，被疼痛所占据，但只有经历多次疼痛治疗的个体才可能适合这种干预治疗。

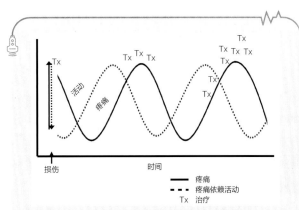

图35.1　慢性疼痛的最初进展与疼痛依赖[17, 61]

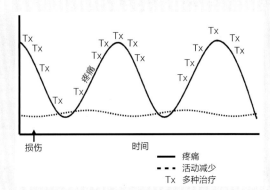

图35.2　残疾和慢性疼痛的发展[17, 61]

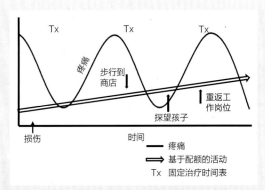

图35.3　增加活动配额，克服疼痛并实现目标[17, 61]

行为评估和治疗中的障碍

　　行为干预有着包括文化因素和耻辱感在内的诸多障碍，慢性疼痛患者通常不会自行寻求行为评估[59]。许多患者只在出现危机而转诊时才会寻

求行为评估，患者可能会将转诊视为一种信息，即临床医师"认为疼痛都是我的幻觉"或"认为我有毒瘾"。临床医师本身可能不愿意直接解决心理社会障碍，有时会通过简单地将患者转诊到疼痛诊所来避免直接面对心理社会障碍（"我从来不会直接转诊疼痛患者，他们到了疼痛诊所可以得到心理帮助。"）然而，在评估过程中及早开展疼痛心理评估并将行为干预的转诊正常化等措施，可能会减少患者的焦虑并提高其依从性。在脊柱和疼痛中心引入心理学家也可能有助于加强心理健康服务，且可在多学科疼痛协作治疗的环境中随时开展。了解患者的担忧，并与患者及其家属面对面讨论治疗方法也有助于克服困难。另一个障碍可能包括行为服务的报销有限，虽然国家医疗平等法试图解决这个问题，但与保险相关的行为服务的支付仍然是一大障碍。一些疼痛治疗机构将有经验的临床疼痛行为医师的诊疗作为常规治疗的一部分，他们认识到，因报销有限而造成的任何经济损失，比不上心理学家需从临床疼痛诊疗和手术安排中腾出的时间进行诊疗的损失。

另一个障碍是具有疼痛评估专业知识的心理学医师和精神病学医师数量有限[65]。目前尚无疼痛心理学的委员会认证。临床转诊医师通常必须将评估和治疗职责委托给可能在该领域缺乏或没有专门经验的、非现场的临床心理医师。对于像脊髓电刺激之类的治疗进行"例行公事式"转诊一直遭到反对，除非临床医师达到最低培训标准，否则付款人拒绝报销医疗费用[60]。

总结

心理评估和治疗是对患有持续性脊柱疼痛的患者进行全面治疗的关键要素。为了优化患者的预后，心理评估最好及早进行，并将其作为患者综合治疗计划的一部分。虽然理想的做法是让疼痛心理学家加入脊柱或疼痛治疗团队，但外部转诊应直接转诊给具有专业知识、经过专业培训的临床医师，使之评估和管理慢性疼痛、残疾及疼痛常合并的社会心理疾病。最后，心理治疗不应该局限于最初的评估，对于某些患者，持续的行为评估随访对最大限度地获得功能获益至关重要。随着时间的推移，许多持续性脊柱疼痛的患者无法维持其获益，故应使用标准化的自我报告或其他客观的功能测量来记录其进展。当治疗团队认识到并充分解决影响脊柱疼痛患者治疗的众多心理社会因素时，行为干预为优化患者预后提供了宝贵机会。对心理社会因素的早期识别和治疗预示着急性疼痛将有更好的预后，当疼痛慢性化时，根据对行为问题的充分评估来重新制定治疗标准，以保证最佳的治疗管理、减少患者痛苦、改善功能和降低总体治疗成本。

Ronald J. Kulich，Ellen S. Patterson，María F. Hernández-Nuño de la Rosa，Matthew Roselli and Kelly M. Wawrzyniak

陈嘉莹、柳垂亮　译，刘岗、赵晓静、武百山、窦智　校对

● 参考文献 ●

扫码查看

第三十六章　整合医学

要点

※ 整合医学是一门将传统医学与补充和替代医学（complementary and alternative medicine，CAM）相结合的学科，是临床诊疗的一个重要组成部分。疼痛体验具有多维性，往往需要多模式的方法才能干预成功，因此整合医学在临床疼痛管理中具有独特的作用。

※ 补充医学是指与传统医学相结合的非常规医疗体系、治疗方法及治疗药品，而替代医学是指独立应用代替传统医学的医疗体系、治疗方法及治疗药品。

※ 在美国，约38%的成年人和12%的儿童接受补充和替代疗法。2007年，进行针灸治疗的人数约达320万。其他常用的替代医学疗法包括天然品、深呼吸、冥想、脊柱推拿整骨及按摩等。腰痛是最常进行补充和替代治疗的疾病之一。随着对补充和替代疗法需求的不断增加，美国的大多数医学院都将整合医学课程纳入到教学中。

※ 针灸是目前基础和临床研究最多的治疗方法，并且是补充和替代疗法的5个主要类别中最常用的一种治疗方法。补充和替代疗法的5个主要类别包括整体医疗系统、身心医学、生物疗法、手法治疗及能量疗法。

※ 针灸的安全性、有效性和成本效益已获得了认可和证据支持，其神经体液机制逐步得到研究和揭示。

※ 随着美国人口老龄化的加剧和医疗保健成本的不断增加，人们越来越重视预防和替代医疗措施。许多补充和替代疗法作为主要治疗方法或常规治疗的有益辅助手段，能够达到保持健康、降低成本和提高患者满意度的目标。

病例介绍

患者45岁，建筑工人，有5年间歇性腰痛病史，因左侧腰痛急性发作伴左脚踇趾麻木，初级保健医师将患者转诊至疼痛诊所。虽然已经服用止痛药并进行物理治疗，但在过去的一年里患者的腰痛仍在加重。患者描述疼痛为腰骶部钝痛、抽动性疼痛，偶伴麻木和左脚踇趾刺痛，久站、久坐和抬重物时加重。神经系统体查和直抬腿试验均正常，但磁共振成像（magnetic resonance imaging，MRI）显示了$L_4 \sim L_5$和$L_5 \sim S_1$椎间盘轻度退行性变，以及$L_5 \sim S_1$左侧旁中央椎间盘突出，神经出口狭窄程度轻微。患者不希望进行注射治疗，询问针灸是否对治疗有益。

概述

根据美国整合医学委员会和学术健康中心整合医学联盟（American Board of Integrative Medicine and the Consortium of Academic Health Centers for Integrative Medicine）的定义："整合医学是一门着眼于人的整体的医学实践，其强调了医患关系的重要性，医学专家们以证据为依据选择恰当的治疗方法，多个学科协作以制定最佳的治疗方案，达到理想的健康及治愈状态"[1]。整合医学将传统医学与补充和替代医学相结合，促进身体的先天愈合能力。整合医学考虑了影响患者健康的因素（思想、身体及精神），应用促进健康、预防疾病及健康生活的理念，在安全性和有效性方面具有高质量的科学证据支持。整合医学并不"另类"，虽然其发展在一定程度上受到从业者个人因素的影响，但仍是通过科学的探索和验证来推动新治疗模式的发展。整合医学采用健康优化管理和康复治疗的形式，将传统和互补的方法结合在一起，力求进行侵入性更小、创伤更小的干预，将患者作为一个整体来治疗，而非单纯缓解症状。

自20世纪90年代以来，整合医学已成为现代医学的一部分，许多医学院、住院医师和专科医师培训中都设置了该课程。疼痛体验具有多维性，往往需要多模式方法才能干预成功，因此整合医学在临床疼痛管理中具有独特的作用。

与美国传统医学医师、整骨医师及其他物理治疗师、心理治疗师和注册护士等医疗健康从业人员相比，补充和替代疗法包含一组有别于传统西医的医疗体系、治疗方法和治疗药品。补充医学是指与传统医学相结合的治疗方法，而替代医学是指独立使用的、替代传统医学的治疗方法。表36.1展示了美国补充和整合健康中心（National Center for Complementary and Integrative Health，前身为国家补充和替代医学中心）[3-5]的补充和替代医学的主要类别。虽然自古以来就有不同类型的补充和替代疗法，但直到19世纪70年代，西医才开始对其进行分析和整合。随着补充和替代医学在基础和临床研究的进步，西方国家对其认识也在逐步提高。

补充和替代医学的运用现状

在美国医疗机构中整合医学的运用逐年增加。1998年全美调查显示，1990年至1997年间替代医学的运用和费用剧增：1997年替代医疗就诊人数约为6.29亿，是初级保健就诊总数的1.6倍；1997年与替代医疗相关的自付费用总额与所有美国传统医疗的自付费用相当，保守估计为270亿美元[9]。2012年的美国健康访谈调查显示，约33.2%的美国成年人（18岁及以上）和11.6%的儿童（4-17岁）接受过补充和替代疗法。其中，2002年到2012年间针灸的使用稳步增加，2012年接受针灸的成年人达350万。最常用的补充和替代疗法是天然品（维生素和矿物质以外的膳食补充剂），17.7%的成年人和4.9%的儿童使用此类产品，其次是深呼吸、瑜伽/太极/气功、脊柱推拿整骨、冥想及按摩。练习瑜伽的成年人比例也大幅增加，从2002年的5.1%上升到2007年的6.1%、2012年的9.5%。约5900万美国人在补充和替代疗法上自付费用，他们每年的支出总计302亿美元，占所有自付医疗支出的9.2%，占医疗总支出的1.1%。应患者要求，替代疗法的第三方报销也有所增加[10]。在美国，寻求补充和替代疗法的最常见的原因。

表 36.1　补充和替代疗法的主要类别

整体医疗系统：以完整的理论和实践体系为基础，这些理论和实践体系通常与美国使用的传统医学疗法不同，而且比美国使用的传统医学疗法发展更早	
顺势疗法	通过给予极小剂量高度稀释的物质来刺激身体的自我愈合能力，但这些高度稀释的物质在较大剂量时会导致疾病。其理论基础是，任何导致健康人患病的物质也可以治愈这些疾病。这些物质许多来源于自然资源，如植物、金属及矿物[6]
自然疗法	注重体内治疗力量的建立和维持，以恢复健康。通过饮食和调整生活方式、膳食补充剂、药用植物、锻炼、按摩、顺势疗法及中医治疗来支持身体的自我愈合能力
中医（Traditional Chinese Medicine，TCM）	起源于中国的一个完整的医疗体系，其理论基础是由于气血（身体的能量）的流动中断和阴阳不平衡而产生疾病，可以通过如中草药、冥想、按摩及针灸等来恢复气血和阴阳平衡
印度草医学	起源于印度的一套完整的医疗体系，通过整合平衡身体、心理及精神，以获得满足和健康，并预防疾病。其主要目的是净化体内可能导致疾病的物质，使用的疗法如草药、按摩及瑜伽
身心医学：旨在增强大脑影响身体功能及症状的能力	
冥想	通过集中注意力，停止占据头脑的思想流，达到更大的身体放松，使头脑清晰、情绪平静及心理平衡，从而减少压力、焦虑，抑郁和痛苦的一组技术[7]
放松疗法	任何有助于放松、增加平静或减轻疼痛、焦虑、压力或愤怒，同时提供减少肌肉紧张、降低血压、减慢心跳及呼吸频率等有益健康的方法、过程或活动，包括引导想象、冥想、渐进式放松及深呼吸练习
祈祷	通过祈祷、信仰、精神练习、精神觉察或利用宗教、精神手段来预防或治愈疾病、减轻痛苦或改善健康

精神疗法	一种强调身心之间关系的疗法，通过消除固有的思想和观念，表达对健康产生不良影响的隐匿情绪，从而让积极思维促进健康，利用思想的力量影响身体
瑜伽	以特定的动作和姿势进行锻炼，通过冥想使精神集中，通过呼吸练习以改善姿态、灵活性和力量，镇静神经系统，平衡身体、思想和精神，减轻压力、焦虑及疼痛
普拉提	一种运动疗法，强调核心力量的强化和控制、身体及姿态的调整，通过使用特定的器械以控制和协调全身运动，协调呼吸与专注力，从而促进身心健康
太极	一种起源于中国武术的心身练习，其基础是通过缓慢、优美、持续的动作，配合深呼吸来进行冥想，被称为"移动冥想"，可以促进和平衡全身的气的流动，从而促进身心健康[8]
艺术疗法	一种起源于艺术和心理治疗领域的治疗技术，专注于艺术的创作过程本身，以此作为放松身心、压力和痛苦的出口，或通过分析在艺术中的自我表达，以调和认知和情感之间的冲突，培养自我意识，促进个人成长
音乐疗法	一种表现力疗法，音乐治疗师利用音乐的身体、情感、心理、社交、审美和精神等维度来帮助患者改善身心健康。治疗是针对个人的，可以使用主动的音乐体验，如自由即兴创作、跳舞和音乐讨论，也可以使用被动的音乐体验，如听音乐、画画或随着音乐冥想，以达到减少焦虑或分散对疼痛的注意力的治疗目标
舞蹈/动作疗法	一种表达疗法，利用动作（尤其是舞蹈）和情感之间的关系来进行心理治疗，并通过物理疗法来促进智力、情感及运动功能
芳香疗法	一种通过吸入花卉、草药及树木中的精油气味以促进健康和幸福感疗法
生物疗法：使用自然界中发现的物质	
膳食补充剂 草药补充剂	口服的产品可以含有维生素、矿物质、草药或其他植物产品、氨基酸、酶、器官组织、代谢物、提取物或浓缩物，和（或）其他补充饮食的成分。这些疗法还包括其他尚未得到科学证实的天然疗法，如鲨鱼软骨用于治疗癌症。最受欢迎的补充剂有紫锥菊、银杏、人参、小白菊、大蒜、卡瓦胡椒和锯棕榈
手法疗法：基于身体的一个或多个部位的操控和（或）运动	
脊柱手法（脊柱推拿和整骨手法）	对身体的关节施力，或控制一个或多个部位的关节和（或）运动施加一定的力，以帮助恢复健康。手法可以作为其他疗法或整个医疗体系的一部分，并结合物理治疗指导姿态调整。脊柱推拿重点研究身体结构（主要是脊柱）与其功能的关系。整骨手法将手法技术运用于全身系统以减轻疼痛，恢复功能，促进健康和带来舒适感
按摩	通过按压、摩擦和移动身体的肌肉和结缔组织，用手和手指来增加按摩区域的血液和氧气的流动，增强这些组织的功能，促进放松和健康
能量疗法：影响包围和穿透身体的能量场，并将疗愈能量导入身体，以恢复正常的能量平衡，从而恢复健康	
气功	中医学的一种，结合了温和的身体运动、冥想和专注力训练，并通过呼吸控制以改善血液和气血的流动
灵气	通过远距离/将手接触/靠近患者，将一种具有普遍性的能量传递给患者的治疗方法，目的是治疗精神，从而治愈身体
治疗性抚触	一种医师将手放在患者身上利用其感知到的治愈能量来识别能量失衡并促进健康的治疗方法
生物电磁疗法	通过非常规使用电磁场如脉冲场、磁场或交流电或直流电，从而影响人体内的生物电磁场以进行治疗

是颈痛和腰背痛[11-13]。慢性疼痛的患者比没有慢性疼痛的患者更倾向于使用补充和替代疗法，尤其是腰背痛患者[9, 11, 14]。

虽然补充和替代疗法多种多样，但本章将集中讨论针灸疗法，因为针灸疗法的基础和临床研究最多。本章将回顾针灸疗法的最新医学证据，并讨论其在整合医学疼痛管理中的有效性。

针灸

针灸是最常用的补充和替代疗法之一。随着对针灸治疗需求的不断增长，美国食品和药物管理局（Food and Drug Administration，FDA）1996年将针灸针从"实验医疗器械"类别中删除，并将其归类为"针灸针"下的Ⅱ类医疗器械（21C.F.R. § 880.5580），规定其遵守与医用针头、皮下注射器和手术刀相同的一次性无菌标准和制造规范[13]。1997年由美国国立卫生研究院举办的针灸共识会议中，针灸治疗被认为是数百万美国患者的治疗选择之一，并被内科医师、牙医、非医学针灸技师及其他从业者广泛采纳用以预防疼痛、治疗疼痛及其他疾病[16]。2007年美国医师学会在循证临床实践指南中推荐将经证实有效的非药物疗法用于治疗亚急性（持续时间＞4周）和慢性腰痛，如按摩、针灸、瑜伽和脊柱推拿等，研究表明针灸具有中等程度的益处[17]。随着美国对处方类镇痛药滥用的日益关注，2017年5月FDA对其蓝图进行修改，建议参与疼痛管理的医务人员了解非药物疗法，如针灸和整骨等补充疗法。非药物疗法应作为治疗选择之一，也是多学科疼痛管理的重要部分，应及时给予患者非药物疗法以避免阿片类药物的使用[18]。截至2018年1月，FDA完成了疼痛管理医务人员阿片类镇痛药滥用风险评估和整治蓝图的更新，鼓励应用整合非药物疗法、患者自我管理及补充疗法等来治疗骨骼肌肉疼痛和慢性疼痛，以减少阿片类药物的滥用和成瘾[19]。

针灸的理论基础

针灸是一种起源于中国的治疗方法，其作为传统中医的重要组成部分已经实践了4000多年。根据传统中医的理论和实践，人体健康是身体与自然和谐共处的结果，是体内两种对立但不可分割的力量或元素的微妙平衡来维持：阴（"冷、慢、被动"元素）和阳（"热、兴奋、主动"元素）。因此，人体内部的"器官"分为阴阳两组器官。阴阳平衡影响人体内特定路径（经络）的生命力（或称为气）的能量流动，从而影响健康。人体由12条主经络和8条次经络组成。任何阴阳失衡都会扰乱或阻碍气的流动，导致疾病或疼痛，表现为触诊的疼痛。虽然针灸最初是为了预防疾病，但是其也可通过恢复气的平衡流动而起到治疗作用[20-21]。

美国的针灸治疗在20世纪70年代首次获得公众和专业人士的关注[22]，其融合了中国、日本、韩国及其他国家的传统医学，包括一系列刺激特定解剖位置的技术。

针灸是指将经过消毒的细的、实心的金属针刺入皮肤的特定点（位于经络上的穴位），其相关的科学研究最多。刺激穴位的方法包括使用热（艾灸）、机械压力（针灸）、电刺激（电针）或激光（激光针灸）[23]。针灸通过强化虚弱的气、释放多余的气和（或）通畅阻塞的气来恢复阴阳平衡以治疗疾病[24]。

针灸的机制

针灸的生物学作用及其机制在西医的理论上还没有完全阐明。已有的研究表明，针灸对周围和中枢神经系统产生作用，影响神经体液因子、神经递质及其他化学介质，从而达到治疗效果。

外周和中枢神经系统

有研究报道，穴位是与相邻组织有明显差异、具有特殊电生理特征的局部皮肤区域，该区域的电阻抗降低[25-26]，而经络则位于肌肉间、肌肉内的结缔组织或筋膜平面[27-28]。在这个筋膜网络中，穴位和经络都映射并覆盖在神经元结构上，如正中神经、腓骨神经、三叉神经及面神经等[29]，其中Ⅱ型传入神经参与介导针灸的镇痛作用[30]。其镇痛作用是通过刺激抑制性神经纤维而减少疼痛传递到大脑的门控理论介导[31-33]。在穴位周围进行局麻药的浸润可以消除针灸的镇痛作用。然而，上臂血管的闭塞并不能消除手部针灸的镇痛作用，这表明神经连接介导了针灸的镇痛作用[34]。

研究发现，中医理论中特定脏器相关的经络与大脑皮层中该器官代表区相对应，特定脏器相关的穴位与大脑皮层中血清素等神经递质浓度增加的区域相对应[35]。脑部的正电子发射断层扫描（positron emission tomography，PET）和功能磁共振成像（functional magnetic resonance imaging，fMRI）研究进一步揭示了针灸对中枢神经系统神经元的影响。PET研究发现，在慢性纤维肌痛患者中，4周以上的针灸治疗与假手术组相比，针灸在多个疼痛和感觉处理大脑区域（如扣带回、尾状核和尾状核）中诱导μ-阿片受体的短期和长期上调，使疼痛减轻[36]。针灸可以减轻中脑导水管周围灰质、丘脑、下丘脑、躯体感觉皮层和前额叶皮质对伤害性刺激的神经元反应[37-38]。虽然针灸的效应通常与感觉运动皮层和边缘-新皮质系统的调节有关[39-40]，但刺激不同穴位可以在中枢神经系统的不同区域诱导不同的神经成像信号变化[41]。例如，与手法针灸相比，特定穴位的电针（低频）在前岛区及边缘和边缘旁结构产生更广泛的fMRI信号变化[42]，穴位电针会在中央前回、中央后回的壳核及脑岛引起fMRI信号的增加，而在后扣带回、颞上回的壳核及脑岛引起fMRI信号的减少[43]。

体液因子与神经递质

腺苷是一种具有镇痛作用的神经调节剂，针灸可以诱导针刺部位局部的腺苷释放[44]；而针灸的全身性镇痛效应则可能依赖诱导体液因子释放到脑脊液和血浆中。这一观点得到了以下几项研究的支持：在一项交叉灌注实验中，将针灸后的供体兔的脑脊液注入受体兔后，产生了明显的镇痛效果[45]。另一项动物实验显示，针灸使脊髓和延髓中甲硫氨酸脑啡肽增加[46]。另外，在临床研究中，针灸诱导脑脊液和血浆中内啡肽的产生[47-49]。还有研究表明，针灸治疗显著增加了内啡肽和花生四烯酸乙醇胺（一种内源性大麻素）的水平，其镇痛作用可被阿片受体拮抗剂纳洛酮[50-52]或特定的大麻素（CB2）受体拮抗剂（AM630）阻断[53]。不同频率的电针（electric acupuncture，EA）可影响脑脊液中不同内源性阿片类物质的合成和释放[54]：低频电针（2 Hz和15 Hz）的镇痛作用由脑啡肽、β-内啡肽通过μ和δ阿片受体介导，而高频电针（100 Hz）的镇痛作用由强啡肽和κ阿片受体介导[55-57]。因此，μ阿片受体拮抗剂或内啡肽抗血清能阻断2 Hz电针的镇痛作用，但不能阻断100 Hz电针的镇痛作用[58-59]。不同频率的电针可以进一步诱导其他参与调节痛觉的神经肽释放，如胆囊收缩素（抗阿片肽）[60]、孤啡肽、P物质及血管紧张素Ⅱ（具有抗阿片作用）[55]，这表明不同频率的电针选择性地激活不同的脊髓上结构。

动物研究发现，电针可调节多巴胺、5-羟色胺、肾上腺素、去甲肾上腺素[61-64]、γ-氨基丁酸（γ-aminobutyric acid，GABA，抑制性神经递质）[65-66]、促肾上腺皮质激素和皮质醇的释放[67]。针灸可增加一氧化氮的释放[68]，并下调促炎细胞因子如IL-6和IL-1β的表达[69]。研究表明，不同频率（2 Hz、10 Hz或100 Hz）的电针镇痛作用可被5-羟色胺受体拮抗剂部分阻断，提示5-羟色胺可能是针灸介导镇痛作用的重要物质[70]。

针灸的临床数据

虽然针灸在医务人员和患者中越来越受欢迎，但由于其作用机制基于古代哲学，其实用性和疗效仍然存在争议。早期的研究和随机对照试验一直试图用证据取代病例报告以阐明针灸在临床疼痛管理中的作用。针灸研究的挑战不仅包括安慰剂对照的设置、交叉设计及个体差异[71]，还涉及针灸特有的问题，如有研究表明针灸可激活不同粗细的外周神经纤维而产生难以研究的复杂系统反应。另外，针灸的疗效还受到社会心理背景、患者预期及信仰的影响[72-73]。

腰痛

腰痛是非常常见的疾病。在西方工业化国家中，多达70%的人在一生中会发生腰痛，且腰痛可导致严重残疾。在美国，腰痛是最常见的就医原因之一，每年消耗医疗费用超过900亿美元[74]。针灸因其突出的安全性，已成为治疗腰痛最常用的补充和替代疗法之一。

已有多项临床试验评估了针灸对慢性腰痛的疗效。2002年一项随机对照试验中，将有6个月以上非放射性腰痛病史的131名患者随机分为3组，进行12周的治疗：①对照组（只接受物理治疗）；②20次针灸治疗；③在物理治疗的基础上进行20次假针灸治疗。结果表明，针灸在减轻疼痛、疼痛致残、心理应激方面优于物理治疗。与假针灸相比，针灸在减轻心理应激方面显示出优势[75]。2006年的一项随机对照试验将3093名已进行常规治疗的慢性腰痛患者随机分为针灸治疗组或无针灸治疗组，结果显示，常规治疗加针灸治疗使3个月后腰部功能改善（Hannover功能问卷评估），并具有较高的成本效益[76]。有一研究表明，在非穴位处针灸腰痛减轻程度优于假针灸[77-78]；但也有研究显示，针灸和假针灸在疗效上没有差别，但均优于常规治疗：在2007年对1162名慢性腰痛患者的研究中，针灸的有效率（47.6%）与假针灸非穴位浅刺（44.2%）的有效率相似，几乎是常规疗法（药物、物理治疗及运动）27.4%的2倍，在治疗后6个月可将疼痛改善33%，功能提高12%以上[79]。但也因为如此，针灸优于安慰剂的疗效受到质疑[80-81]，以假针灸作为针灸的研究对照也受到质疑[82]。在非穴位进行针灸具有非特异[83]和镇痛活性[84]，因为闸门机制被认为是针灸镇痛的理论基础[85]，而与穴位的位置无关[86-87]。

还有很多研究对针灸的疗效进行了评估。2008年对23项针灸治疗非特异性腰痛的随机对照试验（n=6359）进行Meta分析显示，针灸和假针灸之间没有统计学差异（高级别的证据），但比起没有治疗，针灸对疼痛的短期缓解有效（中等强度的证据），针灸是常规疗法治疗腰痛的有效辅助手段（高级别的证据）[88]。2010年对8项针灸随机对照试验进行的系统回顾也得出了类似的结论[89]。然而，2013年的一项最新Meta分析显示，针灸优于自我医疗管理，在止痛方面存在中等显著性差异，在功能改善方面存在显著差异；在干预后3个月，针灸在止痛方面比假针灸更有效，但在改善功能方面并不比假针灸有效[90]。需要有研究继续评估假针灸或安慰剂针灸作为针灸研究对照的适当性[84]。

总而言之，美国医师学会（American College of Physicians）和美国疼痛协会（American Pain Society）的临床实践指南提出，针灸已证实对腰痛治疗有益[17, 92]，是一种高效益的治疗选择[91]。有相关研究探索了针灸与其他治疗方案的比较。针灸和经皮电刺激（transcutaneous electrical stimulation，TENS）的疗效比较显示，在治疗4周后，两者都能在临床上显著降低疼痛强度和减少止痛药的使用。然而，在改善腰椎屈曲活动范围方面，针灸比经皮电刺激治疗更有效[90, 93]。针灸在功能活动和药物（非甾体抗炎药、肌肉松弛剂及止痛药）使用方面改善更大[90]。与局部注射地布卡因相比，通过手动实施针灸可以更大限度地缓解腰痛，并且具有即时和治疗后4周的持续效果[94]。虽然一项研究发现，针灸在减少肌肉筋膜背痛方面比泰国传统按摩更有效（麦吉尔疼痛问卷评估，包含了情感因素）[95]，但另一项比较研究发现，在减轻慢性腰痛和残疾方面，按摩疗法比针灸更有效[96]。到目前为止，还没有足够的证据表明针灸优于系统锻炼或整脊手法[97]。针灸治疗急性腰痛的有效性方面的相关数据也有限[98]。

目前，哪种针灸形式和应用方法最为有效尚未明确。针灸的疗程似乎是影响治疗效果的独立因素。例如，30分钟和45分钟的电针治疗时间在疼痛、体力活动、睡眠质量及口服止痛药用量方面都有相似的改善。两者的结果都优于不治疗和15分钟的治疗时间[99]。个体化针灸治疗和标准化针灸治疗在改善疼痛和功能方面相似，都比常规治疗更有效[100]。运动式针灸要求患者身体部位在进行针灸的同时被动或主动运动。研究发现，与双氯芬酸注射相比，运动式针灸更能减轻疼痛和改善功能（Oswestry残疾指数），其治疗急性腰痛的效果可持续4周[101]。合谷针灸是用针灸在穴位上对经络进行扇形刺法。研究发现，与标准针灸相比，合谷针灸对慢性腰痛具有显著的止痛和功能改善作用，且疗效可持续48周[102]。电热针灸是在刺入的针上施加热量。电热针灸比电针治疗慢性腰痛有更显著的疼痛缓解，但电针却有更大的功能改善[103]。时间法针灸基于环境影响人体的传统中医原理，在常规针灸的基础上增加与时间相关的穴位的针灸，与治疗慢性腰痛的标准针灸相比，可以显著减轻疼痛，复发更少[104]。

颈肩痛

研究表明，针灸治疗慢性颈肩痛的效果令人振奋。几项样本量为115～177例的针灸治疗慢性颈痛的临床试验证明，针灸在减轻颈部疼痛和改善整体活动范围方面优于对照组[105-109]。一项研究颈椎病颈痛的随机对照试验将106例受试者分为针灸组和假针灸组，结果显示针灸组疼痛减轻为75.5%，而对照组为52.8%（$P<0.05$）[110]。在另一项研究中，针灸可减轻慢性颈肩痛至少3年，患者的抑郁、焦虑、睡眠质量、疼痛相关功能障碍及生活质量得到改善[111-112]。

与在腰痛治疗中的地位相似，针灸是颈部疼痛常规治疗的有效辅助疗法。针灸复合物理治疗对紧张型颈椎病患者疼痛和功能障碍的改善优于单纯物理治疗，治疗10周后颈部肌力的改善优于单纯针灸或物理治疗，且疗效至少持续6个月[113]。一项多中心随机对照试验研究了14161名慢性颈部疼痛患者（持续时间＞6个月）在常规治疗的基础上复合针灸的有效性。受试者被随机分成针灸组（1880名受试者，在3个月内接受15次针灸治疗）或不接受针灸治疗的对照组（1886名受试者）。治疗3个月后，针灸复合常规治疗较单纯常规治疗颈部疼痛和功能障碍明显改善（$P<0.001$），且疗效维持在6个月以上，显著优

于单纯常规治疗（$P<0.05$）[114]。

颈部慢性肌筋膜疼痛的疗法通常有物理治疗、局部麻醉药注射及干针触发点治疗等。在一项颈部肌筋膜疼痛的研究中，斜方肌针灸在改善疼痛和颈部活动范围的效果与注射0.5%利多卡因相似，疗效持续到治疗后4周[115]。一项前瞻随机双盲对照的交叉研究比较了远穴针灸、假激光针灸和肌筋膜触发点局部干针对慢性颈痛和颈椎功能受限患者的疗效。与假针灸和局部干针相比，针灸能显著降低运动相关疼痛并改善活动范围[116]。虽然针灸与肌筋膜触发点干针的理论差异巨大，但已有研究报道触发点和针灸穴位之间的对应关系。阿是穴是中医理论中不一定是穴位的压痛点[117]。由于用针种类和刺激点类似、针法相似、疗效相当，很多学者认为触发点注射/干针实际上就是现代阿是穴针灸治疗肌筋膜疼痛的简化形式。一些文献中也将干针称为触发点针灸[118-119]。

两项Meta分析分别回顾了10项和14项针灸治疗颈部疼痛的临床试验结果。有中等质量的证据表明，无论是在治疗后即刻还是在随后的短期随访中，针灸在缓解疼痛方面都比假针灸或空白对照组更有效。总而言之，针灸在减轻颈部疼痛方面显示出短期疗效[120-121]。最近的一项Meta分析也报告了类似的发现[122]。此外，一项纳入3451名患者（针灸组1753例，对照组1698例）的成本-效益研究表明，在常规治疗的基础上复合针灸治疗慢性颈痛具有显著的临床益处，且相对成本效益高[123]。

头痛

目前治疗头痛（如偏头痛和紧张性头痛）的药物和保守治疗对许多患者无效，因此这些患者会寻求针灸等补充和替代疗法以缓解头痛。一项针灸治疗偏头痛的大型多中心随机试验（ART Migraine）纳入了302名偏头痛患者，随机分为3组（标准针灸组、微针灸组及非针灸组），研究发现与非针灸组相比，标准针灸组和微针灸组的患者疗效显著[124]。许多其他针灸治疗偏头痛[125-128]、紧张型头痛[129-132]及慢性头痛[133-134]的研究（样本量从50人至2022人）也表明针灸是治疗头痛的一种经济有效的方法[135-136]。越来越多的研究表明，在缓解疼痛和减少急性偏头痛发作用药方面，针灸疗法优于假针灸[137-138]。

也有研究将针灸与已有的治疗药物相比较。研究发现，与口服氟桂利嗪预防无先兆偏头痛相比，针灸治疗2~4个月后偏头痛发作次数、2个月的止痛药用量及疼痛强度显著减小[139]。在急性偏头痛发作的早期治疗中，针灸在预防完全偏头痛发作方面与舒马曲坦相似，在不良反应方面比舒马曲坦更少。然而，当无法预防发作时，舒马曲坦缓解头痛更有效[127]。与使用托吡酯进行药物预防相比，针灸可显著减少每月中度或重度头痛天数的平均天数，针灸组不良事件发生率仅6%，而托吡酯组为66%[140]。与肉毒杆菌毒素A注射相比，针灸减轻慢性偏头痛疼痛严重程度的效果更好。虽然两组患者每月的偏头痛次数、缺勤次数及药物的使用都减少了，但针灸的不良反应更少[141]。

最近，在一项2016年针灸预防偏头痛有效性的Cochrane系统评估中，分析了22项共包含4985名参与者的随机对照试验。这些研究将8周或更长时间的针灸干预与一个或多个其他干预措施（包括假针灸、仅常规治疗及已证实的药物预防措施）进行比较，结果表明，在头痛频率和治疗反应方面，针灸在治疗后6月与常规治疗相比，以及治疗后2个月与药物治疗相比，都有统计学上的显著改善，但在治疗后3~4个月或5~6个月则没有统计学意义。与药物治疗相比，针灸干预因不良反应而退出研究的人数较少，且针灸在治疗结束时和之后的随访中比假针灸有效。因此，针灸是偏头痛频繁发作、控制不佳或有药物不良反应患者的一种治疗选择[142]。

2016年另一项针灸治疗紧张性头痛有效性的Cochrane系统评估分析了纳入2349名参与者的12项随机对照试验，将针灸与假针灸、常规治疗、理疗、按摩或放松进行了比较。结果显示，在减少头痛天数方面，针灸明显优于常规治疗和假针灸，且缓解可长达6个月。这提示针灸应该被考虑用于治疗频繁发作或慢性的紧张型头痛[143]。

对于患有偏头痛或频繁紧张型头痛的患者，针灸是一种有效的选择。与其他许多用于头痛治疗的标准药物治疗方案相比，针灸相关的不良反应较少。

其他疼痛

已有针灸治疗其他疼痛疾病的相关研究。有

低质量至中等质量的证据表明，与不治疗或常规治疗相比，针灸可以改善纤维肌痛患者的疼痛和活动受限[144]，使患者血清5-羟色胺的浓度增加、P物质水平降低，疗效持续3个月[145]，但是，中等质量的证据表明，针灸在减轻疼痛或疲劳方面与假针灸没有区别[145]。EA在改善纤维肌痛的疼痛和功能方面优于手法针灸，疗效可达1个月[144]。

有研究表明，与安慰剂相比，电针使类风湿性关节炎膝关节疼痛治疗后24小时和4个月减轻[146]。与安慰剂相比，蜂毒针灸可减轻类风湿性关节炎的疼痛、僵硬、压痛和肿胀[147]。针灸还有益于痛风性关节炎[148]。然而，一些研究也发现针灸并不比假针灸效果好，且并没有在大型随机对照试验中证实针灸治疗类风湿性关节炎的作用[149]。

几项研究表明，针灸可治疗膝骨关节炎[150]，但用于治疗髋关节骨性关节炎的研究较少[151]。针灸可以提供持续12周的疼痛缓解[152]，而艾灸（在穴位上燃烧艾草来作为刺激形式）可以改善疼痛和功能，治疗后的效果持续18周[152-153]。有中等质量的证据表明，与假手术、口服药物、关节内注射或局部用药相比，艾灸在改善膝骨关节炎的疼痛和功能方面具有更好或相当的效果[154-155]。与安慰剂激光相比，激光针灸可以减少关节周围肿胀[156]。在其他肌肉骨骼疼痛疾病中，少数文献报道针灸治疗腕管综合征可能优于口服类固醇，治疗跟腱病优于运动疗法，治疗髋股关节疼痛不优于空白对照[157]，也有文献报道针灸可用于治疗外上髁肌腱病[158-159]、急性踝关节扭伤[160]及肩痛[157, 161-163]。

与假针灸或其他已证明有效的疗法相比，没有足够的证据支持或反对针灸治疗在神经病理性疼痛的应用[164]。一些研究表明，针灸可作为化疗引起的周围神经病变[165-167]、幻肢痛[168]、椎间盘突出症引起的根性疼痛[169-171]及产后坐骨神经痛[172]的辅助治疗。一些病例报告也报道了针灸治疗颈神经根性疼痛[173]和复杂区域疼痛综合征[174-177]的效果。

一些研究还表明，与假针灸相比，针灸有助于减轻接受干细胞移植的多发性骨髓瘤患者的症状，减少止痛药的使用[178]，还可作为减轻癌症疼痛的辅助疗法[179-180]，尤其是与恶性肿瘤和手术相关的疼痛[181]。

在分娩疼痛的相关研究中，与对照组相比，针灸可以显著减少疼痛体验和硬膜外镇痛需求，让患者更加放松，对分娩没有不良影响[182-183]，患者满意度提高，但仍需进一步研究[184]。少量文献报道针灸治疗慢性前列腺炎疼痛的疗效[185]。没有足够的证据证明针灸或穴位按摩治疗原发性痛经[186]或子宫内膜异位症的有效性[187]。

几项研究表明，手术前接受针灸治疗的患者疼痛程度较低，术中和术后阿片类药物需求较少，术后恶心呕吐和交感肾上腺反应的发生率较低[188-193]。与标准针灸相比，经皮穴位电刺激可提供更好的术后即刻止痛效果，减少阿片类止痛剂的使用[194]。

针灸已显示出即刻镇痛效果，明显优于假注射或镇痛注射[195]。耳针是一种高级的传统中医形式，被称为微系统针灸。其使用身体特定部位（如耳朵、头皮、嘴巴及手）的穴位图与身体其他部位的器官和功能相对应，基于身体反射的理论以影响整个身体。耳针已被证明是一种强大的工具，不仅可以显著缓解慢性疼痛[196-197]，还可以显著缓解包括急诊科[199-201]等科室中急性疼痛症状[198]。

不良反应

患者进行针灸治疗的一个主要原因是，与许多药物和公认的医疗方式相比，针灸的不良反应发生率非常低，相对安全。对与针灸相关的不良事件的前瞻性调查的分析显示，最常见的不良反应是针灸痛（1～45%）、疲倦（2%～41%）和出血（0.03%～38%）；其次是晕厥和晕厥（0～0.3%），气胸极少发生（0.0008%）[202]。英国对34407次针灸的大规模前瞻性调查中，没有报告需要住院、延长住院时间或导致永久性残障或死亡的严重不良事件。其中有43例轻微不良事件（0.13%），包括重度恶心和晕厥，意外的、严重的和长期的症状加重，长期的疼痛和瘀伤，以及心理和情感反应。针灸部位的局部反应包括轻微的瘀伤、疼痛及出血[203]。在英国进行的另一项调查也报道了类似不良事件，其发生率为每10,000次治疗中有14次（0.14%）[204]。然而，针灸是一种侵入性的医疗干预，如果使用不当仍可能会发生更严重的并发症，如气胸、心脏压塞及脊髓损伤[205]。一项回顾性研究对1994年至2004年与针灸相关严重不良事件文献（715份报告和12项前瞻性研究）进行分析，其中调查了100多万种治疗方法，研究显示针灸严重不良事件的风险是非常低的，为每万次治疗中有0.05次，每万名患者中有0.55次。感染是最常见的严重不良事件。其中超过60%为乙型肝炎，其次是耳针引起的外耳感染。气胸的发生率很低，中枢神经系统损伤的报告更少[206]。这些严重并发症通常发生在患有复杂合并症的虚弱老年患者中，或者发生在专业技术较差的从业者中。因此，针灸许可法规中对解剖学知识和无菌技术进行严格要求是非常必要的。

前景与未来方向

CAM的普及促进了整合医学的快速发展，针灸等疗法也被纳入临床诊疗中。美国的许多医学院已经将整合医学引入其课程体系[207]。为了应对美国不断增长的医疗成本，医疗保险提供商已经开始重视有益于疼痛管理的预防和替代疗法。

目前的研究结果已经证明了针灸等CAM治疗各种疼痛状况的有效性[208]，也显示CAM的治疗前景。然而，针灸不是一种标准化疗法，许多变量会影响其效果，包括所选穴位、针灸技术、治疗持续时间、疗程次数、使用的刺激、从业者经验和患者期望。未来的研究将继续评估针灸缓解颈椎病[209]、腰椎神经根炎[210]、腹腔镜手术[211]、

全膝关节置换术[212]、腰椎滑脱[213]、椎体压缩性骨折[214]、神经病理性疼痛[164]、癌症[215]和子宫内膜异位症[216]等疾病的疗效；以及治疗其他疼痛疾病的针灸，包括骨骼肌肉疼痛的针灸[217]、非特异性腰痛的艾灸[218]、类风湿性关节炎的蜂毒针灸[219]、糖尿病神经病变[220]和化疗引起的周围神经病变[221]的EA。其他研究探索了新型针灸样刺激装置的有效性[222]。美国国立卫生研究院的国家补充和整合健康中心继续支持补充和整合医学的基础研究以指导临床医疗决策，并引入适当的对照治疗和盲法，以提高针灸随机对照试验的可靠性[223-225]。

针灸能有效缓解疼痛且不良反应小，为急、慢性疼痛的管理提供了一种强有力的、循证的、安全的及具有效益的替代方案，有利于减少对镇痛药物依赖并控制阿片类药物的滥用[226-227]。但是，医务人员和患者的观念，以及保险计划的覆盖范围仍然对针灸治疗疼痛疾病提出了挑战[228]。许多联邦监管机构已经建议或强制要求医疗保健系统提供疼痛的非药物治疗方法。针灸不仅可以改善症状，还可以减少阿片类药物的消耗[192, 229-231]，是解决阿片类药物滥用的最成熟和最直接的方法。美国针灸戒毒协会（National Acupuncture Detoxification Association）也提出了相应的倡导[232-233]。针灸等补充和代替疗法将继续在疼痛管理中发挥越来越大的作用。

Peter I-Kung Wu and Lucy Chen

陈双云、柳垂亮　译，武百山、梁惠、冯霞、窦智　校对

• 参考文献 •

扫码查看

第三十七章　脊柱疼痛治疗相关的组织和护理问题

要点

※ 腰背或颈部疼普遍存在，是整个生命周期中代价最高的一类致残疾病。

※ 不切实际的期望易使患者感到不满，并可能导致对检查和治疗的不合理要求。

※ 全面的生物生理、心理、社会评估是个体化、多模式治疗计划的基础。

※ 扩大医疗团队，以应对其生物心理社会的影响，避免患者在充分治疗之前脱离治疗。

※ 提高团队效率始于了解每个成员的局限性、相互重叠的技能、执业范围和团队贡献。

※ 护士的能力通常未被充分利用，他们能够帮助患者、治疗者，并具备将整个护理过程团队化的能力。

※ 有能力的护士长应促进团队文化的形成，以医疗安全与质量为核心，全面落实为患者减轻疼痛、改善生理-心理-社会学功能及避免被疾病伤害的使命。

※ 疼痛登记制度可促进医疗高效、合理、循证地发展，使患者、专业人员和服务人群均获益。

※ 改善通信系统对于防止医疗过程的断档、重复、延误和碎片化至关重要。

概述

疼痛是患者就医的首要原因[1]。许多诊断、治疗和康复活动也会引发疼痛。据估计，美国有超过1亿人患有慢性疼痛[1-3]，其中每年有超过5000万人因重大创伤或外科手术而入院。约2300万人的工作、社交及生活自理能力因为严重的慢性疼痛而受限[4,5]。慢性疼痛累积的经济负担相当大，美国2010年人均治疗费用达1万美元，年度国家成本约6000亿美元[1,6]。

腰部或颈部疼痛在这些常见且昂贵的健康问题中占了相当大的比例。腰痛通常最早可见于学龄儿童，患病率随年龄增长而增加，至18岁时患病率接近成年人[7]。当小儿腰痛持续数周时，高达40%的患儿有峡部裂，有剧烈运动史的患儿应进行MRI检查。需重点识别儿童的关节间应力性骨折，因其脊柱尚未发育成熟，这类骨折容易逐渐加重，且慢性疼痛容易贯彻整个成年期[8]。

腰背痛非常常见，平均患病率为12%，月患病率为23%，年患病率为38%，终生患病率为80%[9-10]。颈痛的患病率与腰背痛相同（23%），并因年龄、性别和职业的不同而差异较大[11]。虽然患病率峰值出现在中年时期，但重症脊柱疼痛的发生率随年龄的增长而增加，是75岁以上成年人求医的第三常见疾病[10]。慢性腰痛的患者就医率比总体人群高10倍，但此类患者中常因并发症、残疾及经济困难等因素而阻碍就医[12]。

了解脊椎源性疼痛尤其重要，因为在全球范围内，脊椎疼痛一直是致残的首要原因。有学者对包含300多种疾病的大型国际数据库进行了分析，以残疾人的生活年数代表"全球疾病负担"[6,13]。在过去的30年中，腰部和颈部疼痛被列为最严重的致残原因，导致全球有超过5700万年的残疾时间。背部和颈部疼痛所造成的费用和残疾比癌症、心脏病、阿片类药滥用和糖尿病这些疾病的总和还要多[13]。据估计，背部和颈部疼痛所造成的费用相当于发达国家国内生产总值的1.5~3.0%[6]。

每年有2700万次因腰背痛而就诊的患者，其中42%由初级保健医师或整脊师诊治，28%的患者在急诊室就诊，20%由专科医师诊治[14]。这些不同的医护人员常根据各自的学科习惯进行诊疗，而非循证的方法[15]。即使在学科范围内，医护人员各自的特定认知（如过高的恐惧-回避倾向）也会影响患者的信念、治疗和预后[16]。

患者可能抱有过高的期望，以致其寻求不必要的或昂贵的治疗，如患者会期望在1~2次就诊后获得"痊愈"，然而目前尚不存在该治疗手段[17]。患者既往的背部疼痛史，以及医护人员对治疗方法的解释，都会影响患者的需求[18]。不切实际的乐观最终会导致失望和不满。在治疗开始前后，医护人员都应与患者讨论双方的期望、相符或不符之处[19]。

许多患者犹豫或不愿意承认自身存在疼痛，因为这被认为是软弱或脆弱的表现。当自己疼痛的诉说遭到嘲笑、非难、怀疑或诋毁时，许多人会感到羞愧。他们常被质疑存在寻求毒品、获得关注或其他利益等动机[20]。雪上加霜的是，媒体常过度报道阿片类药成瘾和过量致死等问题，诋毁疼痛治疗，而对医疗与非医疗用途、处方与非法药物不加以区别。

对此问题的偏见性报道持续存在，虽然大量研究表明，大多数阿片类处方药没有被滥用，而且在长期使用中，仅2%的患者发展为药物成瘾，0.02%的患者出现过量致死[21, 22]。任何医源性的药物成瘾或药物过量都是不可接受的严重后果。然而，放任疼痛（不治疗）也是不可取的，因其可能导致患者更容易出现滥用药物或自杀的问题[22-25]。针对消费者的非阿片类药广告将对乙酰氨基酚、非甾体抗炎药、加巴喷丁或局部疗法宣传成能够改善疼痛、情绪和功能，但目前并没有可靠的研究支持[26-29]。这类不实的宣传会让众多对这类治疗方法实则无效的慢性腰背痛患者进一步受到歧视[20, 30]。像其他受歧视的人群一样，这类患有持续性疼痛的人群经常因病受责，变得沉默。反而助长了酒精或其他物质的滥用，而不是寻求适当的治疗[25]。

相反，当患者的急性疼痛得到了阿片类药有效地控制后，他们可能会期望慢性疼痛也能通过同样的方式得到治疗。然而，更多的证据表明，对于慢性腰背部或颈部疼痛，不断增加阿片类药的剂量弊大于利[31-32]。虽然使用非阿片类药替代品是安全的，但越来越多的证据表明长期使用非阿片类药替代品是有危害的[33-43]。

当既往的治疗失败或弊大于利时，许多患者通过脊椎手术减轻疼痛[44]。2011年，美国进行了近100万例腰背部手术，其中脊柱融合术和椎板切除术几乎各占一半[45]。在美国，每年要进行近15万例颈外科手术，其中费用较高的颈椎前路椎间盘切除术和融合手术远远超过翻修率更高的颈椎椎间盘置换术[46-47]。

几十年来，已发表的临床指南描述了一些策略，通过使用现有最佳诊断和治疗方法来缩小研究和实践之间的差距，同时呼吁开发新的治疗方法[48-50]。然而，缩小这一差距和开发更好的治疗方法的目标仍未实现。鉴于实际临床上无法降低脊柱疼痛的患病率、成本和患者的痛苦，医疗专业人员、教育工作者、研究人员的处理方式和公众的理解需要重大的转变。这就要求疼痛治疗更加个性化，以患者为中心，以团队为基础，多学科协作，并且对有需要的人开放[5]。

一些专业人员将疼痛进一步定性为躯体形式的精神疾病，进一步导致误诊、治疗不足和不必要的"污名"[51]。通常，这些态度源于缺乏有关疼痛评估（了解其生物心理社会因素）与治疗方面的核心概念及胜任力的训练[52, 53]。鉴于疼痛是人们就医的主要原因而治疗往往又会导致疼痛，医疗专业人员不应缺乏对疼痛防治的统一而优质的培训。这种缺乏所导致的疼痛管理不良在国际上被视为"医疗落后、违背道德和剥夺基本人权"的体现[1]。

当临床决定使用阿片类药治疗疼痛时，开具阿片类处方药的医师会被仔细审查，他们的判断也会受到质疑。这种审查导致许多医师将临床决定建立在法律保护的基础上，而不是基于减轻患者疼痛和改善功能的最佳处理[54]。医师拒绝为有医学指征的疼痛患者开具阿片类药，可能是因为害怕失去行医资格、声誉受损、招致保险不涵盖的医疗事故而产生法律行为[55-56]。

遵守美国国家标准理或联邦法规的医师，应经得起监控措施的审查[57]。然而近年来，相关法规及支付政策却选择性地依据临床实践指南里的某些建议而制定。即使专业人员熟知这些指南并提供了最佳临床实践方案，他们也意识到这些指南过于教条、妨碍判断而限制了专业自主性。一些僵化的建议与患者的个体化需求背道而驰，没有考虑到时间限制、资源、面临的障碍所造成的影响，因而削弱了临床实践指南的可信度[58]。

影响实践的另一个因素是指南过多。2018年

3月10日，在美国国家临床指南中心（https://www.guideline.gov/）通过对"背部或颈部疼痛"的术语进行快速搜索，发现在过去10年里，关于这个话题的临床实践指南就有700多份，涉及多种疾病、专科、人群（如小儿、退伍军人、老年人等）和特定情景（如院前、重症监护、门诊、临终关怀等）。在这次搜索中发现的最具影响力的指南是2016年美国疾病控制与预防中心关于为慢性疼痛开具阿片类药处方的指南，由于国家正在推动将其纳入强制教育、法规和支付政策中[59]。

虽然引用了某些关于腰痛的研究，但这些指南的重点是基于无法区分医疗和非法药物使用的类阿片相关伤害的"背景"的流行病学数据[59]。编写指南的"专家小组"的组成失衡，其中多数是药物成瘾专家或那些倡议美国FDA或州政府采取限制阿片类药应用措施的专家。在诸多建议中，只有一条（用于治疗成瘾）被认为具有中等质量的科学证据。其他建议是基于低质量或非常低质量的证据，这些证据来自有显著或重大局限性的研究。虽然缺乏可信的临床试验支持，指南中所有建议的推荐级别都为强，并且适用于所有人；唯一例外的是尿液药物检测，建议根据临床判断实施[59]。这些指南详细介绍了风险的评估和解决的策略，包括每日剂量限制、急性疼痛的时限及慢性疼痛能够继续使用阿片类药治疗的标准。这些附加的条文并没有临床研究的支持，而且所列出的所谓优于阿片类药的药物或非药物疗法并没有科学证据证明其疗效能媲美持续使用阿片类药[60]。这也是专业人员担心指南规定的做法缺乏可信度的原因[58]。

在典型的初级医疗中，医师在评估和处理众多临床问题时很少关注疼痛的处理。按人次支付政策催生了一种诊疗最小化的现象，最终使患者难以获得物理治疗、心理社会咨询和补充治疗等[5]。另外，保险公司也设置了重重障碍，如单病种保险覆盖政策、药物阶梯疗法政策、就医次数限制政策及预先核准政策等。保险通常能覆盖大多数非专利药物，但并不覆盖滥用预防型制剂和非药物干预。

虽然阿片类药的处方数量大幅下降，但人们仍继续呼吁进一步限制阿片处方药，而阿片类药过量致死（主要是由于非法药物）的人数也在飙升[61-63]。法规和支付者政策将支持一种基于临床而不是公共健康数据的平衡策略来治疗背部和颈部疼痛，以达到减轻疼痛、改善功能和避免伤害的目的，同时努力消除歧视和尊重专业判断的目标。

疼痛治疗的安全性和有效性评估

所有医疗保健专业人员都有双重义务，即提供有利于患者的全面医疗服务，并保障其免受伤害。因此，对社区健康问题的知识是有用的背景信息，可考虑纳入对患者的全面评估。疼痛评估的最佳方法包括评估其生理-心理-社会影响，以及精神病史，包括非医疗使用处方药物或违禁药物[57]。然而，对于复杂的持续性疼痛，单一药物治疗不足以减轻疼痛、功能改善和避免治疗相关伤害的最佳平衡。这就是跨专业合作的价值所在，以理清多个同时存在的、可能相互竞争的优先事项，从而制订出一个深思熟虑的、量身定制的多模式治疗计划。这个过程也可以解决当患者、家庭和专业人员的目标不一致时产生的伦理冲突[1]。

由于过度使用阿片类药和其他类型的非阿片类疼痛治疗会导致越来越多的人住院或死亡，因此通过制定个体化治疗方案以预防其相对风险[37, 38, 64-68]。因此，为了避免伤害，医师需要考虑所有药物、非处方药物、介入方法和并发症，以避免疼痛治疗带来的意外伤害[69]。除平衡治疗需要和避免伤害这两者以外，还需要注意解决医疗资源供给的不平等问题。基于年龄、种族、性别、经济资源或其他因素的治疗差异是不道德的，因为未经治疗的疼痛可能导致身体、精神和（或）社会经济伤害[1]。

所有的医师都有责任认真对待患者的疼痛主诉，对其进行治疗或转介至适当的专科[1]。即使诊断性检查不能解释疼痛的原因，医师也应根据指南和临床判断所得出的专业标准和最佳方案进行治疗。削减成本的商业模式和限制性政策干扰了治疗关系、团队合作及自我管理策略的教育和咨询能力[69]。现有的系统限制了以团队为基础的跨专业诊疗从而实现最佳临床结局的能力[70-72]。医师坚信有用的医疗手段与他们所能提供的医疗服务之间的这种价值冲突可能是道德困扰和职业倦怠的根源。

减轻疼痛的专业职责

媒体对阿片类处方药的负面报道推动了法律和政治行动，但媒体并未意识到在特定情况下使用阿片类药已使许多人受益。由此对阿片类药治疗的歧视和过度审核在疼痛治疗的道路上产生了有害的影响[30]。尿检、处方监控程序和患者供应商协议都是不可靠的，可能导致放弃有益的治疗或继续不适当的治疗。令人担忧的是，越来越多的患者因意外尿检或违反医患协议而出院，这可能导致有害的自我用药行为[25, 73]。在具有挑战性的病例中，扩大治疗团队而非批准出院尤为重要。

在经历多次治疗失败后仍然存在的疼痛是一个多维、复杂的现象，持续的全面评估、有效的管理和抱有实际性期望的患者的积极参与将有益于此类疼痛的治疗。通过明确的、一致的、认可的目标进行跨专业的评估和管理是有利的，但在大多数情况下难以实施。目前，医疗团队的各个成员在治疗患者时都以各自的观点和价值观来制订自己的治疗计划。当疼痛干扰患者的功能时，通常会选择专业人员进行介入治疗或物理治疗。当出现精神疾病或合并严重情绪障碍时，则会选择心理-社会疗法，如认知行为治疗或咨询。这种笛卡儿式的分裂未能理解疼痛的生理心理社会性质，疼痛需要综合治疗。

缺乏协调的治疗会造成差距、重复或错过机会，浪费时间和资源，产生不理想的结果。当经过序贯式的专科治疗后仍持续存在严重疼痛、行为异常和其他并发症时，则需要整合性的跨专业的团队式治疗。跨专业团队模式由不同学科的疼痛专家共同合作制定最佳诊疗方案以治疗疼痛。在这种协作模式中，医师分享他们对疼痛的不同理解、评估和批判性思考，以最好地为患者服务[74]。同步的跨专业团队制订以患者为中心的共享治疗计划，实施协作性治疗，以更有效、更具成本效益的方式产生更好的结果[75]。

以团队为基础的模式尚未得到实践验证，因为跨专业的教育和维持临床所需的成本机制尚未广泛应用。疼痛教育卓越中心（The Centers of Excellence in Pain Education，CoEPE）正在促进此些类型课程的开发与测试，这些课程在医学生获得临床资格证前即已开始。由至少4个不同学科组成的团队培养学生建立核心胜任力，在理解和评估疼痛多维性质的同时能在整个医疗过程中协作制定安全、有效的治疗策略[53]。已开发了标准化的、公开的跨专业案例学习引导课堂内容，跨专业研讨会，以培养协作和批判性思维技能[76]。

跨专业团队成员

在实践环境中，提高医护团队效率的一个重要起点是了解其他学科的限制、重叠技能、执业范围和附加贡献。这里提供了各学科的简要介绍。

医师用丰富的知识和批判性思维能力来分析患者的疼痛报告，将患者自述的疼痛作为诊断推理过程的一个组分进行分析。医师也评估患者的生活质量问题，如疼痛如何干扰生理社会心理功能、工作和日常活动。诊疗丰富的医师对制订安全、有效的治疗计划至关重要。初级保健医师和专家是医疗团队的重要成员，擅长于实施治疗、监测治疗反应和协调各种诊疗。

护士经常在不同环境中接触患者，在评估疼痛反应和治疗变化方面有重要作用。护士关注疼痛的生理心理社会层面、疼痛控制的障碍、常见的疼痛及基于年龄、能力和文化的疼痛评估方法、一系列可缓解疼痛的治疗（如药物、介入、非药物）。护士为患者及其家属提供关于各种疼痛管理干预措施的信息，并与跨专业团队合作，制订以患者为中心的疼痛治疗计划，并与医患一起建立实际可行的目标。高级执业护士利用他们的诊断推理和治疗决策来制订周到细致的护理计划以平衡各方面要素。

药剂师的中心角色和责任有助于安全有效地使用药物来控制疼痛。他们可能是患者寻求非处方镇痛药的第一个接触者，并在社区中提供处方镇痛药的信息。他们了解疼痛机制，经常遇到疼痛状况，以及了解患者对止痛药物反应的变化。这包括基于患者年龄、代谢途径的遗传影响、医疗条件/共病和患者服用的处方或非处方镇痛药（包括营养补充剂）的一系列风险缓解策略。药剂师在监督阿片类药的处方和配药及使用方法中发挥着重要作用。药剂师是与患者解释如何安全用药、安全储存药物和及时处置未使用药物的理想人选。

心理治疗师擅长进行交流、解释、沟通，以帮助医患应对棘手的情绪问题，帮助团队了解影响疼痛感官和情感维度的动机、思维、感觉和行为，尤其是影响认知、情绪状态和（或）药物使用的精神并发症。心理治疗师直接与患者沟通，通过认知行为疗法、催眠和其他方式帮助其调整不适应的思维模式，掌握应对策略。他们使用特定的激励措施，加强患者做出改变的决心，指导跨学科团队成员如何帮助患者巩固预期的行为。

物理治疗师帮助疼痛患者提升舒适感，从而改善功能和整体健康状况、提高幸福感。他们通过教导和激励患者提高力量、耐力、灵活度和敏捷度，让患者成为疼痛管理中的积极参与者。物理治疗师在解剖学、生理学和运动科学方面的专业知识使他们成为跨专业团队的重要组成部分，他们通过制订或整合治疗计划以最大限度地发挥团队的能力和康复潜力。除治疗性运动锻炼外，物理治疗师还提供手法治疗（按摩/软组织技术、手法、活动）和物理疗法（超声波治疗、电刺激、激光/红外线治疗和热/冷治疗）、生物反馈及放松疗法等，以减少疼痛和相关残疾的发生。

职业治疗师关注疼痛对患者日常生活的影响，如职业、重要的角色功能、当前的习惯、家庭和工作场所及学校和社区的活动习惯。职业治疗师所接受的关于心理社会学的参与、表现形式与技能的教育和培训，能为与患者协作管理疼痛提供基础，同时能促进患者参与到预期职业中。职业治疗师在疼痛管理方面结合心理方法（认知行为治疗、放松技巧、自我表达技巧和解决问题的方法）和节能策略（环境评估和适应），并对所选的辅助器具或设备（如夹板）进行评估和培训，可以达到保护、维持和优化功能的目标[77]。

放射治疗师使用影像学检查来提供精准的介入治疗，并在适当的情况下使用电离辐射来治疗疼痛源头。外部或内部放疗可以减轻由肿瘤生长压迫骨骼、神经或器官引起的疼痛。在介入放射成像中，技术员与内科或外科医师密切合作，在X线透视下进行微创操作，以实施硬膜外类固醇注射、神经阻滞，以直接作用于颈、肩、手臂、上背部或下背部痛点的热疗法。

按摩治疗师提供的服务可以有效地缓解和管理疼痛。越来越多的研究表明，按摩疗法能为脊柱疼痛患者提供有效的缓解。它还能促进放松，减轻住院癌症患者的疼痛和焦虑感。Meta分析表明，对于产生急性、慢性或癌性疼痛的各种疾病，不同的按摩类型有其各自的价值[78-81]。

语言病理学家在呼吸、发声、说话、共振和吞咽等神经肌肉机制的解剖学和生理学方面有专业优势。他们了解这些系统的综合功能，可以进行广泛的评估以确定影响吞咽、声质、发音（运动言语）和语言流畅性的功能障碍。他们的工作对象是气管切开、喉切除、舌癌切除、唇腭裂及其他口腔和面部异常的患者，可以识别用药物改善的言语认知障碍等征象，并在治疗期间与其他专业人员合作解决疼痛问题。

注册膳食营养师拥有食物和营养方面的专业知识。营养学家可以解决如何达到最佳的体重，以及某些食物类型最终如何通过炎症、维生素或矿物质缺乏、胃肠或免疫系统功能和情绪而影响疼痛。他们还为患者疼痛时如何处理食物问题提供建议，比如购物、做饭和饭后清洁。

其他医疗专业人员及辅助治疗提供者也可以在其治疗团队中发挥价值，必要时可向其进行咨询。

疼痛管理护理范围和实践标准

护士是医疗保健队伍中最大的组成部分，在加强护理机构和照护者之间的团队医疗协调方面，护士的能力可能未被充分利用[82]。护士可以在疼痛管理中发挥核心作用，因为他们经常与患者及其家属接触，可以解决患者生理、心理、社会和精神上的需求。

广泛的专业护理作用包括保护、促进和优化患者的健康和生物心理社会功能。这包括预防疾病或伤害的教育、咨询或宣传活动，以及为患者开展必要的活动，以实现最佳的健康、康复或有尊严的死亡。在国际上，每位护士都有责任减轻患者的痛苦[83]。因此，护士有责任预防和减轻疼痛或其他痛苦的来源，预防未缓解的疼痛或因治疗可能导致的并发症，并与以患者为中心的医疗团队协作来实现舒适性或功能性的目标。与患者共同确立这些目标非常重要，使得这些目标与他们的价值观相符且符合实际，并让患者对后续治疗计划具有依从性。通常，护士会了解患者所重视的事物，尤其是关于治疗计划和可能的结果。

当要做重要的治疗计划决定而患者却无法表达或不在场时，护士通常能表达患者的观点、价值观和偏好。

为了履行这些职责，护士根据患者的文化程度、能力和年龄，使用对患者来说简单且有意义的精细的疼痛评估方法。熟悉各种缓解疼痛的治疗方法也是他们履行职责所必需的[84]。此外，护士通过一系列非药物干预措施为患者提供服务。美国各州和各组织对于这些措施中哪些护士可以独立实施存在很大差异。例如，重构认知扭曲的治疗性沟通、摆放舒适体位、局部热疗及运用音乐等手段分散注意力等措施通常不受限制。而按摩、芳香疗法、灵气疗法、自我催眠、经皮神经电刺激（transcutaneous electric nerve stimula-tion，TENS）或其他措施则可能仅限于某些学科或某些已获得许可的情况。

护士有责任了解治疗的潜在危险，根据风险评估来保护患者，并在治疗开始前与医师或介入治疗医师讨论相关问题，包括了解现行的美国联邦和州政府发布的有关处方、配药、管理和销毁未使用的管控药物的规定。在治疗开始期间和之后，护士监测治疗的预期和非预期效果，记录发现，并向医师提出问题。另外，护士还需确保输液泵和监测设备正常工作。护士有责任提供医学教育，包括患者的疾病、用药及其他治疗措施如何影响他们的人身安全，而这些教育应结合文化背景，以尊重患者及其家属的自主权。

疼痛管理的专科护理

疼痛管理护理于2005年被认定为护理专业之一，包括角色描述、执业标准和由美国护士资格认证中心监管的国家认证考试[85]。经认证的疼痛管理护士在患者整个生命周期的疼痛多维评估和管理方面展示了专业性。他们也懂得如何在组织结构内改善疼痛思维管理策略。自2014年起，具有与疼痛相关的高级知识和技能的执业护士、临床专科护士、助产护士和麻醉护士已在全国范围内获得正式认可，成为高级执业疼痛管理护士。通过疼痛学的研究生培训，这些高级执业护士将成为管理复杂性疼痛患者的临床资源、顾问和导师。他们的培训使他们能够成为疼痛相关事务的领导者、顾问和变革推动者；领导跨专业疼痛管理团队；对员工进行疼痛教育；并参与疼痛相关研究或质量改进活动，包括疼痛项目的设计、实施和评估[85]。

护士长

担任领导职务的护士有责任确保政策、程序和文书系统包含的信息能指导正确决策。这要求通过循证的最佳实践方法，为治疗疼痛患者及保护患者安全进行持续沟通。这包括使用监测设备及时发现患者病情恶化，同时需防止设备警报疲劳之间引起的平衡[86]。高效的护理领导者通过创造一种安全的工作环境，使护士能够质疑不安全或不适当的做法而不必担心报复。护士长也可以通过重视有关疼痛缓解的医疗活动来营造科室氛围。若资源投入到疼痛管理能手的培养，如"疼痛资源护士"计划，则其有助于创造支持疼痛有效管理的文化[87]。这些疼痛管理能手能够识别并努力克服组织相关的挑战和疼痛管理的障碍，包括开发一个协作、多学科团队合作和交流的平台。

护士长也可以发挥行政职能，确保最佳的人员配置水平，在财政上负责疼痛治疗的报销，并评估缓解疼痛的产品。鉴于疼痛管理护理的复杂性以及新兴疗法、循证实践标准和医疗实施法规的快速变化，实践环境必须做出相应改变。需要强有力的领导能力才能跟上发展步伐、更新培训和组织政策，有效地传达这些新变化，并监测实施后对所需变化的依从情况。这一过程需要跨学科团队和行政团队的参与和合作。

医院和诊所提供的疼痛服务

在门诊中，新发、复发或慢性背/颈痛患者的诊断和治疗存在显著差异。价格昂贵的干预治疗急剧增加，其具有不确定的获益和罕见但灾难性的不良反应，已受到了有关部门的仔细审查，而新的纳税人政策也要求医院和诊所检查其医疗实践，以解释此类增加的合理性[88]。即使经过昂贵的影像检查，许多患者的脊柱源性疼痛的来源仍难以辨别，使得临床医师难以明确治疗目标。早期识别患者疾病的亚型并使其尽早进入正确的治疗路径至关重要。财务激励和实践指南在减少不当医疗和成本方面的作用是有限的[89]。在医院里，质量改善计划已关注腰背痛入院的患者，但未关注到原发疾病（并非腰背痛）但合并有慢性腰背痛的患者。此外，由于卧床时间延长、姿势不便、失用、跌倒或感染等院内获得性疾病，住院患者可能会出现颈部或背部疼痛。

联合委员会已经制定了高质量医疗的现行标准，要求医院指定一个负责制定和监测与疼痛管理相关的绩效改进项目的领导或领导团队。该标准的一部分要求组织提供监测设备，用于早期识别高危患者的不良反应（如呼吸抑制），并检查阿片类处方药的操作。对于使用阿片类药高风险的患者，需要确保处方药物监测信息和阿片类药治疗方案信息的便捷获取。

治疗计划过程的一个重要部分是与患者建立现实的期望和可衡量的目标，包括如何衡量治疗的安全性和有效性，如减轻疼痛、改善身体和心理功能、避免与治疗相关的伤害等。医师开具处方药物时，必须记录有关药物安全使用、安全储存和正确丢弃的具体信息。除详细说明疼痛治疗的不良反应外，还应讨论是否需要改变家庭环境或日常生活，以促进治疗的安全性和有效性。

虽然联合委员会承认非药物治疗的证据是混合和（或）有限的，但医师仍然应该与患者讨论并提供这些治疗。物理疗法（如针灸、整脊疗法、正骨疗法、推拿疗法或物理疗法）和心理社会疗法（如患者教育、放松疗法和认知行为疗法）是常见的非药物治疗方法[90]。当一个医疗机构无法提供患者想要尝试的安全的非药物治疗时，需要有一个系统指导患者如何获得这些治疗。

医疗机构还必须对专业人员（员工和处方医师）进行教育。考虑到单独参加讲座对改变实践的影响有限，医疗机构应根据特定的需求提供可获取的教学资源以改进疼痛评估和治疗的安全性，以作为一种教学形式[91]。针对特定的临床情况，对疼痛评估和治疗原则进行有针对性的回顾和评估，这也是有效的策略。另一个值得探讨的话题是患者亚组（如年龄、语言、种族、种族、共病等）间已知或可能存在的医疗差异。医疗机构还需要识别出有复杂疼痛管理需求的患者，并在特定的照护者或环境超出患者所需的治疗能力时帮助患者转诊[90]。

满足改进需求

大量的研究和完善的临床实践指南描述了评估和治疗脊柱疼痛最安全、最有效和经济的方法[50, 92, 93]。在临床实践中，仍然存在过度使用影像学检查、阿片类药、脊柱注射和手术的情况，这些都无法如预期改善长期治疗的效果。目前与最佳实践相违背的做法往往无法控制持续性症状、受损的生理心理和医源性并发症，而且是对宝贵资源的低效利用，导致成本上升。现有的一些策略可以在不同的场景（初级保健、专科门诊、医院、学术中心等）中实施，并可以改善结果。这些策略与临床证据更相符，体现了一级预防的连续性，预防急性痛转为慢性痛，并且在慢性高危害性脊柱疼痛发生时减少患者残疾及其对支出和生活质量的影响[94]。这种方法在提供高质量、安全、高效、有效、及时、以患者为中心、公平医疗的同时减轻财政负担以满足更多人口的需求等多个需优先处理的问题上达到平衡。当这种方法起效时，发病率、死亡率、致残率和人均成本都将降低，同时系统效率、医患满意度也将得到提高[95]。

可从公共政策和支付层面改善脊柱医疗服务，也可从服务层面的决策者（如临床医师、多专业诊所的管理者）进行，这会受到消费者层面需求的影响。除临床医师自身专业素养的提高外，医疗机构也可以通过多纳伯迪安方法改变其架构、流程和（或）结果以提高其医疗标准和质量[72, 96]。潜在的组织结构性因素包括医疗环境、设备、劳动力（行政、专业和支持人员）、培训和专业发展资源及财务系统等。改进流程的机会包括与所有提供医疗服务相关的活动，包括预防、诊断、治疗、患者教育和让患者参与自我管理。结果将评估这些架构和流程对患者、服务人群和财务可行性的影响。

监管机构和支付方要求进行持续的质量改进活动，对拥有10名或10名以上临床医师的组织给予适度的奖惩以加强其质量改进。这些基于价值的薪酬调整机制和基于绩效的激励支付系统在很大程度上未能如预期那样改善成本、质量和结果，而且可能在无意中增加了医疗和实践方面的差距，从而"玩弄"了该系统[97]。例如，通过医疗保险（medicare）和医疗补助（medicaid）患者满意度评分［每个医疗保健者和系统的医院消费者评估（HCAHPS）调查］对未能使患者"疼痛得到很好控制"的医院进行惩罚。有报道称，一些组织试图通过放宽阿片类药的管理来提高报销比例，这种疼痛控制和报销之间的联系被取消了。2018年将其转换为"谈论疼痛"和"谈论治疗"等满意度问题，2019年则取消了疼痛控制满意度问题。

改进类型

大多数机构已建立了持续改进的基础制度。最常见的提高质量的方法包括不断质量改进、六"δ"法、全面质量管理、PDCA循环、统计过程/质量控制法和精益技术。这些方法最初是为其他行业开发的，但经过修改后符合利他主义及医疗机构的专业标准。这些方法已经成功地应用于提高手术室效率和降低感染率等方面[98]。

疼痛登记的建立促进脊柱疼痛管理的标准化、缩小了循证方案和临床实践之间的差异。这些登记系统也通过为临床医师提供决策支持和量化医疗差异对特定人群的影响来促进知识的更新。经过测试的原始系统通过即时在线反馈为临床医师提供了实时的治疗建议。对数据库的进一步深入分析可以比较不同站点的患者报告结果，最终细化决策支持建议。一个连接到健康记录的数据库可以提供关于所选治疗最佳实践的总结建议[99]。质量倡议的一个成功例子是密歇根脊柱外科改进协会，显著改善州内的医疗质量和成本效益。作为一个登记系统，其数据库可作为一个平台，用于确定、计划和实施未来的措施，以提高质量和降低成本。它与支付方的合作关系确保了改进的可持续性[100]。

住院患者的案例也存在。虽然不是专门针对有腰背痛或脊椎手术的住院患者，某国际团队开发了一个名为"PAIN OUT"的系统，该系统邀请了临床医师、研究人员和计算机科学家来共同参与改进临床决策。系统允许通过审核、反馈和基准的方法对9个国家的17个机构的医疗质量进行比较分析。该项目基于最佳实践的简明证据总结建立了一个电子知识库，用以评估和管理术后疼痛[99]。

对于住院和门诊系统优化电子健康记录是一个重要的目标，因为当前系统的不足与安全事件有关。交互性应该优先考虑药房、实验室和放射

学系统的整合，这样医护人员就有最清晰的信息来支持诊断和医疗决策[101]。其他正在改进的技术包括使用在线平台如谷歌AdWords、Facebook和Twitter进行病毒式营销活动；智能手机应用程序；YouTube上的锻炼节目；通过电子邮件或短信向患者发送宣教材料；通过Skype或Facetime开会；视频会议。

组织结构

改善疼痛服务质量的关键组织要素通常包括一个跨专业的工作组、书面政策、程序、评估或治疗疼痛的标准。附加的组织要素包括明确疼痛管理的责任，并为患者、家属和专业人员提供有关疼痛的教育资源。提供有关疼痛的信息及不断进行疼痛医疗护理培训，应纳入新执业医师最基本的职业指导。越来越多的组织将焦点从单一的学科、评估或治疗方法扩展到跨专业、多维的措施，以反映疼痛及其治疗的复杂性[96]。基于团队的、以患者为中心的医疗适用于严重、复杂疼痛的患者，因为疼痛具有多维的生理心理社会性质。医院可以通过在制订治疗计划过程中加入跨专业的元素来改善治疗结果，从而促进各个学科对这一观点的广泛理解。因此，改善各科室、专业团队（医师、护士、治疗师、专家等）、患者及其家属之间的沟通，对于防止医疗空白、重复、延误和分散是至关重要的。在缺乏资源的情况下，远程医疗项目（如TelePain和ECHO项目）已经成功实施，加速了跨学科咨询的访问，减少了患者的负担及系统附加成本[102, 103]。

为了克服指南或最佳实践中的障碍、改善医护者的待遇，有必要改变临床系统和（或）建立财务激励机制。

有证据表明，在57%的医院研究中，电子临床决策支持系统显著提高了临床医师的依从性[104]，在其他临床环境中影响更大[105]。采用基于计算机的决策支持系统，可通过床旁的实时反馈并整合到临床医师的工作流程中，在提高指南依从性方面似乎是成功的[105]。这些系统可能无法应用于不同的环境中，因此在实施之前应该让终端用户以易于理解的形式评估临床决策支持的内容和功能。这为当前实践和工作流程提供了有用的信息，从而确保系统支持，而不是成为实践的障

碍，将有助于被接受和使用[106]。

基于循证医学证据制定的医嘱模板可以帮助医护人员更有效地管理急性腰痛患者[107]。决策支持工具在改变开具高级影像学检查医嘱的实践上尤为有效。"点式医嘱"策略可防止医师在达到合适的标准之前开具影像学检查医嘱，这种策略比教学干预更有效，也比更常见的预授权方法更容易实施[108]。一项研究发现，要求临床医师亲自开具（而不是委托他人开具）检查，可大大地减少昂贵而低检出率的检查数量[109]。

流程

通常，疼痛患者可通过简单的非药物治疗方法得到控制，也可在初级保健机构（有或没有专家支持的情况下）进行治疗。当这些方法均失败且疼痛影响功能时，由具有疼痛管理专业知识的多学科团队进行专业诊疗。然而，如果疼痛持续，并伴有限制治疗的并发症，则有必要选择基于团队的、跨专业的治疗方法。跨学科的疼痛中心已证明了以协作的个体化的方式同时处理治疗中的生理、心理社会和功能方面的问题。

在医疗环境中，质量改进流程始于确定改进的机会、关键参与者（患者、专业人员、付款人）和领导该计划的个人或团队。此外，还需描述改进工作的范围和位置、时间表、预期的结果和资源。第一步是通过可用的数据、根本原因分析、医疗故障模式和效应分析流程等手段，明确改进的机会或容易出现的问题而改进的流程。需要行政部门的支持来确保该项目获得充足的资源。

一旦划定了范围并得到管理部门的支持，从事目标活动的人员应进行进一步的需求评估和差距分析，然后制订一系列详细的计划，如策略、负责人或团队及时间表。项目可通过使用变更组件、风险对冲策略、持续监控和频繁的状态更新来实现。当在医院环境中实施循证变革时，最好将期望的变革转化为实用的护理单元，这些护理单元可以很容易集成到日常的工作流程中，从而产生更一致的新做法，达到改善疼痛管理和治疗效果的目的[110]。

有效地改变临床实践需要一个多维的方法，具体如下。

- 识别和消除执行障碍。

- 有针对性的、积极的实施策略，如决策支持系统。
- 利用可用的互动教育策略进行教育推广。
- 提醒系统。
- 及时反馈的临床实践审查。
- 教育患者，使期望与当前实践相一致。
- 当专业判断或患者需要对新流程的合理性提出质疑时，有重新审查案例的机制。

有时，即使不符合指南或临床判断，满足患者的合理需求也能增强信任和治疗关系，从而做出有意义的长期改变[58]。

在改进过程中的监测阶段，通过实时反馈进行调整，直至达到最终的要求。当经验教训被传播，变化最终将成为新的实践标准[111]。建立持续的项目后监测，以维持变更和（或）识别需要进一步解决的问题、潜在原因或风险。

结局

与患者相关的结局包括症状、生理心理功能（如健康、医疗保健和就业状况）、行为或知识的改变，以及患者的满意度和与健康相关的生活质量变化。已证实心理因素（如沮丧、焦虑、抑郁和疼痛行为）会加剧、延长和恶化背痛的影响。因此，上述因素应列入标准化的评估方法，以评估患者的预后[9]。

有报道指出，与腰背痛诊断和治疗（如影像学检查、脊柱注射和（或）脊柱手术前所需达到的标准）相关的支付结构激励具有更好的结果[9]，包括为复杂腰痛患者提供更多的康复服务。当最初的保守治疗方案不能减轻疼痛，未改善身体、精神和功能时，应该采用多学科疼痛治疗方案，优化患者的自理能力和生活质量。这些方案通常包括自我管理教育、医学治疗、行为治疗和物理修复[112]。

如果疼痛持续存在，并因并发症而复杂化，则需通过跨学科疼痛中心进行多模式治疗，包括药物管理、生理、心理、康复和补充治疗的整合医疗[113, 114]。不幸的是，获得这种最佳实践方法的机会受限，成了疼痛治疗的主要障碍。治疗费用可在许多咨询中心报销，但多数治疗仍需患者支付高额的费用[115]。建立奖励机制，对提供综合疼痛治疗的初级医疗保健人员进行充分的补偿，在经过认证的疼痛项目中涵盖专家推荐的服务，这将有助于缓解目前治疗受限的许多问题。新的证据表明，在资源匮乏的情况下，可使用移动应用程序来克服访问问题，从而产生有益的结果[116]。该文献是异质性的，主要包括受过教育的中年白种女性，并引发了关于其他人群的问题[117]。

总结

因为疼痛的本质是多维的，每个医疗专业人员，不论学科或专业，都必须具备以一致的可测量的方式来评估疼痛的工作知识，对疼痛的药物和非药物治疗有基本的了解，并知道如何以协作方式进行疼痛治疗，必须知晓疼痛治疗过度或不足的不良后果，同时也必须根据患者的反应制订疼痛治疗计划。因处理疼痛的道德和临床义务，经常出现伦理冲突，要求医师在帮助而不伤害、建议而不命令及对个人和社区做最有利的事之间取得平衡。疼痛是任何一个独立的专业团队都无法克服的挑战，但医师可以共同探索如何避免不必要的疼痛和痛苦，以造福患者和社会。

Paul Arnstein

陈双云、柳垂亮 译，崔旭蕾、冯霞、梁惠 校对

● 参考文献 ●

扫码查看

第六部分

挑战与未来方向

第三十八章　疼痛的基础研究

要点

※ 干细胞疗法为治疗椎间盘源性疼痛提供了希望。

※ 用单克隆抗体靶向作用于降钙素基因相关肽（受体）的单克隆抗体是偏头痛预防方面的一项突破。其他正在开发中的单克隆抗体可能对脊柱疼痛有效。

※ 新的成像方式有助于疼痛的诊断和治疗。

※ 作为疼痛研究的新前沿，肠道微生物群的研究为探索饮食、环境因素与疼痛间的复杂关系提供了独特的契机。

概述

疼痛是一种病理生理状态，国际疼痛研究协会（International Association for the Study of Pain，IASP）将其定义为"与实际或潜在组织损伤相关的不愉快的感觉和情绪体验，或以此描述的体验"[1-2]。根据持续时间，疼痛分为急性和慢性。对非恶性疼痛，当持续时间超过3个月时，通常会变成慢性疼痛。随着1亿多美国人遭受慢性疼痛，其经济代价巨大。据估计，慢性疼痛每年的损失高达6350亿美元，比癌症、心脏病和糖尿病的年损失都要大[3-4]。虽然慢性疼痛的年损失很高，但2017年，美国国立卫生研究院只为疼痛研究提供了5.16亿美元的资金，远远低于癌症、心脏病和糖尿病研究的资金（分别为59.8亿美元、13.7亿美元和11.08亿美元）。为什么疼痛研究经费有限？部分原因是未充分认识到基础研究对提高疼痛临床治疗水平的重要性。正如美国疼痛医学会（American Academy of Pain Medicine，AAPM）最近强调的那样，疼痛的基础研究是疼痛治疗前进的动力[5]。本章的目标是综述、总结和讨论最近的基础研究发现，这些发现已经或可能会促进未来疼痛的治疗。下文将重点讨论：① 干细胞治疗；②基于单克隆抗体的慢性疼痛药物治疗；③检测疼痛信号及疼痛治疗反应的新成像模式；④神经性和炎症性疼痛的肠道微生物群调控。

干细胞疗法

疼痛可由退行性疾病（如椎间盘突出、骨关节炎、韧带损伤）引起，也可由神经损伤（如带状疱疹后神经病变、糖尿病神经病变）引起。因此，利用干细胞再生退化组织甚至重建正常神经分布的想法吸引着研究人员。研究中使用的干细胞大多是来自骨髓的间充质干细胞（mesenchymal stem cell，MSC）。MSC具有自我更新能力，同时保持多种潜能。在适当的诱导条件下，MSC可在神经元的作用下分化为成骨细胞和软骨细胞。

椎间盘源性疼痛一直是继发于退行性变的、常见的、难治性疾病。最近，干细胞疗法开始成为治疗椎间盘源性疼痛的一种新方法。在2011年的一项初步研究中，通过椎间盘内注射自体扩增骨髓MSC，治疗了10例因腰椎间盘退变而导致慢性疼痛的患者。该研究证实了这种方法的安全性和有效性。9/10的患者在3个月时疼痛和功能障碍分别减少了61.5%和48%，在随访6个月和12个月时继续改善[6-7]。虽然这不是一项随机对照研究，但仍然证明了自体MSC注射治疗椎间盘源性疼痛的安全性。2015年一项纳入26例患者的对照研究再次证明了自体MSC注射治疗椎间盘源性疼痛的安全性和有效性。在这项研究中，患者平均分为两组，一组接受一个节段的自体MSC椎间盘内注射，另一组接受两个节段的自体MSC注射。两组患者的疼痛和残疾评分均明显下降，没有观察到明显的不良反应[8]。虽然如此，MSC注射治疗椎间盘源性疼痛的疗效仍需大型多中心随机对照试验的数据进一步验证。

基于单克隆抗体的慢性疼痛药物治疗

单克隆抗体代表了现代医学的重大突破，特别是用抗PD1/PDL1和抗CTLA4抗体治疗癌症方面[9-10]。同样，使用单克隆抗体治疗疼痛最近取得了重大进展，特别是在预防偏头痛方面。2018年，美国食品药品监督管理局批准了两种靶向降钙素基因相关肽（calcitonin gene-related peptide，CGRP）的单克隆抗体，即抗CGRP受体单克隆抗体mAb（erenumab，Novartis，Amgen）和抗CGRP单克隆抗体mAb（fremanezunab，Teva；galcanezumab，Eli Lilly），用于预防偏头痛[11-14]。这些抗体通过靶向三叉神经血管单位和减少神经源性炎症来发挥作用。在双盲临床试验中，这些抗体将头痛的天数减少了约40%，而安慰剂治疗则减少了约20%。

其他单克隆抗体，特别是那些靶向炎性细胞因子的单克隆抗体，如TNF-α、IL-17和IL-23，最初开发是为治疗自身免疫性疾病，如克罗恩病、类风湿性关节炎和银屑病[15-18]。疼痛是这些自身免疫性疾病的主要临床表现之一。这些抗体在临床上用于治疗自身免疫性疾病和相关疼痛症状越来越受欢迎。Humira是一种用于类风湿性关节炎和克罗恩病的治疗、完全人源化的抗肿瘤坏死因子α单克隆抗体，也是全球最畅销的药物之一，2018年为其制造商创造了199.4亿美元的收入。单克隆抗体虽然可以治疗自身免疫性疾病中的关节疼痛/关节炎，但是在某些情况下也会诱发关节炎疼痛。例如，在使用上述抗PD1/PDL1和抗CTLA4抗体的癌症免疫疗法（检查点疗法）中，认为免疫相关的炎性关节炎是一种不良反应，影响许多不同的关节，并产生疼痛主诉[19]。

除偏头痛外，目前还未发现主要用于慢性疼痛的单克隆抗体。然而，抗神经生长因子（nerve growth factor，NGF）的单克隆抗体作为新的潜在的疼痛治疗方法已经得到重点关注。NGF是一种参与神经元的生长、分化和存活的神经营养因子[20]。许多研究人员反复证明，NGF水平在糖尿病神经病变、癌症疼痛和慢性胰腺炎等慢性疼痛疾病中升高，表明NGF在慢性疼痛信号转导中的

重要作用[21-23]。当伤害性刺激引起组织损伤时，炎症因子如IL-1和TNF-α被释放，从而促进NGF的合成。NGF与trkA（原肌球蛋白受体激酶A）在Aδ和C神经纤维末梢结合。NGF和trkA之间的相互作用启动了一系列涉及疼痛的启动、维持和调制的下游疼痛信号通路[22]。由于NGF在疼痛信号的启动和维持中起着重要的作用，针对NGF信号通路的抗NGF抗体已经被开发出来，并作为一种潜在的治疗慢性疼痛的方法进行了临床试验。Tanezumab是一种人源化IgG2抗NGF单克隆抗体，已在几项临床研究中证明能有效治疗关节炎疼痛。2010年，在Lane等一项包含444名患者的临床研究中，高达200 μg/kg剂量的Tanezumab可将膝关节炎引起的疼痛改善45%~62%[24]。治疗16周后，僵硬和身体功能受限也得到了改善。据报道，Tanezumab最常见的不良反应是头痛和感觉异常。在一项有690名患者的类似的随机、双盲、安慰剂对照临床研究中，在第1天、第57天和第113天分别使用2.5 mg、5 mg和10 mg的Tanezumab进行治疗，使用西安大略和麦克马斯特大学骨关节炎指数（Western Ontario and McMas-ter Universities osteoarthritis index，WOMAC）和数字分级量表（numerical rating scale，NRS）进行评价，膝关节炎疼痛改善率为51%~62%[25]。同样，最常报道的不良反应是头痛和感觉异常。2011年，Katz等在一项包含217例患者的随机、双盲、安慰剂对照研究中证实了Tanezumab治疗慢性腰痛有效[26]。用200 μg的Tanezumab治疗6周，疼痛强度改善52%，罗兰-莫里斯残疾问卷（Roland-Morris disability questionnaire）和简明疼痛问卷评分（numerical rating scale）改善更为明显。有必要对不同疼痛疾病中的Tanezumab使用进行更多的研究和Ⅲ期临床试验，以确定其作用机制、安全性和有效性。

检测疼痛信号及疼痛治疗反应的新成像模式

影像学检查通常用于疼痛的辅助诊断并指导临床治疗。然而，腰痛患者的放射学异常结构与临床症状的相关性较差，如在人群研究中，有研究表明，约40%的30岁以下的人群，MRI上表现为腰椎间盘退变但无腰痛的临床症状。MRI显示

90%的50～55岁以上的人群中腰椎间盘退变[27]。最近的一项研究检查了200例受试者，发现腰椎MRI的联合改变与腰痛患者的疼痛强度、抑郁和焦虑综合征及生活质量无关[28]。为更好地诊断和治疗，人们在改进成像技术方面做出了巨大努力。

很难用任何单一的成像方式描述脊柱的动态性质及其跨多个节段的移动性。为避开这一限制，提倡动态MRI检查[29]。常规MRI检查通常是在仰卧位、安静状态下完成的，故可能无法揭示只在一定程度的脊柱负荷时才呈现出来潜在的病变。直立、屈伸姿势的MRI检查提供了仰卧位MRI检查所不能显示的额外信息。最近，人们研究了负重MRI，特别是侧弯负重下的MRI检查。初步研究表明，当对受试者特定的三维模型进行验证时，椎体间的旋转和平移可靠性良好[30]。为优化动态MRI检查的速度和诊断准确性，目前仍需进一步改进动态MRI检查。动态MRI的临床应用，最终可改善体内脊柱稳定性的评估，以及改善用于管理病理性脊柱运动的、手术和非手术干预措施的预后检查。

慢性疼痛涉及大脑复杂的处理过程，这已引起相当大的研究兴趣。越来越多的功能MRI检查研究的证据表明，皮质纹状体突起的改变与慢性疼痛有关[31]。纤维肌痛患者中，当达到预期结果时内侧前额叶皮层活动减弱，这可能与较低的预期奖励概率以及对非损失（非惩罚）时内侧前额叶皮层活动显著增强有关。此外，纤维肌痛患者在奖励预期期间，其他大脑区域（包括腹侧被盖区、前扣带回皮质和前岛叶皮质）的活动略有减少[31]。慢性腰痛时，预期的运动相关疼痛和恐惧增强与有害恐惧-回避行为有关。疼痛恐惧往往预示着会发展为持续的肌肉骨骼疼痛与残疾。处理疼痛的结构很多也参与处理恐惧[32]。

通过让疼痛关节接受非伤害性的但有力度的活动，从而破坏疼痛预期、恐惧和运动之间的关系，是脊柱推拿疗法的部分机制。功能磁共振成像显示慢性腰痛患者的突出性、社会认知和心理的大脑回路表现出与血氧水平相关的高信号。脊椎推拿治疗后，这些回路的改变下降[33]。疼痛强度评分和面部表情的疼痛评估已应用于临床。疼痛面部表情主要与初级运动皮层有关，与随疼痛强度变化的大脑活动模式完全无关。慢性腰背痛患者呈现痛苦表情时，可以在非运动脑区（如内侧前额皮层、楔前和内侧颞叶）中观察到活动增强。与面部表情不同，未观察到与疼痛强度评分相关的慢性疼痛对大脑活动方面的调节作用。因此，疼痛面部表情和疼痛强度评分可能反映疼痛过程的不同方面，也表明不同的机制参与了慢性疼痛的不同方面[34]。

鉴于充分的证据表明慢性疼痛（包括神经病理性慢性疼痛）能够增强免疫活性，最近在神经炎症成像方面做了些研究，取得了一定的进展[35-40]。用于MRI或PET-MRI的新型造影剂或放射性配体在识别神经炎症方面具有很好的性能。已证明分子生物标记物sigma-1受体（sigma-1 receptor, S1R）与神经炎症和神经损伤相关。[18F]FTC-146（6-（3-[18F]氟丙基）-3-（2-（氮杂䓬-1-yl）乙基）苯并[d]噻唑-2（3H）-酮）是一种对S1R具有选择性的放射性配体，能通过PET/MRI定位大鼠模型中神经损伤的位置[41]。使用类似的PET/MRI技术，通过放射配体（11）C-PBR28与脑转位蛋白TSPO结合，显示慢性腰痛患者丘脑及推定的腰椎和腿的躯体感觉代表区中的胶质细胞激活[42]。在人类腰椎间盘退行性疾病中，通常存在几个节段的退变，诊断导致临床症状的"责任节段"可能是困难的。为显示可能导致腰神经根炎关键的神经根周围的神经炎症，最近的一项研究使用了铁的纳米颗粒制剂（纳米氧化铁）进行成像[43]。美国食品药品监督管理局批准纳米氧化铁用于治疗缺铁性贫血。纳米颗粒可被免疫系统关键组成的单核巨噬细胞捕获。在1例多节段腰椎间盘退变的受试者中，通过纳米氧化铁造影增强MRI检查，成功地识别了符合疼痛症状的相应节段的神经根炎。

神经病理性和炎症性疼痛的肠道微生物群调控

肠道微生物群是胃肠道中微生物的总称。肠道微生物群对人类健康至关重要，其对包括免疫、内分泌和神经系统在内的多个关键系统的动态平衡至关重要。实际上，肠道微生物群在肠道和大脑之间的双向交流中起重要作用。最近，有证据表明肠道微生物群与神经精神疾病（如精神分裂症、自闭症、焦虑症和严重抑郁障碍）之间存在神秘的联系。在许多疼痛的发病机制中肠道微生物群也起着关键的作用。

1/3的化疗患者出现周围神经病变，是主要的剂量限制性不良反应。肢体和口周区麻木、感觉异常和疼痛是化疗所致周围神经病变的主要症状。随着癌症患者和生存者数量的迅速增加，化疗引起的疼痛已成为影响癌症患者生活质量的主要因素。在最近的一项研究中，使用奥沙利铂诱导的疼痛小鼠模型，已证明使用广谱抗生素根除肠道微生物群可以预防化疗引起的疼痛发生。同样，没有内源性肠道微生物群的无菌小鼠免受化疗引起的疼痛。利用粪便移植恢复肠道微生物群逆转了无菌状态介导的保护作用。从机制上讲，化疗引发肠道炎症和上皮屏障破坏，从而促进细菌易位、一过性菌血症和细菌产物（包括脂多糖）脱落进入血液。Toll样受体4是脂多糖的受体，其介导了肠道微生物群对化疗诱导疼痛发展的一些影响。除神经性疼痛外，无菌小鼠还表现出急性炎症性疼痛减轻。

内脏痛是一个备受关注的领域。鉴于肠道微生物群就位于内脏中的胃肠道，很自然地将其与许多消化道疾病直接相联系，如炎症性肠病、结肠癌等。肠易激综合征表现为便秘、腹泻和腹痛。在一项丹麦人群的研究中，发现抗生素是无

症状肠易激综合征的危险因素[44]。继发于抗生素的肠道菌群变化可能与肠易激综合征的发生有关。腹泻为主的肠易激患者中，本应丰富的厚壁菌群明显减少，拟杆菌增多。此外，优势发酵菌（如拟杆菌属和梭状芽孢杆菌）的改变可能参与了腹泻型肠易激综合征的病理生理过程[45]。在澳大利亚的一项对肠易激综合征患者的研究中，抑郁症与毛螺菌科的个体密度负相关。超过苦恼、焦虑、抑郁和压力感觉阈值的患者肠道内变形杆菌个体密度明显更高。焦虑症患者以拟杆菌属升高为特征。这些微生物变化可能会强调心理困扰是肠易激综合征的一个关键致病因素[46]。

迄今为止，基于肠道微生物群治疗肠易激综合征的方法尚未得出明确结论[47]。为期8周的多菌种益生菌方案，粪便微生物分析时增加了有益菌，减少了有害菌。治疗结束时小肠细菌过度生长的患病率也有所下降。然而，粪便钙结合蛋白的平均水平虽呈下降趋势，但未有统计学差异[48]。在最近的一项Meta分析中，对涉及5545例患者的53项关于益生菌的随机对照研究进行了分析。虽然益生菌的特定组合，或特定的种类和菌株，似乎对肠易激综合征的全部症状和腹痛有益，但仍难以得出对其有效性的明确结论[47]。

Yong Luo and Shiqian Shen

王正明、田宇 译，赵晓静、武百山、窦智、刘岗 校对

参考文献

扫码查看

第三十九章 慢性腰痛：诊断和治疗方法的改进

要点

※ 慢性腰痛是不同病因导致的一系列症状和体征的总称。

※ 常因诊断和纳入标准不严格，脊柱介入治疗的研究结果并不一致。

※ 临床实践中，如何选择脊柱介入性治疗缺乏指导性证据。

※ 已证明大规模的临床注册研究能提供高质量的证据，具有更好的普适性。

概述

在所有慢性疼痛问题和脊柱疼痛中，腰痛是最常见的临床和公共卫生问题[1]，也是导致世界上大多数人活动受限和缺勤的主要原因。在2012年对全球腰痛患病率的综述中，平均患病率约为11.9%，病程为1个月的患病率为23.2%，终生患病率为39%，其中女性和40~80岁人群的患病率最高[2]。因此，随着人口老龄化，腰痛的实际人数在未来几年可能会大幅增加。腰痛在高收入国家更为普遍，同时已成为主要的医疗负担。在2010年全球疾病负担研究中，在所研究的291种疾病中，腰痛致残率最高，在总体负担方面排第6[3]。

美国每年有多达30万名患者因难治性脊椎疼痛手术治疗。一项对医疗保险受益者的研究发现，从2002年到2007年，椎管狭窄的复杂手术率上升了15倍[4]。虽同一诊断但所进行的外科手术类型也各不相同（图39.1）[5]。从不同区域的人口统计学角度看，2002年到2003年行腰椎间盘摘除术和椎板切除术最高和最低的比率相差近8倍[6]。在腰椎融合术的病例中，医疗保险参保人的区域比率是未参保人员的近20倍[6]。这些数据表明，腰痛外科手术的适应证和疗效尚缺乏证据和共识。在过去的几十年里，脊柱介入注射治疗的应用也大幅增加。Manicanti等评估了医疗保险受益人中脊柱介入手术的情况。从2000年到2013年，在按服务收费的医疗保险受益者中，脊柱注射服务的总体使用率增加了236%，而每10万医疗保险人的使用率增加了156%，年平均增长率为7.5%。

在这些手术中，小关节和骶髂关节注射增加了417%，而每10万名付费医疗保险受益者的费率增加了295%，年均增加11.1%（图39.2）[7]。缺乏科学证据的新技术的不断引入、市场驱动及潜在的财政激励等诸多因素都可能促进了脊柱介入疗法的广泛应用。

关于脊柱介入治疗的效力和效果仍有相当大的争论。造成这一现象的因素是多方面的。首先，随机对照研究的证据显示由于研究的背景不同，结果并不一致[8-15]。然后，这些研究的数据被不同的专业机构用来提供不同的治疗建议和指南。其次，因为不同的脊椎病变症状广泛重叠，临床上难以确定腰痛的脊柱病理诊断，解剖病理与临床症状相关性较弱，所以脊柱介入治疗领域的随机对照研究不可避免地受到宽泛的纳入标准的影响。这样就使得研究对象的异质性低于许多随机对照试验的统计能力，治疗效果可能会被低估。最后，脊柱疼痛的主观性与常合并心理和社会功能障碍为临床诊断和评估带来很大困难。

这一章中将综述：①脊柱疼痛的解剖学基础，重点关注腰痛并讨论一些常见的潜在"疼痛发生器"，以及它们之间的重叠症状；②慢性腰痛的神经病理性疼痛的患病率和特征，重点是慢性腰痛患者的躯体感觉功能和中枢神经变化；③慢性腰痛患者的共病心理功能障碍及其个体与治疗预后相关的不同外显性。下面将重点介绍几个有代表性的随机对照研究的一些发现，并详细阐述相关的问题。最后，建议建立一个以慢性腰

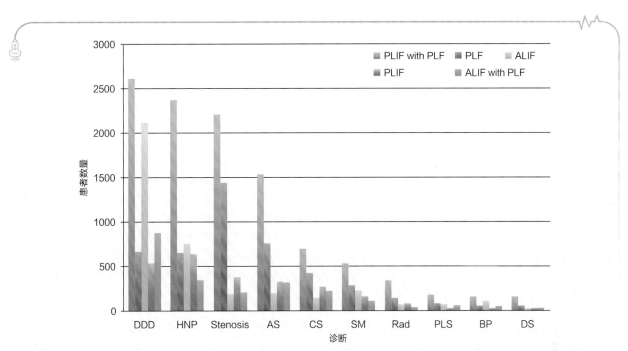

ALIF：前路腰椎间融合术；AS：获得性腰椎滑脱；BP：腰背痛；CS：先天性腰椎滑脱；DDD：退行性椎间盘疾病；DS：骶椎疾患；HNP：髓核突出；PLF：后外侧融合；PLIF：后路腰椎间融合术；PLS：椎板切除术后综合征；Rad：神经根病；SM：不伴脊髓病的椎弓峡部裂。

图39.1　腰椎融合类型的诊断分类

（Reprinted with permission from Pannell et al.[5]）

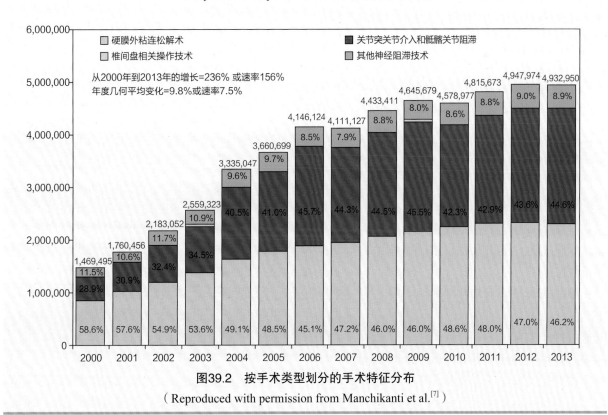

图39.2　按手术类型划分的手术特征分布

（Reproduced with permission from Manchikanti et al.[7]）

痛为重点的注册登记系统，收集有关疼痛和结果测量的生物心理社会学领域的相关信息，以指导个体化治疗。

慢性腰痛的解剖学

一个或多个腰椎水平和脊柱前、中、后柱的不同解剖结构都可能导致慢性腰痛。由于在其他章节中已包含脊柱解剖学的详细内容，下面将简要综述几种潜在的疼痛产生机制，以及它们的神经支配和临床症状。

椎间盘

椎间盘是一种无血管纤维软骨结构，由软骨终板、髓核及纤维环组成。椎间盘主要作为相邻椎体之间的减震器。窦椎神经由脊神经腹侧支和交感神经丛组成，在正常的椎间盘中支配纤维环外部1~2 mm[16-17]。

椎间盘是腰痛的来源之一，据此，疼痛的椎间盘具有神经支配、炎症和机械性过度活动的特点[18-19]。据推测，椎间盘源性疼痛由伤害性神经纤维生长到以前没有神经供应的椎间盘区域而产生的[20-21]。椎间盘源性疼痛的炎症机制是基于其与退变椎间盘的关系及退变椎间盘中促炎分子的上调[22-23]。椎间盘源性疼痛的患病率范围为26%~39%[24]。坐位或腰椎屈曲症状加重通常提示椎间盘源性腰痛。CT或MRI检查往往非特异性，因此，诊断椎间盘源性疼痛最可靠的工具仍然是腰椎间盘造影术[24]。

椎体终板

与病理性椎间盘相比，病变的椎体终板神经支配更多[25]。根据椎体的神经支配模式，由于椎间盘和椎体终板在解剖上接近，有学者提出，以前认为椎间盘引起的某些形式的疼痛可能来自椎体终板[26]。

椎体终板是软骨和骨构成的双层结构，作为椎间盘和相邻椎体之间的边界。上终板和下终板由基底神经干支配，经基底孔沿滋养动脉进入椎体后方。这些神经纤维可能起源于窦椎神经[17, 26]，而窦椎神经又起源于交感神经干[16]。终板病变和MRI上的Modic改变是常见的。在一项尸体研究中，45.6%的腰椎终板中发现了终板病变[27]。Meta分析显示，腰痛患者Modic改变的中位数为43%，

而无症状人群的中位数为6%[28]。

越来越多的证据表明，终板可能是轴性腰背痛的疼痛发生器。激发椎间盘造影术的理论基础，即机械刺激椎间盘外环内化学敏感型性的伤害性感受器会引发疼痛，也可能适用于刺激终板内因损伤而削弱的化学敏感型伤害性感受器[29]。终板损伤时，慢性腰背痛患者的终板表现出更大的神经支配[25, 30]，并且对直接机械刺激很敏感[31]。此外，有证据支持终板缺陷也造成轴性腰背痛，因为受损的终板区促进了致炎椎间盘髓核和椎体骨髓间的关联[32]。研究还表明，腰痛与MRI上描述为Modic改变的脊椎骨髓病变之间存在关联[33-35]。与Modic改变相关的终板显示终板神经支配增加[36]。

虽然Modic改变是腰痛最特异的预测指标之一，但敏感性较低[37-38]。这可能是MRI检查无法检测大多数的神经终板病变导致的[25, 39]。因此，目前的诊断工具无法检测到与神经支配增加相关的终板病变，导致医师对终板损伤在轴性腰背痛中的临床意义认识不足。

关节突关节

关节突关节是由一个椎体的下关节突与相邻椎体的上关节突连接而形成的成对、平面的滑膜关节。一般来说，关节突关节由来自背根神经节的背支内侧支支配。据报道，慢性腰痛患者的关节突关节疼痛的患病率为31%~55%[40]。

作为引起脊椎疼痛的关节突关节具有典型的滑膜关节特征，与其他滑膜关节类似，可能由椎间盘退变和关节炎相关的异常运动引起了关节突关节退变，退变造成了脊椎疼痛[41]。关节突关节造成脊椎疼痛的其他机制包括过度伸展而破坏小关节囊[42]、机械撞击或有神经的滑膜关节内皱襞移位[43-44]，以及释放炎性物质[45]。

研究表明，颈椎、胸椎和腰椎关节突关节能够引起颈部、上背部、中背部及下背部疼痛，疼痛分别可放射至头部或上肢、胸壁及下肢[46-48]。通过诊断和治疗干预措施，也证明了关节突关节是慢性脊椎疼痛患者的疼痛来源[49-50]。常见的临床表现是因站立、坐位、伸展及侧弯而加重的中背部疼痛。然而，与阳性诊断阻滞反应对应的病史、体格检查或影像学发现并不一致。

骶髂关节

骶髂关节是骶骨和髂骨间的滑膜可动关节。前部是真正的滑膜关节，而后侧的连接是由骶髂韧带、臀中肌、臀小肌、梨状肌组成的韧带联合[51]。虽然解剖学研究描述了不同的神经支配，但普遍接受的骶髂后关节的神经支配包括L_5背侧支和$S_1 \sim S_3$外侧支[52-53]。

诊断性骶髂关节注射是目前最常用的鉴别症状性与无症状性关节的方法[54]。不幸的是，由于包膜撕裂渗出或与骶后孔、腰椎硬膜外鞘及腰骶丛连通，假阳性率很高[55]。报告的骶髂关节疼痛的患病率变化范围较大，即2%～60%。然而，大多数研究表明，其患病率为25%[56-57]。据报道，L_5以下剧烈疼痛，伴有疼痛放射至髂后上棘或髂后上棘内侧的压痛（骶沟压痛），高度疑诊骶髂关节痛[58]。

与关节突关节不同，骶髂关节周围有粗厚的韧带支持，包括髂腰韧带、骶髂前韧带、骶髂后韧带、骶棘韧带及骶结节韧带。因此，骶髂关节疼痛可能起源于关节本身或关节外韧带，或两者兼而有之[59]。研究表明，针对骶髂关节疼痛的干预可分为关节外和关节内两种途径[60-61]。

综上所述，慢性脊椎疼痛可能起源于一个或多个脊柱水平和脊柱内不同的骨性结构。考虑到解剖结构具有相当大的重叠，对原发性疼痛源的准确诊断极具挑战。基于查体的临床诊断可能并不可靠。单一的临床检查通常无效，但阳性和阴性的似然比可以通过一系列检查来优化[62]。虽然影像学检查对诊断有帮助，但目前的放射诊断工具不能可靠地检测或区分疼痛的病变和非疼痛产生的病变。对于大多数的脊椎疼痛实现解剖学诊断仍然是一个挑战，因此难以为脊柱疼痛/腰痛开发敏感和特异性的治疗途径。

慢性腰痛的神经病理性疼痛

虽然腰痛的发病率和患病率很高，但人们对其潜在的神经机制知之甚少。腰痛通常与腿部疼痛有关，临床诊断为神经根性疼痛、神经根性病变或牵涉痛。神经根性疼痛或神经根性病变的特点是腿痛沿着特定的皮节辐射，通常位于膝盖以下，可伴有肌肉无力、反射改变和（或）感觉异常。腿部牵涉痛往往发生在大腿，并认为起源于腰椎。

腰痛可为伤害性、神经性或混合性疼痛[63-67]。虽然神经根病本质上被认为是神经病理性的，但轴性腰痛和牵涉性腿痛可能同时存在神经病理性和伤害性机制。识别腰痛中是否有神经病理性疼痛是重要的，神经病理性疼痛通常是个具有挑战性的治疗难题。神经性疼痛通常伴有低治疗成功率。急性腰痛患者可能的神经病理性疼痛症状会与慢性腰痛混淆。如果不加以识别并接受次优治疗，急性疼痛状况可能持续并发展成亚急性和慢性疼痛。

临床上，腰痛是伤害性还是神经性并不总是简单的。神经病理性疼痛的症状特征提供了第一印象（表39.1）[68]。此外，还开发了多种评估工具，如疼痛诊断问卷[69-71]、神经性疼痛问卷[72]、利兹神经病理性症状和体征评分（lanss评分）[73]及神经病理性疼痛评估量表（douleur neuropathique 4，DN4）[74]，这些都可用于筛查腰痛患者是否存在神经病理性疼痛。这些筛查工具具有不同程度的有效性和敏感性。为进一步评估伤害性信息的神经处理，已将定量感觉测试（quantitative sensory test，QST）广泛应用于临床前环境[75]。然而，由于QST对人力资源和患者参与的要求很高，在临床实践中并没有得到很好的应用。此外，慢性腰痛患者的QST结果显示了伤害性刺激的其他的非神经病理性的神经加工[76-78]。

腰痛患者神经病理性疼痛的程度引起了广泛的争论，报告的患病率为28.1%～71.2%。在最近的一项Meta分析中，腰痛患者神经病理性疼痛的合并患病率为47%。慢性腰痛患者神经病理性疼痛的汇总患病率仅略高于急性或亚急性腰痛患者。与那些不伴有腿部疼痛的情况相比，伴有腿痛的腰痛患者神经病理性疼痛的患病率明显更高[63]。日本脊柱外科及相关研究协会（Japanese Society for Spine Surgery and Related Research，JSSR）的一项研究报告称，在脊柱疾病中，神经病理性疼痛的总患病率为53.3%，就患病率而言，脊髓型颈椎病（77.3%）高于腰痛（29.4%）。神经病理性疼痛的危险因素确定为高龄、剧烈疼痛、持续时间长及宫颈病变[66]。当在随后的分析中将疼痛部位考虑进去，发现如果腰背痛是主要症状，那么疼痛更有可能是伤害性的，而如果患者有臀部和（或）腿痛，则神经性疼痛可能更重要[65]。

表 39.1 神经性疼痛与伤害感受性疼痛的特点 [a]

临床特点	神经性疼痛	伤害性疼痛
病因	神经系统损伤，常伴有神经系统的不适应变化	对组织的损害或潜在损害
描述	撕裂样、枪击、电击、刺痛	跳痛、酸痛及压力性疼痛
感觉异常	常见，如麻木、刺痛、针刺感	不常见，如果有，则呈非皮区或非神经分布
运动异常	如果运动神经受累，可能会出现神经无力、肌张力障碍或痉挛可能与中枢神经系统病变有关，有时还与外周神经病变有关（如复杂的区域疼痛综合征）	可能有疼痛诱导的肌力下降
超敏症状	疼痛通常由非痛性（痛觉异常）或痛性（夸张反应）刺激引起	除急性损伤的部位有超敏反应外，其他部位很少见
特点	常见远端放射性疼痛	远端放射性疼痛较少见，近端放射性疼痛较常见
发作	常加重和不可预测	加重不太常见，通常与活动有关
自主神经体征	1/3 ~ 1/2 的患者会出现皮肤颜色改变、皮温改变、肿胀或多汗	不常见

[a]Reproduced from BMJ, Cohen SP, Mao J, 348, f7656, Copyright 2014, with permission from BMJ Publishing Group Ltd.

慢性腰痛和定量感觉测试的躯体感觉功能改变

QST是一种用于量化健康受试者和患者躯体感觉功能的心理–物理学方法[75, 79]，其基于对校准的、分级的非伤害性的或伤害性刺激（通常是机械或热刺激）反应的测量。QST已经在研究环境中使用了几十年，特别是用于诊断、评估、监测感觉神经疾病及疼痛障碍。QST补充了传统的床边电生理测试（表39.2），由于其可受到较高认知功能的影响，它也可以反映中枢神经的变化（图39.3）。

Marcuzzi等对急性和亚急性（7天至12周内）脊椎疼痛早期躯体感觉功能变化的研究进行了系统综述。报道称，在腰痛的早期阶段，有证据表明对机械和电刺激发生痛觉过敏[78]。在腰痛的亚急性期，脊柱会有局部压痛超敏反应，当阈上刺激时远端会出现压痛超敏反应。这一结果证实了在慢性腰痛患者中存在广泛的疼痛超敏反应，并与增强的中枢疼痛进程相关。例如，在对择期手术的退行性腰椎疾病患者（腰痛超过3个月）队列进行的前瞻性研究中，22%的患者显示2个或更多身体区域（包括未受影响的区域）出现体感轮廓改变，表明体感功能受损[80]。这些患者大多感觉功能丧失、并报告疼痛及心理健康状况恶化。

表 39.2 定量感觉测试和常规电生理测试的区别

特征	电生理学技术：NCS 和 SEP	定量感觉测试
获取的信息类型	有髓鞘大感觉神经纤维（Aβ）的功能	大（Aβ）、小（Aδ，C）感觉纤维的功能
	SEP：沿周围轴的整个长度进行定位 NCS：沿周围神经的神经轴定位	不定位病变部位
	不能量化正面感觉现象	可区分感觉损失和感觉增益
	不能评估小纤维	
受试者参与的特性	无须受试者回应	需受试者回应
	无须受试者积极配合	受试者的注意力、动机、认知障碍会明显影响测试结果
是否需要训练	评估者需要，受试者不需要	评估者和受试者都需要
规范的数据	大部分是	普遍不是

注：NCS：神经传导研究；SEP：体感诱发电位。
修改自 Backonja et al. 2013 [75]。
译者注："正面感觉现象"为功能获得，即异常性疼痛和痛觉过敏。

不同的个体QST图谱可用于腰痛患者的分组。在一组主要为轴性腰痛患者的队列中，

Rabey等能够区分出3组躯体感觉特征[81-82]。第1组（31.9%）表现为平均至高温和压痛敏感。第2组（52.0%）表现为平均至高压疼痛敏感。第3组（16.0%）表现为低温和压力痛敏（图39.4）。时间累积效应在第1组中出现的频率要高得多。第1组和第2组的女性占比明显高于第3组，第1组和第2组的抑郁和睡眠障碍得分也明显高于第3组。这些发现表明，看似同质的腰痛患者组中，可能存在不同的神经机制。

然而，体感特征在治疗反应中的预测价值的证据非常有限。一项随机双盲研究比较了丙咪嗪和羟考酮与安慰剂的止痛效果，显示热阈值QST有可能预测丙咪嗪对慢性腰痛的疗效。相反，羟考酮的效果不能通过任何特定的QST来预测[83]。Maher等探讨QST对单侧腰神经根性疼痛患者硬膜外注射类固醇的预后价值。他们发现，对硬膜外注射类固醇无反应的患者对热痛和温热感觉的检测阈值增加，提示C纤维已有功能障碍[84]。在一项对单侧腰神经根性疼痛患者进行的背根神经节脉冲射频治疗的小型研究中表明，随着治疗的进行，降低的压力痛阈恢复正常，而降低的条件性疼痛调制（反映下行疼痛调制通路功能的参数，图39.5）仍降低[85]。

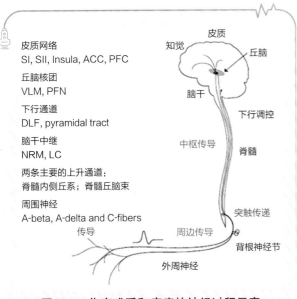

图39.3　伤害感受和疼痛的神经过程示意
（Reprinted with permission from Backonja et al. [75]）

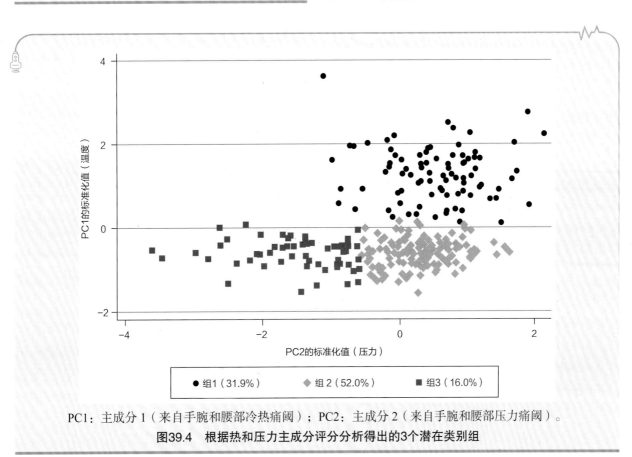

PC1：主成分1（来自手腕和腰部冷热痛阈）；PC2：主成分2（来自手腕和腰部压力痛阈）。

图39.4　根据热和压力主成分评分分析得出的3个潜在类别组

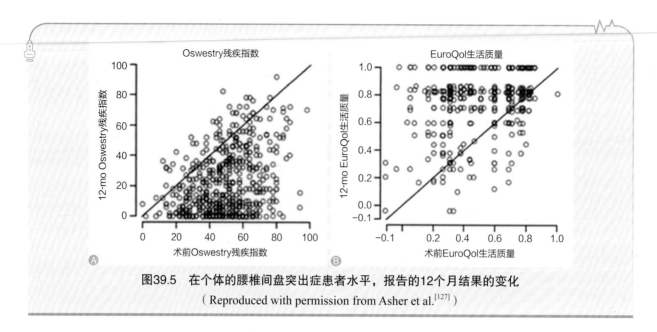

图39.5 在个体的腰椎间盘突出症患者水平，报告的12个月结果的变化

（Reproduced with permission from Asher et al.[127]）

慢性腰痛患者的心理合并症

慢性腰痛与其他疼痛病症、其他慢性病和精神障碍高度并存。高负面情绪是严重抑郁或焦虑症最常见的症状，困扰30%～50%的慢性腰痛患者[81, 86-88]。

在对慢性腰痛患者的分析中，经过充分的心理测量，Rabey等确定了3个心理组[81]。第1组（23.5%）的特点是除恐惧回避信念，认知和情感问卷得分较低。第2组（58.8%）的特征是相对较高的思维抑制、灾难化和恐惧回避信念，但疼痛自我效能、抑郁、焦虑及压力较低。第3组（17.7%）在认知和情感问卷中得分最高。这些根据心理测试衍生的组别与疼痛和残疾的不同特征相关。第1组的疼痛最局限，疼痛强度最低（5.1/10，数字疼痛评分为0～10），残疾程度最低（罗兰–莫里斯残疾问卷：RMDQ=6）。第2组疼痛范围更广，疼痛强度更高（6.0/10），残疾程度中等（RMDQ评分=9）。第3组疼痛强度较高（6.2/10），疼痛范围最广，残疾程度最高（RMDQ评分=12）。

严重的心理合并症与疼痛更高程度、功能较差和治疗预后更差（如脊柱手术、神经阻滞、物理治疗或药物治疗）相关[87-94]。在81例低、中、高水平负面情绪的慢性腰痛患者口服阿片类药物治疗的前瞻性队列研究中，Wasan等发现，高负面情绪组和低负面情绪组对阿片类药物治疗的反应明显不同，平均分别有21%和39%的疼痛改善。高负面情绪组的阿片类药物滥用比率也明显更高，阿片类药物的不良反应也明显更多和强烈[87]。心理障碍也与手术结果不佳有关。Meta分析确定了一些心理变量，这些变量与腰椎融合术预后较差有关。更高的抑郁水平和更低的SF-36得分是最常涉及的心理变量。

脊柱介入治疗的最新证据

为严格评估针对特定疼痛发生器的治疗干预研究，需要考虑包括症状学、诊断、治疗的基本原理、患者相应的选择、预后评估，以及对治疗干预技术性能的严格控制等几个基本问题[95]。在这里综述了一些"里程碑式"的研究，并强调了其中的潜在问题。

椎间盘内介入治疗

椎间盘源性腰痛是一种临床疑难病症。虽然大多数椎间盘源性腰痛患者会随着时间的推移恢复，但对于那些伴有潜在椎间盘异常的持续性腰痛患者来说，治疗选择非常有限。椎间盘内介入治疗，如椎间盘内电热疗法（intradiscal electrothermal therapy，IDET）和射频消融髓核成形术，可能是治疗椎间盘源性疼痛的有效方法，但仅限于选择得当的患者[96-97]。例如，Pauza等采用非常严格的纳入标准：仅限于椎间盘高度变窄＜20%且有离散的后环状撕裂的患者[96]。排除根性疼痛、椎管狭窄、脊柱侧弯、椎间盘突出＞

4 mm或接受工伤赔偿、常伴有慢性腰痛的其他疾病的患者。（根据面谈和体检，最初认为符合条件的患者为1360名中）只有64名患者适合随机分组。在这个高度精选的人群中，结果显示总体中度获益，约40%的患者疼痛缓解超过50%，50%的患者没有受益。

为评估椎间盘内电热疗法治疗腰椎内椎间盘破裂的有效性和安全性，Freeman等在南澳大利亚进行了另一项随机对照研究[9]。57名患者符合纳入标准，标准包括至少3个月的腰痛症状、MRI显示退行性椎间盘疾病的证据，以及通过激发性椎间盘造影术确定有1或2节段症状性椎间盘退变。成功的预后被定义为符合以下所有标准：术后神经功能障碍消失、腰痛预后评分改善≥7分，以及Short-Form 36一般健康问卷（澳大利亚版SF-36）身体疼痛和身体功能的分量表的改善超过1个标准误差。在6个月的随访中，两组受试者都没有达到成功预后的标准。研究者总结说，椎间盘内电热疗法似乎是安全的，没有永久性的并发症，但与对照组相比没有明显的益处。

正如Freeman的一篇研究中指出的那样，严重的多节段椎间盘退变的、超重的及那些接受工伤赔偿的患者不太可能从椎间盘内电热疗法中受益[8, 98]。在Freeman的研究中，两组受试者中都有＞50%的患者接受了工伤赔偿。研究表明，那些领取工伤赔偿的患者不太可能从椎间盘内电热疗法中受益[99-100]。因此，有理由怀疑椎间盘内电热疗法与安慰剂相比缺乏益处，部分原因可能是该研究中的大多数受试者都是工伤赔偿的接受者。椎间盘内电热疗法更适合损伤的急性期，疼痛局限在纤维环而非终板或小关节，终板或小关节病变通常发生在晚期椎间盘退变，因此无法用椎间盘内电热疗法有效地治疗[8]。

硬膜外注射类固醇

硬膜外类固醇注射治疗坐骨神经痛也是许多随机对照研究的主题。在一项多中心腰椎硬膜外类固醇注射治疗腰椎管狭窄症的研究中，比较了硬膜外类固醇联合利多卡因注射与单独利多卡因注射治疗腰椎管狭窄症的疗效，主要预后评价包括基于Roland-Morris残疾问卷（RMDQ）的身体残疾和腿部疼痛强度（从0到10）[13, 101]。共有400

名经CT或MRI检查证实为中央性腰椎管狭窄的患者被随机分组，并分析了意向治疗策略。治疗3周时，糖皮质激素–利多卡因组较单用利多卡因组改善更大，但差异无统计学意义。在6周时，两组在疼痛相关的功能残疾（由RMDQ测量）或疼痛强度方面没有显著差异[13]。在对随机对照试验进行Meta分析的系统综述中，Pinto等的高质量的证据研究表明，与坐骨神经痛的对照组患者相比，硬膜外皮质类固醇注射对腿部疼痛和残疾有较弱的短期改善，但远期效果没有差异[102]。但一些系统综述和Meta分析显示用于治疗腰椎神经根性疼痛，硬膜外类固醇注射有中度的短期疗效[103-106]。

这些报告中的不一致反映了几个问题。在LESS研究中，纳入了腰椎管中央管狭窄和"过去1周内站立、行走或脊柱伸展时腰部、臀部、腿部或这些部位的组合疼痛；臀部、腿部或比腰背部更严重的下肢痛"的患者[13]。然而，对于腰椎管狭窄的症状还未达成共识[95]。虽然神经源性跛行是腰椎（椎管）狭窄的常见症状[107]，但是，只有71%的研究将确实的神经源性跛行作为合格标准，各研究中如何定义腰椎管狭窄差别很大[108]。腰椎间盘突出引起的神经根性疼痛和椎管狭窄引起的神经源性跛行的临床表现相似，因此增加了潜在疼痛来源的诊断难度。影像学检查通常用于诊断腰椎管狭窄症。然而，21%的60岁以上无症状受试者有明显的腰椎管狭窄的影像学表现[109]。在LESS研究中对使用的干预措施也提出了几个设计问题，如药物的选择、手术方法及没有对照组或假注射。没有证据表明腰椎管狭窄症存在炎症[95]，这就提出了一个问题：硬膜外使用糖皮质激素加利多卡因与单独利多卡因是否可以进行比较。不幸的是，真正的安慰剂或硬膜外假注射在设计上并不可行。因此，在回答硬膜外注射能否有效治疗腰椎管狭窄所致下肢疼痛的问题时，应避免用结果来推导过程。

在Pinto研究中，手术技术有很大差异，如透视引导下的尾侧入路、椎板间入路、经椎间孔入路及盲法注射。通过同时分析这些异质性研究，就会误认为各种手术技术及其相关证据是相似的[110, 111]。此外，疼痛严重程度的平均评分可能不是衡量疗效的最佳指标。如前所述，如果疼痛严重程度分级在研究人群中不符合正态分布，使用分类数据可能更适合临床[111]。例如，在一项比较经椎间孔类固醇注射治疗腰神经根性疼痛的研究中，分类数据证明了经椎间孔类固醇注射的优越性。而群体平均数据显示疼痛评分在统计学上没有显著变化[103]，这表明群体平均水平可能掩盖了介入治疗对个体的真正效果。

射频消融术

射频神经切断术治疗（起源于腰椎关节突关节或骶髂关节的）慢性腰痛的有效性仍有相当大的争议[15, 50, 112, 113]。最近的一项随机对照研究进一步讨论这个话题[14]。为了相当充分地评估射频去神经支配关节突关节、骶髂关节或椎间盘的有效性，一项由荷兰16家多学科疼痛诊所进行的非盲法随机对照研究对慢性腰痛患者微创介入手术行成本效益研究（Mint study）。主要结果为从0到10疼痛数字评分。共有681名患者被随机分组（关节突关节射频组251名，骶髂关节射频组238名，联合射频组202名），并采用意向治疗策略进行分析。基于诊断性阻滞，患者被纳入的关节突关节射频组或骶髂关节射频组。术后3个月，射频去神经组与对照组疼痛强度的平均差异：关节突关节组为-0.18，骶髂关节组为-0.71，联合试验组为-0.99。研究者得出结论：研究结果不支持使用射频去神经术治疗源于关节突关节和骶髂关节、骶髂关节或椎间盘联合的慢性腰痛。

Mint研究中慢性腰痛来源的诊断标准不如之前研究那么严格。Mint研究使用单次诊断阻滞，如果参与者报告疼痛减轻50%或更多，则认为是阻滞有效，而之前的研究使用对照、双次阻滞及>80%的疼痛减轻确定阻滞有效。单次诊断阻滞的假阳性率为38%，阳性预测值为31%[114]。此外，在对比诊断阻滞后，当诊断阻滞有效的标准设定为80%或100%疼痛缓解时，已证明腰内侧支射频消融有效[15, 112]。在这些研究中，介入技术也有所不同。在Mint试验中，使用了22 G针，这可能会导致较小的损伤，从而导致关节突关节去神经不完全或失败[115-116]。这些技术问题在骶髂关节去神经方面更突出，其中射频去神经技术包括水冷式射频去神经，或SIMPLICE Ⅲ装置。鉴于诊断精确度的相关问题，应谨慎地评估和解释技术差异、Mint研究和既往研究的结果。

脊髓刺激

自20世纪60年代早期以来，脊髓刺激已经成功地用于治疗各种疼痛疾病，包括椎板切除术后的腰痛，其疗效在几项随机对照研究中得到了一致的证明[117-120]。这项技术的最新发展，特别是高频和爆发式刺激，拓宽了脊髓刺激的应用范围。

Al-Kasie等对高频刺激的疗效进行了前瞻性研究[120]。纳入了对常规治疗无效并被初步诊断为慢性腰痛（伴有或不伴腿痛）的患者。在入选的83名患者中，82名患者试用阶段疗效满意，72名患者成功试验并完成了植入，其中65名患者在24个月后完成随访。术后24个月腰背痛视觉模拟评分由平均8.4分降至3.3分，腿痛的视觉模拟评分由平均5.4分降至24个月时的2.3分[120]。在该研究人群中的一个亚组中，包括14名既往传统SCS失败的患者，其中11名患者（79%）试用后疗效满意，24个月后统计学和临床上背痛和腿痛都显著的减轻。据观察，传统脊髓刺激的获益随着时间的推移而减少[121]。Al-Kasie等还指出，从6个月到24个月，背部疼痛评分上升。

SENZA研究是一项在美国进行的前瞻性随机对照研究，主要目的是与传统低频脊髓刺疗法相比，评估HF10疗法在慢性腰腿痛患者中的非劣效性和继发性优效性[122]。研究的主要结果是对脊髓刺激治疗有反应（腰背部疼痛VAS评分降低≥50%）的受试者的百分比。共有198名患者被随机分配至HF10组和传统脊髓刺激组。HF10治疗组的101名受试者中，85人在24个月时完成了随访。传统脊髓刺激组的97名患者中，71名在24个月时完成了随访。12个月和24个月时，HF10对腰痛的有效率分别为78.7%和76.5%，而传统脊髓刺激的有效率分别为51.3%和49.3%。同样，在12个月和24个月时，HF10对腿痛的有效率分别为80.9%和72.9%，而传统SCS的有效率分别为50.0%和49.3%[122]。

在这些研究中观察到的治疗反应异质性和无效率的潜在解释可能是由于疼痛诊断的异质性。检查这些研究中的基线人口统计资料，发现不同的疼痛解剖部位造成了10种不同的疼痛诊断。虽然这些研究中75%~80%的患者被诊断为背部手术失败综合征，但该诊断也包括不同的脊柱病变。进一步评估亚组的治疗效果可能有助于确定对SCS治疗反应差或无反应者的特征。

脊柱手术

为比较腰椎间盘突出症、椎管狭窄症或退行性腰椎滑脱的手术和非手术治疗预后，美国11个州的13个多学科脊柱诊所进行了一项具有里程碑意义的脊柱患者预后的随机临床研究（Spine Patient Outcomes Research Trial，SPORT）。主要预后指标为通过SF-36健康状况问卷和Oswestry残疾指数评估的与健康相关的生活质量[123]。

如果患者在至少6周的非手术治疗后仍有神经根性疼痛、神经根受压的体格检查证据、影像学检查（MRI或CT）证实椎间盘突出的节段水平与临床症状相对应，则可纳入运动性椎间盘突出研究。共有501名患者被随机分成非手术治疗组或通过标准椎间盘切除术对受累神经根进行外科减压的组。2年后在包括疼痛、身体功能和残疾在内的与健康相关的生活质量指标上，非手术组和手术组的患者均改善，治疗效果在统计学上无显著差异[124]。

参与SPORT研究患者的症状异质性是这个研究的一个主要缺陷。腰椎间盘突出症是一种从无症状到功能性限制的异质性疾病。在现代临床实践中，症状轻微或改善的患者大多非手术治疗，因为大多数症状性的腰椎间盘突出症遵循良性、自限的过程。手术适用于保守治疗后仍严重疼痛或神经功能障碍进展的患者。症状严重程度是影响手术结果的预后因素之一，疼痛严重的患者更可能从手术干预中获益[125]。手术组的随机患者中，约20%的症状在基线自我评估中"好转"。手术组的患者，无论是否手术，他们的预后在这个研究中都认为是手术导致的。另外，非手术组的近80%的患者自诉其症状在基线自我评估中"变得更糟"。这些患者优先交叉至手术组，但根据意向治疗分析，手术获益将归于非手术治疗。对治疗任务的依从性差也是一个主要问题。只有一半（50%）的手术组患者在登记后3个月内接受了手术，而非手术组的患者又有30%在同一时期接受了手术。由于有计划的意向治疗分析和如此高的交叉率，净效应将被稀释，可能低估了手术的真正获益，而高估非手术治疗的益处。根据所接受的治疗进行的治疗分析，根据手术时

间、影响治疗交叉的因素和缺失数据调整分析。这些治疗分析得出了与意向治疗分析相差甚远的结果，在2年内的所有随访时间中，手术都有很强的、统计学上显著的优势[126]。

讨论

有关慢性腰痛的临床实践仍有很多问题。例如，目前识别特定解剖学上的"疼痛发生器"（如椎间盘或关节突关节异常）的方法是否足以有效地指导治疗？合并的心理社会因素在多大程度上影响个体对疼痛的感知？不同力学类型的腰痛是否需要非常不同的治疗方法？目前腰痛患者的诊断分类主要依赖于体征、症状和放射学异常，因而几乎肯定现有的诊断分类并不能涵盖慢性腰痛的所有潜在机制。

慢性腰痛作为一组异质性疾病的集合，是科学文献和临床实践中反复讨论的一个主题。不同解剖病理，但临床症状重叠，还可能并存不同程度的心理、大脑功能障碍，这些都会影响慢性腰痛的诊断、分类及治疗。来自几个国际脊柱注册中心的数据清楚地证明了慢性腰痛的这种异质性。在美国国家神经外科质量和成果数据库（N2QOD）脊柱登记数据中，虽然队列平均值显示脊柱手术后平均残疾和生活质量总体改善，但在患者层面观察到术前残疾、术后12个月残疾及一年改善程度的显著差异（图39.5）[127-128]。所有诊断、所有手术及患者报告的结果中都观察到了相似的散点图模式。虽然接受了同样的手术，某些患者缓解，但另一些患者却恶化。

虽然随机临床研究长期以来一直是疗效证据的"金标准"，但它们通常是成本高又耗时。此外，随机对照研究的结果并不总是转化为现实世界的实践结果[129]。实际上，为了证明疗效和最大限度地提高内部效度，随机对照研究通常在相对同质的、病情最严重的患者中进行，他们从治疗中受益的潜力最大。另外，在纳入范围更广的研究中，还纳入了仅能从治疗中最低限度获益的患者，因此如果样本量不能适应患者的多样性，那么平均效应大小就会被低估，研究的功效也会降低。在腰痛的研究文献中，纳入范围更广的研究往往更常见。虽然更广泛、更具包容性的患者群体可能更能代表目标人群，但他们对相同的

治疗反应也可能不同，从而导致疗效的异质性（HTE），Kravitz和他的同事将这种情况定义为"个体治疗效果的人群差异"。更具体地说，"个体治疗效果的人群差异"包括不同特征的患者的不同反应[130]。这些特征可能包括疾病的严重程度、社会人口特征、遗传特征和健康相关行为。如果治疗与特定的患者特征间的相互作用很大，则研究中观察到的患者的平均效果将不适用于研究中不同特征水平的患者亚组。例如，在Ghahreman对经椎间孔硬膜外类固醇注射的研究中，显然有两个亚组的患者治疗效果差异很大，没有报告"平均"疼痛水平的患者（图39.6A）[103]。同样，腰椎背根神经节射频损伤后的镇痛效应持续时间显示出广泛的离散/两极分化（图39.6B）[113]。

然而，为了总结临床试验以帮助实践者在常规实践中做出最佳的"循证"决策（最合适的治疗路径）时，系统综述和Meta分析使用了研究的"平均"治疗效果。在不区分研究中亚组治疗效果的情况下，将这种高阶效果的平均值（平均值的"平均值"）随后作为制定临床实践指南和临床实践质控的基础。持续接受平均疗效可能会对那些未按指南推荐（如腰椎间盘减压术适用于治疗椎间盘突出症和神经根性疼痛[131]）治疗的患者和治疗费用不涵盖"循证医学指南"治疗要求的患者产生不利影响。另外，试图将阳性研究结果推广到那些被排除在这些研究之外的患者可能会

导致无法受益的患者过度治疗（如腰椎融合术用于治疗多节段退行性椎间盘疾病[132]）。应寻求策略克服这种异质性造成的问题，并指出研究结果的适用范围。

为生成证据，并在常规实践中确定临床干预措施的有效性，临床注册研究越来越多。临床注册研究还可用于识别与临床预后相关的患者特征或医疗保健体系因素。注册研究的数据还可以用于研究可能推动这种预后的更基本的疾病机制。

在过去的10年里，几个主要的国际脊柱外科注册研究展示了如何进行最佳研究，以及如何分析数据。瑞典脊柱注册研究中心（Swedish Spine Registry，SweSpine）成立于1993年，最初有8个分中心，后来发展成一个主要的包含45个中心全国性综合数据收集系统。例如，当在数据集（库）中验证球囊后凸成形术治疗椎体压缩骨折的有效性时，显示球囊后凸成形术与FREE随机对照研究中的疗效极相近，支持研究结果普遍适用[10-11, 133-134]。Staub等在Eurospine Spine Tango注册研究中比较了颈椎全椎间盘成形术（cervical total disc arthroplasty，TDA）和前路椎间融合术（anterior interbody fusion，AIF）的手术预后[135]。在一项类似随机对照研究中，研究者回顾性匹配了TDA和AIF的患者队列，显示手术预后相似。此外，在排除出这项研究的患者队列中，TDA和AIF的疗效相似。这项观察性研究的结果与已发

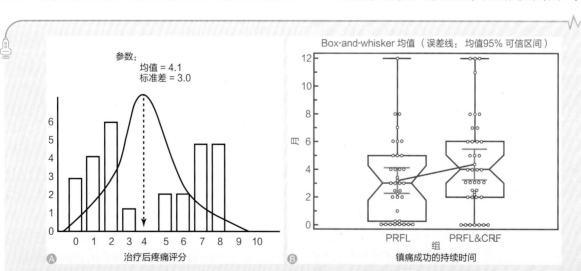

A.经椎间孔硬膜外类固醇注射后的疼痛程度（转载自 Engel 等[95]，经牛津大学出版社许可）；B.射频毁损腰骶背根神经节后疼痛缓解时间。

图39.6　疼痛治疗举例

（Reproduced with permission from Simopoulos et al.）

表的随机对照研究的结果一致。在临床研究范围之外的非典型患者的分析表明，这两种手术干预措施的效果似乎与匹配研究队列中的效果相似。但是，由于这些患者队列是来自注册研究的数据，因此它可以更好地推广到实践中。在这个例子中，这项研究展示了如何利用注册数据来补充随机对照试验的证据。

目前需要这样一个全面的以慢性腰痛为重点的注册中心。这项注册研究的目的是收集慢性疼痛的生物心理社会领域、重度脊柱疼痛介入治疗专科的技术细节及预后的数据（图39.7）。具体地说，应系统地收集这些领域的临床信息。

1.出现的症状和体征，包括相关的神经病理性疼痛和心理特征，可使用经验证的工具来量化其中某些特征。

2.相关的影像学表现，如椎体终板异常、椎间盘高度、椎管狭窄的类型及严重程度。

3.介入的技术细节：如硬膜外注射的用药量和静脉造影剂扩散方式、脊神经射频毁损的定位及温度参数。

4.使用经过验证的、可靠的、反应迅速的工具进行常规、可靠的随访评估。

注册研究是在相对较短的时间内采集大量有意义数据的有效工具。这些数据可用于识别亚组，并确认亚组治疗效果的差异。已提出有关慢性腰痛的几个突出问题，如：①如何诊断出估计预后良好的慢性腰痛？②为更好、更可靠地反映疾病负担，如何衡量临床疼痛体验？

慢性腰痛是一组不同潜在疾病的症状群，其本身也是一种实体疾病，反映了外周和中枢神经的改变。避免高估患者特征的异质性及对治疗反应的调节。如果医师能够确定可用于更精确诊断和更好预测治疗反应的患者特异性因素，则将从目前的"循证"医学发展到更"以预后为基础"的个性化医学（图39.8）。

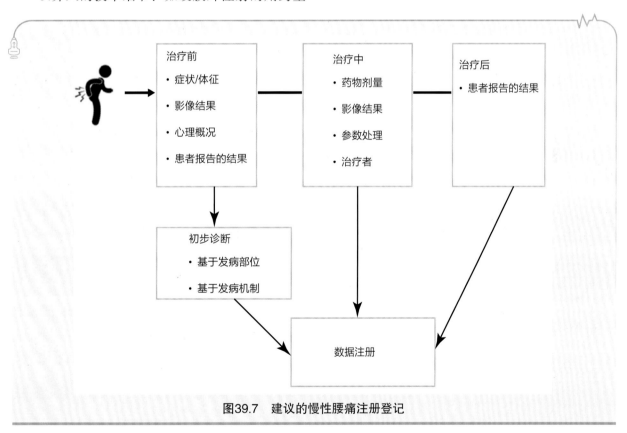

图39.7　建议的慢性腰痛注册登记

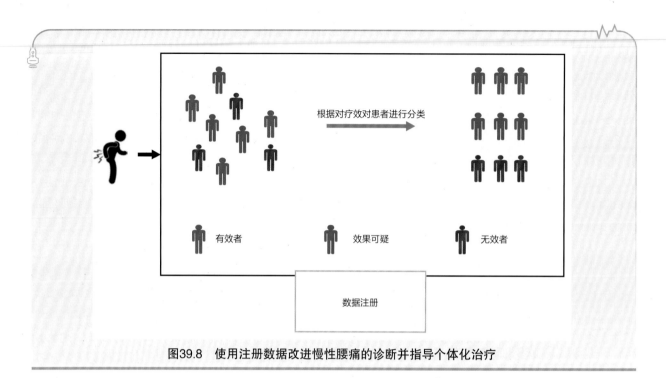

图39.8　使用注册数据改进慢性腰痛的诊断并指导个体化治疗

Ping Jin，Lisa A. Tseng and Yi Zhang

王正明、田宇　译，于德军、陈嘉莹、刘岗　校对

● 参考文献 ●

扫码查看